· 青年医师临床思维提升丛书 ·

总主编　申传安

烧伤科疑难病例

SHAOSHANGKE YINAN BINGLI

▶ 名誉主编　吕国忠

▶ 主　　编　申传安

北京科学技术出版社

图书在版编目（CIP）数据

烧伤科疑难病例 / 申传安主编 . -- 北京 ： 北京科
学技术出版社, 2025. -- ISBN 978-7-5714-4376-4

Ⅰ. R644

中国国家版本馆 CIP 数据核字第 2025Y179N2 号

责任编辑：张　田
责任校对：贾　荣
责任印制：李　茗
封面设计：龙　岩
版式设计：崔刚工作室
出 版 人：曾庆宇
出版发行：北京科学技术出版社
社　　址：北京西直门南大街 16 号
邮政编码：100035
电　　话：0086-10-66135495（总编室）
　　　　　0086-10-66113227（发行部）
网　　址：www.bkydw.cn
印　　刷：雅迪云印（天津）科技有限公司
开　　本：787 mm×1092 mm　1/16
字　　数：540 千字
印　　张：21.25
版　　次：2025 年 6 月第 1 版
印　　次：2025 年 6 月第 1 次印刷
ISBN 978-7-5714-4376-4

定　　价：189.00 元

编者名单

名誉主编　吕国忠
主　　编　申传安
副 主 编　陈俊杰　陈昭宏　段　鹏
编　　者　（以姓氏笔画为序）

弓　辰（郑州市第一人民医院）

王　帅（皖南医学院第一附属医院）

王　杰（浙江大学医学院附属第二医院）

王　欣（昆明医科大学第二附属医院）

王　超（中国人民解放军联勤保障部队第九九〇医院）

王文盛（中国人民解放军陆军第七十一集团军医院）

王良喜（中国人民解放军陆军第七十一集团军医院）

王勃霏（三峡大学附属仁和医院）

王星童（中国人民解放军总医院第四医学中心）

王楠楠（中国人民解放军联勤保障部队第九九〇医院）

王韶华（福建医科大学附属协和医院）

毛书雷［浙江省医疗健康集团衢州医院（浙江衢化医院）］

尹会男（中国人民解放军总医院第四医学中心）

邓虎平（中国人民解放军总医院第四医学中心）

石志远（中国人民解放军总医院第四医学中心）

龙艳春（三峡大学附属仁和医院）

叶祥柏（中国人民解放军总医院第四医学中心）

申　霄（重庆医科大学附属第一医院）

申传安（中国人民解放军总医院第四医学中心）

白培懿［太原钢铁（集团）有限公司总医院（山西省烧伤救治中心）］

吕大伦（皖南医学院第一附属医院）

吕国忠（江南大学附属医院，国家应急医学研究中心）

向　英（重庆医科大学附属第一医院）

向光俊（三峡大学附属仁和医院）

刘　伟（中国人民解放军总医院第四医学中心）

刘　玲（三峡大学附属仁和医院）

刘　琰（上海交通大学医学院附属瑞金医院）

刘文军（昆明医科大学第二附属医院）

刘兆兴（中国人民解放军总医院第四医学中心）

刘欣健（郑州大学第一附属医院）

刘海亮（中国人民解放军总医院第四医学中心）

刘新昊（重庆医科大学附属第一医院）

闫晓慧［太原钢铁（集团）有限公司总医院（山西省烧伤救治中心）］

闫甜甜（中国人民解放军联勤保障部队第九九〇医院）

江　澜（南昌大学第一附属医院）

汤　俊（黄石市第五医院）

许钊荣（福建医科大学附属协和医院）

孙　勇（中国人民解放军陆军第七十一集团军医院）

孙天骏（中国人民解放军总医院第四医学中心）

孙雨桐（三峡大学附属仁和医院）

李　心（中国人民解放军总医院第四医学中心）

李　帅［太原钢铁（集团）有限公司总医院（山西省烧伤救治中心）］

李　峰（中国人民解放军总医院第四医学中心）

李习荣（山东第一医科大学附属济宁第一人民医院）

李先慧（中国人民解放军西部战区总医院）

李利根（中国人民解放军总医院第四医学中心）

李建武（陕西省人民医院）

李德绘（广西医科大学第一附属医院）

杨　娥（重庆医科大学附属第一医院）

杨小玲（三峡大学附属仁和医院）

杨龙龙（中国人民解放军总医院第四医学中心）

杨陆涛（九江市第一人民医院）

杨洪政（三峡大学附属仁和医院）

肖　荣（中国人民解放军联勤保障部队第九九〇医院）

吴贞天（黄石市第五医院）

何　婷（中国人民解放军总医院第四医学中心）

邹　静（重庆医科大学附属第一医院）

沈丛墨（中国人民解放军总医院第四医学中心）

张　杰（新沂市人民医院）

张　明（中国人民解放军总医院第四医学中心）

张　倩（中国人民解放军联勤保障部队第九九〇医院）

张　勤(上海交通大学医学院附属瑞金医院)

张元海[浙江省医疗健康集团衢州医院(浙江衢化医院)]

张丕红(中南大学湘雅医院)

张红艳(南昌大学第一附属医院)

张志华(山东第一医科大学附属济宁第一人民医院)

张宝华(重庆市忠县人民医院)

张建芬[浙江省医疗健康集团衢州医院(浙江衢化医院)]

张恒术(重庆医科大学附属第一医院)

张海瑞[太原钢铁(集团)有限公司总医院(山西省烧伤救治中心)]

陆梦霖(重庆医科大学附属第一医院)

陈　蕾(中山大学附属第一医院)

陈泽群(中国人民解放军总医院第四医学中心)

陈昭宏(福建医科大学附属协和医院)

陈思彤(郑州大学第一附属医院)

陈贻郴(海南省人民医院)

陈俊杰(四川大学华西医院)

陈家海(重庆市忠县人民医院)

林　宙[龙岩市第一医院(福建医科大学附属龙岩第一医院)]

林国安(中国人民解放军联勤保障部队第九九〇医院)

尚新志(中国人民解放军联勤保障部队第九九〇医院)

周　飞(中山大学附属第一医院)

周思拓(中南大学湘雅医院)

孟进松(中国人民解放军联勤保障部队第九九〇医院)

孟艳斌[太原钢铁(集团)有限公司总医院(山西省烧伤救治中心)]

赵　帆(中国人民解放军总医院第四医学中心)

赵　伟(中国人民解放军联勤保障部队第九九〇医院)

郝振明[太原钢铁(集团)有限公司总医院(山西省烧伤救治中心)]

胡　泉(中国人民解放军总医院第四医学中心)

钟朝议(广西医科大学第一附属医院)

郜　敏(上海交通大学医学院附属瑞金医院)

段　鹏[太原钢铁(集团)有限公司总医院(山西省烧伤救治中心)]

侯玉森(北京丰台右安门医院)

侯哲宇(中国人民解放军总医院第四医学中心)

俞　夏(新沂市人民医院)

祝闽辉(中国人民解放军总医院第四医学中心)

贺立新（北京丰台右安门医院）

晋国营（宁波市第二医院）

贾文成（三峡大学附属仁和医院）

夏成德（郑州市第一人民医院）

钱　坤（郑州大学第一附属医院）

徐指斌（新沂市人民医院）

徐盈斌（中山大学附属第一医院）

徐宽宽［太原钢铁（集团）有限公司总医院（山西省烧伤救治中心）］

殷宗琦（上海交通大学医学院附属瑞金医院）

陶　勇（新沂市人民医院）

黄　茜（中国人民解放军西部战区总医院）

曹玉珏（北京丰台右安门医院）

戚　明（新沂市人民医院）

龚　腾（福建医科大学附属协和医院）

常树森（遵义医科大学附属医院）

崔正军（郑州大学第一附属医院）

崔庆伟（中国人民解放军陆军第七十一集团军医院）

崔胜勇（宁波市第二医院）

董鸿斐（中国人民解放军西部战区总医院）

温立霞（三峡大学附属仁和医院）

温裕庆［龙岩市第一医院（福建医科大学附属龙岩第一医院）］

雷　晋［太原钢铁（集团）有限公司总医院（山西省烧伤救治中心）］

窦　懿（上海交通大学医学院附属瑞金医院）

褚万立（中国人民解放军总医院第四医学中心）

慕生枝（陕西省人民医院）

蔡建华（中国人民解放军总医院第四医学中心）

潘云川（海南省人民医院）

潘拥军（九江市第一人民医院）

霍文亮［太原钢铁（集团）有限公司总医院（山西省烧伤救治中心）］

魏在荣（遵义医科大学附属医院）

前　言

　　应北京科学技术出版社之邀,我与各地多家知名医院相关领域的专家共同编写了《烧伤科疑难病例》一书。本书利用专家们的宝贵医疗资源,通过对每个具体病例的分析、总结,明晰诊疗理念,总结经验、改进不足,多视角、多层次地阐述了烧伤科疾病及其相关诊疗技术。我一直想为广大专业人员奉献一部集科学性、实用性和先进性于一体,且内容全面的临床典型病例参考书。我希望本书的出版能够帮助培养烧伤科医师的临床思维能力,并提升他们对疾病的整体认识与诊治能力。

　　本书由长期从事烧伤科疾病研究与诊疗工作的专家们,根据各自的实践经验并结合国内外关于烧伤科疾病的最新进展编著而成。本书深入浅出,理论与实践相结合,形式新颖,内容丰富;既有传统治疗,又有创新技术;既有疾病规范化诊疗的描述,又有个别疑难病例诊治经验与教训的介绍。本书客观地反映了我国烧伤科疾病的诊疗水平和最新进展,具有较高的学术水平与临床实用价值。

　　鉴于时间与篇幅有限,本书收集的病例并不能完全覆盖所有的烧伤科疾病。由于作者较多,个人经验不同,写作风格各异,书中难免有疏漏之处,敬请各位前辈与同道不吝指正。

　　成书过程中,我得到了所有参编专家的积极响应,在此对他们给予的支持与辛苦的付出表示衷心的感谢。

2024 年 7 月

目　录

第一部分　烧伤救治

第二部分　创面修复

第一部分
烧伤救治

第一章

危重烧伤综合救治

病例1 90％特大面积烧伤患者的综合治疗

【病历摘要】

患者,男,49岁,因"全身多处火焰烧伤5小时余"入院。

1. **现病史** 2022年6月4日9时,患者于密闭环境中被火焰烧伤头面颈、躯干、会阴、臀部及四肢等处,伤后诉创面疼痛不适,否认昏迷,否认恶心、呕吐,视物清晰。伤后5小时余,由急救车转送至本科,入科前输入晶体液3 000 ml、代血浆制品1 500 ml。自烧伤以来,患者神志清楚,精神差,睡眠差,饮食无,大小便未解,无发热。

2. **既往史** 既往体健,无心血管疾病,无高血压病史,20余年前曾行阑尾炎手术,无药物过敏史,余无特殊。

3. **入院查体** T 36.7 ℃,P 103次/分,R 18次/分,BP 158/79 mmHg。心肺听诊未见异常。神志清楚,疼痛明显,口渴明显,查体合作。专科情况:创面分布于头面颈、躯干、会阴、臀部、四肢,烧伤面积约为90％。创面肿胀、体液渗出多、腐皮部分剥脱,创面基底红白相间甚至蜡白,四肢末端冰凉,头面部毛发、鼻毛均烧焦。

4. **辅助检查** 总蛋白40.5 g/L,白蛋白25.7 g/L,D-二聚体7.02 mg/L,白细胞14.89×10^9/L,中性粒细胞13.88×10^9/L,中性粒细胞百分比93.4％。

5. **诊断** 多处Ⅲ度烧伤(主诊断);低血容量性休克;90％特大面积烧伤。

6. **治疗经过**

(1)急诊处理。患者入院后,积极完善相关检查,予以补液抗休克治疗。因患者头面部烧伤严重,吸入性损伤明显,入院后急诊行预防性气管切开术。

(2)病情演变。伤后12小时,患者出现血压下降、心率上升、心电图检查提示部分导联ST-T段改变(Ⅱ、Ⅲ、aVF),床旁心脏彩超提示左室射血分数为46％,B型利钠肽为15 073.10 pg/ml,高敏肌钙蛋白为1 358 pg/ml。该患者在休克期出现急性左心衰竭。见图1-1~1-3。

(3)解决方案。①强心治疗:使用微量泵持续泵入多巴胺、多巴酚丁胺,以调控患者的血压及心率。②继续补液抗休克治疗,密切观察心电监护仪。③动态监测:定期复查心肌酶谱、肌钙蛋白、B型利钠肽等指标。经治疗,患者的心功能逐渐恢复,复查心脏彩超提示左室射血分数为59％,B型利钠肽及高敏肌钙蛋白均缓慢恢复至正常水平。

(4)个性化手术方案。为降低手术打击,尽量保持循环稳定,减轻心脏负荷,分次、分部位行清创术治疗;术中尽量保留皮肤附件,使用电动取皮刀削痂,精准控制削痂深度,尽量多地保留创面间生态组织;术后采用药物纱布半暴露治疗联合磺胺嘧啶银粉外敷,以保持创面相对干燥。

7. **治疗结果、随访及转归** 患者住院89天后痊愈出院。出院后随访发现,患者部分创面出现瘢痕增生,但各关节功能基本正常,日常生活不受影响。

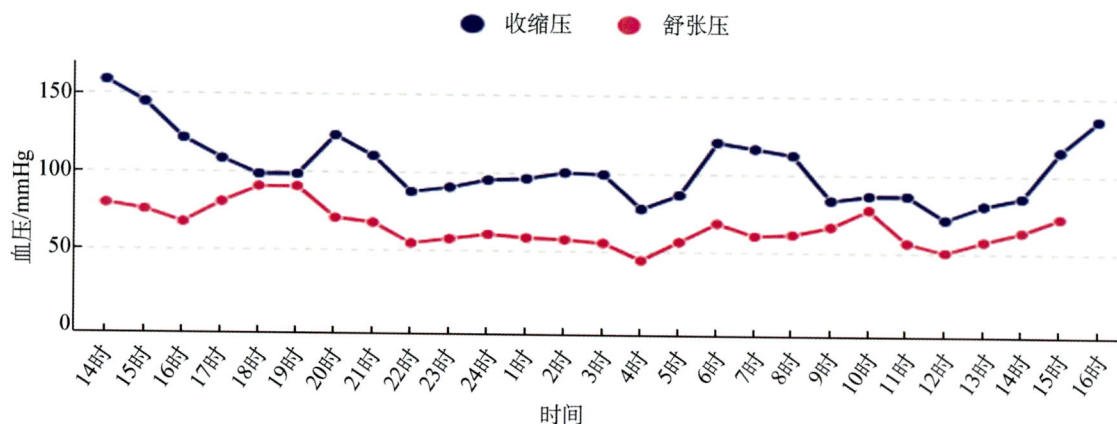

图 1-1　患者入院后第 1 天血压的变化

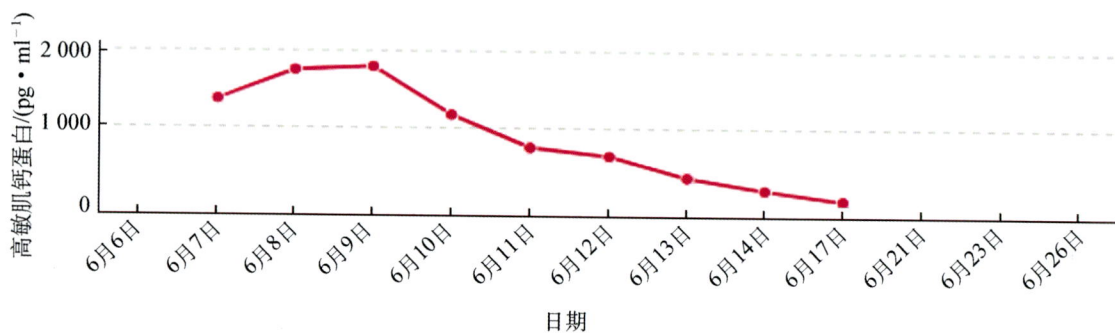

图 1-2　患者高敏肌钙蛋白的变化

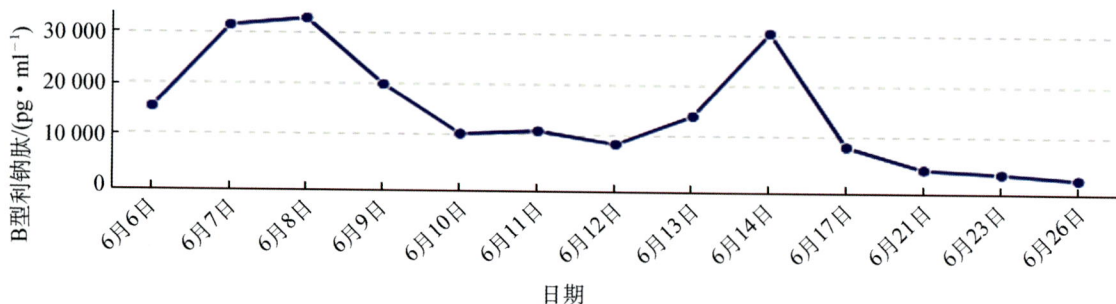

图 1-3　患者 B 型利钠肽的变化

【病例讨论与分析】

刨根问底——临床思维演练

△ 特大面积烧伤患者在休克期补液时,为何容易出现急性左心衰竭?

△ 急性左心衰竭的辅助检查有哪些?

△ 休克期补液时出现急性左心衰竭,需如何调整补液方案?

医师 A: 严重烧伤后早期,在有效循环血量显著下降之前,心肌即发生了缺血缺氧损害和功能减退。特大面积烧伤患者在休克期液体丢失量极大且丢失速度极快,为补充有效循环血量,缓解休克症状,早期需大量补液进行抗休克治疗。然而,大量的液体补充可能会导致心肌受损。急性左心衰竭常由心脏瓣膜疾病、心肌损害、心律失常、左室前后负荷过重等因素引起,表现为急性心肌收缩力下降、左室舒张末期压力增高、心输出量下降,进而导致以肺循环淤血为主的缺血缺氧、呼吸困难等临床症状。急性肺水肿是急性左心衰竭最主要的临床表现,可发生心源性休克或心搏骤停。由于特大面积烧伤患者多合并呼吸道烧伤,呼吸困难症状较为常见。本病例患者在补液过程中,血压先上升后下降,心率先下降后上升。烧伤患者在休克期补液量充足的情况下,血压及心率忽然出现反常变化,必须警惕急性左心衰竭的可能。

医师 B: 急性左心衰竭的辅助检查包括以下几种。①心电图。最为常用,除了检测心率外,还可以诊断心力衰竭患者是否合并心律失常。心力衰竭患者常伴有期前收缩、心房颤动等心律失常。心电图还可以判断患者是否合并心肌梗死、心肌肥厚、心包积液等。②胸部 X 线检查。心影的大小和形态可以为心脏病的病因诊断提供参考,心脏扩大的程度和动态改变也可以间接反映心脏的功能。左心衰竭通常会出现肺淤血,X 线检查提示肺门血管影增强,上肺纹理增多,与下肺纹理密度相仿。此外,还可以观察有无胸腔积液和叶间隙增厚等情况。③超声心动图。这是一项无创性检查,可以评价心脏内腔大小、室壁厚薄和运动有无异常、心瓣膜结构以及心脏泵血功能,是诊断心力衰竭最主要的检查。左室射血分数可以反映心脏收缩功能,虽然不精确,但是很方便。正常情况下左室射血分数＞50％,左室射血分数≤40％为收缩性心力衰竭的诊断标准。④B 型利钠肽及 N 末端 B 型利钠肽前体检测。该检测有助于心力衰竭的诊断,当未经治疗者 B 型利钠肽水平正常时,可基本排除心力衰竭。⑤脉搏指示连续心输出量(pulse indicator continuous cardiac output,PiCCO)监测。PiCCO 在危重症患者的血容量评估、液体反应性预测等血流动力学监测方面更加准确和敏感,能更客观地反映机体对液体治疗的反应性,可有效降低过度补液造成的肺水肿发生率。通过 PiCCO 监测指标可及时调整补液种类、补液速度,具有重要的临床意义。⑥其他检查。心肌核素扫描、冠状动脉造影、运动试验等检查可以了解心脏血流供应情况。

医师 C: 特大面积烧伤患者休克期出现急性左心衰竭后,应综合评估患者的全身情况,在维持患者心脏功能的同时确保液体复苏继续进行。本病例采用多巴胺联合多巴酚丁胺的治疗方案,多巴胺、多巴酚丁胺均属于儿茶酚胺类药物,具有正性肌力作用。多巴胺为多巴胺受体激动药,可作用于多巴胺受体和交感神经系统的肾上腺素受体,能够促进内脏血管的扩张,提高患者的肾血流量,改善肾小球滤过率、尿量和钠排泄量,具有显著利尿作用。同时,多巴胺还可纠正低血容量,增加心输出量,增强心肌收缩力,通过静脉滴注可有效调节滴速和用量,从而减少不良反应的发生。多巴酚丁胺能直接激动心脏 β_1 受体,增强心肌收缩力,增加心输出量,降低外周血管阻力和心室充盈压,可有效改善心功能。

【专家点评】

病例中关键点出现在哪里?

该病例在休克早期被准确诊断为心源性休克,并得到有效解决。

特大面积烧伤患者在休克期出现心源性休克时,主要治疗矛盾表现为体液渗出期需大量补液,而心功能不全又需限制输液,如何在两者之间取得平衡是治疗的难点。

在处理大面积烧伤患者的创面时,应根据患者的病情选择适宜的个性化手术方案。

特大面积烧伤患者的创面处理是治疗的重点及难点。机体对热力损伤最初的反应包括热力直接导致的蛋白失活和细胞凋亡,随后是炎症反应和缺血导致的进行性损伤。炎症反应和缺血是导致早期烧伤创面加深的主要原因。烧伤创面加深最早始于伤后 3 小时,伤后 6 小时即可见创面明显加深,伤后 24 小时更为显著,甚至持续到伤后 48 小时或 72 小时。该病例处于空气湿度较大的南方地区,故患者入院后采用磺胺嘧啶银粉外敷保护创面,以减少感染,防止创面加深。考虑到患者大面积皮肤缺失,如大范围切痂植皮,后期将面临皮源紧张的情况,故采取分次、分部位的削痂方式,以缩小手术植皮范围。削痂层次以尽量清除坏死组织但保留创面间生态组织为主,背部等区域依靠皮肤附件再生,促进创面自行修复,从而减少植皮区域。同时,这种削痂层次可有效控制手术出血量,维持围手术期循环稳定,降低手术打击和减少缺血导致的创面进行性损伤。

（江　澜　张红艳）

参 考 文 献

[1] 郭斌能,梁世山.多巴胺联合多巴酚丁胺治疗小儿心力衰竭的临床效果及有效率影响分析[J].心血管病防治知识(学术版),2020,10(02):42-44.

[2] 李晓亮,李琰光,叶向阳,等.PiCCO 监测对烧伤机械通气患者休克期补液的临床指导意义[J].感染、炎症、修复,2020,21(02):92-97.

[3] 张勤,窦懿,郜敏.更新烧伤休克期循环系统评估的必要性与方法[J].外科理论与实践,2023,28（05）:432-436.

[4] 胡清泉,邓如非,张友来.VE-cadherin 在烧伤早期创面加深中的表达[J].江西医药,2020,55（10）:1413-1416.

病例 2 悬浮床、翻身床联合 Meek 植皮术治疗特大面积烧伤

【病历摘要】

患者,男,52 岁,钢铁工人,因"身体多处热力烧伤伴肿痛渗液 7 小时"入院。

1. 现病史 2022 年 7 月 23 日,患者在工作中,冶铁残渣(冶炼炉中废铁及钢水 130 吨,温度 1 365 ℃)遇水冷却时,因大量超高温残渣与冷却水急剧接触发生爆炸,产生高温蒸气及热力。患者所操作铲车的防弹玻璃被震碎,其头面颈、躯干、臀部及四肢被高温蒸气及热力烧伤,伴爆震伤、口鼻黏膜烧伤。患者被同事救起,伤后 7 小时由急救车送至本科。见图 2-1。

2. 既往史 钢铁工人,从业 30 年,有硅肺病史。每天抽烟 20 支。每天饮酒 1 次,每次 250 ml。

3. 入院查体 T 36.3 ℃,P 102 次/分,R 24 次/分,BP 112/68 mmHg。神志清楚,精神差,口渴烦躁。专科情况:创面分布于头面颈、躯干、臀部及四肢,烧伤面积为 95%。创面腐皮脱离,躯干创面基底红白相间。四肢呈苍白改变,质硬,体液渗出少,拔毛易,痛觉迟钝。创面重度污染。四肢末梢循环差。尿少,尿液呈浓茶色。

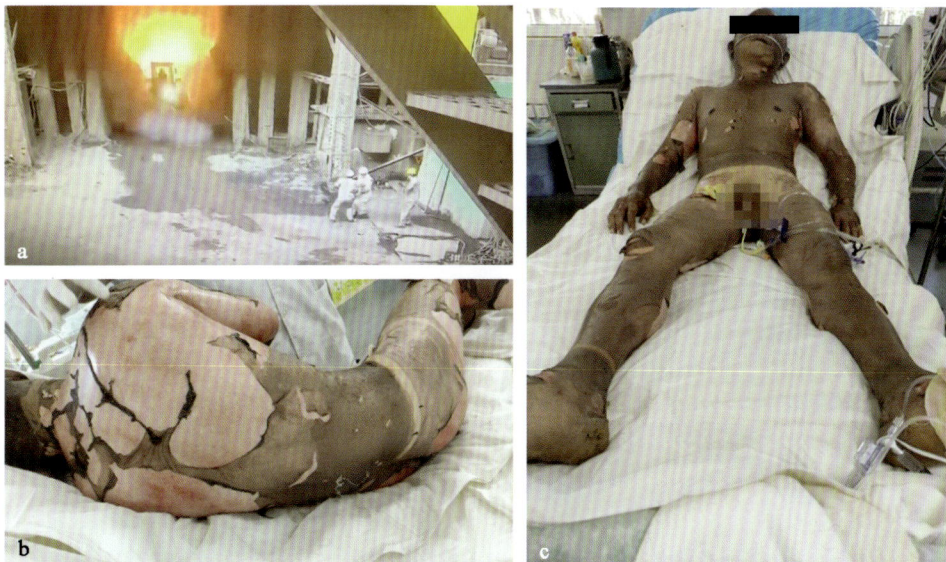

图 2-1 受伤场景及入院时创面情况

a. 车间爆炸场景视频截图;b、c. 入院时创面情况

4. 辅助检查 白细胞 $31.52 \times 10^9/L$,血红蛋白 199 g/L,红细胞 $6.04 \times 10^{12}/L$,血小板 $151 \times 10^9/L$,总蛋白 34.6 g/L,白蛋白 21.7 g/L,球蛋白 12.9 g/L,血糖 9.6 mmol/L,血钾 5.46 mmol/L,pH 7.23,PaO_2 140 mmHg,血乳酸 3.30 mmol/L。

5. 诊断 全身多处热力烧伤,烧伤面积 95%(深Ⅱ度 38%,Ⅲ度 57%);休克;吸入性损伤;肺爆震伤;低蛋白血症;眼部烧伤;口鼻黏膜烧伤;硅肺病史明确,无须鉴别。

6. 治疗经过 入院后,常规给予补液抗休克治疗,同时给予抗感染、抑酸、雾化吸入、祛痰、营养支持、镇痛镇静、眼部烧伤处理、口鼻黏膜烧伤处理。伤后第 5 天,行烧伤悬浮床治疗,保持创面干燥,防止受压处潮湿(图 2-2)。2022 年 7 月 31 日(伤后 1 周),患者出现高钠血症(血钠为 155 mmol/L),给予控钠、补水处理。2022 年 8 月 3 日,患者出现呼吸困难、低氧血症,肺部 CT 提示肺水肿、胸腔积液、肺部感染(图 2-3)。考虑出现急性呼吸窘迫综合

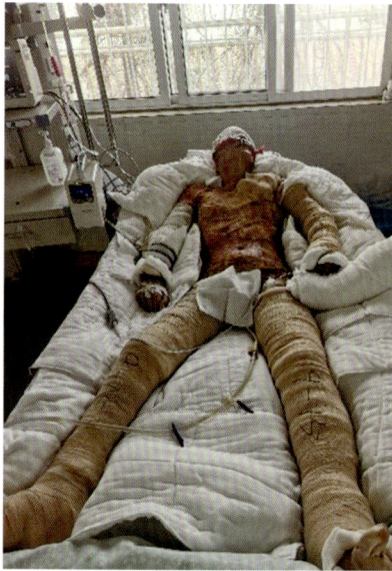

图 2-2 行烧伤悬浮床治疗

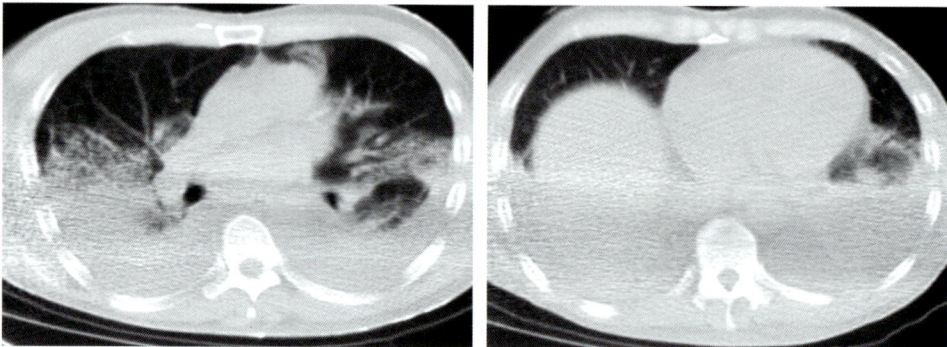

图 2-3 肺部 CT 提示肺水肿、胸腔积液、肺部感染

征(ARDS),给予连续性肾脏替代治疗(CRRT),以纠正电解质紊乱、过滤炎症介质;同时行悬浮床联合翻身床治疗,日间应用翻身床便于护理(图 2-4),夜间应用悬浮床保持干燥。2022 年 8 月 11 日,肺部 CT 提示肺部情况明显好转(图 2-5),创面干燥无感染。

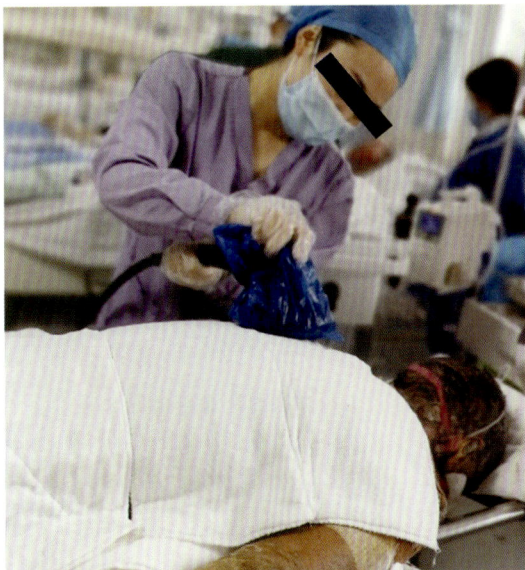

图 2-4　日间应用翻身床

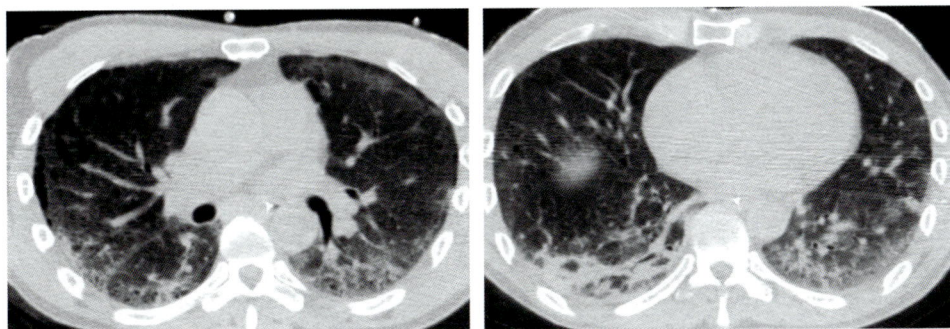

图 2-5　2022 年 8 月 11 日,肺部 CT 提示肺部情况明显好转

在治疗过程中,患者先后出现贫血、低蛋白血症、全身炎症反应综合征(SIRS)、创面感染、创伤后应激障碍、脓毒血症等。给予对症处理后,患者一般情况逐渐恢复。2022 年 8 月 25 日,在全身麻醉下行双下肢削痂 Meek 植皮术。2022 年 9 月 8 日,患者出现精神症状,睡眠差、呓语频繁、睡眠中大声呼叫、恐惧、哭泣……且症状逐渐加重。体温、炎症指标尚可,全身深 Ⅱ 度烧伤创面愈合,双下肢植皮创面封闭,其余创面无感染迹象。病原微生物宏基因组检测结果显示革兰氏阴性杆菌阳性,给予针对性抗感染治疗,症状好转。2022 年 9 月 15 日,在全身麻醉下行全身多处肉芽创面扩创 Meek 植皮术。2022 年 10 月 10 日,因患者面部瘢痕增生,双侧

上下眼睑外翻,闭合不全,在局部麻醉下行双侧眼睑融合术＋右眼睑松解植皮术。2022 年 10 月 21 日,在全身麻醉下行全身多处残余创面扩创 Meek 植皮术,术后恢复顺利,自体皮片成活良好,创面封闭(图 2-6)。

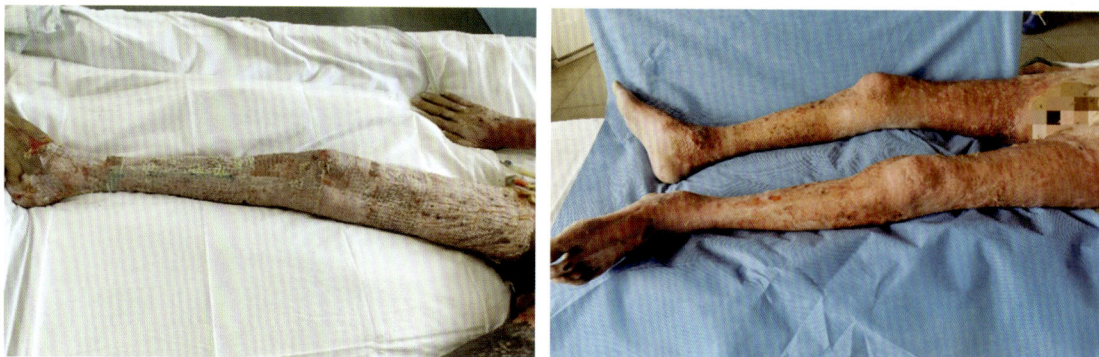

图 2-6　自体皮片成活良好

7. 治疗结果、随访及转归　经治疗,患者的肺部感染、胸腔积液、肺水肿等症状好转,电解质紊乱得到控制,创面封闭,顺利出院。出院后随访 8 个月,肢体功能无明显异常,瘢痕成熟后,眼睑融合处需行切开松解术。见图 2-7。

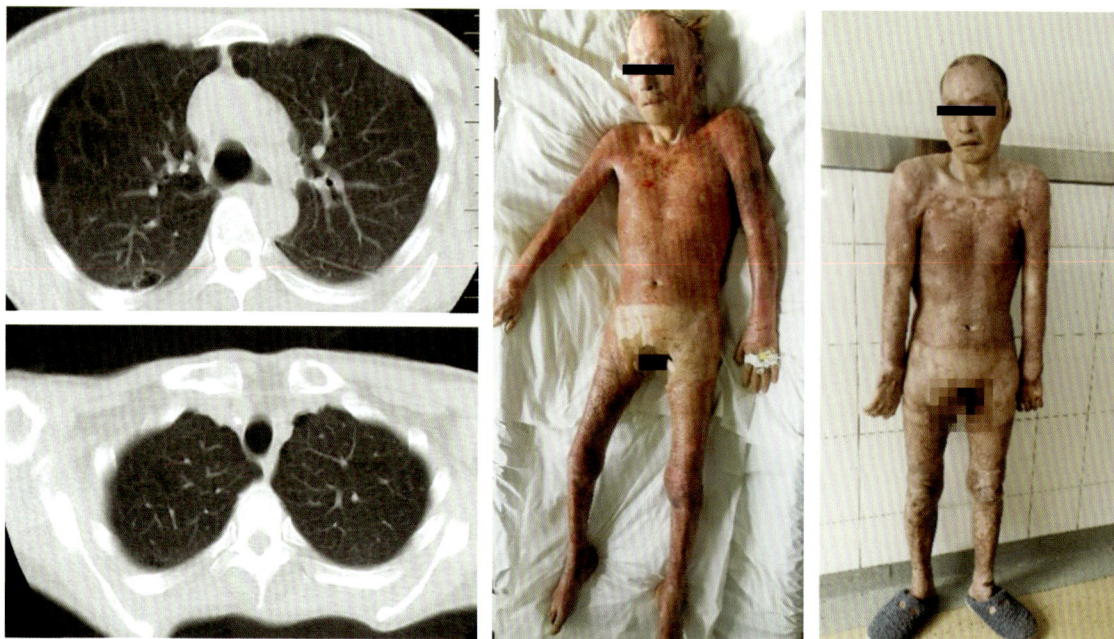

图 2-7　治疗结果

【病例讨论与分析】

刨根问底——临床思维演练

△ 简述吸入性损伤的定义。

△ 吸入性损伤的主要诊断依据有哪些？

△ 翻身床的优缺点及注意事项有哪些？

△ 悬浮床的优缺点及注意事项有哪些？

医师 A:吸入性损伤,也称为呼吸道烧伤,是由热力和(或)烟雾引起的呼吸道甚至肺组织的损伤,分为轻度、中度、重度 3 种类型。吸入性损伤的致伤原因可能是热力因素,也可能是吸入大量未燃尽的烟雾、炭屑、刺激性的化学物质、有毒有害气体等,导致呼吸道及肺泡损伤。通常,物理损伤(热力因素)和化学损伤同时存在。随着科技的进步和发展,大量易燃易爆化学物品被广泛应用于现代生产生活。虽然人们的安全意识日益提高、单位安全措施日益改进、政府监管更加严格,但是群伤事故仍时有发生,如化工厂爆燃、高层建筑火灾等。这些事故导致的吸入性损伤的发病率显著上升,其致死率较高,已成为当前烧伤死亡的主要原因之一。

医师 B:诊断吸入性损伤主要依据以下几个方面。

(1)详细了解受伤时的情况。①了解有无密闭环境烧伤病史,火灾现场有无大声呼救奔走行为,火灾中烟雾弥漫情况,腐蚀性有害气体的暴露情况。爆炸时高压高温气体可穿过喉头。因此,高压热蒸气不仅伤及上呼吸道,还可能殃及喉部以下部位,且湿热空气比干热空气造成的损伤更严重,这是因为热蒸气遇到黏膜后冷凝,释放潜热,造成二次损伤。②了解燃烧源,确定可能有关的化学刺激物。③了解逃脱规避行为是否受阻(如受困于密闭环境、醉酒、昏迷及年龄因素等)。④了解吸入性损伤暴露强度、暴露时间等。

(2)体格检查。①面、颈和前胸部烧伤,特别是口鼻周围深度烧伤。②眉毛、鼻毛灼焦,口唇肿胀,口腔、咽部红肿或有水疱,黏膜发白(可通过喉镜检查口腔、咽后壁等)。③刺激性咳嗽,口咽部、痰中有炭屑。④声音嘶哑、吞咽困难或疼痛。⑤呼吸困难和(或)哮鸣音。

(3)辅助检查。①胸部 X 线检查或者 CT 检查是无创性检查,可以帮助医师初步判断有无吸入性损伤及其严重程度。②纤维支气管镜检查是一种微创检查,是诊断吸入性损伤最直接和最准确的方法,可以直接观察气道的损伤情况,取得病理组织,并进行治疗。③呼吸功能检查,检查指标主要包括第 1 秒用力呼气容积(FEV_1)、用力肺活量(FVC)、最大呼气流速-容积曲线(MEFVC)、肺顺应性及气道阻力等,可间接评估吸入性损伤的严重程度。④其他实验室检查(如血气分析)有助于诊断吸入性损伤及其严重程度,并判断是否吸入化学物质及全身中毒情况。

医师 C:患者白天应用翻身床,夜间应用悬浮床。这种联合应用方案不仅降低了护理人员的工作强度,减少了护理工作量,还显著提高了患者的睡眠质量,使其得到了充分的休息,减少了不必要的体能消耗,从而增强抵抗力和免疫力。重度烧伤患者植皮术后应用悬浮床可有效保暖,促进创面(术区)血液循环,有利于皮岛、皮片生长扩大。同时,床体微粒持续流动可对创面起到微按摩作用,使术区及供皮区得到充分的血供,从而加速创面愈合。此外,悬浮床工作时形成的相对干热的干燥环境可减少感染的发生。术后应用悬浮床,无须翻身,可以避免移植皮片滑动、牵拉、局部受压和移位,减少特殊部位创面缝合张力,从而提高皮片的成活率。然而,长期应用悬浮床也存在一定的风险和隐患。Newsome 等人发现,应用悬浮床可能会导致患者高渗性脱水,个别严重烧伤患者出现严重的高钠血症、精神障碍等;Timsit 等人发现,应用悬浮床时人体的能量也在散失,导致烧伤患者出现低体温。我们团队在长期临床工作中也总结了悬浮床的优点及不足,早在 2017 年我们就提出,长期使用悬浮床需要经常调整支背架高度和翻身,以减少坠积性肺炎的发生。经过几年的临床实践,现在我们又提出悬浮床和翻身床联合应用的方案,以克服二者的不足,充分发挥悬浮床和翻身床的优点。经过临床验证,这一方案效果显著,但仍有许多细节需进一步探索和总结。

医师 D:翻身床的发明是烧伤治疗的一大进步,使用翻身床的优点如下。①交替暴露创面,有利于创面愈合。②减轻普通床翻身带来的痛苦。③便于大小便护理、创面换药及体位引流,预防并发症。④减轻心脏重量对肺组织的压迫,改善通气/血流比值,增加功能残气量。然而,在翻身床治疗期间存在管道滑脱、坠床等风险,还可能因患者自身病情或观察处理不及时导致窒息,甚至死亡。

【专家点评】

病例中关键点出现在哪里?

该患者是一名钢铁工人,从业 30 年,既往有硅肺病史。此次事故中,患者在高温高压气体爆炸且密闭的环境中受伤,烧伤面积超过 90%,不仅存在吸入性损伤,还合并爆震伤,爆震伤首要累及的靶器官是肺。大面积烧伤伴有肺爆震伤常合并多脏器损伤,死亡率较高。该患者肺部原本就有基础疾病,受到本次严重打击后,肺功能迅速恶化,肺实质、肺间质很快出现水肿,加之大面积烧伤液体回吸收期血管外积水增多,病情迅速进展到 ARDS 阶段。患者在机械通气支持下,晚上应用悬浮床治疗,白天应用翻身床治疗,并结合俯卧位通气及体外震动排痰机促进排痰,有效改善了肺功能,为后续治疗奠定了良好的基础。

在大面积烧伤治疗中,目前国内倾向于应用悬浮床或翻身床中的一种,或者在某一治疗阶段使用其中一种。悬浮床和翻身床在大面积烧伤治疗中均取得了显著效果,但也存在各自的优缺点。平稳度过休克期后,采用悬浮床联合翻身床治疗:利用翻身床改变体位,形成俯卧位通气,促进肺复张,改善通气;同时进行低位引流,促进排痰,防止局部长期受压,改善血液循环,促进血液流动,防止深静脉血栓形成等;利用悬浮床保持创面干燥,防止受压部位潮湿,减少感染,减少术后皮片移位,提高植皮成活率。根据患者的病情,在恰当时间联合应用悬浮床和翻身床,是一种值得推广的大面积烧伤治疗方法。

(王 超 林国安 尚新志 孟进松 肖 荣)

参 考 文 献

[1] NEWSOME TW,JOHNS LA,PRUITT BA. Use of an air fluidized bed in the care of patients with extensive burns[J]. Am J Surg,1972,124(1):52.

[2] 吴向晶,任海玲.悬浮床的应用及其对创面蒸发量的影响[J].人民军医,1988(5):51-52.

[3] 周秀梅.大面积烧伤患者使用翻身床的安全护理分析[J].临床医药文献电子杂志,2016,3(40):8014-8015.

[4] 黄美霞.使用悬浮床治疗重度烧伤患者的护理[J].护理研究,2012,26(7):1791-1792.

[5] 黄书润,王浩,刘江涛,等.悬浮床治疗背臀部烧伤 205 例临床分析[J].临床军医杂志,2011,39(4):693-694.

[6] 杨宗城,汪仕良,周一平,等.实用烧伤外科手册[M].北京:人民军医出版社,2001:515.

[7] 黄敏,黄润文,连贵君,等.重度烧伤患者植皮术后应用烧伤专用翻身床与悬浮床对比效果分析[J].泸州医学院学报,2015,1(38):85-87.

[8] TIMSIT JF,MION G,GULLUCHE LY,et al. Severehypot hermia occurring during the course of toxic epidermal necrolysis in patients treated with air-fluidized beds[J]. Arch Der matol,1991,27(5):739-740.

[9] 孟进松,林国安,李文军,等. Meek 植皮加悬浮床封闭大面积深度烧伤创面的效果观察[J].实用医药杂志,2017,8(34):693-698.

[10] 陈卓华.大面积烧伤伴吸入性损伤患者使用翻身床的安全管理及护理[J].护士进修杂志,2009,24(11):86-87.

[11] 吴超.大面积烧伤 128 例使用翻身床的护理[J].中国误诊学杂志,2011,11(2):438.

[12] 徐军,于学忠.ARDS 与俯卧位通气[J].中国急救医学,2004,24(6):430-431.

[13] 周敏,黄建琼,钟艳,等.大面积合并面颈部烧伤患者使用翻身床发生窒息的原因及对策[J].华西医学,2012,27(11):1682-1684.

病例 3　大面积特重烧伤复合伤的治疗

【病历摘要】

患者,男,13 岁,因"车祸导致全身多处火焰烧伤合并外伤 2 小时"入院。

1. 现病史　2019 年 6 月 20 日 21 时左右,患者因车祸导致油箱泄漏起火,致全身多处火焰烧伤,双前臂疼痛、畸形。伤后有短暂昏迷史(具体昏迷时间不详),于本院急诊科就诊。自受伤以来,患者精神极差,饮食无,大小便未解。急诊予以常规处理,头颅 CT 及双上肢 X 线检查提示蛛网膜下腔出血、双侧尺桡骨粉碎性骨折。经神经外科及骨科会诊后,急诊行"气管切开置管术＋右上肢、躯干焦痂切开减张术＋双侧尺桡骨骨折手法复位石膏外固定术"。术后收入烧伤外科重症监护室。

2. 既往史　既往体健,否认肝炎、结核、伤寒等传染病史,无手术外伤史,无输血史,无食物及药物过敏史。

3. 入院查体　T 36.1 ℃,P 122 次/分,R 20 次/分,BP 94/72 mmHg。患者烦躁不安、恐惧、四肢湿冷、口唇发绀。神志清楚,心律齐,无杂音,双肺呼吸音粗,未闻及啰音,腹软无压痛,肠鸣音正常。专科情况:创面分布于头面颈、躯干、臀部、四肢,烧伤面积约为 50%,创面表皮坏死脱落,大部分表现为黑褐色焦痂,可见栓塞血管网。头发、鼻毛部分烧焦,口腔及咽部可见黑色颗粒状粉尘附着。双前臂背侧成角畸形,双手指活动障碍。见图 3-1。

4. 辅助检查　急诊头颅 CT 提示"可疑蛛网膜下腔出血"(图 3-2)。急诊双上肢 X 线检查提示双侧尺骨远端粉碎性骨折,双侧桡骨远端干骺端分离(图 3-3)。白细胞 63.55×10^9/L,血红蛋白 162.00 g/L,血小板 470.00×10^9/L,中性粒细胞 56.85×10^9/L,中性粒细胞百分比 89.50%,总蛋白 58.00 g/L,白蛋白 33.00 g/L,白蛋白/球蛋白 1.32,谷草转氨酶 129.00 U/L,血钾 3.37 mmol/L,肌酐 126.00 μmol/L,尿酸 480.00 μmol/L,C 反应蛋白 11.39 mg/L,二氧化碳结合力 11.60 mmol/L,肌酸激酶 5 166.00 U/L,乳酸脱氢酶 971 U/L,肌酸激酶同工酶＞80.00 U/L,肌红蛋白＞600.00 ng/ml,凝血酶原时间 17 秒,活化部分凝血活酶时间 36.10 秒,国际标准化比值 1.44,D-二聚体 0.024 mg/L。

5. 诊断　烧伤(火焰)面积 50%,Ⅱ～Ⅲ度,全身多处;吸入性损伤;休克;双上肢骨折;蛛网膜下腔出血?

6. 治疗经过　入烧伤重症监护室后,给予心电监护、持续吸氧、持续有创性血压监测、开放性气道管理、监测 24 小时出入量、镇静镇痛。完善实验室检查,包括血常规、血型、凝血功能、电解质及肝肾功能、心肌酶谱、感染性指标、大小便常规等,并定期复查相关实验室检查及影像学检查。给予抗休克、抗感染治疗(休克期应用注射用头孢哌酮钠他唑巴坦钠 1.5 g q8h 静脉滴注;感染期应用注射用亚胺培南西司他丁钠 0.5 g q8h 静脉滴注;根据药敏试验结果加用注射用盐酸去甲万古霉素 0.4 g qd 静脉滴注;预防性应用氟康唑氯化钠注射液 0.2 g qd 静脉滴注)、保护重要脏器功能、肠内外营养支持治疗及创面处理。全身深度创面予以 4 次切痂自体皮移植术治疗(图 3-4～3-6)。经 42 天综合治疗后,患者病情平稳,转入烧伤科普通病房。

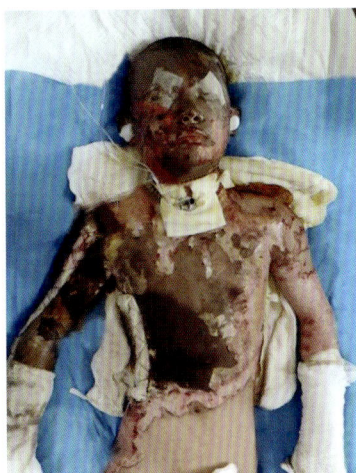

图 3-1　入院时患者专科情况

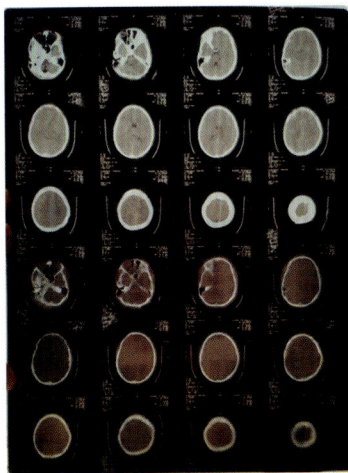

图 3-2　入院时急诊头颅 CT

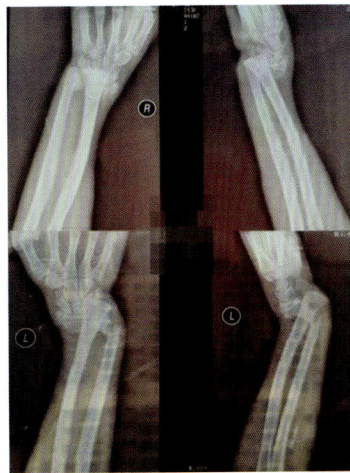

图 3-3　入院时急诊双上肢 X 线检查

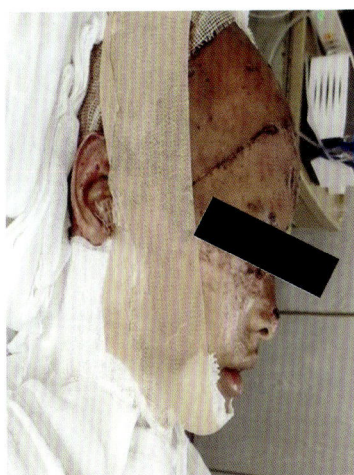

图 3-4　头面部大张皮移植术后

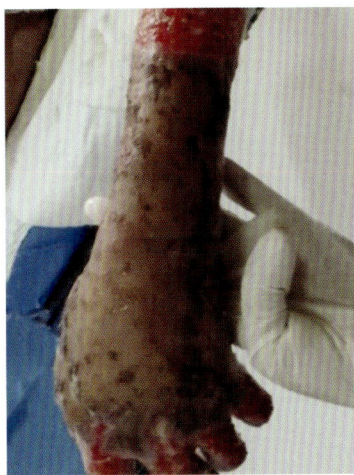

图 3-5　前臂、手背大张皮移植术后

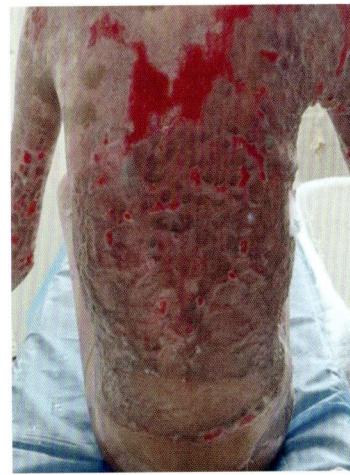

图 3-6　后躯干小邮票皮片移植术后

【病例讨论与分析】

刨根问底——临床思维演练

△ 简述烧伤复合伤的定义。

△ 烧伤复合伤的诊断标准有哪些?

△ 烧伤复合伤的一般性处理原则有哪些?

△ 青少年烧伤复合伤的治疗难点有哪些?

医师 A:患者在烧伤同时或相继受到另外一种或多种致伤因素的作用而发生的机体损伤,称为烧伤复合伤(burn combined injury)。根据致伤因素,烧伤复合伤可分为烧冲复合伤、烧创复合伤和烧放复合伤等。与单纯烧伤相比,烧伤复合伤多发生复合效应,使伤情经过和临床病理变化更为复杂,诊治也更为困难。在和平时期,烧伤复合伤多发生于爆炸、电击和交通事故中,有时也因衣服着火后伤员惊慌奔跑而发生。重症患者往往合并多种脏器、多部位损伤,伤情复杂,可能发生脑出血、肺出血、脾破裂、肢体骨折等严重并发症,再加上大面积烧伤,致伤效应相互扩增,导致病理生理紊乱,病情复杂。多种致伤因素引发的复合效应并不是简单叠加,而是存在损伤与抗损伤、协同叠加和拮抗消减等病理反应,其发病机制比单纯烧伤更为复杂。

医师 B:烧伤复合伤的特点如下。①伤情变化快、死亡率高。②伤势重、休克发生率高。③伤情复杂、容易漏诊、处理顺序易出现矛盾。④伤后并发症和感染发生率高。因此,诊断烧伤复合伤尤为重要。通常,需根据受伤史、全面的体格检查及必要的辅助检查来明确诊断。然而,在诊断时不能只局限于一种复合伤,而应考虑可能存在其他类型的复合伤。例如,在合并冲击伤的情况下,病史通常是非常重要的诊断依据。当烧伤的症状与实际烧伤程度不符,或者患者的精神状态出现明显异常时,可能需要进一步详细检查,以确定是否存在其他类型的复合伤,如内脏冲击伤等。

医师 C:烧伤复合伤处理的一般原则如下。①烧伤复合伤的急救处理与一般单纯烧伤及单纯创伤一致。注意不要遗漏破伤风抗毒素的预防注射。②尽快诊断复合伤,必要时治疗与诊断同时进行。详细询问病史,注意有无其他外伤史。详细分析受伤原因,如爆炸烧伤或交通事故等。在不影响烧伤治疗的情况下,尽可能做全面的体格检查,切勿将关注点全部集中于烧伤而忽视其他问题。当患者的全身反应与烧伤的严重程度不相符,或在复苏过程中患者反应差或反应异常时,应考虑复合伤的可能。必要时,在患者条件允许的情况下,可进行辅助检查,如 X 线检查及 CT 检查等。③重要血管和内脏损伤(如颅脑开放伤或颅内出血)、严重挤压伤、大出血以及窒息等情况严重威胁患者生命时,应在烧伤复苏的同时,优先进行紧急处理。④注意麻醉的选择,尽量减少麻醉对患者全身情况的影响。⑤不危及患者生命或肢体存活的复合伤,一般应待休克控制、患者全身情况平稳后再进行处理,如烧伤严重而复合伤不太严重,可酌情延后处理。⑥若烧伤治疗与复合伤治疗之间出现矛盾,处理其中之一势必影响其他问题时,应在解决主要问题的同时,适当兼顾其他问题。⑦由于烧伤创面的存在,复合伤的感染概率增加,应及早应用有效抗生素,并注意防治厌氧菌感染。

医师 D:青少年正处于青春发育期,生长发育尚未结束,心理承受力较弱。在发生严重烧伤复合伤后,除病情危急易导致死亡外,患者常伴随恐惧、焦躁等心理障碍,使临床治疗难度增加。在治疗过程中,患者的生理、心理承受力差,配合度及执行力也较低,进一步增加了治疗的难度。因此,在诊治过程中,需兼顾青少年的生理和心理特点,制订更为合理、详细以及个性化的治疗方案。同时,医护人员需要付出极大的耐心与努力。

【专家点评】

病例中关键点出现在哪里?

在烧伤复合伤的治疗中,不同致伤因素的处理方式不尽相同,有时甚至存在矛盾,尤其是在烧伤早期,此矛盾更为突出。因此,在明确诊断的基础上,每一项重要治疗措施的施行都必须全盘考虑,权衡利弊。治疗的关键在于抓住主要矛盾,优先处理最紧急的问题,同时兼顾次要矛盾和后续需处理的问题,从而在保证患者生命安全的基础上做出最为适当的治疗决策。因此,治疗青少年大面积特重度烧伤复合伤的关键点如下。

诊断应迅速、准确、全面。体表烧伤或机械力所致的组织损伤(如骨折、大出血等)通常显而易见,但内脏损伤的临床特征可能不典型。例如,肺和胃肠道爆震伤的临床症状常发生在伤后 2～5 天,而头面部烧伤时的吸入性损伤较易漏诊。因此,详尽的病史采集、细致的体格检查及实验室检查、必要的影像学检查(B 超、X 线、CT 及 MRI 等)至关重要。需排除腹部脏器破裂出血、肺爆震伤、非开放性骨折、颅脑损伤等。要牢记"外轻内重"和"伤情变化快"的特点,多次复查,以免因误诊、漏诊而错过最佳的抢救时机。

烧伤复合伤的创伤治疗应遵循"对生命威胁由主到次"的原则。创面处理也是烧伤复合伤治疗的关键。在患者平稳度过休克期、血流动力学稳定后,应尽快(一般为伤后 3～5 天)进行早期清创,以减少毒素吸收,彻底清除感染原,并选用合理的手术方式尽早封闭创面,与此同时,联合其他专科进行有效治疗。本例患者的双前臂骨折属于闭合性骨折,皮肤大面积Ⅲ度烧伤,若贸然切开复位后行内固定或外固定支架治疗,极易引起深部组织感染,甚至导致骨髓炎及骨坏死。为避免病情进一步加重,在早期仅给予手法复位并行石膏托固定。鉴于患者皮源尚丰富,双前臂创面切痂后行大张皮移植,既保证了功能部位的修复效果,又方便了后期对骨折的处理。此外,该患者早期颅脑 CT 提示"可疑蛛网膜下腔出血",因此在抗休克治疗的同时,应密切注意患者的临床症状及血压变化,以免病情进一步加重。

在烧伤复合伤救治过程中,应坚持以"烧伤专家负责制的多学科协作"为治疗原则。烧伤专科医师作为治疗团队的核心领导者,不仅需要具备扎实的烧伤救治理论知识和高超的技术,还必须掌握良好的重症医学救治理念,能够在重症医师的协助下开展各项救治工作。该病例的成功救治,得益于烧伤专科医师牵头,由急诊科、麻醉科、重症医学科、神经外科、普通外科、骨科、心理科等多学科参与的多学科诊疗模式。这种模式体现了现代医学各学科锲而不舍、努力奋进、团结协作的精神风貌。

(吴贞天 汤 俊)

参 考 文 献

[1] 杨宗城.烧伤治疗学[M].3 版.北京:人民卫生出版社,2006:370-382.

[2] ZHENG XF,ZHU F,FANG H,et al. Management of combined massive burn and blast injury:A 20-year experience[J]. Burns:Including Thermal Injury,2020,46(1):75-82.

［3］ 罗锦花,詹剑华,黄凯.烧伤复合爆震伤的临床特点及救治体会[J].南昌大学学报:医学版,2022,62(6):58-62.

［4］ 朱佩芳,王正国.烧冲复合伤[J].中华烧伤杂志,2008,24(5):384-386.

［5］ CHAI JK,SHENG ZY,LU JY,et al. Characteristics of and strategies for patients with severe burn-blast combined injury[J]. Chinese medical journal,2007,120(20):1783-1787.

病例 4　非头部供皮区治疗大面积深度烧伤

【病历摘要】

患者,男,26 岁,因"全身多处火焰烧伤 2 天"入院。

1. **现病史**　患者 2 天前因天然气爆炸,头面部、四肢、躯干、会阴部等全身多处火焰烧伤。伤后立即送往外院救治,约 1 小时到达。外院予以补液抗休克、气管切开、呼吸机辅助呼吸、镇静镇痛、抗感染等治疗。为进一步治疗转入本院,急诊拟诊"全身多处烧伤"收入院。

2. **既往史**　否认高血压、冠心病、糖尿病等慢性病史;否认肝炎、结核、疟疾等传染病史;有输血史;无手术史及药物过敏史;已婚,育有 1 子,配偶体健。

3. **入院查体**　T 37.2 ℃,P 154 次/分,R 30 次/分,BP 158/84 mmHg,SpO_2 100%,中心静脉压 8 cmH_2O。呼吸机辅助呼吸,模式为 V-SIMV。尿量 10 ml,尿液呈酱油色。专科情况:头面部、四肢、躯干可见创面,烧伤面积约为 90%。四肢及胸腹部创面焦痂,创面表皮脱失、肿胀、表面呈蜡黄色,局部可见树枝样栓塞血管网,创面触之皮革样,痛触觉消失,拔毛试验阴性。鼻腔可见烧焦鼻毛,颈部留置气切套管。见图 4-1。

4. **辅助检查**　白细胞 14.66×10^9/L,红细胞 3.04×10^{12}/L,血红蛋白 91.1 g/L,血小板 65.4×10^9/L,中性粒细胞百分比 88.7%,淋巴细胞 0.8×10^9/L,总胆红素 44.6 μmol/L,直接胆红素 9.50 μmol/L,间接胆红素 35.1 μmol/L,白蛋白 33.9 g/L,球蛋白 19.3 g/L,谷草转氨酶 381 U/L,谷丙转氨酶 108 U/L,尿素 8.98 mmol/L,肌酐 234 μmol/L,内生肌酐清除率 41.6 ml/min,肌酸激酶 27 559 U/L,肌酸激酶同工酶 220 U/L,C 反应蛋白 91.47 mg/L,肌钙蛋白 106.4 ng/L。

5. **诊断**　烧伤(火焰)面积 90%(深Ⅱ度 5%,Ⅲ度 85%);吸入性损伤(重度);全身炎症反应综合征;急性呼吸窘迫综合征;Ⅰ型呼吸衰竭;急性肾功能不全;中度贫血;心肌酶异常;肝功能受损。

6. **治疗经过**　患者入院后完善术前准备,行烧伤扩创＋双上肢切痂＋异体皮覆盖术。4 天后行烧伤扩创＋左下肢切痂＋异体皮覆盖术,以胸部、腹部健康皮肤作为 2 处供皮区,交替供皮。采用取皮—回植—再取皮的手术方式切取刃厚皮片进行 Meek 植皮术。将切取的刃厚皮片采用 Meek 微型皮片植皮技术按 1∶4 的比例扩展后,先将 Meek 皮片回植到供皮区,再将剩余皮片移植到烧伤创面(图 4-2)。在支持治疗上,采用呼吸机辅助呼吸;定期行纤维支气管镜下肺泡灌洗;早期应用广谱抗生素抗感染治疗,根据药敏试验结果动态调整抗生素治疗方案;早期经鼻十二指肠置管,进行肠内营养,保护肠黏膜屏障,预防菌群移位;应用免疫增强药物,以提高免疫力;应用抗炎药物,以减少全身炎症反应对组织器官的损伤。经治疗,入院后第 35 天,患者尿量满意。入院后第 38 天,停呼吸机治疗。该患者在本科共住院 8 个月,胸部供皮区取皮 10 次,腹部供皮区取皮 9 次(图 4-3)。烧伤创面修复后,患者转至当地医院进行康复治疗(图 4-4)。

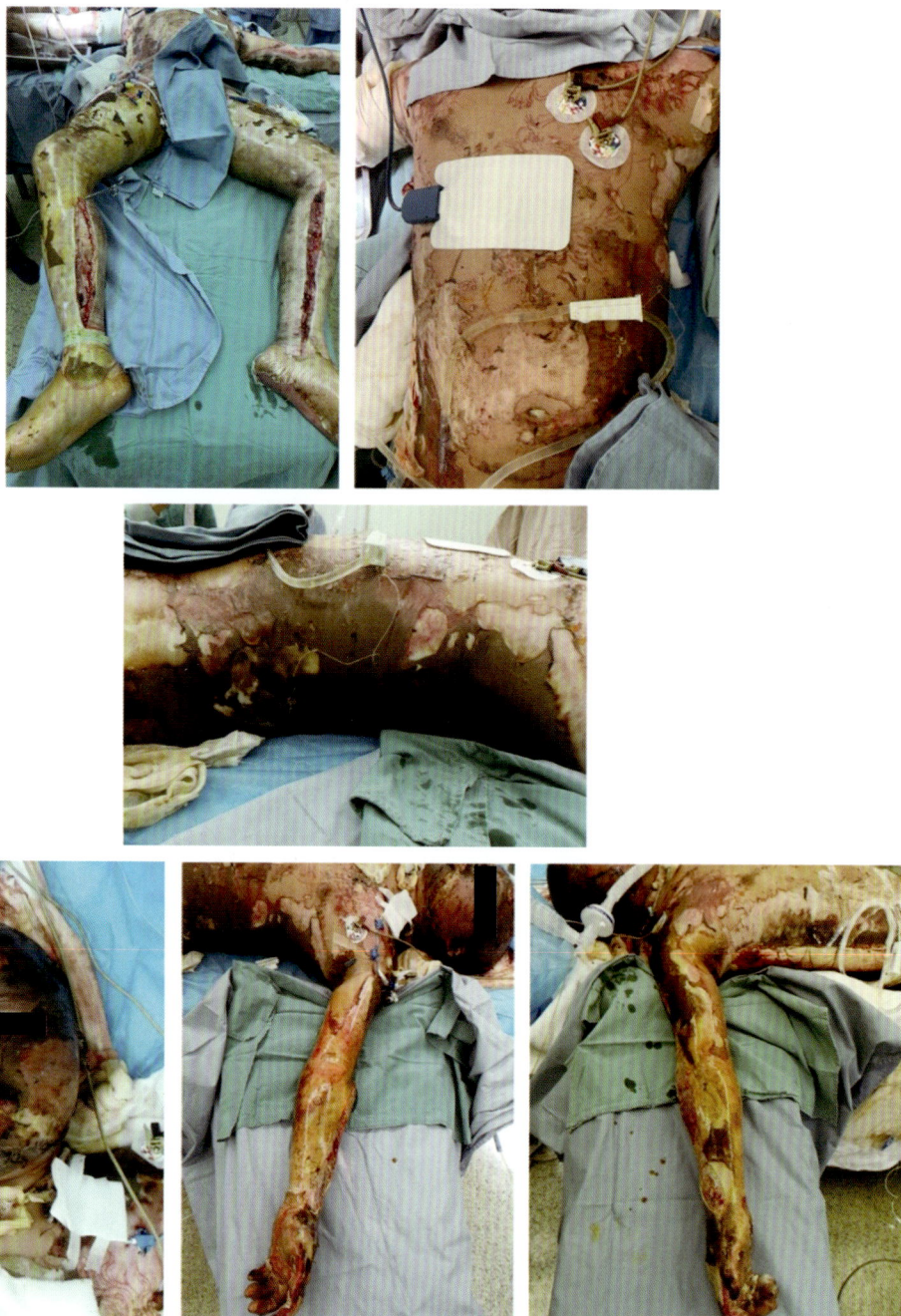

图 4-1　患者烧伤创面

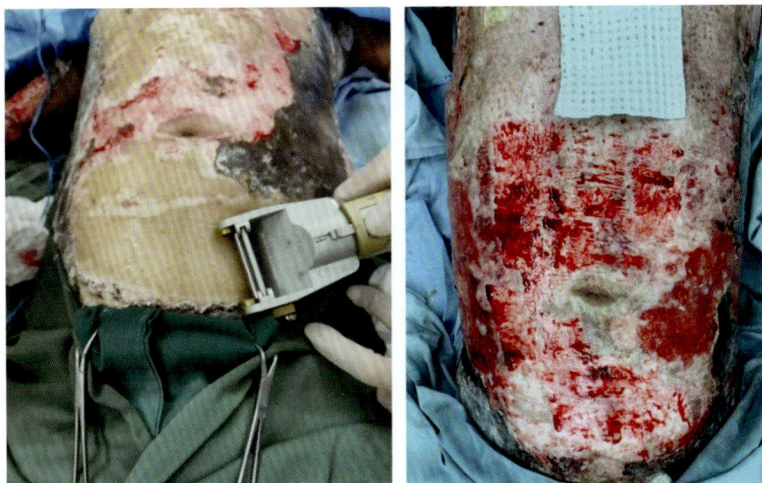

图 4-2 胸腹部分区取皮,供皮区 Meek 皮片回植

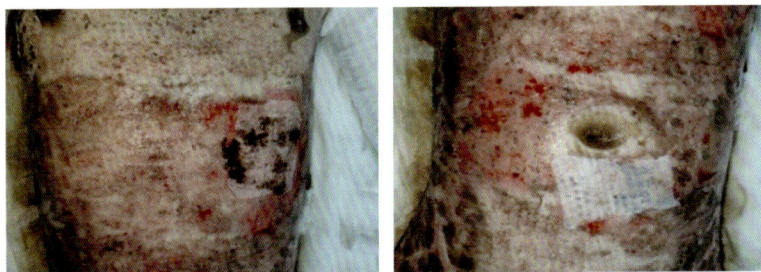

图 4-3 胸腹部供皮区取皮—回植—再取皮后创面

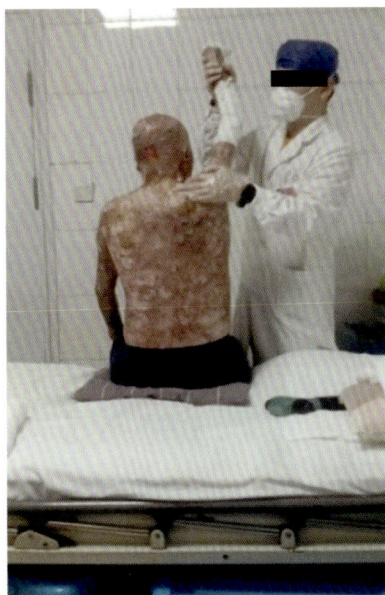

图 4-4 患者进行康复训练

【病例讨论与分析】

刨根问底——临床思维演练

△ 大面积深度烧伤的供皮区选择有哪些?

△ 大面积深度烧伤创面的暂时性覆盖物选择有哪些?

△ 大面积深度烧伤修复创面进行皮肤移植的方式有哪些?

医师A: 大面积深度烧伤患者修复创面需皮量大,而供皮区有限。①头皮是首选供皮区。头皮愈合能力强,取皮后约5天即可再次供皮,可重复多次取皮,且感染发生率低,并发症少。②四肢及躯干供皮。四肢取皮后易于包扎,也是常用的供皮区。躯干前后部位皮肤较厚,取皮后也较易愈合。躯干部位一般作为中厚供皮区,若作为刃厚供皮区,愈合通常需要7~10天,且供皮区不回植,重复取皮次数一般在3~6次。③其他部位。臀部位于非暴露部位,供皮后遗留痕迹隐蔽,但易受压,处理不及时可能会影响创面愈合;阴囊在生理盐水注入充盈后也可供皮,愈合时间一般为2周,可重复供皮;足底是不太常用的供皮区,若进行足底供皮,需将足底角质层削除干净,再切取刃厚皮片。

医师B: 大面积深度烧伤患者常伴有多器官功能障碍,为减轻坏死组织对机体的影响,需尽早、尽可能多地切痂。切痂后的创面需要暂时性覆盖物保护,为后续植皮创造条件。创面覆盖物可以分为生物性覆盖物和非生物性覆盖物两类。①生物性覆盖物,又称生物敷料,由生物材料加工而成,可用于覆盖较清洁的深度烧伤创面,或者切痂后的创面,主要包括同种异体皮、异种脱细胞真皮和各种生物膜(如羊膜、猪肠膜)等。②非生物性覆盖物。随着科技的发展,近年来涌现出多种高分子材料制成的创面覆盖物,主要包括银敷料、海绵状敷料、薄膜状敷料、凝胶类敷料等,此类敷料贴合性及保湿性好,可用于难以包扎、较为清洁的创面。在应用创面覆盖物时,要关注覆盖物下创面的情况,如有积脓或积液需及时更换,避免感染。

医师C: 深度烧伤创面的修复首选自体刃厚皮片移植。大面积深度烧伤患者因创面大,需尽可能扩大皮片覆盖面积。皮肤移植的方式一般分为单纯自体皮移植和异体皮与自体皮混合移植。单纯自体皮移植可分为Meek皮移植、邮票皮移植、网状皮移植等。Meek植皮按1:3、1:4、1:6、1:9比例扩展,在非头部供皮区供皮时,可将Meek皮回植于供皮区,缩短供皮区的愈合时间,提高供皮次数。异体皮与自体皮混合移植的方式有以下4种。①异体皮与自体微粒皮移植。此种方法扩展比例为(1:10)~(1:20),但因自体皮片过小,皮片方向很难保证完全一致,增加了植皮失败的可能性,且近年来活性好的异体皮来源紧缺,难以保障手术顺利开展。②大张异体皮嵌植小块自体皮移植。这种方法是在大张同种异体皮上等距离(1cm)做一纵向切口,再剪成正方形窗口,在窗口内移植不小于0.3cm×0.3cm的自体皮片。这种方法扩大了植皮面积,但耗时耗力,且创面愈合后瘢痕较为严重。③胶连大张新鲜异体头皮联合自体微粒皮移植。近年来,申传安教授团队在临床实践中将异体供皮者新鲜异体头皮胶连形成大张异体皮,再将自体微粒皮覆于大张新鲜异体头皮的真皮面上,取得了良好的临床效果。④脱细胞异体真皮基质与自体皮移植。大面积烧伤患者往往缺少中厚皮片供皮区,在修复关节功能部位时,可使用异种脱细胞真皮联合自体刃厚皮片移植,以减少创面愈合后的瘢痕和挛缩,有效保护关节功能。

【专家点评】

病例中关键点出现在哪里?

大面积深度烧伤的治疗重点在于及时清除坏死组织和永久覆盖创面。由于患者供皮区有限,治疗极为困难,尤其是伴有头部深度烧伤、头皮无法利用的患者,皮源更加紧缺,治疗难度进一步加大。因此,如何建立可靠的供皮区成为救治头皮损伤大面积深度烧伤患者的关键。

本病例采用取皮—回植—再取皮的植皮方式,将胸腹部作为供皮区,利用 Meek 植皮术扩展皮片,扩展比为 1:4。具体方法是将 1 份 Meek 皮回植于供皮区,将其余 3 份移植于烧伤创面。1:4 的扩展比例既能加速供皮区愈合,又能确保有足够的皮片用于创面。供皮区回植的方式还提高了取皮次数,本病例胸部供皮区供皮次数为 10 次,腹部供皮区供皮次数为 9 次,且仍有继续供皮的可能。此外,本病例还将胸腹部作为 2 处供皮区,采用分区供皮的方式,以 5~7 天为 1 个植皮周期交替供皮,从而满足每周进行 1 次植皮的手术计划。

头皮损伤的大面积深度烧伤患者还可以选择新鲜异体头皮联合自体微粒皮移植的手术方式,但本病例因患者自身原因未能开展。总之,对于头皮不能利用的大面积深度烧伤患者,合理利用有限的自体皮源,科学安排取皮间隔时间,系统规划供皮区域和植皮区域,尽快修复烧伤创面,是成功救治的关键。

（钟朝议　李德绘）

参 考 文 献

［1］ ISBI Practice Guidelines Committee, Advisory Subcommittee, Steering Subcommittee. ISBI Practice Guidelines for Burn Care, Part 2 [J]. Burns,2018,44(7):1617-1706.

［2］ SHI C,WANG C,LIU H,et al. Selection of Appropriate Wound Dressing for Various Wounds [J]. Front Bioeng Biotechnol,2020,8:182.

［3］ 蔡建华,申传安,孙天骏,等. 新鲜异体头皮联合自体微粒皮修复大面积深度烧伤患者四肢创面的方法建立及疗效观察 [J]. 中华烧伤杂志,2019,35(4): 253-260.

［4］ ADLY OA,MOGHAZY AM,ABBAS AH,et al. Assessment of amniotic and polyurethane membrane dressings in the treatment of burns [J]. Burns,2010,36(5):703-710.

病例5 应用孪生兄弟异体皮移植救治大面积烧伤

【病历摘要】

患者,男,36岁,因"乙酸乙酯爆燃致全身烧伤3小时"入院。

1. 现病史 2020年4月6日,患者在工作中因乙酸乙酯爆燃,引燃衣物后烧伤全身。伤后立即被送至当地医院,给予创面冷疗、静脉补液等治疗。伤后3小时转送至本院。

2. 既往史 否认高血压、冠心病、糖尿病等慢性病史,否认肝炎、结核、伤寒、疟疾等传染病史,否认手术史、外伤史、输血史,否认药物及食物过敏史。

患者有一个孪生兄弟,经DNA-STR分型检测,其基因型完全一致(图5-1)。

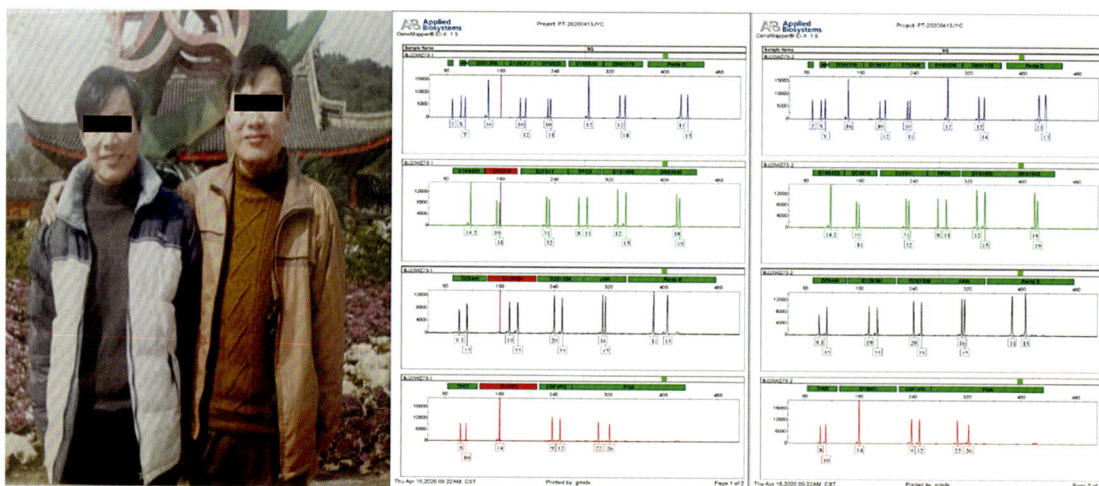

图5-1 孪生兄弟伤前合影及两人基因检测报告

3. 入院查体 T 36.6℃,P 81次/分,R 21次/分,BP 135/85 mmHg,体重77 kg。神志清楚,口渴,烦躁,面部肿胀,鼻毛烧焦,口腔及鼻腔黏膜红肿,声音嘶哑,发育正常,营养良好,四肢末梢循环差,心肺腹未见明显阳性体征。专科情况:全身皮肤除腹部约2%、双足底约3%未烧伤外,其余皮肤全部烧伤,烧伤面积约为95%。其中,头面颈、躯干、臀部、会阴部约15%为水疱样烧伤,创面基底红白相间,感觉迟钝。其余约80%的创面均呈皮革样烧伤,部分可见明显的树枝样血管网(图5-2)。

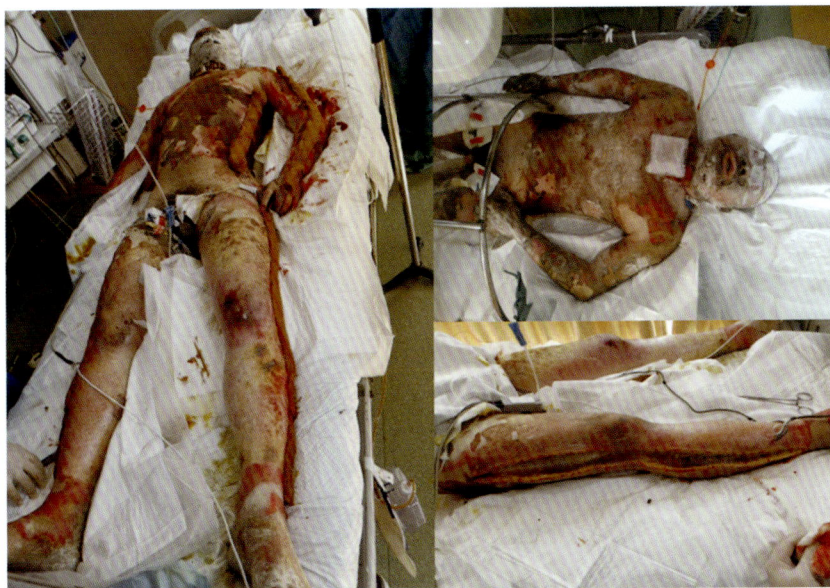

图 5-2 入院时创面情况

4. 辅助检查 血红蛋白 229 g/L,白细胞 33.13×10⁹/L,中性粒细胞百分比 90.9％,红细胞压积 71.8％,总胆红素 43.6 μmol/L,谷草转氨酶 71 U/L,白蛋白 25.9 g/L,尿素 4.39 mmol/L,肌酐 88 μmol/L,血钾 3.6 mmol/L,血钠 147 mmol/L,血氯 104 mmol/L,pH7.22,氧分压 94.3 mmHg,二氧化碳分压 35.1 mmHg,碳酸氢盐浓度 13.7 mmol/L,碱剩余—12.6 mmol/L,血乳酸 7.4 mmol/L。

5. 诊断 烧伤面积 95％(Ⅲ度 80％,深Ⅱ度 15％),全身多处;中度呼吸道烧伤(中度吸入性损伤);休克。

6. 治疗经过

(1)休克期补液治疗。①第 1 个 24 小时总入量 15 752 ml,其中晶体液 13 890 ml(包括乳酸钠林格液 13 500 ml,0.9％氯化钠溶液 265 ml,5％碳酸氢钠溶液 125 ml);胶体液(血浆) 1 350 ml;水分 147 ml;饮水 365 ml。尿量 698 ml,平均尿量 33 ml/h(院内 21 小时)。②第 2 个 24 小时总入量 10 658 ml,其中晶体液 6 190 ml(包括乳酸钠林格液 5 000 ml,0.9％氯化钠溶液 1 190 ml),胶体液 1 895 ml(其中血浆 1 595 ml,20％人血白蛋白 60 g),水分 2 123 ml,饮水 450 ml。尿量 1 167 ml,平均尿量 48.6 ml/h。

(2)创面处理。入院后立即行躯干及四肢焦痂切开减压术,创面外涂磺胺嘧啶银混悬液,进行暴露保痂治疗。为避免创面受压,伤后第 4 天使用悬浮床治疗。在全身情况平稳的条件下,分次进行坏死组织清创术(共 8 次,分别在伤后第 11 天、第 18 天、第 25 天、第 39 天、第 47 天、第 57 天、第 67 天、第 75 天,表 5-1),将其孪生兄弟头皮作为唯一供皮源(共取皮 5 次,每次取皮面积约 3％,图 5-3),采用 Meek 植皮术(扩展比例为 1∶4 和 1∶6)进行创面覆盖(图 5-4)。Meek 植皮总体皮片存活率约 90％,伤后 90 天左右烧伤创面基本封闭(图 5-5,5-6)。

表 5-1　患者手术时间表

手术次数	日期（2020 年）	伤后时间/天	手术名称
1	4 月 16 日	11	右下肢切痂异体皮（孪生兄弟）Meek 植皮术＋左下肢切痂异体皮[1] 覆盖术
2	4 月 23 日	18	双上肢切痂异体皮[1] 覆盖术＋躯干及双下肢换药术
3	4 月 30 日	25	左下肢肉芽创面异体皮（孪生兄弟）Meek 植皮术
4	5 月 14 日	39	双上肢肉芽创面异体皮（孪生兄弟）Meek 植皮术＋右手背脱细胞真皮覆盖术＋植皮术
5	5 月 22 日	47	躯干前侧、右足切痂异体皮[1]、异种皮[2] 覆盖术
6	6 月 1 日	57	躯干前侧、右足背肉芽创面异体皮（孪生兄弟）Meek 植皮术＋双肩、右侧腹股沟切痂异体皮（孪生兄弟）Meek 植皮术
7	6 月 11 日	67	躯干后侧清创异种皮[2] 覆盖术
8	6 月 19 日	75	躯干及四肢肉芽创面异体皮（孪生兄弟）Meek 植皮术

注：[1] 人体生物敷料，原料为同种异体皮；[2] 生物敷料，原料为猪胶原（猪皮）。

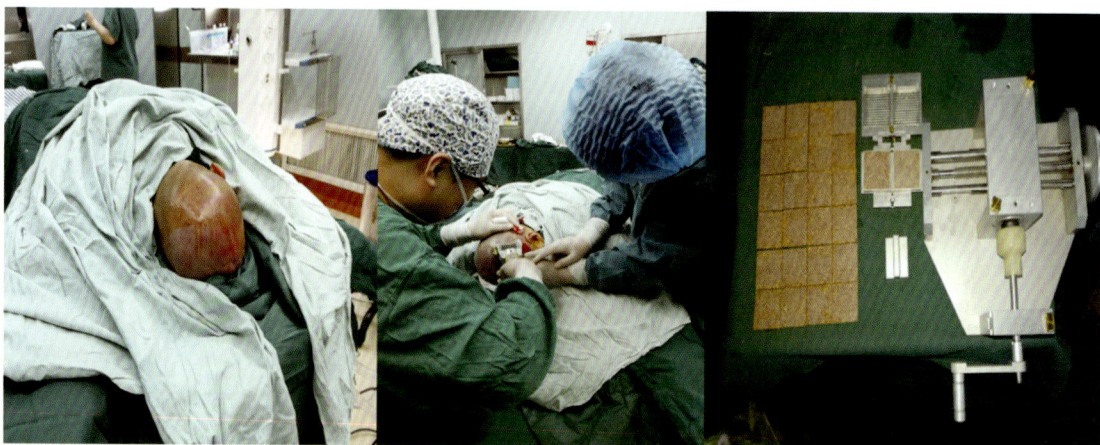

图 5-3　孪生兄弟头皮供皮手术及 Meek 皮片制作

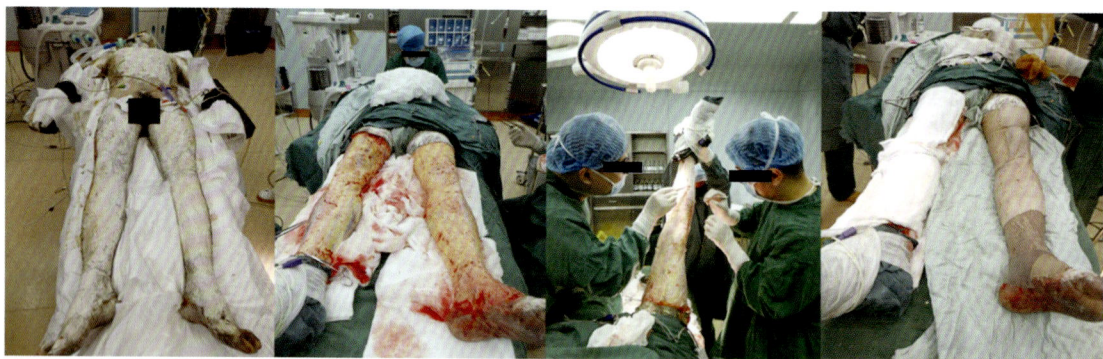

图 5-4　焦痂切除及 Meek 植皮术

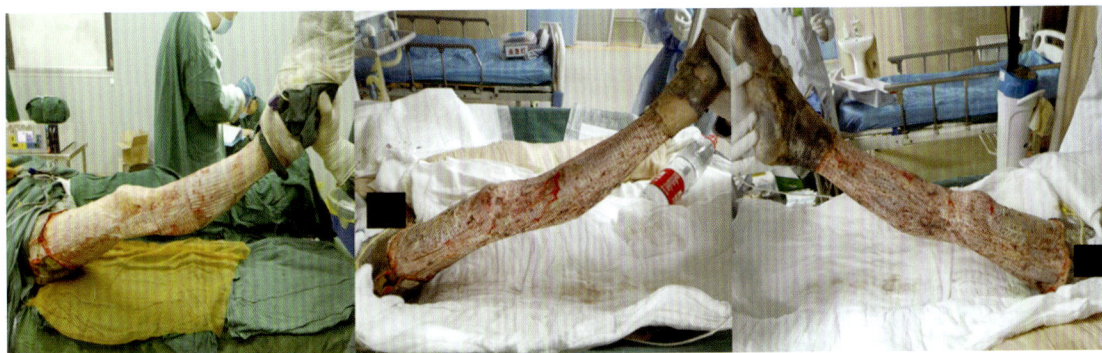

图 5-4　（续）

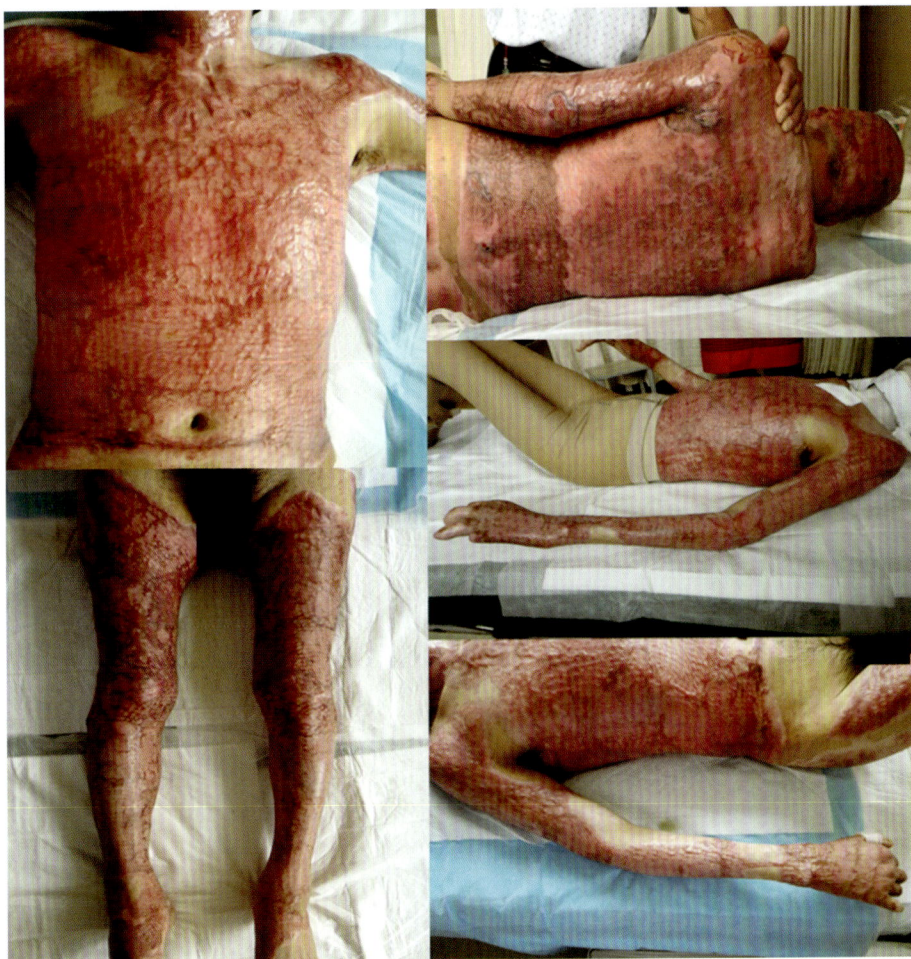

图 5-5　伤后 90 天左右创面愈合

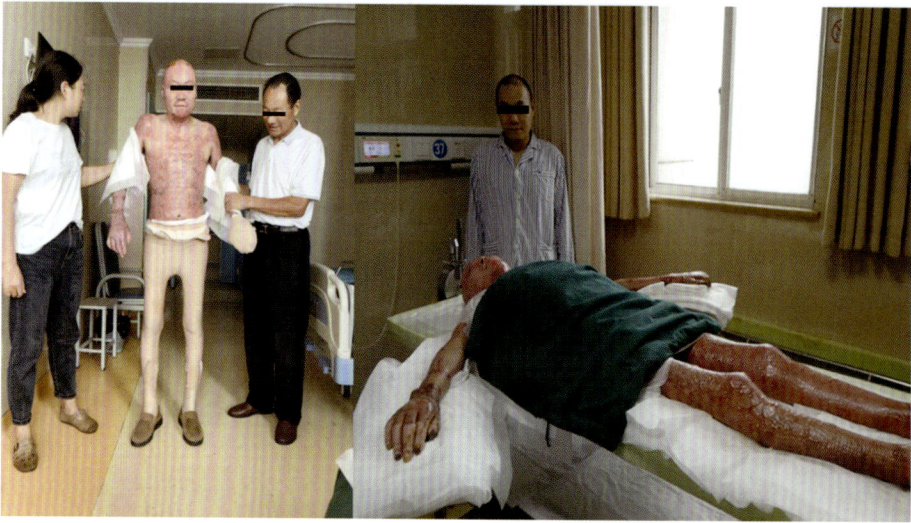

图 5-6 康复锻炼及孪生兄弟住院期间合影

（3）抗感染治疗。病程中未出现明显全身性感染症状，血培养及创面培养均提示无菌生长。在烧伤早期及围手术期应用亚胺培南西司他丁钠、头孢哌酮钠舒巴坦钠、头孢唑肟钠、头孢地嗪钠。

（4）全身营养支持。以肠内营养为主，休克期进食少量流质，逐渐增加口服量。伤后第3天留置胃管，进行肠内营养支持。此外，进行静脉营养支持，如输注人血白蛋白、血浆、悬浮红细胞及血小板等。

（5）脏器功能保护。入院后立即进行预防性气管切开术，予以保护措施，如雾化吸入、气道湿化、化痰治疗、抑酸治疗、护肝治疗等。伤后第5天予以呼吸机辅助呼吸，持续17天。

【病例讨论与分析】

刨根问底——临床思维演练

△ 烧伤的严重程度如何划分？

△ 大面积严重烧伤患者封闭创面有哪些方式？

△ Meek 植皮术的临床应用有哪些？

△ 简述异体皮移植术的定义。

医师 A：烧伤的严重程度主要取决于烧伤面积与烧伤深度，但也受多种因素影响，如烧伤原因、部位、合并伤、并发症、年龄、伤前健康状况等。1970年，在上海召开的全国烧伤会议主要根据烧伤深度和面积将烧伤分为轻度、中度、重度和特重度4类。轻度烧伤：Ⅱ度烧伤面积＜10%。中度烧伤：Ⅱ度烧伤面积11%～30%，或Ⅲ度烧伤面积＜9%。重度烧伤：Ⅱ度烧伤面积31%～50%，或Ⅲ度烧伤面积10%～19%，或烧伤面积＜31%，但伴有下列情况之一:①全身情况严重或休克;②复合伤(严重创伤、冲击伤、放射伤、化学中毒等);③中、重度呼吸道烧伤。特重度烧伤:Ⅱ度烧伤面积>50%,或Ⅲ度烧伤面积≥20%。随着我国烧伤治疗水平的提高,有学者建议重新制定烧伤严重程度分类标准,以更好地指导临床治疗。

医师 B:大面积烧伤创面会引起一系列的病理生理改变,尽早有效覆盖创面是大面积烧伤救治的关键。目前,国内外大面积烧伤救治中最主要的封闭创面方式就是早期切痂手术和有效创面覆盖,其中自体皮移植仍是最有效的覆盖方式。随着材料科学及技术的进步,创面覆盖物的种类越来越多。这些覆盖物可分为暂时性创面覆盖物和永久性皮肤替代物。其中,暂时性创面覆盖物有生物组织(包括异体皮、异种皮、羊膜)和人工合成材料(主要是各种创面敷料),永久性皮肤替代物包括表皮替代物、真皮替代物(包括脱细胞和生物合成材料)及复合皮。

医师 C: Meek 植皮术最早报道于 1958 年,后被荷兰 Keris 等人改良并形成规范操作流程,2004 年开始在我国推广使用,是目前治疗大面积烧伤创面常用的一种植皮方法。该方法使用专门的轧皮刀、软木板,将自体皮切成 196 个 3 mm×3 mm 的微型皮片,在这些微型皮片的表皮面喷洒生物胶水,将微型皮片黏合在预先折叠的绉纱上,绉纱可向 4 个方向扩展,常用的扩展比例为(1:3)~(1:9)。扩展后,绉纱表面的岛状自体皮均匀分布于创面。与微粒皮移植等传统植皮技术相比,Meek 植皮术具有皮片扩展比例高、操作简便等优势,但也存在绉纱引流不充分、价格相对昂贵等不足。

医师 D:异体皮移植已有超过 150 年的历史。国内外烧伤救治的临床经验表明,具有良好活性的异体皮是大面积深度烧伤创面的首选覆盖物。与其他覆盖物相比,活性异体皮能够与创面建立血运,暂时存活并封闭创面,从而可以减少渗出、控制感染、诱导肉芽组织生长,为最终自体皮移植创造条件。异体皮分为活性异体皮和无活性异体皮,临床应用方法包括单纯移植、与自体皮混合移植、大张异体皮嵌植小块自体皮、大张异体皮与自/异体微粒皮复合移植及异体真皮基质应用。然而,由于异体皮来源十分有限,并且存在传播疾病的风险,同时还受到医学伦理学的限制,难以在临床广泛应用。

【专家点评】

病例中关键点出现在哪里?

孪生兄弟完全异体皮移植是本病例成功救治的关键。

患者因大面积严重烧伤(头皮Ⅲ度烧伤)导致自体皮源严重匮乏。

患者有一个同卵双胞胎兄弟,经基因测序证实两兄弟基因型完全一致,理论上器官(包括皮肤)具有完全的组织相容性。

经文献检索发现,对于大面积烧伤,目前世界上仅有孪生兄弟(姐妹)之间通过异体皮与自体皮混合移植救治成功的案例,尚未见完全使用异体皮(孪生兄弟或姐妹)移植救治成功的报道。

该患者经过 5 次异体皮 Meek 植皮术成功封闭创面,其救治过程的顺利可能与没有自体供皮增加额外损伤,以及使用健康新鲜的异体皮有关。术后 4 年随访结果显示,患者未出现排斥反应、免疫异常、器官功能障碍等并发症。

(王文盛 崔庆伟 孙 勇 王良喜)

参 考 文 献

[1] 杨宗城.烧伤治疗学[M].3 版.北京:人民卫生出版社,2006.

[2] 大卫·N.赫顿.烧伤治疗学:原书第 5 版[M].陈旭林,肖仕初,罗高兴,译.北京:中国科学技术出版社,2020.

[3] 刘伟峰,刘斌.大面积烧伤患者皮肤替代物的研究进展[J].中国医师杂志,2016,(06):957-960.

[4] 王鑫,申传安,赵东旭.Meek 微型皮片移植技术的研究进展及应用[J].解放军医学杂志,2018,(03):263-267.

[5] 申传安.异体皮在烧伤外科的应用[J].中华烧伤杂志,2019,(04):243-247.

病例 6　Rh 阴性血型危重烧伤患者的救治

【病历摘要】

患者,男,47 岁,因"全身多处热液烫伤 3 小时"入院。

1. 现病史　患者在工作中不慎坠入工厂冷却池(池水 pH9.0、温度 85 ℃),热液浸润全身。患者自行将头面部露出水面并游到岸边。工友发现后立即将患者救出,脱去其衣物(未用凉水冲洗),简单包裹后送至当地医院。当地医院给予补液、导尿、创面包扎等处理,并于伤后 3 小时由急救车转送至本院。为进一步治疗,经急诊收入本科。

2. 既往史　否认肝炎、伤寒病史,糖尿病病史 10 年余(未规律检测血糖),否认心脏病、肾病病史,否认药物、食物过敏史,否认其他外伤史。

3. 入院查体　P 120 次/分,SpO_2 100%,尿色清。专科情况:创面位于面颈、躯干、会阴、四肢,烧伤面积约为 95%,头皮及下腹部有部分正常皮肤。面部创面潮红,体液渗出多,可见水疱;双上肢、躯干及会阴创面体液渗出多,肿胀,腐皮大部分已脱落,基底以暗红色为主,部分创面基底红白相间,触痛钝;双下肢创面基底苍白,踝关节以远可见栓塞的血管网,触之皮革样,四肢末端血运尚可(图 6-1)。

4. 辅助检查　血型 Rh 阴性 B 型,白细胞 $32.69 \times 10^9/L$,血红蛋白 202 g/L,血小板 $402 \times 10^9/L$,血乳酸 9.7 mmol/L。

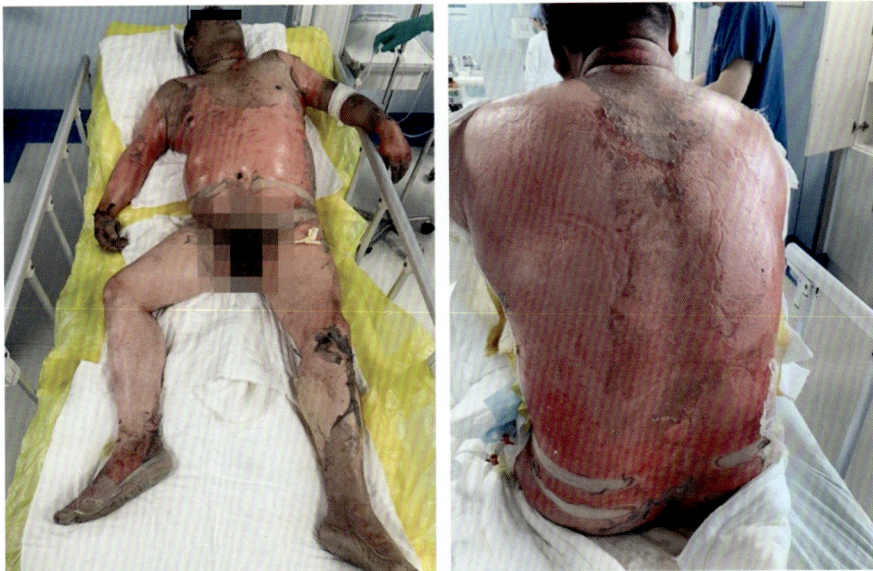

图 6-1　入院时创面情况

5. 诊断 烧伤面积 95%（浅Ⅱ度 5%、深Ⅱ度 50%、Ⅲ度 40%），全身多处；2 型糖尿病；烧伤休克。

6. 治疗经过 入院后给予患者常规治疗（补液抗休克、极化液保护心脏、抑酸、胃黏膜保护等治疗）。使用生理盐水冲洗创面，避免碱液残留；面部创面予以凡士林纱布半暴露治疗；躯干创面予以异种脱细胞真皮覆盖；四肢创面予以碘伏纱布覆盖及无菌敷料包扎。

伤后第 3 天，进行第 1 次手术：躯干及双上肢清创＋异种脱细胞真皮覆盖＋双下肢削痂＋Meek 植皮术＋头部及腹部取皮术。为减少术中输血，术前补充氨甲环酸、钙剂、血小板。术中采取分部位手术，出血少的部位优先进行，及时检测血气，根据血气分析结果决定是否进行下一步手术。肢体止血采用以保鲜膜为内层的加压袖套式止血法，有效解决了去除纱布时的二次出血。术后控制性降低血压，补钙及凝血酶原复合物。经综合治疗措施，仅术中输入 Rh 阴性 B 型红细胞 4 U，就完成了 73% 的创面手术。患者术后病情平稳，血红蛋白下降在可接受范围（图 6-2，6-3）。

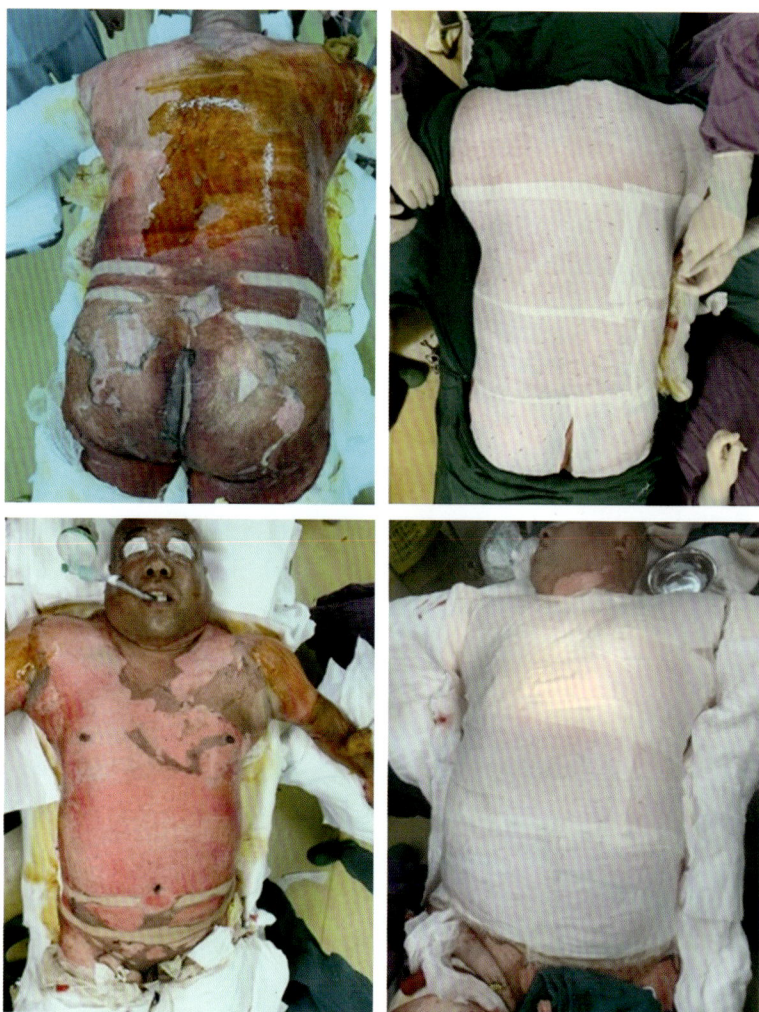

图 6-2 第 1 次手术术前及术后躯干

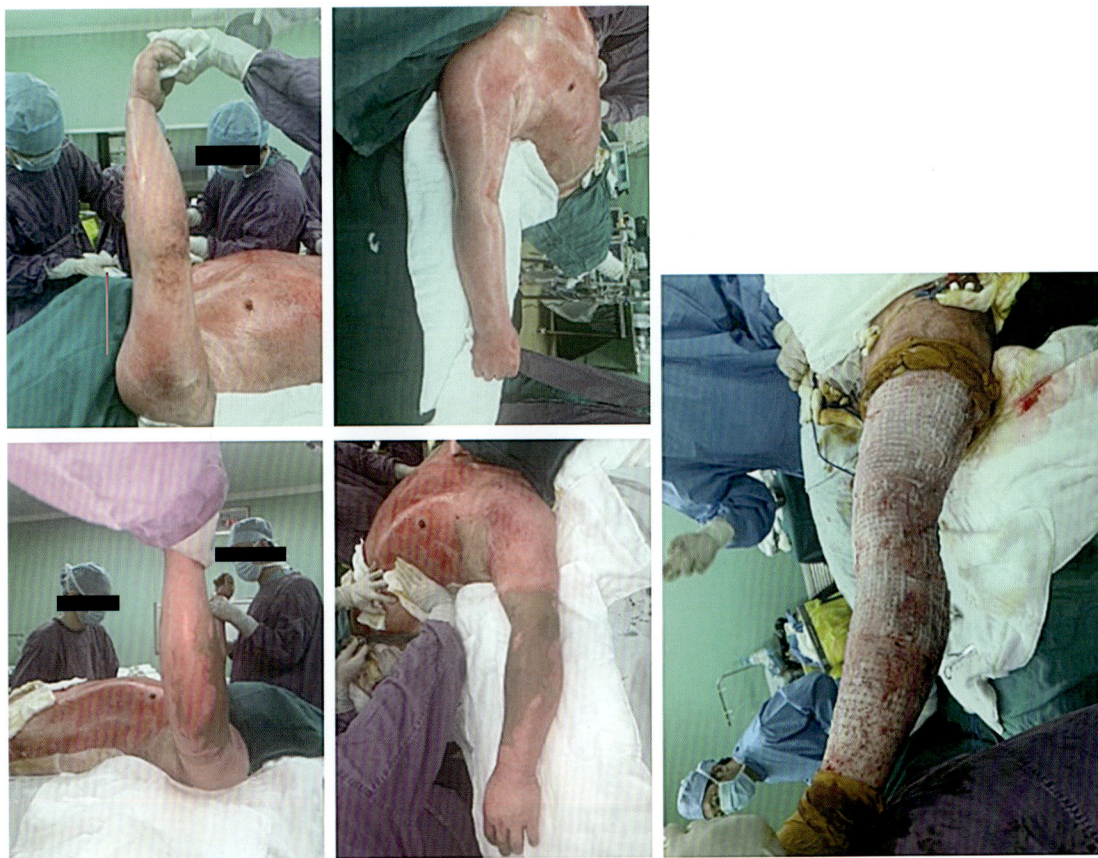

图 6-3 第 1 次手术中的肢体照片

伤后第 10 天,患者出现高热,体温 39 ℃,考虑为躯干创面坏死组织溶解所致,急需手术治疗。血库暂无 Rh 阴性 B 型血,基于患者既往无输血史,输血科会诊建议输入 Rh 阳性 B 型血。伤后第 12 天,进行第 2 次手术:背部清创＋自体及异体邮票皮移植术(图 6-4)。术中输入 Rh 阳性 B 型红细胞 6 U,手术顺利,未发生输血反应。伤后第 13 天,晨起急查血常规,血红蛋白 86 g/L,血库暂无 Rh 阴性 B 型血。输血科建议行 RhD 抗体筛查,结果为阴性,为患者输入 Rh 阳性 B 型红细胞 4 U,过程顺利。在 RhD 抗体筛查阴性的基础上,分别在伤后第 17 天进行的第 3 次手术及伤后第 21 天进行的第 4 次手术中,输入 Rh 阳性 B 型红细胞 4 U 及 2 U,手术顺利。

7. 治疗结果、随访及转归 伤后第 30 天,患者残余创面约为 5%(图 6-5)。伤后第 34 天,创面基本愈合,患者积极进行防治瘢痕综合治疗及功能康复锻炼(图 6-6)。患者未发生明显瘢痕增生,于伤后第 50 天重返工作岗位。

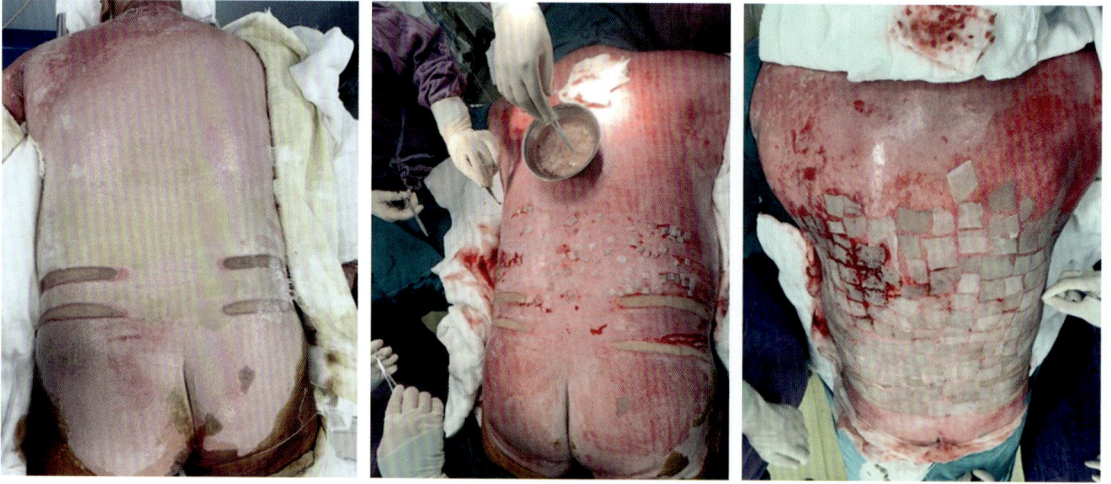

图 6-4　第 2 次手术术中照片

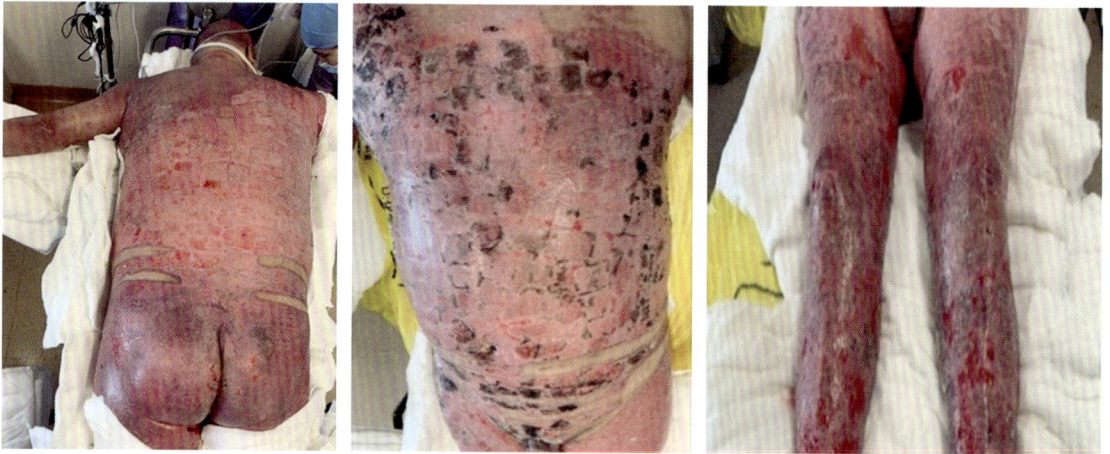

图 6-5　伤后第 30 天创面照片

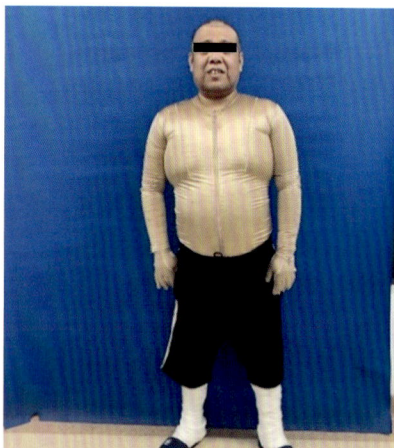

图 6-6　患者的康复照片

【病例讨论与分析】

刨根问底——临床思维演练

△ 可以通过哪些措施来减少围手术期输血量？

△ 为什么 Rh 阴性患者需要多次输入 Rh 阳性红细胞？

医师 A：创面是烧伤患者一切并发症的根源所在，创面坏死组织吸收导致的全身炎症反应是严重烧伤患者发生并发症的重要因素。切（削）痂植皮手术不仅是烧伤救治的重要手段，更是大面积烧伤患者挽救生命的抢救措施。出血是手术中不可避免的问题。Moran 等人报道，每 1% 前胸及后背切（削）痂植皮失血量约为 196 ml。Budny 等人报道，使用止血带后每 1% 四肢切（削）痂植皮失血量仅为 117 ml，止血带的应用可减少四肢切（削）痂植皮术中约 42% 的失血量。烧伤患者切（削）痂植皮术中的失血量与患者年龄、体重、烧伤严重程度等均明显相关。烧伤总面积及深度烧伤面积越大者，全身炎症反应往往越重，切（削）痂植皮术中失血量越多。切（削）痂术后创面血管断端较密集，创面呈弥漫性出血，止血困难且出血时间长，失血量较多；而切（削）痂术对乳头下、真皮下和皮下血管网损伤较少，出血也较少。术者操作熟练程度、团队配合情况等也是影响切（削）痂植皮术中出血多少的重要因素。同时，手术持续时间、患者凝血状况、有无吸入性损伤及其他并发症、切（削）痂后创面覆盖物、术中麻醉情况等都对切（削）痂植皮术中及术后出血量有明显影响。

医师 B：Rh 血型是继 ABO 血型系统之后最具有临床意义的血型系统，它有 48 种不同抗原，主要抗原有 5 个，其中 D 抗原的抗原性最强。一般将带有 D 抗原者称为 Rh 阳性，不带 D 抗原者称为 Rh 阴性。中国汉族人群中 Rh 阴性者约占 0.4%。Rh 阴性者输注 Rh 阳性血或妊娠 Rh 阳性胎儿会引发免疫反应而产生抗 D 抗体。Rh 阴性者接受 D 抗原刺激的剂量越大、频次越多，产生抗 D 抗体的可能性越大，但也有少数 Rh 阴性者即使接受足量的 D 抗原反复刺激也不产生抗 D 抗体。Rh 阴性者如果体内有抗 D 抗体，输入 Rh 阳性血（红细胞）就会发生溶血反应，其主要临床表现是高热、寒战、腰背疼痛、酱油色尿，严重者可有血压下降、休克、肾衰竭，甚至危及生命。然而，Rh 阴性患者如果体内无抗 D 抗体，即使输注 Rh 阳性血（红细胞）也不会发生溶血反应，但有可能刺激患者免疫系统，引发免疫反应，产生抗 D 抗体。患者一旦产生抗 D 抗体，以后若需输血就只能输注 Rh 阴性血；如果女性患者再孕育胎儿，胎儿和新生儿就有可能发生新生儿溶血病。文献报道及研究指出，一般 Rh 阴性患者第 1 次输入 Rh 阳性血即可产生抗体，再次输血可导致溶血性输血反应。在本病例患者救治过程中，我们累计 5 次输入 Rh 阳性红细胞共 19 U，过程顺利，均未发生明显输血反应。最后 1 次输入 Rh 阳性红细胞后，为患者复查 RhD 抗体仍为阴性。Rh 抗体的产生及输血反应的发生还受患者的年龄、机体免疫情况、疾病状态、个体化差异、输入 Rh 阳性红细胞的数量等多种因素影响。本患者救治过程中 RhD 抗体筛查阴性的可能原因包括：大面积烧伤使患者免疫力下降，未能产生免疫应答；患者患有糖尿病 10 年余，多篇报道指出糖尿病患者免疫应答水平较低。

【专家点评】

病例中关键点出现在哪里？

危重烧伤患者往往需多次手术,异体输血需求量大,给血资源非常紧张的今天带来了很大挑战。在本病例中,通过我们的综合治疗,极大地减少了围手术期输血量。第1次手术时,仅术中输入红细胞4 U就完成了73%的创面手术,为危重烧伤患者减少围手术期输血提供了新思路。此外,通过RhD抗体监测,本病例中的Rh阴性患者间断5次输入Rh阳性红细胞(共计19 U),均未发生明显输血反应,这为Rh阴性患者的输血治疗提供了新的参考依据。

（杨龙龙　胡　泉　李　峰　申传安）

参 考 文 献

[1] BUDNY PG,REGAN PJ,ROBERTS AN. The estimation of blood loss during burns surgery[J]. Burns, 1993,19(2):134-137.

[2] DESAI MH,HERNDON DN,BROEMELING L,et al. Early Burn Wound Excision Significantly Reduces Blood Loss[J]. Ann Surg,1990,211(6):753-759.

[3] 孙美贞,杜滨,王成.深度烧伤切(削)痂植皮手术失血量评估及治疗策略[J].中国输血杂志,2013,26(6):561-562.

[4] HART DW,WOLF SE,BEAVFORD RB,et al. Determinants of blood loss during primary burn excision [J]. Surgrey,2001,130(2):396-402.

[5] 蔡少甫,郑庆亦,陈锦河.烧伤患者肢体削痂植皮手术中止血带的应用[J].中华烧伤杂志,2002,18(5):308-309.

[6] 周建军,陈同,施建武.深Ⅱ度创面休克期无止血带削痂效果观察.中华医学杂志,2011,91(44):3123-3126.

[7] ROBERTSON RD,BOND P,WALLACE B,et al. The tumescent technique to significantly reduce blood loss during burn surgery[J]. Burns,2001,27(8):835-838.

[8] 兰炯采,张艳梅,张印则.再论Rh阴性患者的科学安全输血[J].中国输血杂志,2009,22(5):341-342.

[9] KLEIN HG,ANSTEE DJ. Mollison's blood transfusion in clinical medicine[M]. 12th ed. NJ USA:Wiley-Blackwell,2014:197-198.

[10] 中国医师协会输血科医师分会,中华医学会临床输血学分会.特殊情况紧急抢救输血推荐方案[J].中国输血杂志,2014,27(1):1-3.

[11] 刘景汉,兰炯采,陈静娴.输血免疫血液学实验技术[M].北京:人民卫生出版社,2011:197-207.

[12] 杨世明,潘晓莉,崔颖.Rh(D)抗原及Rh血型免疫性抗体检测的分析[J].细胞与分子免疫学杂志,2004,20(2):85-86.

[13] 刘达庄.免疫血液学[M].北京:北京科学技术出版社,2002:65.

[14] 李彤彤,王维,曹萌.Rh(D)阴性患者抗原抗体的检测及临床输血[J].天津医药,2006,34(1):51-52.

病例 7　爆炸致大面积烧伤合并重度吸入性损伤及烧冲复合伤肺损伤的救治

【病历摘要】

患者,男,35岁,因"爆炸致全身多处火焰烧伤7小时"入院。

1. **现病史**　2018年11月28日00:41,因氯乙烯外泄爆炸导致在货车中熟睡的患者被火焰烧伤头面颈、躯干、臀部、四肢。患者自行逃离现场至当地医院就诊,予以简单补液后于当日06:00经急救车长途转运至本院。入院后,立即予以锁骨下深静脉置管、气管插管及简单清创,随后收入本科。入院时患者神志清楚,但精神萎靡,声音嘶哑,咳嗽时感到憋气不适,无心慌、胸闷,自诉口渴,未进食水,留置尿管,小便少、色深,大便未解。

2. **既往史**　患者开大货车拉煤18年,春秋季易咳嗽,活动后出现气喘,曾被当地医院诊断为"咽炎、气管炎",口服中药调理半年,后未行其他治疗。否认肝炎、结核、疟疾等传染病史,否认高血压等病史,否认外伤、手术及输血史,否认药物、食物过敏史。

3. **入院查体**　T 35.5 ℃,P 114次/分,R 22次/分,BP 145/84 mmHg,体重75 kg,身高1.68 m,BMI 26.57。双肺呼吸音粗,呼吸音减弱,无干、湿啰音;心音有力,律齐,未闻及杂音;肠鸣音2次/分,腹膨隆;尿少、色深。专科情况:头面颈、躯干、臀部、四肢均可见烧伤创面,烧伤面积约为75%。头面颈部水肿明显,双眼睑水肿,双眼不能睁开。鼻毛烧焦,声音嘶哑,咳嗽、咳痰,痰中可见炭屑,伴憋气不适。嘴唇肿胀,已行气管插管,气管套管在位通畅。创面绝大部分腐皮尚存,Ⅲ度创面主要集中在双上肢及双侧大腿,创面基底苍白或形成黄白色痂皮,无明显触痛;其余创面以深Ⅱ度为主,创面基底红白相间,触痛钝。四肢皮肤张力尚可,远端皮温低,末梢血运尚可。

4. **辅助检查**　白细胞$39.7×10^9$/L,红细胞压积52.3%,红细胞$5.86×10^{12}$/L,血红蛋白189 g/L,血小板$424×10^9$/L,白蛋白23.6 g/L,总蛋白40.8 g/L,总胆红素34.2 μmol/L,直接胆红素18.3 μmol/L,血糖10.44 mmol/L,血钾3.38 mmol/L,血钙1.74 mmol/L,活化部分凝血活酶时间42.2秒,D-二聚体450 ng/ml,B型利钠肽前体<5.00 pg/ml,降钙素原1.400 ng/ml,尿pH 6.0,尿比重1.025,尿糖(+),尿潜血(++),尿白细胞(+),糖化血红蛋白5.3,血pH 7.30,二氧化碳分压27 mmHg,氧分压91 mmHg,氧饱和度96%,血乳酸3.4 mmol/L,碱剩余-10.6mmol/L,标准碳酸氢盐浓度16.6 mmol/L,实际碳酸氢盐浓度13.3 mmol/L。

5. **诊断**　烧伤面积75%(浅Ⅱ度10%,深Ⅱ度45%,Ⅲ度20%),全身多处;爆震伤;烧伤休克;吸入性损伤(重度);急性肺损伤;慢性支气管炎;慢性阻塞性肺疾病;气管插管术后。

6. 治疗经过

(1)肺爆震伤的治疗。入院后,患者逐渐出现憋气不适,予以吸痰、逐步调高氧流量、静脉滴注地塞米松,并给予呼吸机辅助呼吸,但症状无明显改善。血气分析显示血 pH 7.46,二氧化碳分压 29.4 mmHg,氧分压 56.3 mmHg,氧饱和度 93%,血乳酸 4.3 mmol/L,肺泡-动脉氧分压差 349.4 mmHg,PO_2/FiO_2 92 mmHg。胸部 X 线检查提示双肺多发模糊影(图 7-1)。纤维支气管镜检查提示气管及左右主支气管明显充血水肿,伴有糜烂,表面有较多脓痰及炭屑沉积。急请呼吸科、ICU、耳鼻喉科联合会诊,考虑患者吸入性损伤严重,同时合并爆震伤、急性肺损伤、创伤性肺炎、肺泡弥散功能障碍。经多学科评估,于入院后第 2 天清晨行气管切开术,患者憋气症状逐渐好转。

入院后第 2、3、4 天,连续复查胸片均见双肺野云雾状改变加重,提示双肺炎性或吸入性肺损伤(图 7-1);连续行纤维支气管镜检查见全气道明显充血水肿、糜烂,并可见脓痰附着及黄色脓苔形成,整体呈加重趋势(图 7-2);血气分析中肺泡-动脉氧分压差仍明显高于正常。手术因肺部病情延迟,局部创面逐渐出现溶痂表现。入院后第 6 天,患者再次出现喘憋不适,听诊双肺呼吸音粗,可闻及痰鸣音及湿啰音,胸片提示双肺阴影进一步加重,纤维支气管镜检查提示

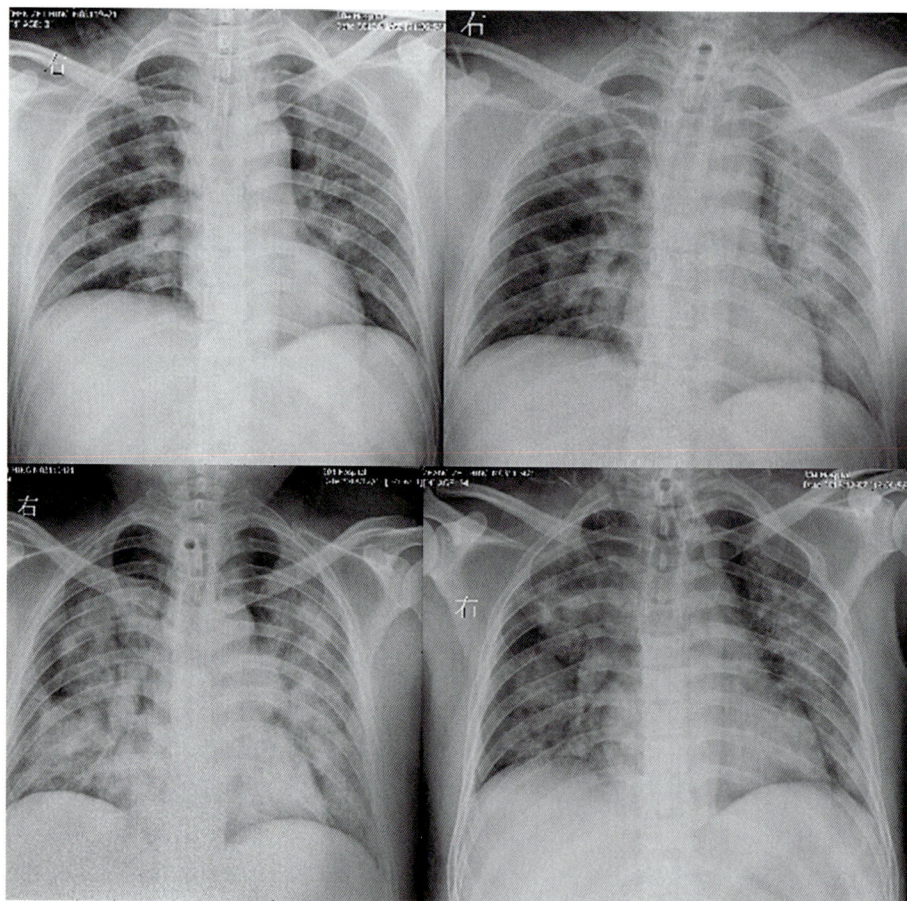

图 7-1 患者伤后至手术当日胸片变化情况

患者气道损伤严重，全气道广泛糜烂、坏死，气道表面凹凸不平，并可见大量黄白色脓苔附着（图 7-3）。考虑主要原因有：①严重肺损伤肺部病程的自然变化；②回吸收导致肺积水增多；③蛋白血症的纠正导致回心血量增多。立即更改治疗方案，应用翻身床，加强体位引流，叩背排痰，大剂量氨溴索持续泵入（600 mg/d），同时注意控制补液，强心、利尿，调整换药方式，并根据深静脉导管尖端培养的表皮葡萄球菌药敏试验结果，应用亚胺培南西司他丁钠及利奈唑胺联合抗感染治疗。为避免真菌侵袭性感染，停用一切含激素药物，口服伏立康唑片抗真菌治疗。经积极调整治疗方式，患者喘憋症状缓解，双肺纹理模糊状况改善，于入院后第 9 天行双上肢 Meek 植皮术。

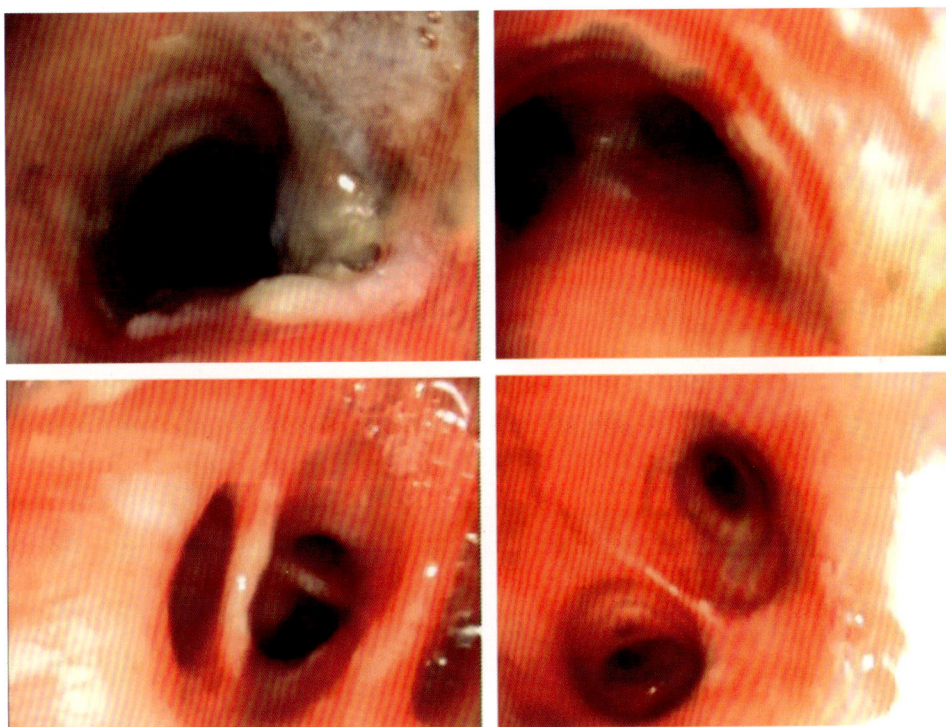

图 7-2　早期纤维支气管镜检查肺部情况

　　入院后第 11 天，患者突发咯血，咯血量约 50 ml，立即给予吸引器持续吸引，紧急予以巴曲酶及去甲肾上腺素 1 mg 于气管切开处滴入止血，20 分钟左右患者出血逐渐停止，病情稳定后应用纤维支气管镜吸引气道内残血。入院后第 12 天，痰培养提示耐药鲍曼不动杆菌阳性，加用替加环素抗感染治疗，双肺感染得到有效控制，气道内损伤未见进一步恶化，患者氧合维持稳定，呼吸机参数接近正常吸氧条件。入院后第 14 天，停止呼吸机辅助呼吸，改用高流量无创呼吸湿化仪保持气道内持续给氧及湿化，增加俯卧位时间，加强叩背排痰；根据胸片结果增加右侧头低足高位时间，改善体位引流效果。入院后第 20 天，因患者加强进食后反复出现气管切开处食物漏出，再次行纤维支气管镜检查，见声门损伤严重，双侧声带、前联合及声门下形成较厚的假膜，声带无法闭合，建议采用鼻饲法进食，减少误吸。入院后第 26 天，患者胸片纹理模糊状况明显改善（图 7-4）。入院后第 27 天，复查纤维支气管镜见气管及左右支气管通畅，

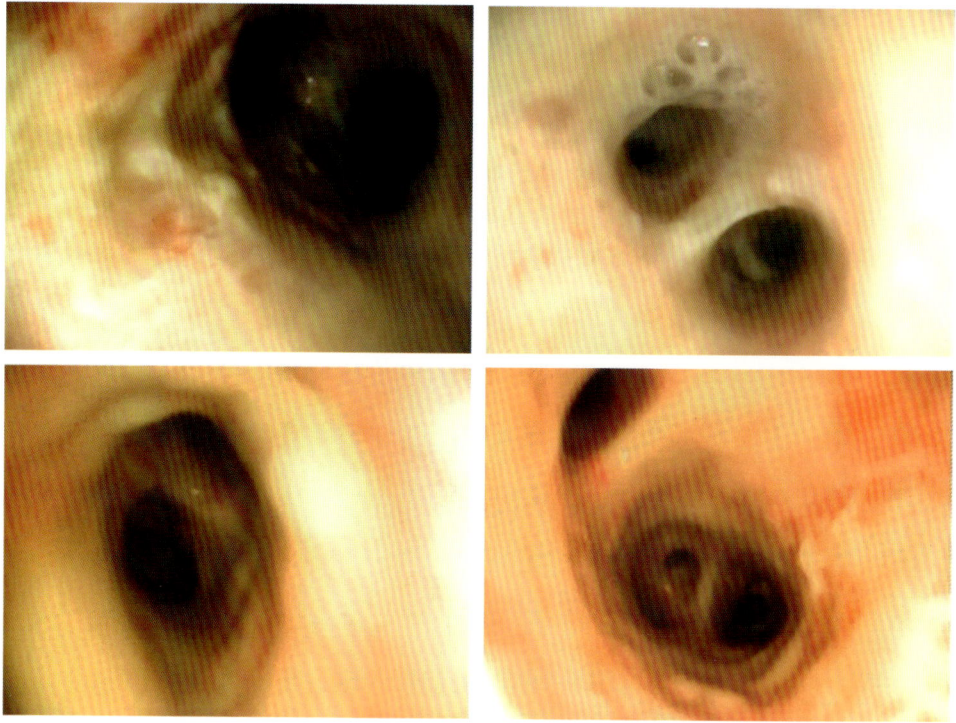

图 7-3　纤维支气管镜检查提示肺部症状加重

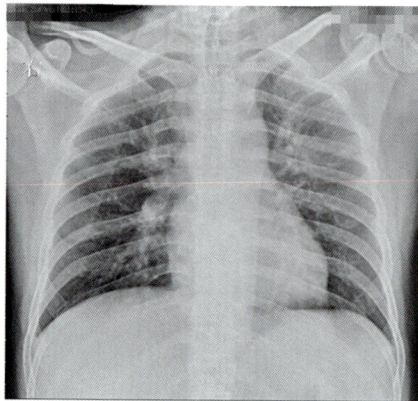

图 7-4　气管套管拔管前患者胸片

黏膜充血水肿较前明显好转,白苔明显减少(图 7-5),经多学科联合评估,更换为金属气管套管,24 小时无不适后拔除气管套管。

患者拔除气管套管后因声门闭合困难,仍有发声困难、声音嘶哑并反复误吸的表现,遂保留鼻饲饮食。之后,患者出现刺激性干咳,渐进性加重,憋气、呼吸困难,血氧饱和度下降,急行纤维支气管镜检查及气道三维重建,提示气道严重狭窄(图 7-6)。此时,患者全身创面已基本封闭,遂转往外院间断应用硬性支气管镜二氧化碳冻融及球囊扩张气道治疗。

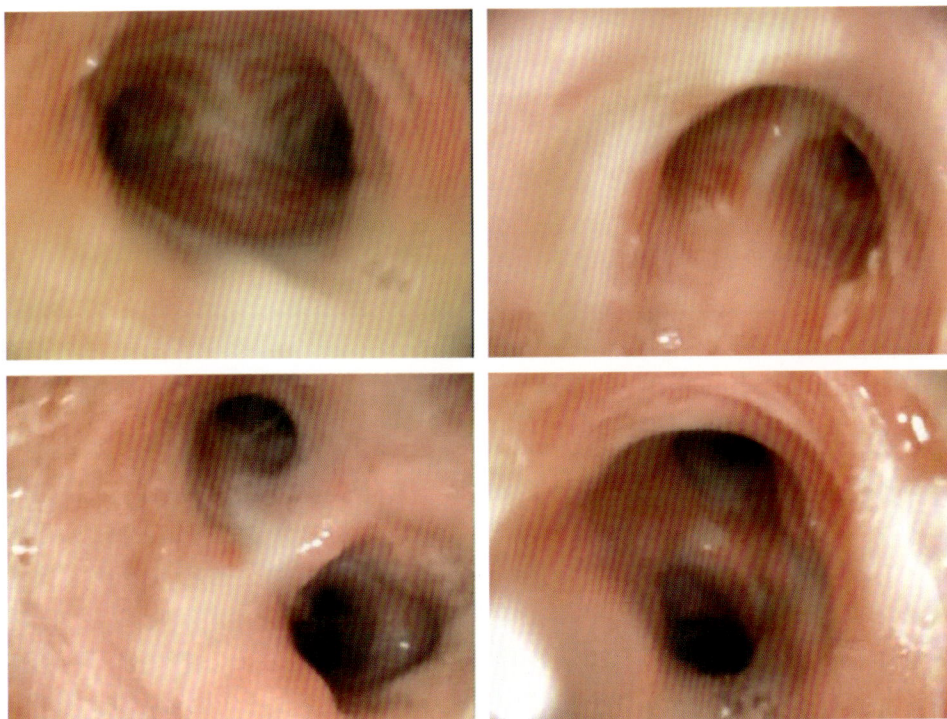

图 7-5　气管套管拔管前纤维支气管镜检查情况

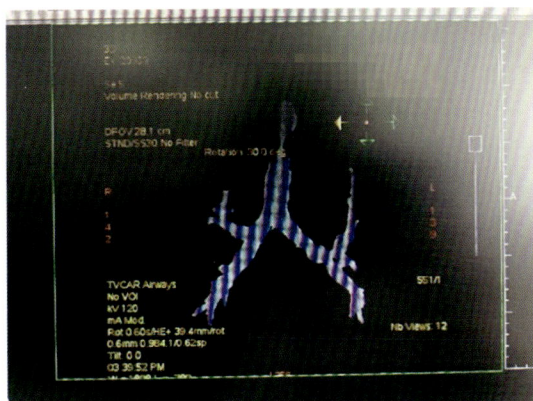

图 7-6　CT 三维重建提示患者气道严重狭窄

（2）烧伤及其他治疗。早期采用包扎治疗，因肺部病情延迟手术，部分创面溶痂，创面周围局部红肿，患者出现明显发热、白细胞下降、降钙素原升高等感染表现，同时伴有肺部病情加重表现。根据病情变化，调整为深度创面保痂治疗，较浅创面继续包扎治疗，经积极调整治疗方案，创面感染得以控制，肺部病情改善。入院后第 9 天，经充分评估病情、手术范围及风险，行双上肢 Meek 植皮术，皮片成活良好。考虑到患者肺部病情及深部创面分布广泛，未行二次手术，经积极换药处理，伤后 1 个月创面完全愈合，患者顺利脱离危险。

【病例讨论与分析】

刨根问底——临床思维演练

△ 简述吸入性损伤与烧冲复合伤肺损伤的定义。

△ 烧伤对吸入性损伤和烧冲复合伤肺损伤的影响有哪些？

△ 烧伤专科化纤维支气管镜检查治疗的优势有哪些？

医师 A：大面积烧伤和（或）头面部烧伤患者常伴有吸入性损伤。吸入性损伤是由热力和（或）化学烟雾引起的呼吸道和肺实质损害，是两种不同性质的致伤因素所导致的一种复合伤。热力烧伤气道管腔，化学烟雾伤及肺末梢小支气管和肺泡。吸入性损伤被认为是烧伤患者死亡率的独立影响因素。烧伤患者存在下列表现时，可以诊断为烧冲复合伤肺损伤：有与烧伤同时或相继发生的明确的爆炸伤病史；病程早期出现呼吸道感染恶化的临床表现，如烦躁、呼吸困难、血氧饱和度下降，并可能伴有相应阳性体征，如胸部捻发音，呼吸音减弱、遥远或消失，散在湿啰音等；胸部 X 线检查或 CT 检查提示典型的"蝶翼征"或皮下气肿、气胸、胸腔积液（血）等其他肺部损伤表现。显然，吸入性损伤和烧冲复合伤肺损伤的致伤原理不同，吸入性损伤源于吸入致伤因素，致伤过程有一定持续性；而烧冲复合伤肺损伤的致伤因素来自爆炸产生的冲击波，具有致伤瞬时性，以及损伤出现早的特点。因此，本病例并不仅仅是吸入性损伤，同时还合并烧冲复合伤肺损伤。

医师 B：烧伤对吸入性损伤和烧冲复合伤肺损伤的影响主要包括以下几点。①吸入性损伤加剧。烧伤时，吸入高温气体、烟尘、化学物质，肺部冲击伤等可直接损伤呼吸道黏膜，造成气道水肿、上皮脱落、出血等，还能损伤肺实质，引发肺泡上皮损伤、肺泡间隔撕裂、肺水肿、肺大疱、肺出血及炎症反应等，进而影响气体交换，导致肺功能障碍。在烧伤（尤其是大面积深度烧伤）时，患者的炎症反应严重，若合并吸入性损伤及烧冲复合伤肺损伤，则会进一步加重肺部损伤。②免疫功能抑制与感染风险增加。烧伤后免疫系统受到抑制，加上气道损伤，正常的防御机制受损，容易引发细菌性肺炎，常见的病原体包括金黄色葡萄球菌、肺炎链球菌等。③全身炎症反应与多器官功能障碍。吸入性肺损伤、烧冲复合伤肺损伤均可激发全身炎症反应，与烧伤引发的全身炎症反应相互作用，进一步加重病情，进而导致多器官功能障碍综合征的发生、发展，影响多个系统，增加患者的死亡风险。④对全身治疗是一个巨大的挑战。在休克期，肺部损伤"喜干不喜湿"的特点对烧伤休克补液提出更为严苛的要求。肺通气功能障碍直接影响治疗进程，比如延误烧伤手术时机、影响手术效果，而烧伤治疗的延误也可以反过来影响肺损伤的修复。严重的肺损伤需要综合治疗，包括气道管理、氧疗、抗生素应用、液体复苏和营养支持。⑤长期康复问题。严重烧伤合并重度吸入性损伤和烧冲复合伤肺损伤可能导致气管切开置管时间延长，并遗留长期的呼吸功能障碍，如拔管困难、气道狭窄、慢性阻塞性肺疾病、限制性肺疾病等。这些并发症会影响患者的生活质量，比如本例患者就出现了严重的气道狭窄。

医师 C：纤维支气管镜检查与治疗在处理烧伤患者特有的呼吸道问题时，具有多种优势。

在烧伤科领域,纤维支气管镜的应用不仅限于诊断,还包含治疗和康复,旨在促进肺部的疾病恢复和功能改善。①早期精准诊断。纤维支气管镜能够直接观察气道情况,可以尽早发现烧伤患者的吸入性损伤情况,比如有无气道狭窄、堵塞、分泌物积聚等,这对于评估由烧伤引起的呼吸系统并发症的严重程度极为重要。②精确的活检与样本采集。在直视条件下进行的活检、刷片或冲洗能够获取病变区域的组织或分泌物样本,用于病理科诊断或微生物检测,从而更好地进行针对性治疗。③有效的气道清理。在纤维支气管镜的辅助下,可以减少气道阻塞,改善有呼吸衰竭风险患者的通气状况。④病情监测与管理。定期进行纤维支气管镜检查有助于监测肺部情况,及时调整治疗方案,例如判断拔管时机等。⑤介入性治疗。对于气道狭窄或瘢痕形成等并发症,可通过纤维支气管镜实施球囊扩张或支架植入等介入性治疗,能够避免更具侵入性的外科手术。

【专家点评】

病例中关键点出现在哪里?

吸入性损伤一直是影响烧伤患者死亡率的独立因素,它与烧伤相互作用,直接影响患者的救治与预后。在本病例中,处理好重度吸入性损伤、烧冲复合伤肺损伤与大面积烧伤的平衡,始终是救治成功的关键。

本病例的关键点体现在以下 3 方面。①正确处理早期烧伤手术与重度吸入性损伤、烧冲复合伤肺损伤的关系。在治疗早期及时行气管切开术。在肺部病情发展迅速的情况下,通过认真分析病情、严格控制出入量、加强物理及药物排痰、使用敏感抗生素、强化纤维支气管镜吸痰的应用、调整创面处理方式以控制溶痂等,有效改善了肺部情况,精准把握肺部耐受麻醉的最佳时机,实施了深度创面的植皮术,快速缓解了病情。②在专注烧伤创面修复的同时,始终积极地治疗肺损伤。根据实际需要,随时通过床旁纤维支气管镜高效吸除气道内的分泌物、黏痰、坏死组织等,促使患者肺部在伤后仅 28 天即达到拔除气管插管的标准。这不仅促进了创面愈合,还缩短了总体治疗时间。③及时察觉患者的气道狭窄迹象。通过纤维支气管镜与 CT 检查确诊后,随即利用纤维支气管镜施行球囊扩张术,有效避免了潜在严重不良后果的发生。

综上所述,作为 1 例典型的大面积烧伤合并重度肺损伤的病例,本病例的临床治疗经验值得推广。

(蔡建华　申传安　刘兆兴)

参 考 文 献

[1]　HUANG YC,WANG JD,LIN HC,et al. Inhalation injury in burn patients increases hospital stay and mortality:analysis of 961 cases[J]. Burns,2010,36(5):716-722.

[2]　HERNDON DN. Total body surface area estimations in burn patients[J]. J Trauma Acute Care Surg,2012,73(5 Suppl 4):334-335.

［3］　PECK MD. Epidemiology of burn injury[J]. Adv Surg,2011,45:103-133.

［4］　FINNERTY CC,HERNDON DN. Inhalation injury[J]. Crit Care Med,2013,41(12 Suppl 12):522-527.

［5］　WOLF SE,ROSE JK,DESAI MH,et al. The effect of inhalation injury on outcome in pediatric burns [J]. J Burn Care Res,2009,30(3):455-461.

［6］　CHRISTINA WF,GENNADIY F,ROBERT LS,et al. Inhalation injury in children with burns[J]. Paediatr Anaesth,2009,Suppl 1:147-154.

［7］　SAMUEL WJ,FELICIA NW,BRUCE AC,et al. Inhalation Injury: Pathophysiology,Diagnosis,and Treatment[J]. J Burn Care Res,2019,40(5):570-584.

第二章

危重烧伤并发症

病例8 烧伤后并发感染性心瓣膜赘生物行瓣膜置换术的诊疗

【病历摘要】

患者,男,44岁,因"全身大面积烧伤后残余创面8个月余,再发不明原因心率加快、胸闷憋气2个月余"入院。

1. 现病史 2021年8月26日,患者在工作中全身多处不慎被热盐物料及盐酸烧伤,烧伤面积为98%,Ⅱ~Ⅲ度,于当地医院行气管切开术、补液抗休克、抗感染、多次清创切痂和植皮手术以及对症支持治疗。2021年11月22日,患者出现寒战、高热,体温最高39.5℃,血培养提示鲍曼不动杆菌感染,实验室检查结果显示白细胞$16.3×10^9$/L、中性粒细胞百分比89.7%、降钙素原4.2 μg/L。给予敏感抗生素美洛培南1.0 g q8h静脉滴注,3天后停药。随后,患者分别在2021年11月24日、2022年12月1日、2022年12月8日和2022年12月15日行4次清创植皮手术,每次术后均连续使用3天美洛培南1.0 g q8h静脉滴注,体温波动在37.3~38.3℃。2022年2月15日,烧伤创面愈合,体温38.3℃,心率波动在100~130次/分。左小腿外侧出现骨外露,考虑骨髓炎,给予盐酸万古霉素1 g q12h静脉注射,持续4周,体温逐渐恢复正常。2022年3月6日,患者转诊至当地骨科后偶发心慌、胸闷、憋气等症状,心脏超声检查提示心脏瓣膜异常(具体不详)。2022年3月17日,左踝部PET检查提示骨髓炎。2022年3月23日,患者再次出现高热,体温最高39℃,血培养和血高通量测序均提示粪肠球菌阳性,抗生素调整为盐酸万古霉素1 g联合环丙沙星0.4 g q12h静脉注射。左踝部创面给予清创联合持续负压封闭引流治疗,体温逐渐恢复正常,但心率始终波动在100~120次/分。2022年4月15日、2022年4月22日复查血培养均提示无菌生长,停用抗生素治疗。2022年5月9日,患者因不明原因心率加快、胸闷、憋气等入住本院。经检查确诊为心力衰竭,并伴有二尖瓣穿孔、心瓣膜赘生物,有手术换瓣指征,随即转至阜外医院心外科治疗。

2. 既往史 3年前发现血糖升高,空腹血糖最高9 mmol/L。3个月前因"左胫腓骨感染"就诊于当地三甲医院骨科,行左胫腓骨部分感染骨质去除术。2个月前因"左踝关节外露"行左踝部创面清创术、骨水泥封闭创面联合负压封闭引流治疗,创面愈合后出院。否认肝炎、伤寒病史,否认心脏病、肾病病史,否认药物、食物过敏史,否认其他外伤史。

3. 入院查体 T 36.5℃,P 116次/分,R 26次/分,BP 106/78 mmHg,SpO₂ 99%。意识清楚,精神差,贫血貌,端坐呼吸,左肺听诊呼吸音粗,二尖瓣/主动脉瓣听诊区可闻及杂音,双下肢无水肿。专科情况:全身多处瘢痕增生挛缩,功能活动受限。前胸瘢痕突起,质地较硬。左下肢散在残余创面,面积约为1%,基底肉芽组织有少量体液渗出。左小腿前侧约1 cm×2 cm胫骨外露,可见部分坏死肌腱组织。

4. 辅助检查

2022 年 4 月 24 日,骨髓常规＋铁染色检查提示粒系增生明显。骨髓有核细胞增生活跃明显,粒系占 76.00%,红系占 8.00%,粒系:红系＝9.50:1。中性中幼粒细胞、分叶核粒细胞比例增高。红系增生减低,以中晚幼红细胞为主,成熟红细胞同血片。淋巴细胞与单核细胞大致正常。

2022 年 5 月 10 日,白细胞 5.8×10^9/L,中性粒细胞 3.6×10^9/L,中性粒细胞百分比 61.90%,血红蛋白 109.0 g/L,红细胞压积 34.3%,血小板 73×10^9/L,B 型利钠肽前体 10 974 pg/ml,血钾 4.51 mmol/L,血糖 6.21 mmol/L,总蛋白 67.2 g/L,白蛋白 37.5 g/L,肌酐 72 μmol/L,尿素 4.96 mmol/L,凝血酶原时间 14.4 秒,凝血酶原活动度 68%,国际标准化比值 1.30,活化部分凝血活酶时间 36.2 秒,纤维蛋白原浓度 3.21 g/L,凝血酶时间 15.1 秒,D-二聚体 0.171 mg/L;pH7.35,二氧化碳分压 28.6 mmHg,氧分压 117 mmHg,氧饱和度 99.2%,血乳酸 2.6 mmol/L,碱剩余－8.7 mmol/L,实际碳酸氢盐浓度 15.9 mmol/L,氧浓度 37.0%,肌钙蛋白 0.023 ng/ml,肌酸激酶同工酶 0.948 ng/ml,肌红蛋白＜21 ng/ml。胸部 X 线正位照相检查提示双肺炎症,左肺明显,左侧胸腔积液可能,建议必要时行 CT 检查,右侧锁骨下深静脉置管。心电图提示窦性心动过速,V$_1$～V$_4$ 导联 T 波倒置。胸部彩超提示双侧胸腔积液,左侧液性暗区最大深度约 2.1 cm,右侧液性暗区最大深度约 2.3 cm。

2022 年 5 月 11 日,创面分泌物细菌培养提示无菌生长。超声心动图检查提示左心房内径 49 mm,左心室内径 62 mm,左室射血分数 50%,感染性心内膜炎,主动脉瓣赘生物(19 mm×4 mm)。主动脉瓣大量反流,二尖瓣增厚并前叶穿孔(3 mm)、二尖瓣大量反流,三尖瓣中量反流,肺动脉瓣少量反流,左心明显增大、右心稍大、左室舒张功能减弱、左心收缩功能正常低限,心包微量积液,心动过速。见图 8-1。

2022 年 5 月 12 日,冠状动脉 CT 检查提示钙化积分为 179.11 分,冠状动脉呈右优势型,前降支中段狭窄约 50%,左心增大。

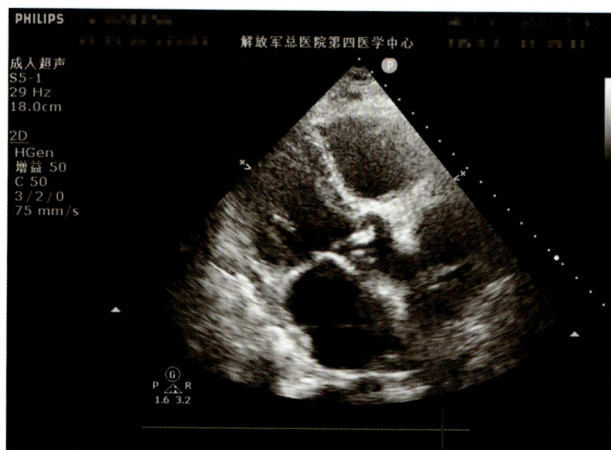

图 8-1 心瓣膜置换术前超声心动图:主动脉瓣赘生物,主动脉瓣大量反流

2022 年 6 月 2 日,超声心动图检查提示左心房内径 38 mm,左心室内径 42 mm,左室射血分数 57%,二尖瓣及主动脉瓣位机械瓣置换术＋冠状动脉旁路移植术后,机械瓣功能未见明显异常,室间隔增厚。见图 8-2。

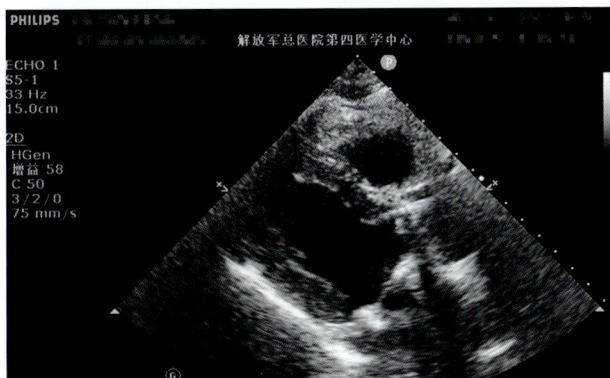

图 8-2　心瓣膜置换术后超声心动图:心瓣膜赘生物切除,主动脉瓣位机械瓣置换术后形态,机械瓣功能未见明显异常

5. 诊断　98%特大面积烧伤后全身多处瘢痕增生;双下肢 2%残余创面;左小腿骨髓炎? 心力衰竭;感染性心内膜炎伴赘生物?

6. 治疗经过

(1)常规治疗。取半坐卧位;吸氧流量升高至 5 L/min;呋塞米 20 mg 静脉滴注;二羟丙茶碱 0.25 g 静脉滴注;酒石酸美托洛尔片 12.5 mg 口服。

(2)创面常规处理。磺胺嘧啶银乳膏＋外用重组人表皮生长因子＋负压封闭引流。

(3)术前 1 周准备。予以酒石酸美托洛尔片 12.5 mg,q12h 口服;盐酸万古霉素 1 g,q12h 静脉注射。

(4)手术治疗。2022 年 5 月 17 日,在全身麻醉、低温体外循环下行主动脉瓣、二尖瓣置换术及冠状动脉旁路移植术,吻合左乳内动脉-前降支。见图 8-3,8-4。

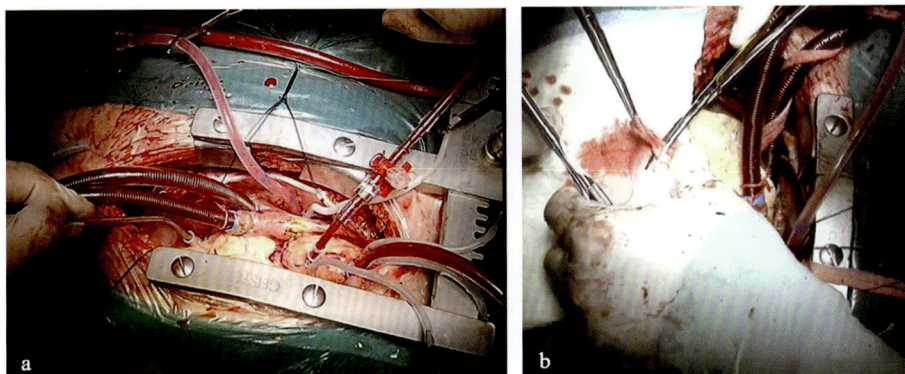

图 8-3　人工心瓣膜置换术

a. 开胸显露心脏,行体外循环术;b. 暴露心脏瓣膜赘生物予以切除

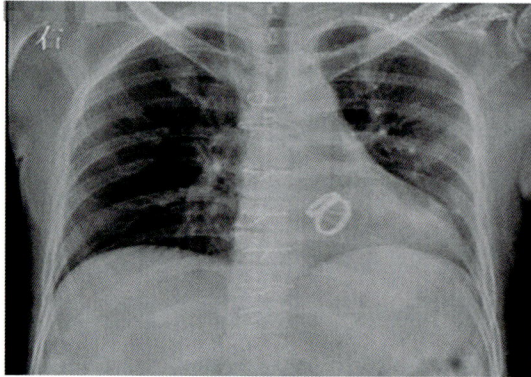

图 8-4　患者胸部 X 线检查
心瓣膜置换术后,心瓣膜赘生物被切除,人工心瓣膜术后表现

（5）术后治疗。给予头孢哌酮钠舒巴坦钠 3 g q8h 静脉注射＋盐酸万古霉素 1 g q12h 静脉注射;多巴胺、去甲肾上腺素小剂量持续泵入,调节循环稳定;全身抗凝、改善心脏重构;胃肠功能保护等对症治疗。因手术入路经前胸部瘢痕,术后第 3 天,切口边缘血运欠佳伴有瘢痕破溃。经本科室会诊并采用负压封闭引流治疗切口感染,术后 2 周伤口愈合良好。见图 8-5。

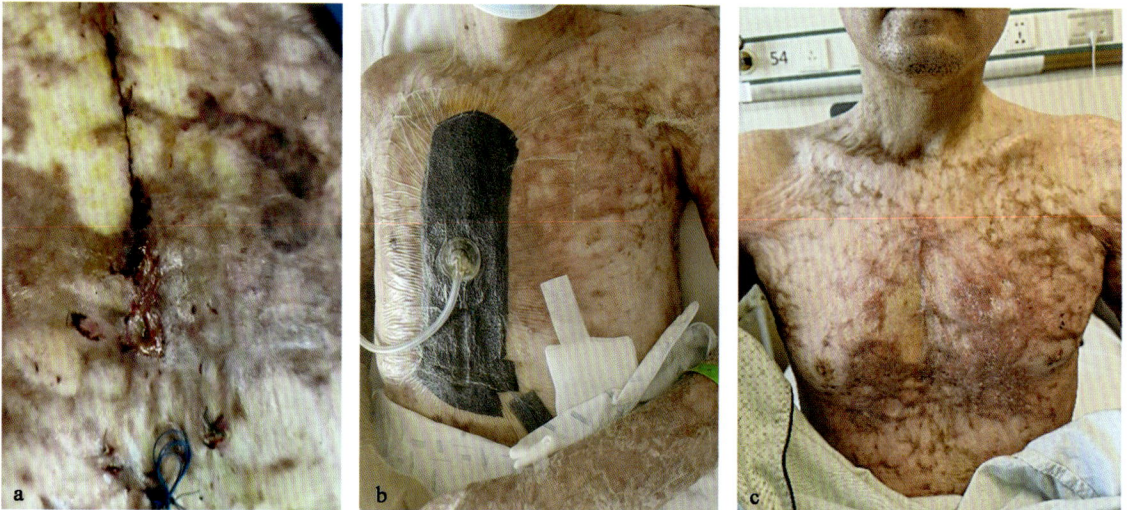

图 8-5　心瓣膜置换术切口情况
a. 切口边缘苍白伴有瘢痕破溃;b. 采用负压封闭引流治疗;c. 切口平整,愈合良好

【病例讨论与分析】

刨根问底——临床思维演练

△ 感染性心内膜炎的流行病学特征有哪些?

△ 瓣膜赘生物有何特征性表现?

△ 造成瓣膜赘生物的常见致病菌有哪些?

△ 瓣膜赘生物的诊断标准是什么?

△ 瓣膜置换术的适应证有哪些?

医师 A:感染性心内膜炎(infective endocarditis)的年发病率为(3～10)/10 万人,在某些地区病死率更是高达 48.5%。该病常由风湿性心脏病、先天性心脏病、心脏瓣膜退行性病变、糖尿病、癌症等引起,而在外科创伤疾病中多由感染引起。

医师 B:瓣膜赘生物是感染性心内膜炎的最终表现和主要特征。瓣膜硬化、风湿性瓣膜炎或微生物细菌感染可引起心脏内皮损伤,释放的炎性细胞因子和组织因子以及相关的纤维连接蛋白表达,导致血小板-纤维素血栓形成。血栓团块内含有大量微生物和少量炎症细胞,最易损害心脏瓣膜。临床出现的发热、瓣膜损害所致的心脏杂音和血培养阳性是感染性心内膜炎的经典三联征表现。

医师 C:感染性心内膜炎最常见的致病菌是草绿色链球菌。然而,近年来肠球菌、金黄色葡萄球菌、铜绿假单胞菌、鲍曼不动杆菌等致病菌的比例均有所增加。

医师 D:目前,瓣膜赘生物的诊断仍参照 Duke 标准,包括主要标准和次要标准。主要标准为血培养阳性和超声心动图检查阳性;次要标准包括发热、血管征象和免疫学现象,如 Osler 结节、Janeway 损害和 Roth 斑等。

医师 E:对于二尖瓣或主动脉瓣感染并伴有严重瓣膜反流的心力衰竭患者,仅使用抗生素并不能有效治疗或治愈各类并发症,例如主动脉脓肿、破坏性穿透性病变、房室传导阻滞等。

【专家点评】

病例中关键点出现在哪里?

大面积危重烧伤患者因创面面积大、有创操作多,容易发生感染。烧伤科患者感染性心内膜炎的发生率比医院其他科室患者高 4～6 倍。然而,大部分患者往往在死亡后才被发现或诊断。本病例患者表现为连续数日的寒战、高热,血培养提示鲍曼不动杆菌和粪肠球菌阳性,且病程中长期留置中心静脉导管,推测导管相关性感染可能是导致感染性心内膜炎的主要原因。

　　感染性心内膜炎的临床表现具有多样性和非特异性,病情的严重程度也各不相同,通常会出现低血压、外周灌注差、肺淤血、呼吸困难、精神状态改变以及少尿等心力衰竭的临床表现。临床较少出现发热、瓣膜损害所致的心脏杂音和血培养阳性的经典三联征,因为感染性心内膜炎仅在病程晚期才形成瓣膜赘生物,导致诊断常被延误。烧伤患者出现心力衰竭的原因是多方面的,如液体容量过多或不足、心功能受损或不全等,因此诊断感染性心内膜炎并不容易。超声心动图检查是早期评估左室功能障碍和提示瓣膜赘生物的首选诊断方法,也是随访时的主要辅助检查手段。

　　早期发现感染性心内膜炎并尽早进行内科治疗,往往会获得较好的结局。然而,日益增加的抗生素耐药性问题对抗菌治疗提出了挑战。如果内科保守治疗难以控制感染性心内膜炎的瓣膜损伤,则应考虑尽早行外科手术治疗。本病例患者因全身大面积烧伤,前胸部烧伤后瘢痕较为严重,开胸手术会面临切口无法对合或缝合张力过大的问题,且切口边缘血运不良可能导致伤口感染。负压封闭引流是一种采用微孔材料覆盖创面或填充创口,使材料与创面点对点接触,借助负压吸引的剪切力和引流作用,促进创面愈合的治疗方法。

(何　婷　刘　伟　申传安)

参 考 文 献

[1] TOPAN A,CARSTINA D,SLAVCOVICI A,et al. Assesment of the Duke criteria for the diagnosis of infective endocarditis after twenty-years. An analysis of 241 cases[J]. Clujul Med,2015,88(3):321-326.

[2] WANG A,GACA JG,CHU VH. Management Considerations in Infective Endocarditis:A Review[J]. JAMA,2018,320(1):72-83.

[3] 申传安,郝岱峰.烧创伤负压治疗[M].北京:人民卫生出版社,2016.

病例 9　重度烧伤合并多种严重并发症的诊疗

【病历摘要】

患者,男,31 岁,因"液化气燃烧致全身多处烧伤 10 天"入院。

1. **现病史**　2024 年 1 月 24 日凌晨 1 点左右,患者在驾车途中遭遇乌兰巴托 60 吨液化气爆燃事故。患者车辆距事故爆炸源约 3 辆车的距离,爆炸发生后引发大火,患者与同车人员逃离车辆,逃离过程中被火焰烧伤。家属称患者当时捂住口鼻,是否吸入浓烟及高温气体不详。患者被紧急送至当地医院,送医途中意识清醒,可正常交流。1 月 25 日,当地医院为患者行烧伤创面清创术＋异体皮覆盖术。术后,患者始终处于经口气管插管、机械通气状态,后逐渐出现意识障碍。家属告知当地医院头颅 CT 提示脑水肿,未见出血、梗死(具体不详)。术后患者间断高热,T>40 ℃,创面感染逐渐加重,伴肝肾功能及凝血功能不全,病情危重。为求进一步治疗,患者于 2 月 3 日经航空转运至北京。机场接诊时,患者无意识,经口气管插管简易球囊面罩通气,T 40 ℃,P 144 次/分,BP 66/40 mmHg,SpO$_2$ 61%。立刻予以呼吸机辅助通气、液体复苏、血管活性药物、去甲肾上腺素最高剂量 1.2 μg/(kg·min)泵入维持血压等抢救治疗。约 55 分钟后,患者生命体征相对平稳,紧急送至本院。急诊以"烧伤 50%,Ⅱ～Ⅲ度,全身多处"收入院。

2. **既往史**　既往体健,否认肝炎、结核等传染病史,否认高血压、糖尿病、心脏病、肾病等病史,否认药物、食物过敏史,否认其他外伤手术史。

3. **入院查体**　T 41 ℃,P 135 次/分,BP 147/69 mmHg。昏迷状态,GCS 5 分,气管插管,机械通气,平车入院,被动体位,查体不能合作。专科情况:全身可见烧伤创面,主要位于头面颈、双上肢、双下肢、背部及臀部,烧伤面积约为 50%。四肢创面行手术治疗,可见网状异体皮覆盖,异味明显,有黄绿色分泌物,肢端血运尚可。面部可见创面减张切口,脂肪外露,头面颈及背臀部创面痂皮覆盖,质软,部分已溶,呈黄绿色,有异味,有少量渗液。见图 9-1。

4. **辅助检查**　白细胞 6.92×10^9/L,淋巴细胞 0.50×10^9/L,淋巴细胞百分比 7.2%,中性粒细胞 5.92×10^9/L,中性粒细胞百分比 85.6%,血红蛋白 89 g/L,血小板 116×10^9/L,血钠 153 mmol/L,血氯 113.0 mmol/L,丙氨酸氨基转移酶 56.9 U/L,天冬氨酸氨基转移酶 45.9 U/L,白蛋白 25.0 g/L,尿素 12.4 mmol/L,肌酐 121.4 μmol/L,降钙素原 9.680 ng/ml,白细胞介素-6 783.5 pg/ml,B 型利钠肽前体 289.8 pg/ml,凝血酶原时间 15.7 秒,凝血酶原活动度 59%,国际标准化比值 1.43,活化部分凝血活酶时间 37.5 秒,纤维蛋白原浓度 7.23 g/L,凝血酶时间 14.1 秒,D-二聚体 3 133 ng/ml,肌钙蛋白 T 0.015 ng/mL,肌酸激酶同工酶 0.901 ng/ml,肌红蛋白 132.8 ng/ml。头颅 CT 提示右侧额颞部、左侧顶枕部皮下软组织肿胀并伴有局部血肿形成、少量积气;双侧额叶稍低密度影,不排除脑挫伤的可能;全组副鼻窦炎;双侧乳突炎。

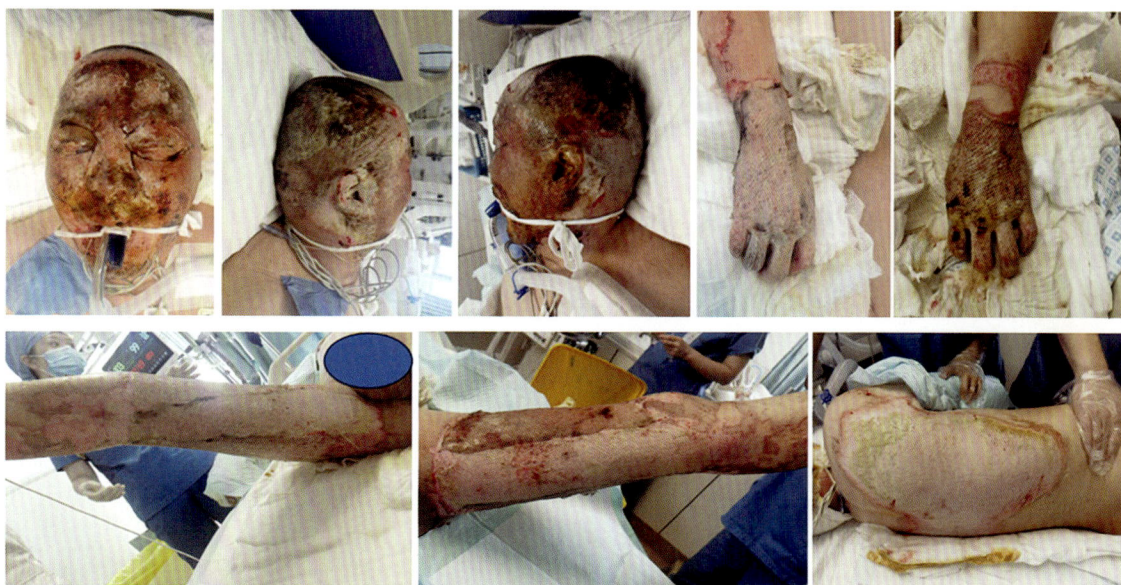

图 9-1 专科查体的创面情况

胸部 CT 提示双肺炎症伴膨胀不全改变;双肺多发小结节;气管插管后改变;双侧胸膜增厚;双侧少量胸腔积液;胸背部皮下渗出表现。腹部 CT 提示腹盆腔部分肠管积液、积气;膀胱导尿管置入后改变;双侧腹壁及腰背部局部皮下少许渗出改变。

5. 诊断 烧伤面积 50%,Ⅱ～Ⅲ度,皮肤软组织感染;昏迷(GCS 5 分);呼吸衰竭;吸入性肺损伤? 肺部感染;脓毒症 SOFA 评分 14 分;低血容量性休克;肝功能不全;低蛋白血症;凝血功能障碍;肾功能不全;电解质紊乱,高钠血症、高氯血症、低钙血症、低钾血症。

6. 治疗经过

(1)药物治疗。①抗感染治疗:注射用美洛培南 1 g 静脉滴注 q8h;利奈唑胺葡萄糖注射液 0.6 g 静脉滴注 q12h。②预防应激性溃疡:注射用艾普拉唑钠 10 mg 静脉滴注 qd。③气道管理:吸入用乙酰半胱氨酸溶液 3 ml 雾化吸入 q8h;吸入用布地奈德混悬液 4 ml 雾化吸入 q8h;盐酸氨溴索注射液 330 mg 泵入 q12h。④脏器保护:异甘草酸镁注射液 200 mg 静脉滴注 qd;维生素 B_1 注射液 100 mg 肌内注射 qd;维生素 K_1 注射液 10 mg 肌内注射 q12h;注射用谷胱甘肽 1.8 g 静脉滴注 q12h。⑤血管活性药物:重酒石酸去甲肾上腺素注射液 20 mg 泵入,重酒石酸间羟胺注射液 210 mg 泵入。⑥镇静镇痛:咪达唑仑注射液 5 mg 泵入;盐酸瑞芬太尼注射液 4 mg 泵入。

(2)创面处理。磺胺嘧啶银乳膏＋外用重组人表皮生长因子。

(3)手术治疗。先后急诊行 3 次全身创面清创术联合负压封闭引流术(图 9-2),3 次手术后患者的感染指标明显下降,体温也控制在 38 ℃以内,随后分别对左下肢、右下肢、头面部、双上肢及残余创面行植皮手术,彻底封闭创面(图 9-3)。

(4)气道诊疗。患者从伤后至入本院前(1 月 24 日—2 月 3 日)采用经口气管插管。2 月 4日(入院后第 2 天)行气管切开术(第 1 次手术)。之后进行了 4 次创面植皮手术,患者一般情况稳定后,考虑拔除气管套管。2 月 22 日,经过专科评估后,更换为金属气管套管。2 月 27 日,

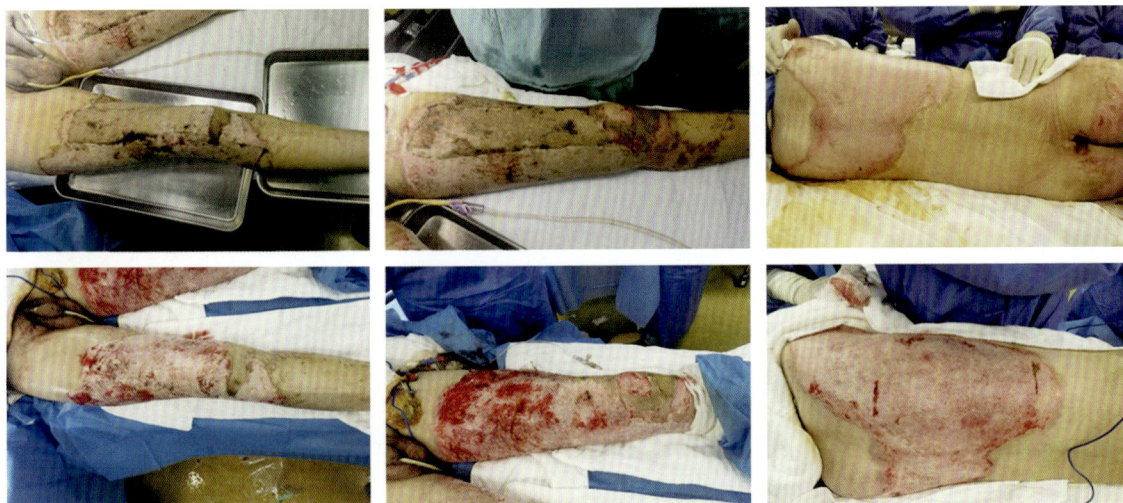

图 9-2　本院第 1 次手术情况

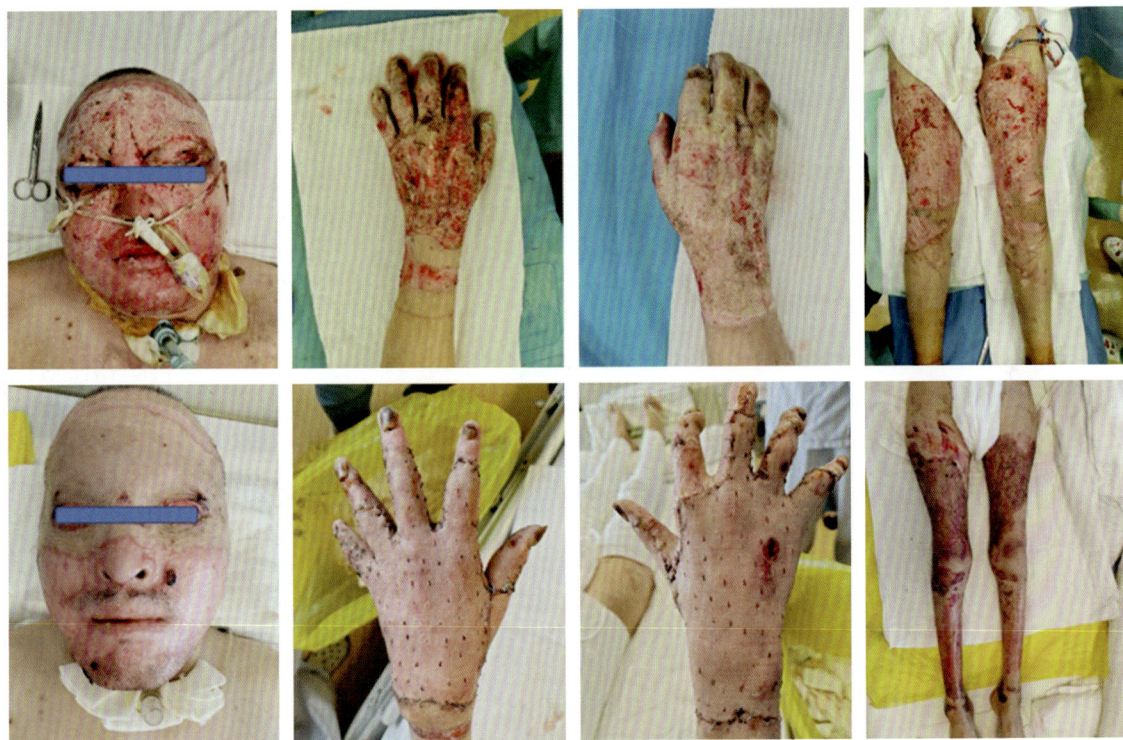

图 9-3　患者创面修复过程

彻底拔除金属气管套管。随后进行了 2 次创面植皮手术。在进行第 3 次手术时,发现气管插管无法通过气管切口,考虑存在气道狭窄。3 月 21 日,胸部 CT 提示气管插管取出后,局部气管壁周围增厚,管腔呈"袖带样"狭窄,狭窄长度约 45 mm,气管前方皮肤软组织不规整;气管后方见小憩室(图 9-4)。3 月 22 日,经全院多学科会诊后行气管切开术。之后再进行 2 次植皮手术,患者创面彻底封闭。4 月 18 日,颈胸部 CT 提示气管插管术后,气道狭窄;气管-食管瘘(图 9-5),第 2 胸椎水平食管右侧壁与气管左侧壁局部相通;双侧上颌窦炎症。患者无吞咽障碍、呛咳等临床症状。4 月 23 日,纤维支气管镜检查提示患者气道狭窄、声门下气道闭塞(图 9-6)。再次经全院多学科会诊后,在考虑患者自身安全的前提下,结合患者及家属的需求,决定维持气管切开现状,长期戴管。

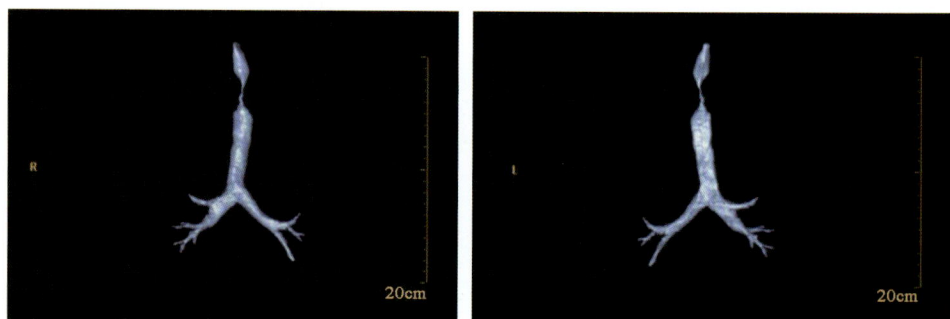

图 9-4 患者气道狭窄情况

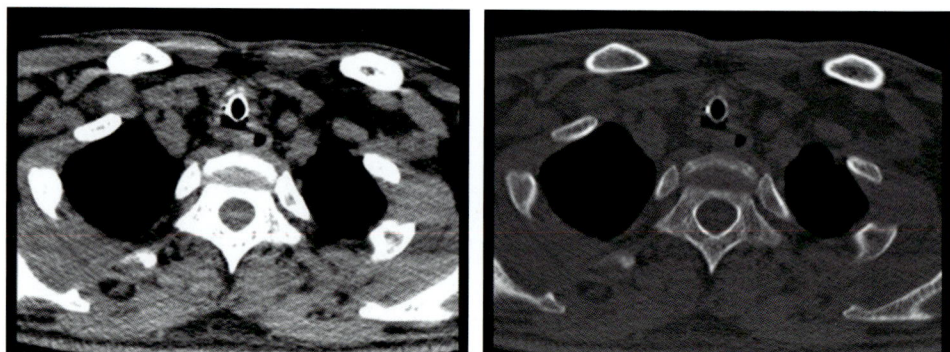

图 9-5 患者气管-食管瘘

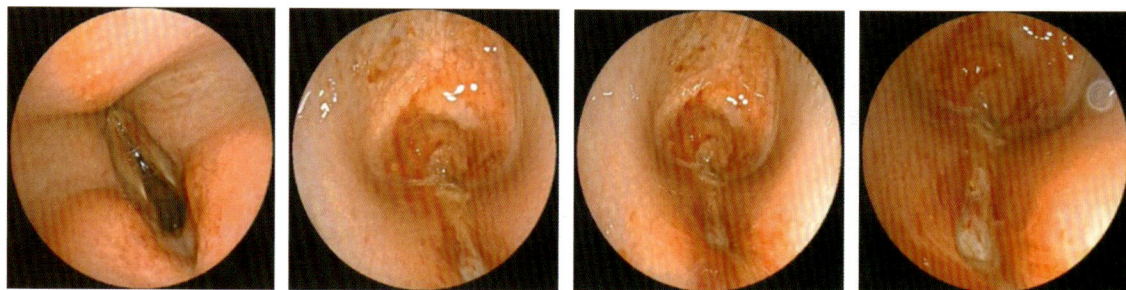

图 9-6 患者声门下气道闭塞

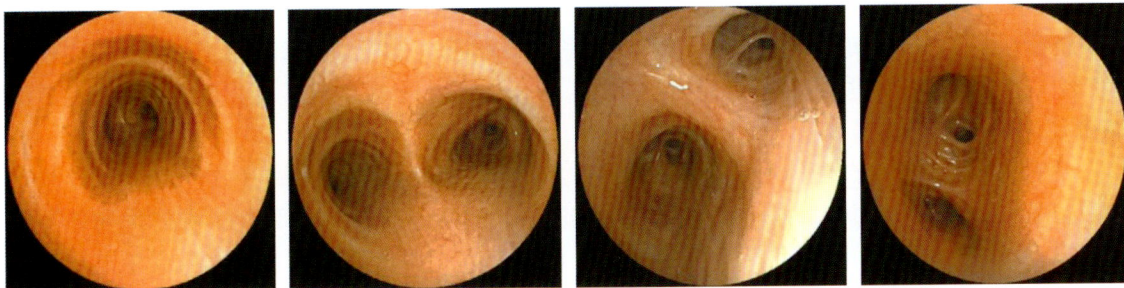

图 9-6　(续)

【病例讨论与分析】

刨根问底——临床思维演练

△ 该患者早期救治的关键包括哪些方面？

△ 烧伤脓毒症的诊断标准是什么？

△ 脓毒症 3.0 新标准在烧伤患者中的应用有哪些？

△ 大面积烧伤后气道狭窄的原因及处理措施有哪些？

△ 气道狭窄的临床治疗方式有哪些？

医师 A：该患者因爆炸伤导致全身大面积烧伤，早期处理创面时未彻底去除坏死组织，引起创面感染，进而导致脓毒症、感染性休克等一系列严重并发症。因此，早期救治的重点是解决创面感染。急诊行全身创面清创术联合负压封闭引流术，彻底去除创面坏死组织是挽救患者生命的关键。

医师 B：2012 年中国医师协会烧伤科医师分会提出了烧伤脓毒症的诊断标准，涵盖临床表现和生化指标等多个方面。成人符合以下前 11 条中的 6 条加第 12 条，即可确诊为烧伤脓毒症。①兴奋多语、幻觉、定向障碍或精神抑郁。②腹胀、肠鸣音减弱或消失。③烧伤创面急剧恶化，表现为潮湿、晦暗、坏死斑、创面加深等。④中心体温大于 39.0 ℃ 或小于 36.5 ℃。⑤P>130 次/min。⑥在无机械通气的情况下，R>28 次/分。⑦血小板<50×10^9/L。⑧白细胞>15×10^9/L 或<5×10^9/L，中性粒细胞>0.80×10^9/L 或未成熟粒细胞>0.10×10^9/L。⑨降钙素原>0.5 μg/L。⑩血钠>155 mmol/L。⑪无糖尿病史，血糖>14 mmol/L。⑫血微生物培养阳性或抗生素治疗有效。与美国烧伤协会的标准相比，我国的烧伤脓毒症诊断体系更加全面，纳入了神经系统功能障碍和创面恶化情况等临床指标，有助于更直观、更快速地对烧伤脓毒症做出初步诊断。

医师 C：2016 年脓毒症 3.0 新标准将脓毒症定义为机体对感染反应失调而导致的危及生命的器官功能障碍。此次脓毒症定义的修订摒弃了全身炎症反应综合征的概念，在诊断方面以器官损伤的严重程度作为主要参考标准。对于存在感染或疑似感染的患者，SOFA≥2 分即可诊断为脓毒症。然而,对烧伤患者而言,SOFA≥2 分仍缺乏特异性。经过对比分析,脓毒症 3.0 新标准和 2007 年美国烧伤协会制定的脓毒症诊断标准相比,敏感度相当,但特异性较差 (37% vs 61.8%)。当烧伤脓毒症患者 SOFA≥6 分时,才提示预后不良。因此,烧伤患者的脓毒症诊断应该更加谨慎。

医师 D: 气道狭窄在烧伤患者中并不少见,多见于气管切开、气管插管或严重吸入性损伤的并发症。由于气道损伤后瘢痕的形成与挛缩是一个缓慢的过程,表现出临床症状和体征的气道狭窄多发生于烧伤后康复期。可通过介入治疗的方式置入硅胶管、支架等,或者采用手术的方法切除狭窄气管段、重建气道,但这些方式都存在风险及远期并发症。

医师 E: 目前,气道狭窄主要有气管袖套切除＋吻合重建和 T 管放置两种手术方式。气管袖套切除＋吻合重建是指切除狭窄段气管,然后吻合上下段气管,适用于狭窄长度在 5 cm 以内的情况。手术时会先将舌部肌群切断,使喉部下降,然后再将胸段气管上提进行吻合。此种方式可能会出现吻合口狭窄等远期并发症。T 管放置可对气道瘢痕狭窄处进行支撑,此种方式的优点在于术后发声功能恢复快,但放置时间较长(一般需要 6～9 个月,甚至 1 年),对气道护理要求较高,需避免气道堵塞。此外,T 管取出后仍有再次发生狭窄的可能。值得注意的是,以上所有的外科治疗均应在患者治疗的最终阶段进行,不能在进行全身麻醉手术后再考虑气道重建,因为重建后的气道无法耐受反复插管。

【专家点评】

病例中关键点出现在哪里?

该患者烧伤面积虽仅为 50%,早期大部分创面以深Ⅱ度为主,但由于第 1 次创面处理不彻底、不得当,导致创面感染,进而引发呼吸衰竭、脓毒症休克及昏迷等一系列严重并发症。果断采取手术控制感染,是稳定病情、挽救患者生命的关键。在病情非常凶险的情况下,及时有效地行创面清创术联合负压封闭引流术起到了决定性作用,为后续封闭创面迈出了关键的一步,成功挽救了患者的生命。

多学科诊疗协作在大面积烧伤患者救治中应用已久。通过以烧伤科为主体的多学科综合救治模式,本病例患者有效控制了损伤、改善了严重并发症、显著提高了救治成功率,具有非常重要的临床意义。

危重烧伤患者由于全身免疫力下降、长期留置深静脉导管,易发生感染。国内烧伤重症监护病房导管感染发生率高达 30‰,导管脓毒症已经成为危重烧伤患者的主要死亡原因。本病例患者连续数日高热,血培养检出铜绿假单胞菌感染,在控制创面脓毒症感染的同时,尽早拔除大静脉及动脉监测导管,是控制导管相关性感染的核心要素。对于长期气管插管患者,常出现的并发症包括:口咽喉部黏膜出血,导管气囊压力时间过长引起的黏膜甚至软骨损伤、肉芽组织形成,软骨损伤导致的气道狭窄或塌陷梗阻,以及肺部感染引起的肺不张。因此,应加强导管相关性感染及并发症的及时管控。

(何　婷　刘　伟　申传安)

参 考 文 献

［1］　申传安.危重烧伤救治新技术体系［M］.北京:人民卫生出版社,2021.

［2］　姚咏明,张卉,童亚林.深化对烧伤脓毒症诊断体系与治疗策略的认识［J］.中华烧伤杂志,2021,37(5):
404-409.

［3］　师婷娟,栾樱译,阴赪宏.烧伤脓毒症与多器官损伤的研究进展［J］.中国医刊,2024,59(03):257-260.

［4］　肖仕初,朱世辉,李恒宇,等.延长的气管套管扩张大面积严重烧伤后气道狭窄［C］//中华医学会烧伤外
科学分会 2009 年学术年会论文集.2009:229-230.

［5］　许承非,陈逸霖,石荟,等.良性气道狭窄的分子机制研究进展［J］.中国呼吸与危重监护杂志,2024,23
(04):300-304.

［6］　王德宠,李金泉,何元兵.良性中央型气道狭窄介入治疗的现状与研究进展［J］.江苏医药,2024,50(01):
94-97.

病例10 专科化连续性肾脏替代治疗救治危重烧伤脓毒症休克心搏骤停伴多器官功能障碍综合征患者

【病历摘要】

患者,男,25岁,因"全身多处热钢板、热钢水包压伤后34天"入院。

1. 现病史 2016年3月8日,患者在钢厂工作时被掉落的热钢板、热钢水包压于地上约2小时,被救起后送往当地医院。到院后立即给予补液抗休克、抗感染、留置尿管、气管切开及血液透析等治疗。患者先后行4次清创植皮手术,但移植皮片成活较差。2016年4月3日,患者表现为持续高热、少尿、凝血功能障碍,创面感染难以控制,并发严重脓毒症。为进一步治疗,患者于2016年4月10日转运至本院。入院时,患者神志清楚、精神差,气管切开术后留置套管,留置导尿管,无尿,伴发热。

2. 既往史 否认肝炎、结核、疟疾等传染病史,否认高血压等病史,除本次受伤、手术、输血史外,否认其他手术史、外伤史、输血史,否认药物、食物过敏史。

3. 入院查体 T 40 ℃,P 170次/分,R 49次/分,BP 119/59 mmHg,身高1.78 m,体重80 kg,BMI 25.24。双肺呼吸音粗,可闻及明显痰鸣音,未闻及明显干、湿啰音,心音有力,律齐,未闻及明确杂音,肠鸣音2次/分,腹部膨隆,无尿。专科情况:全身多处创面,面积约为80%,部分创面愈合;未愈创面面积约为50%,主要位于头面颈、双上肢、躯干、双下肢、会阴、臀部。头面部创面少部分愈合,未愈创面面积约为2%,主要位于额部、面颊部、双耳、下颌部、颈部,头部供皮区创面油纱覆盖半暴露;双上肢创面面积约为12%,双手十指呈不同程度干燥坏死,创面可见黑色坏死痂皮或坏死组织覆盖,痂下边缘可见少量脓性分泌物溢出;躯干创面约为5%,黑色痂皮或坏死组织覆盖;双下肢创面面积约为27%,可见肌肉组织及坏死骨质,未见肉芽组织,创周红肿,创面黑色痂皮或坏死组织覆盖,闻及腐臭味;会阴部及臀部创面面积约为4%,创面黑色痂皮或坏死组织覆盖。气管切开口通畅,右侧股静脉置管在位通畅。见图10-1。

4. 辅助检查 白细胞1.29×10⁹/L,血小板87×10⁹/L,凝血酶原时间17.4秒,凝血酶原活动度54%,白蛋白26.6 g/L,谷丙转氨酶83 U/L,总胆红素89.5 μmol/L,直接胆红素82.2 μmol/L,尿素氮21.0 mmol/L,肌酐183.9 μmol/L,胆碱酯酶3 900 U/L,B型利钠肽前体6 739 pg/ml。胸片提示双肺感染。心脏彩超提示左房增大。

5. 诊断 热压伤面积80%,Ⅱ~Ⅳ度烧伤,全身多处;脓毒症休克;菌血症;心、肾、肝功能不全,凝血功能障碍;双肺肺炎;低蛋白血症;多处肋骨骨折;气管切开术后。

6. 治疗经过 患者入院后突发心搏骤停,立即行心肺复苏,加快补液速度,快速输注血浆,并多次给予盐酸肾上腺素静脉注射。约14分钟后,患者心跳恢复,出现自主呼吸,但仍呼

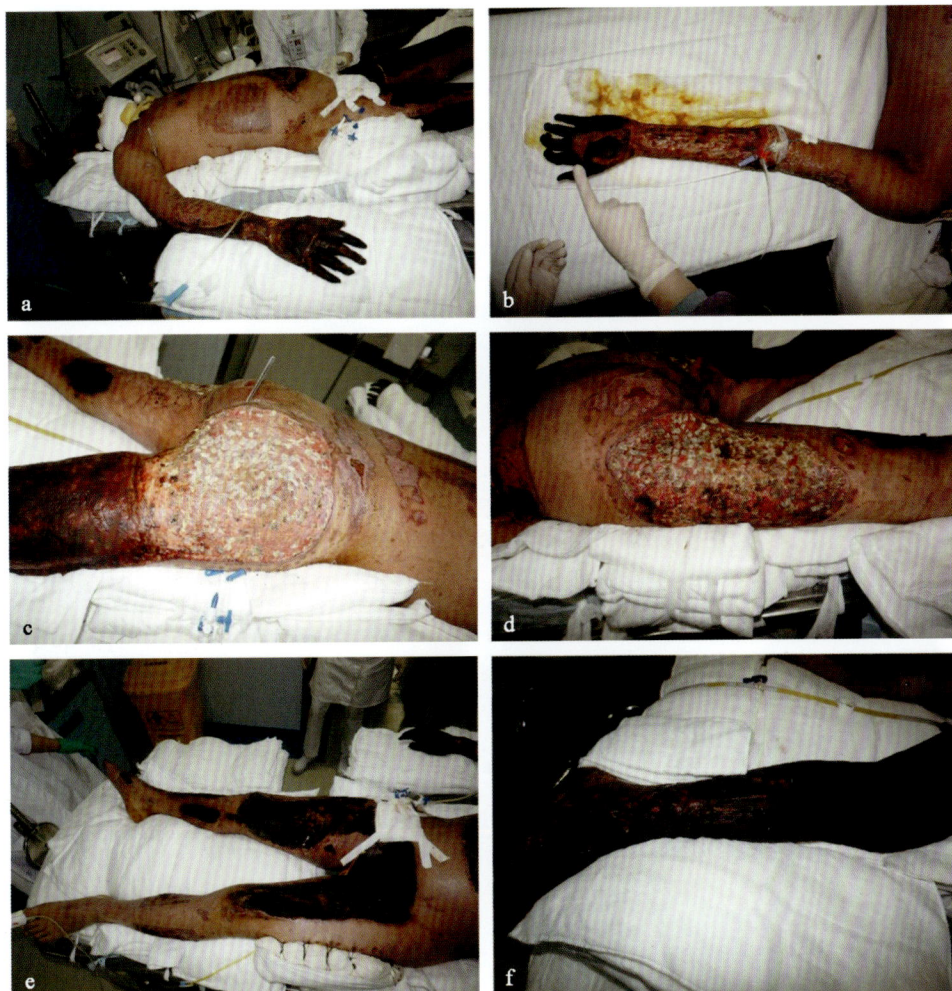

图 10-1　患者入院时创面照片

a. 右上肢创面情况；b. 左上肢创面情况；c. 右臀部、大腿后侧创面情况；d. 左臀部、大腿后侧创面情况；e. 双侧大腿前侧创面情况；f. 右小腿创面情况

之不应，左下肢无创血压 64/23 mmHg。随即予以盐酸去甲肾上腺素静脉推注并持续泵入，血压升至 140/63 mmHg，抢救成功。实验室检查结果显示白细胞 1.06×10^9/L，血小板 81×10^9/L，pH 7.06，血乳酸 7.7 mmol/L，谷丙转氨酶 181 U/L，总胆红素 148.2 μmol/L，直接胆红素 138.2 μmol/L，肌酐 258 μmol/L，凝血酶原时间 22.0 秒，凝血酶原活动度 41%，B 型利钠肽 31 255 pg/ml，降钙素原＞100 ng/ml，中心静脉压 30 cmH$_2$O。复苏后立即建立右锁骨下静脉透析通路，及时实施床旁连续性肾脏替代治疗（continuous renal replacement therapy，CRRT）。选用 CRRT 模式，抗凝剂采用枸橼酸钠，根据患者的血压、中心静脉压、血乳酸及尿量动态调整超滤量，在维持血压平稳的前提下优先脱水以降低中心静脉压。经多学科联合会诊，予以脏器功能保护和对症支持治疗。入院后第 3 天，进行抢救性清创手术，积极处理创面，同时完成面颈部及四肢创面的手术清创。为缩短手术时间，四肢创面暂时采用负压

材料临时封闭(图 10-2 a、b)。术前 2 小时停止 CRRT,术后 6 小时继续行 CRRT 治疗,以减少 CRRT 抗凝剂对凝血功能的影响,降低术中出血风险。通过 6 天的床旁 CRRT 治疗以及其他综合治疗方案,患者高热症状明显改善,中心静脉压下降至 6.5 cmH$_2$O,尿量恢复至 2 080 ml/d。入院 10 天后,B 型利钠肽前体 567 pg/ml,白细胞 21.96×10^9/L,降钙素原 168 ng/ml,肌酐 72.7 μmol/L,尿素氮 8.7 mmol/L,谷丙转氨酶 22 U/L,总胆红素 19.5 μmol/L,直接胆红素 14.8 μmol/L,凝血酶原时间 11.8 秒,凝血酶原活动度 84%,降钙素原由大于 100 ng/ml 逐渐下降至 1.6 ng/ml(图 10-3)。患者病情相对稳定后,采用患者亲属的新鲜异

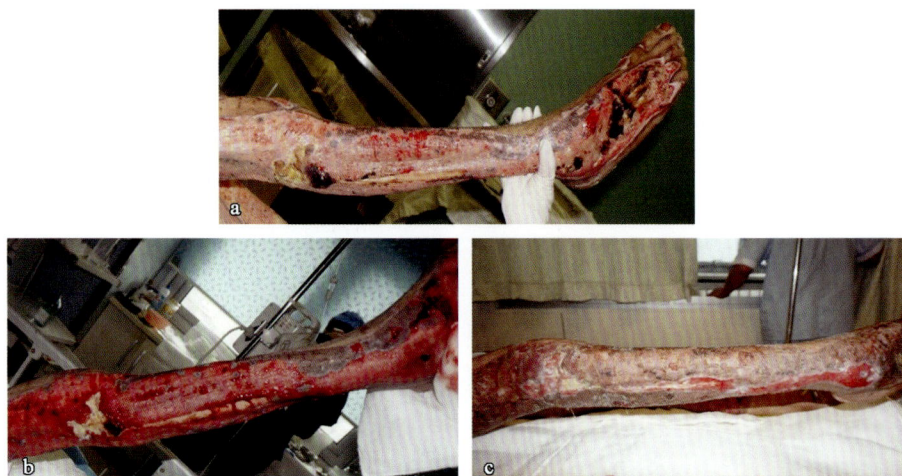

图 10-2　患者右小腿创面变化情况

a. 入院 3 周右小腿创面情况;b. 入院 5 周右小腿创面情况;c. 入院 7 周右小腿创面情况

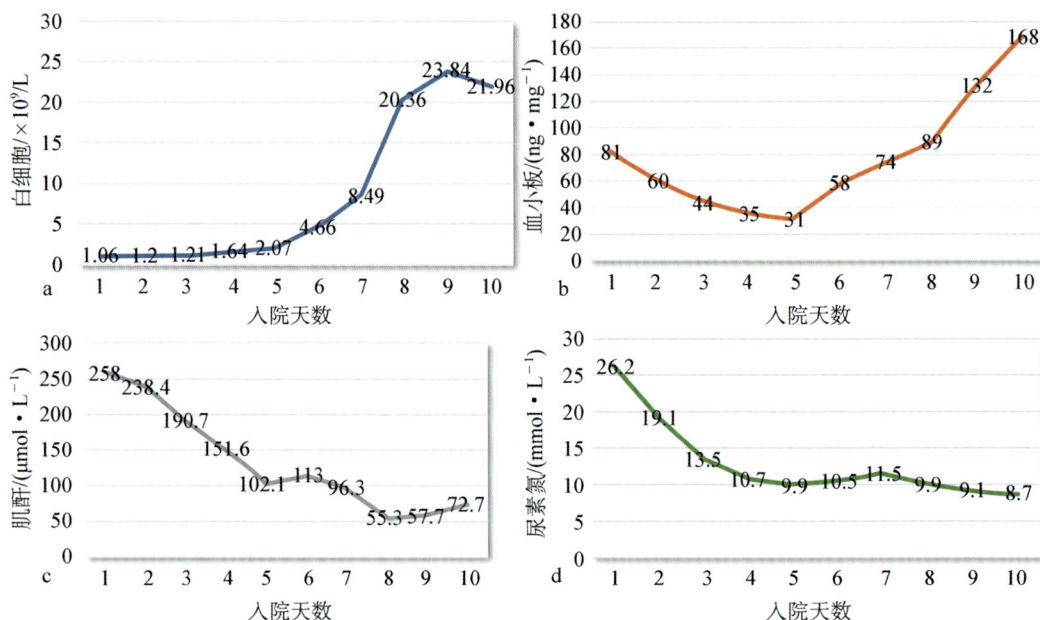

图 10-3　患者检验指标变化情况

a. 白细胞变化情况;b. 血小板变化情况;c. 肌酐变化情况;d. 尿素氮变化情况

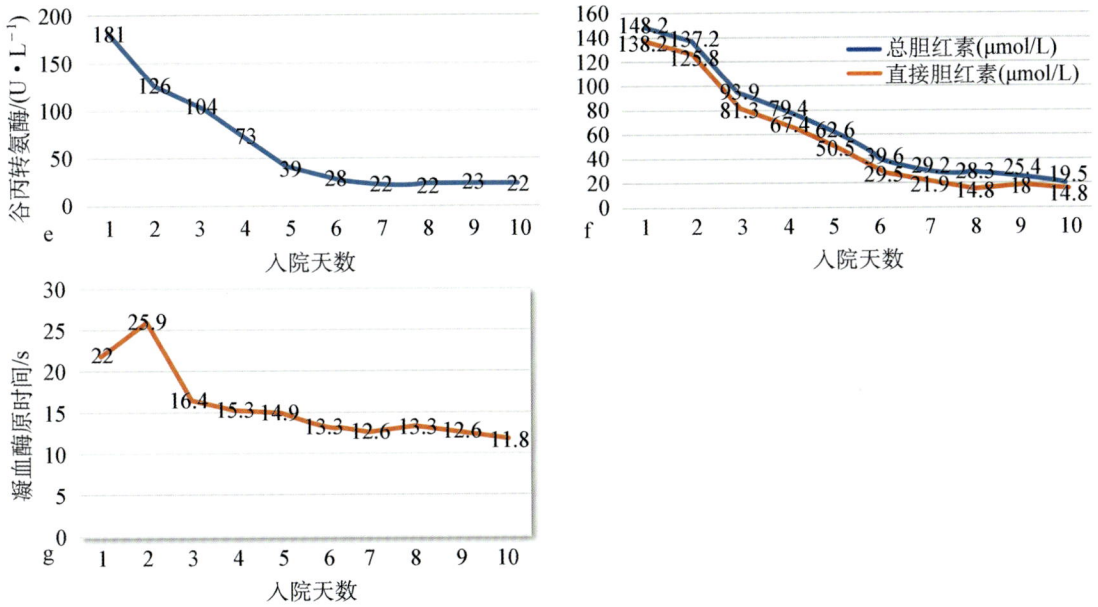

图 10-3 （续）
e. 谷丙转氨酶变化情况；f. 胆红素变化情况；g. 凝血酶原时间变化情况

体头皮对部分感染较重创面进行临时封闭。随着感染得到控制，后期进行了多次手术逐步封闭创面（图 10-2 c）。患者愈后恢复良好，四肢肢体保留，生活自理，且无脑缺血缺氧损伤后遗症表现（图 10-4）。

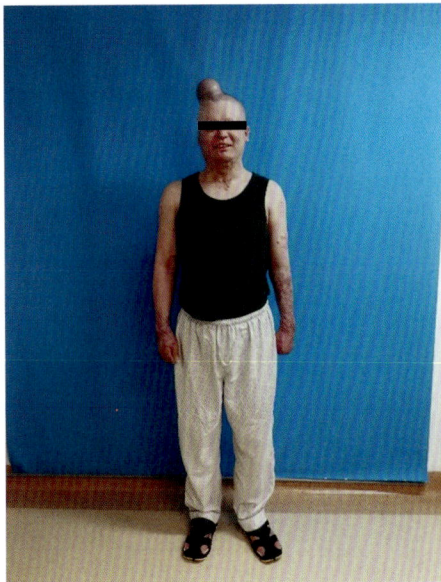

图 10-4　患者康复情况

【病例讨论与分析】

> ### 刨根问底——临床思维演练
> △ CRRT 的原理及常用模式有哪些?
> △ CRRT 在治疗烧伤脓毒症合并 MODS 中的作用有哪些?
> △ CRRT 的临床应用有哪些要点?
> △ CRRT 具有哪些优势?

医师 A:CRRT 是一种每天连续 24 小时(或接近 24 小时)进行的血液净化疗法,用于替代受损的肾脏功能。CRRT 通过血泵在患者大动脉与静脉或静脉与静脉之间建立连续血液循环,利用超滤、对流、弥散和吸附原理,清除血液中的病原成分、炎症介质和机体内过多的液体。同时,通过输液泵补充大量置换液和机体所需的能量、电解质及营养成分,实现机体内环境的稳定和平衡。目前,CRRT 包括连续性动-静脉血液滤过(CAVH)、连续性静脉-静脉血液滤过(CVVH)、连续性静脉-静脉血液透析滤过(CVVHDF)和高透性血液滤过(Hp-FH)等模式。

医师 B:严重烧伤合并 MODS 的死亡率极高。MODS 的发生和发展与烧伤的严重程度、休克期是否平稳度过以及烧伤的感染程度密切相关。及时手术封闭创面、消除感染灶是防治脓毒症和 MODS 的重要措施。在脓毒症伴肾功能不全或衰竭的情况下,CRRT 是目前临床上唯一能快速有效调整机体内液体及电解质平衡的治疗方法。它通过替代肾脏功能,调整内环境,有助于维持组织脏器的有效灌注。同时,它还可以通过对流、吸附作用,协助清除内毒素、炎症介质,在一定程度上减轻了 MODS 的进一步加重。此外,它还可以调节体温,减轻机体消耗,为控制感染及最终封闭创面赢得时间。该患者入院时伴有严重的脓毒症和肾功能不全,随即发生心搏骤停。虽然通过及时抢救恢复了自主心跳和呼吸,但循环淤滞,内环境严重失衡。CRRT 凭借其控制出入量、稳定内环境和水电解质、改善气体交换等优点,在本例危重患者的救治中起到了立竿见影的效果。

医师 C:严重烧伤患者补液量大,需密切观察生命体征、中心静脉压、B 型利钠肽及尿量,并结合血流动力学数据,随时调整血流量和超滤量。监测患者凝血指标,积极调整抗凝方案,减少 CRRT 抗凝剂对凝血功能的影响,降低切(削)痂手术的出血风险。上机后密切观察各项监测指标,如动脉压、静脉压、跨膜压、滤器前压、滤液压、血流量等,熟练掌握操作技能,尽可能减少机器报警,避免因频繁报警限制滤过效率而影响治疗效果。

医师 D:CRRT 可根据患者的病情随时启动,治疗更为及时。通过持续透析的方式,可随时调整治疗方案,更有利于治疗的延续性。CRRT 可为手术处理烧伤创面赢得时间,降低烧伤脓毒症合并 MODS 患者的病死率。

【专家点评】

病例中关键点出现在哪里？

该病例受热压时间长，损伤重，烧伤面积大，在外院治疗期间出现严重感染伴肾功能不全。入院时即发生感染性休克、心搏骤停。虽经积极抢救复苏，但患者感染进一步恶化，同时伴有 MODS，多项指标"爆表"，病情危重。面对复杂的病情变化，需要抽丝剥茧，找到主要矛盾并进行针对性治疗。在复苏早期，患者循环淤滞，内环境失衡，内外循环更替受阻，导致需要排出的代谢废物无法清除，需要补充的营养和液体无法输入，成为救治的最大难题。此时，专科化 CRRT 就起到了关键作用，如文中描述"在脓毒症伴肾功能不全或衰竭的情况下，CRRT 是目前临床上唯一能快速有效调整机体内液体及电解质平衡的治疗手段"。CRRT 将"一潭死水"变成了"活水"。在烧伤专科化的前提下，透析时机、时间、方案都由烧伤专科医师掌握，CRRT 能够更及时、更精细、更高效地调整全身情况，同时能更好地配合专科手术等治疗。因此，该病例最终取得了满意的治疗效果。

（刘兆兴　蔡建华　申传安）

参 考 文 献

［1］ LAVRENTIEVA A，DEPETRIS N，MOIEMEN N，et al. Renal replacement therapy for acute kidney injury in burn patients，an international survey and a qualitative review of current controversies ［J］. Burns，2022，48（5）：1079-1091.

［2］ BUBENEK-TURCONI S I，CORNECI D，SCARLAT C，et al. Veno-venous extracorporeal membrane oxygenation，cytokine removal and continuous renal replacement therapy in a severe burn adult patient ［J］. Int J Artif Organs，2023，46（2）：120-125.

［3］ 孙永华. 烧伤脓毒症与多器官功能障碍综合征［J］. 中华烧伤杂志，2001，17（3）：189-190.

［4］ 申传安. 浅谈严重烧伤后休克的防与治［J］. 中华烧伤与创面修复杂志，2022，38（1）：9-12.

［5］ SUN IF，LEE SS，LIN SD，et al. Continuous arteriovenous hemodialysis and continuous venovenous hemofiltration in burn patients with acute renal failure ［J］. Kaohsiung J Med Sci，2007，23（7）：344-351.

［6］ MARIANO F，DE BIASE C，HOLLO Z，et al. Long-Term Preservation of Renal Function in Septic Shock Burn Patients Requiring Renal Replacement Therapy for Acute Kidney Injury ［J］. Journal of clinical medicine，2021，10（24）：5760.

［7］ SCHNEIDER AG，JOANNES-BOYAU O. Regional citrate anticoagulation for CRRT：Still hesitating？［J］. Anaesthesia，critical care & pain medicine，2021，40（2）：100855.

第三章

烧伤感染

病例 11　上肢毁损伤伴残端毛霉菌感染的治疗

【病历摘要】

患者,女,65岁,因"机械绞伤左肩及左上臂"入院。

1. 现病史　2021年3月1日,患者被机械绞伤左肩及左上臂,于当地医院就诊,诊断为失血性休克、肱骨粉碎性骨折,急诊行左上臂清创术＋肱骨骨折切开外固定术。2021年3月19日,患者出现骨筋膜室综合征,行左上臂切开减压术＋左上肢截肢术＋负压封闭引流术。术后,患者出现反复高热,伤处及术区大量组织变黑流脓,遂于2021年4月7日至本院急诊就诊,急诊拟"左上肢毁损伤、脓毒症"收入本科。

2. 既往史　否认高血压、冠心病、糖尿病等慢性病史,否认肝炎、结核、伤寒、疟疾等传染病史。否认食物、药物过敏史。

3. 入院查体　T 36.8 ℃,P 100次/分,R 20次/分,BP169/82 mmHg。神志清楚,意识清醒,对答切题。专科情况:左上臂中下2/3段缺如,左上肢残端、肩部、腋部、左侧胸壁的皮肤大面积缺损,其下肌肉、肌腱、肱骨断端及脂肪组织外露,结构不清,创面黑灰相间,上有大片黄白色稠厚脓苔及簇团状白毛,可见散在栓塞毛细血管断端,触诊未及腋动脉搏动,外露组织质地软烂,有黏湿感,刺激肌肉无收缩、无渗血。创面周围大片皮肤呈青黑色(面积约为5%),探查其下可见自创缘向外走向皮下腔隙,内有较多黄白色蜂窝样变性坏死组织及黄白色脓液,刺激无明显压痛及出血,可闻及腥臭味。见图11-1。

4. 辅助检查　C反应蛋白204.73 mg/L,白细胞40.07×10⁹/L,中性粒细胞0.938×10⁹/L,降钙素原1.98 ng/ml,谷丙转氨酶42 U/L,谷草转氨酶101 U/L,白蛋白26 g/L,血钾2.48 mmol/L,血钠146 mmol/L,B型利钠肽前体531 pg/ml,肌红蛋白4 281 ng/ml,尿隐血(＋＋＋),尿红细胞(＋＋＋＋)。胸部CT提示左侧胸腔中量积液伴压迫性肺不张,右肺少量渗出及节段性肺不张,右侧胸腔少量积液。见图11-2。

5. 诊断　皮肤软组织感染(毛霉菌,左肩、左侧胸背、左上肢残端);挤压伤(左肩、左侧胸背、左上肢);脓毒症;创伤性上肢骨缺损;胸腔积液;肺不张(左侧压迫性肺不张,右侧节段性肺不张);低蛋白血症;贫血;低钾血症。

6. 治疗经过　患者入院后完善相关检查,于2021年4月8日转入ICU。创面分泌物细菌培养提示肺炎克雷伯菌肺炎亚种及热带念珠菌阳性。深部真菌快速荧光染色检测提示毛霉目真菌样菌丝。显微镜检查(真菌)可见孢子和菌丝。转入ICU后给予积极抗感染治疗(应用亚胺培南＋达托霉素＋泊沙康唑＋两性霉素B)及对症支持治疗,少量多处清除坏死组织。排除手术禁忌证后,于2021年4月11日行胸腔穿刺引流术。2021年4月12日,在基础麻醉下行左侧胸部、左肩、左背慢性难愈性创面修复术。术中见左上肢残端肱骨外露,大量变性坏死组织覆盖,可见潜腔,伴有明显腥臭味(图11-3)。切除明确坏死组织,于深筋膜层适度分离,充

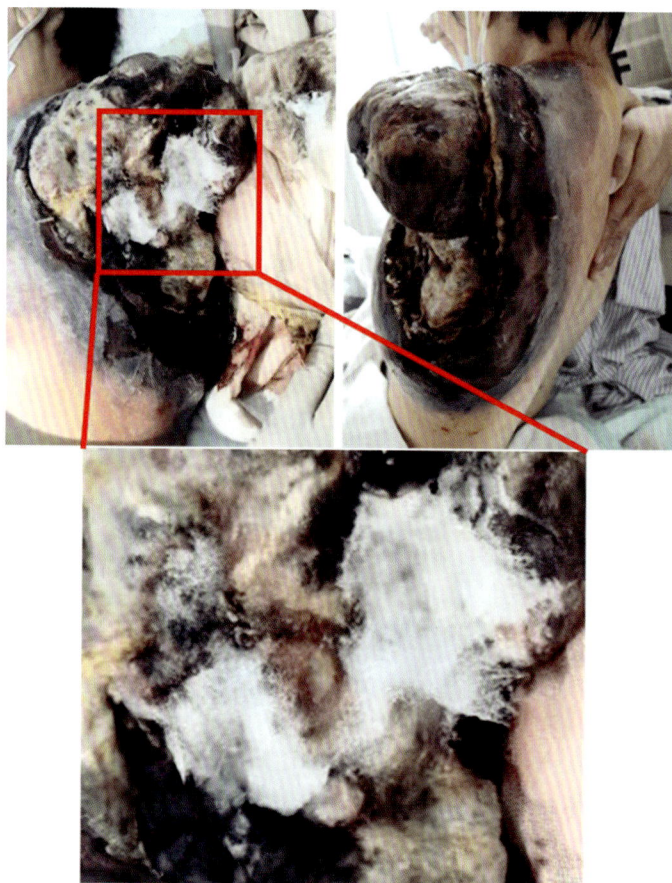

图 11-1 入院创面情况

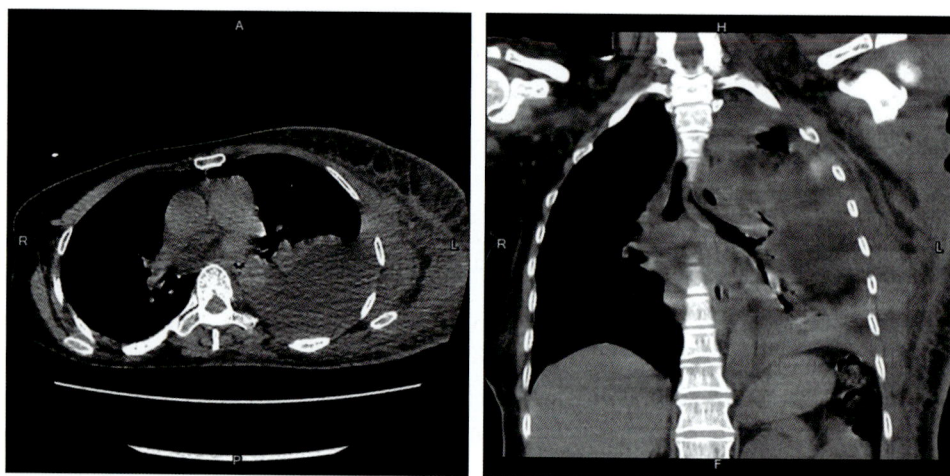

图 11-2 急诊胸部 CT

分开放皮下潜腔,使用大量聚维酮碘及生理盐水冲洗,彻底止血,使用聚维酮碘纱布及无菌敷料覆盖。术后生命体征平稳,复查感染指标较前好转。2022 年 4 月 14 日,患者转回烧伤与创面修复科,调整抗感染方案为两性霉素 B＋泊沙康唑。2022 年 4 月 17 日,患者尿量 235 ml,复查 C 反应蛋白 110 mg/L,白细胞 14.9×10^9/L,肌酐 272 μmol/L,B 型利钠肽 4 233 pg/ml。停用两性霉素 B,行床旁 CRRT。2022 年 4 月 19 日,在全身麻醉下行左肩部、胸壁、后背部慢性溃疡修复术(图 11-4)。显微创伤手外科会诊,建议行肩胛骨离断及锁骨部分切除术,待全身情况改善后择期手术治疗。经科室讨论后,考虑感染创面暴露锁骨下动静脉的风险较大,选择保留锁骨及肩胛骨,离断肱骨头。2022 年 4 月 26 日,行左侧残端修整术(肱骨)＋左前侧胸

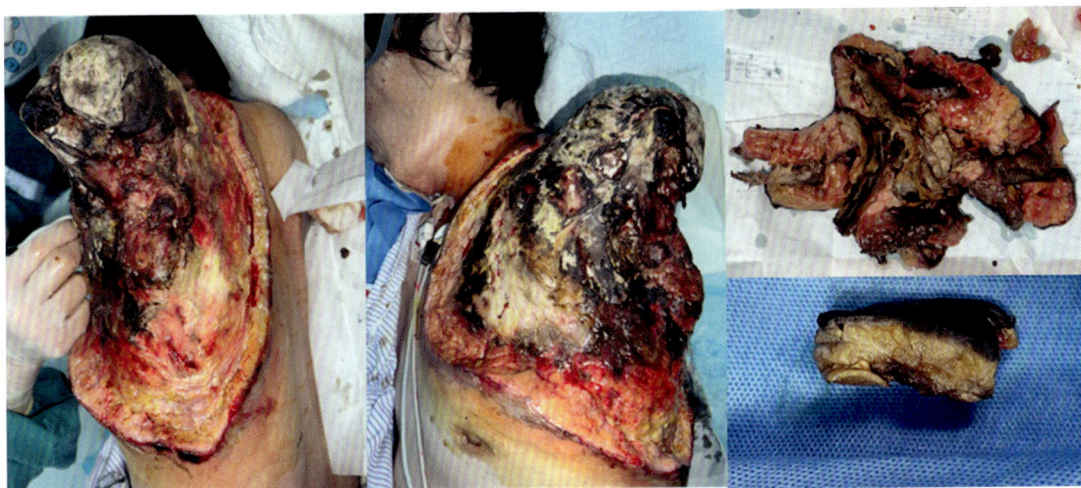

图 11-3　第 1 次手术清创

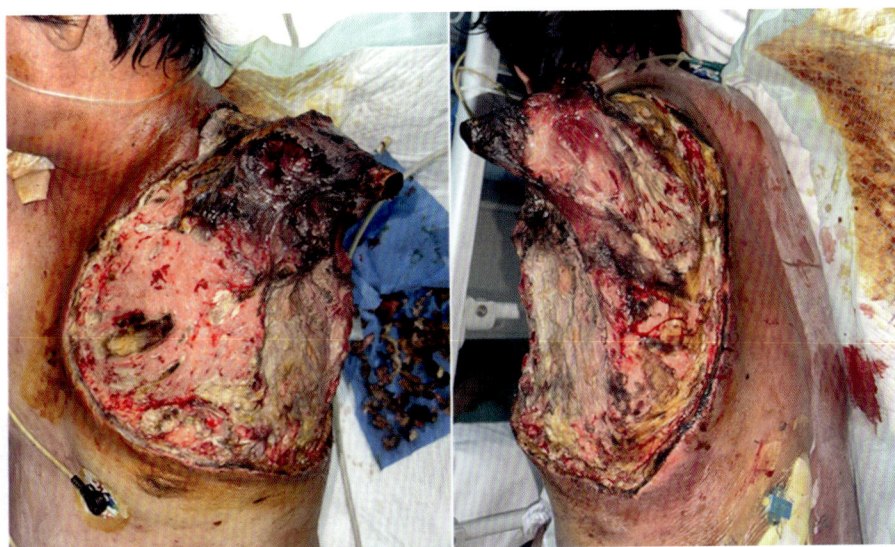

图 11-4　第 2 次手术清创

壁、左侧背部复杂慢性难愈性创面修复术(图 11-5)。术中在骨科医师协助下,于肩关节平面开放关节囊,离断左肱骨残端,清除部分坏死关节囊组织。2022 年 5 月 6 日,行左肩部、左侧胸壁、左侧背部慢性难愈性修复术,患者尿量恢复至 1 170 ml,停止 CRRT,尿量逐渐恢复正常。2022 年 5 月 13 日,行慢性难愈性创面修复术,继续全身支持治疗,加强康复治疗。2022 年 5 月 16 日,血液检查结果为肌酐 97 μmol/L,白细胞 11.84×10^9/L,C 反应蛋白 267.9 mg/L。逐步调整抗感染方案,大部分创面可见新鲜肉芽组织生长。2022 年 6 月 21 日,行头皮取皮术＋复杂慢性难愈性创面修复术＋游离皮片移植术(图 11-6)。2022 年 7 月 1 日,行骨髓炎病灶清除术＋慢性难愈性创面修复术＋皮片取皮术＋游离皮片移植术(图 11-7)。术后皮片存活良好,创面进一步缩小。术后予以抗感染、换药、营养支持、对症治疗及功能康复等综合处理,复查指标基本正常。患者于 2022 年 7 月 22 日出院(图 11-8)。

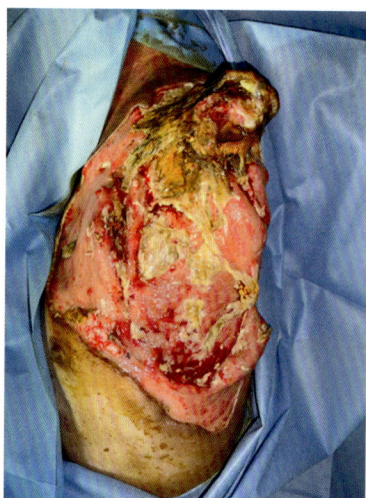

图 11-5　第 3 次手术清创

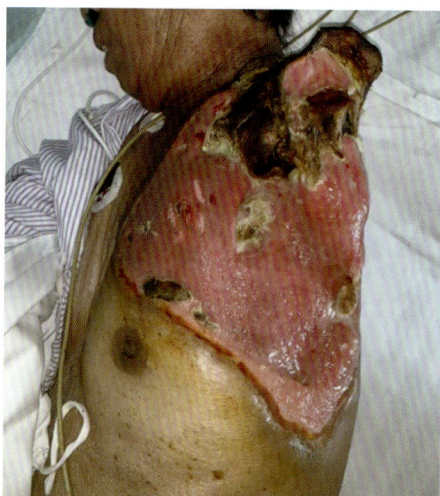

图 11-6　第 1 次植皮术前

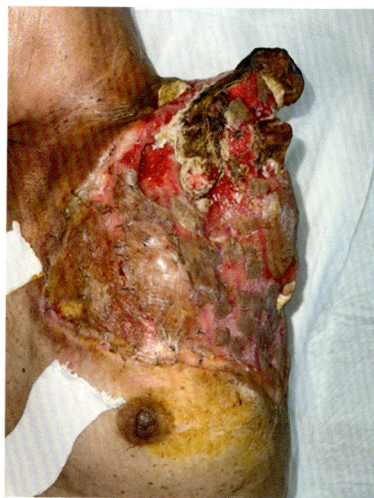

图 11-7　第 1 次植皮术后

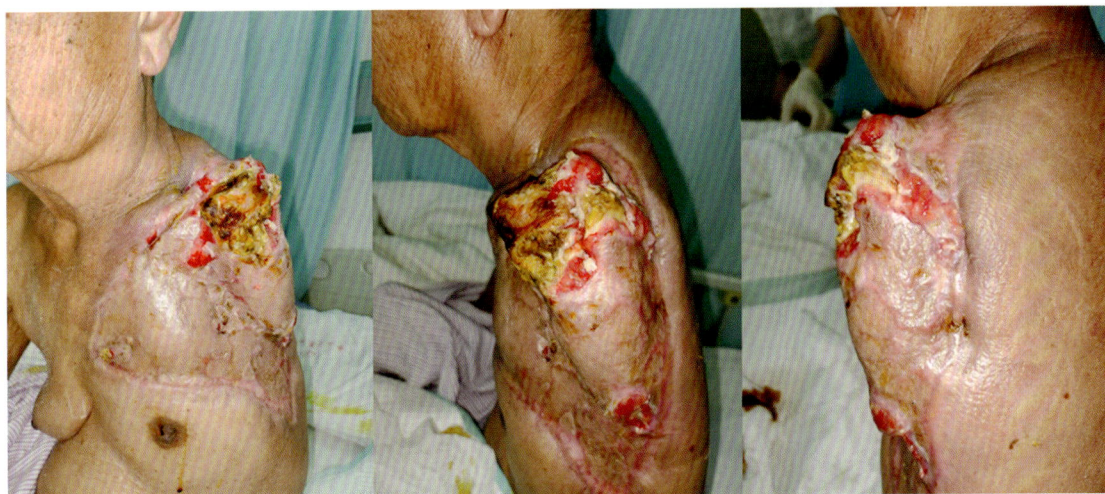

图 11-8　出院情况

【病例讨论与分析】

刨根问底——临床思维演练

△ 皮肤毛霉菌感染的流行病学特点和诊治思路有哪些？

△ 创面毛霉菌感染的诊断依据有哪些？

△ 创面毛霉菌感染的治疗思路有哪些？

医师 A：毛霉病（mucormycosis）是由毛霉菌目真菌引起的感染性疾病。毛霉病曾一度被称为接合菌病，但近期真菌分类学取消了接合菌的概念，因此目前仍采用毛霉病这一名称。毛霉病好发于免疫功能低下的患者，早期诊断和及时开展有效治疗是降低病死率的关键。严重肢体创伤后继发的创面毛霉菌感染往往具有病情进展快、致死率高的特点。因此，对存在此疾病风险的患者，应细致观察创面表现，通过深部真菌抗原检测或宏基因组检测筛查，尽早明确病原体。在紧急情况下，可经验性使用两性霉素 B 抗感染治疗。在患者生命体征稳定的情况下，应早期清创，有效引流，彻底开放创面。

医师 B：毛霉病的病原学诊断方法包括微生物学、组织病理学及分子生物学方法。对高危患者应积极进行微生物学和组织病理学检查。活检组织或坏死组织是最具诊断价值的检测样本，对毛霉病诊断有重要意义。目前，临床上常用的检测方法包括微生物学检测（包括真菌直接镜检、真菌培养鉴定及药敏试验）、组织病理学检测（包括过碘酸希夫染色、六胺银染色）、分子生物学检测。毛霉菌的临床诊断依据包括宿主因素、临床表现、微生物学证据。本例患者为严重肢体毁损伤后继发皮肤软组织感染，存在宿主高危因素，同时根据病史，患者截肢后封闭切口后病情进展迅速，结合入院时的全身表现及局部症状，应高度怀疑创面真菌感染的可能。入院后病原学检查发现毛霉菌，可明确诊断为创面毛霉菌感染。

医师C:首先,对于存在危险因素的创面,应有预防真菌感染的意识。文献报道指出,毛霉菌感染与受伤环境相关,对于有高危因素的创面,应避免完全缝合,保持伤口开放。其次,对于有临床表现的毛霉菌感染创面,应早期积极清创、充分开放伤口,并经验性予以抗真菌治疗。同时,完善病原学检查,根据药敏试验结果和全身感染症状变化,及时调整抗菌药物方案。最后,对于创面管理的具体措施,部分文献明确指出负压封闭引流在此类创面治疗中具有一定优势。然而,在本病例处理过程中,负压封闭引流的实际效果有待进一步观察。虽然负压装置的低氧环境可促进肉芽组织生长,但与创面充分开放的原则存在一定矛盾,需要更多的临床观察才能得到更加准确的结论。

【专家点评】

病例中关键点出现在哪里?

毛霉菌创面感染一般继发于致伤环境复杂的病例,局部感染后进展迅速,一旦出现全身性感染,死亡率极高,需引起相关专科医师的高度重视。对于此类患者的急诊处理,主要包括局部及全身情况评估。对于有高危宿主因素和临床表现的患者,应按创面毛霉菌感染处理,经验性使用有效抗真菌药物(两性霉素B),同时根据患者的手术耐受情况,选择合理有效的清创方案。在保证局部处理有效的前提下,加强全身支持治疗,为后续彻底清创及修复创造条件。在本病例中,患者入院时伴有脓毒症、大量胸腔积液、严重营养不良及水电解质紊乱,全身麻醉手术风险较大,因此初期选择了局部麻醉下分次清创、充分开放引流的策略处理创面。

真菌感染多发生于免疫力低下的患者,且多为机会致病菌。因此,在初期重症支持治疗及创面处理有效的前提下,应重新评估抗菌药物使用方案。在本病例中,治疗组主动调整了初期"大包围"的处理策略,在局部创面和全身感染治疗改善的前提下,停用非抗真菌类抗生素,为机体菌群平衡的恢复创造条件。同时,积极进行全身支持治疗及早期康复,通过改善全身情况延缓创面真菌感染的进展。

对于此类复杂、深度且严重感染的创面,应认识到其无法在短期内修复,只有通过有效、安全的全程管理才能达到修复创面的目的。应给予创面暴露、深部组织开放、局部抗真菌治疗(使用聚维酮碘、联苯苄唑乳膏,慎用银离子类药物)。在减少创面病原体、有效开放深部感染病灶的前提下,采取损伤控制的清创方式,为全身治疗提供条件。

(徐盈斌 陈 蕾 周 飞)

参 考 文 献

[1] 中国医药教育协会真菌病专业委员会,中国毛霉病专家共识工作组.中国毛霉病临床诊疗专家共识(2022)[J].中华内科杂志,2023,62(6):597-605.

[2] ANDRESEN D, DONALDSON A, CHOO L, et al. Multifocal cutaneous mucormycosis complicating polymicrobial wound infections in a tsunami survivor from Sri Lanka[J]. The Lancet,2005,365(9462):

876-878.

［3］　NEBLETT FANFAIR R,BENEDICT K,BOS J,et al. Necrotizing Cutaneous Mucormycosis after a Tornado in Joplin,Missouri,in 2011［J］. New England Journal of Medicine,2012,367(23)：2214-2225.

［4］　SKIADA A,DROGARI-APIRANTHITOU M,PAVLEAS I,et al. Global Cutaneous Mucormycosis：A Systematic Review［J］. Journal of Fungi,2022,8(2)：194.

病例 12　小儿侵袭性真菌感染创面的诊疗

【病历摘要】

患儿,女,2 岁,因"全身多处热水烫伤后 25 天"入院。

1. **现病史**　入院前 25 天,患儿在家中被热水烫伤全身多处,当地诊所外涂"偏方",未经正规治疗。伤后第 16 天,患儿出现神志淡漠、四肢湿冷、脉搏细弱、腹胀等症状,送至当地医院救治,诊断为"脓毒症休克"。伤后第 25 天,因病情无好转,长途转运至本院。急诊以"烫伤30%,Ⅲ~Ⅳ度,全身多处;脓毒症"收住入院。

2. **既往史**　既往体健,否认肝炎、伤寒病史,否认心脏病、肾病病史,否认药物、食物过敏史,否认其他外伤史。

3. **入院查体**　T 38.4 ℃,P 160 次/分,R 26 次/分。神志淡漠,精神差,食欲差,营养状况差。专科情况:烧伤创面位于颈部、躯干、臀部、双下肢,面积约为 30%,创面污秽,痂皮附着,基底凹陷,局部溶痂,较多脓性分泌物,创周有炎症反应。见图 12-1。

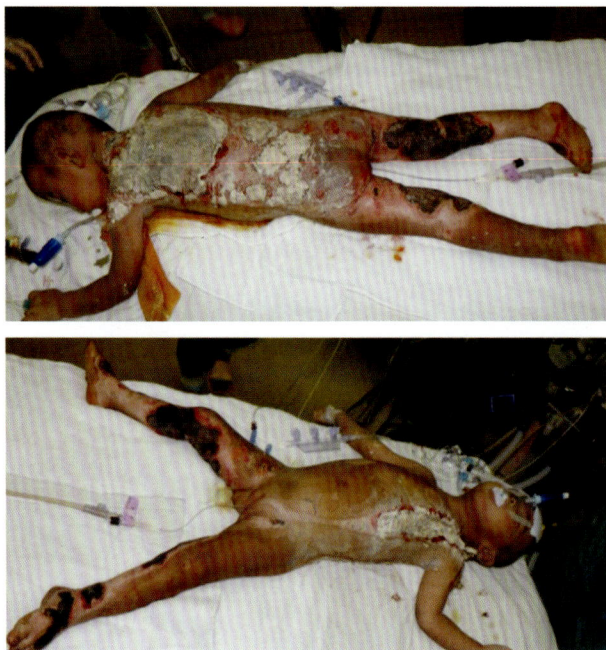

图 12-1　专科查体的创面情况

4. 辅助检查

2017 年 10 月 14 日,白细胞 $31.03×10^9/L$,中性粒细胞 $24.17×10^9/L$,中性粒细胞百分比 77.9%,血红蛋白 126.0g/L,红细胞压积 36%,血小板 $67×10^9/L$,总蛋白 54.4 g/L,白蛋白 29.1 g/L,肌酐 46.1 μmol/L,尿素 5.4 mmol/L,血钠 132 mmol/L,血钾 3.60 mmol/L,血糖 5.10 mmol/L,B 型利钠肽 1 115 pg/ml,降钙素原 6.940 ng/ml。

2017 年 10 月 16 日,创面分泌物细菌培养提示黄曲霉阳性。

2017 年 10 月 19 日,1,3-β-D-葡聚糖 253.8 pg/ml(阳性)。

2017 年 10 月 23 日,创面分泌物细菌培养提示无菌生长。

2017 年 10 月 26 日,1,3-β-D-葡聚糖:48 pg/ml(阴性)。

5. 诊断　烫伤面积 30%,Ⅲ～Ⅳ度,全身多处;脓毒症;贫血;低蛋白血症;凝血功能异常。

6. 治疗经过

(1)抗感染治疗。入院时,给予美洛培南、替考拉宁及伏立康唑抗感染治疗。入院后第 3 天,将伏立康唑调整为卡泊芬净。

(2)创面常规处理。创面使用过氧化氢溶液、浓氯化钠溶液、制霉菌素溶液浸洗,并外用制霉菌素(10 万 U/ml,2～4 次/天)。

(3)手术治疗。①紧急清创:及时清除坏死组织,临时覆盖并保护创面,以缩短手术时间,降低手术打击。躯干创面以异种皮覆盖,双下肢创面以负压封闭引流覆盖。见图 12-2。②分

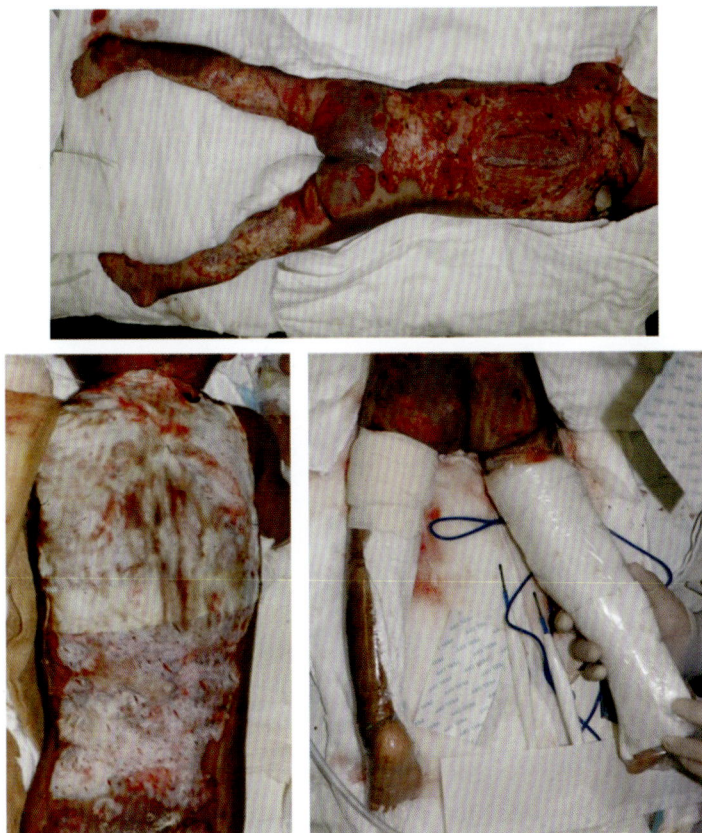

图 12-2　紧急清创

次清创植皮:躯干,先利用新鲜异体头皮覆盖保护创面,促进创面基底肉芽组织生长,然后再移植自体头皮,见图 12-3;双下肢,先给予负压封闭引流治疗,促进肉芽组织生长,再移植自体头皮。见图 12-4。

（4）入院后 3 周,创面基本愈合。见图 12-5。

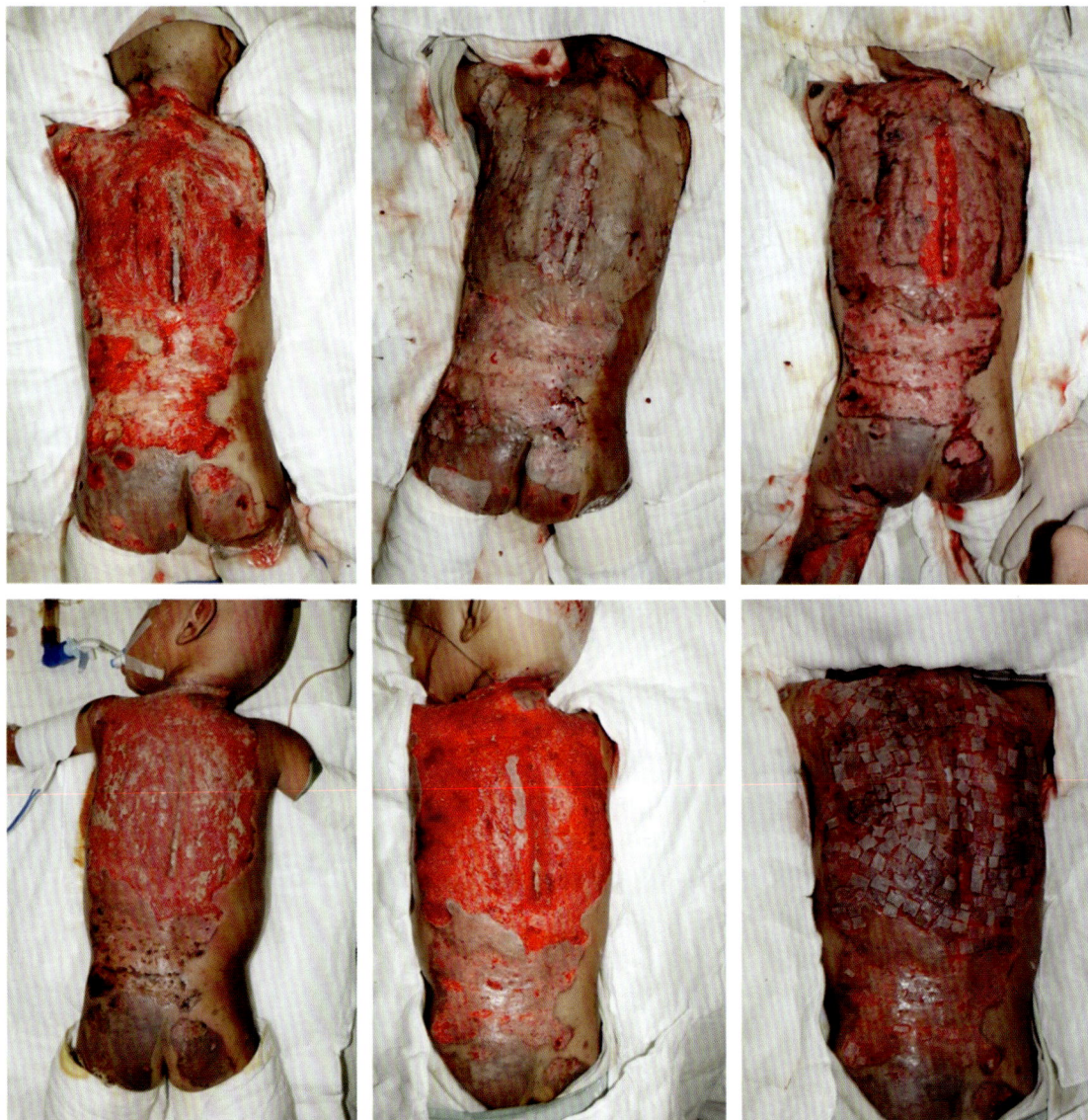

图 12-3　躯干分次清创植皮

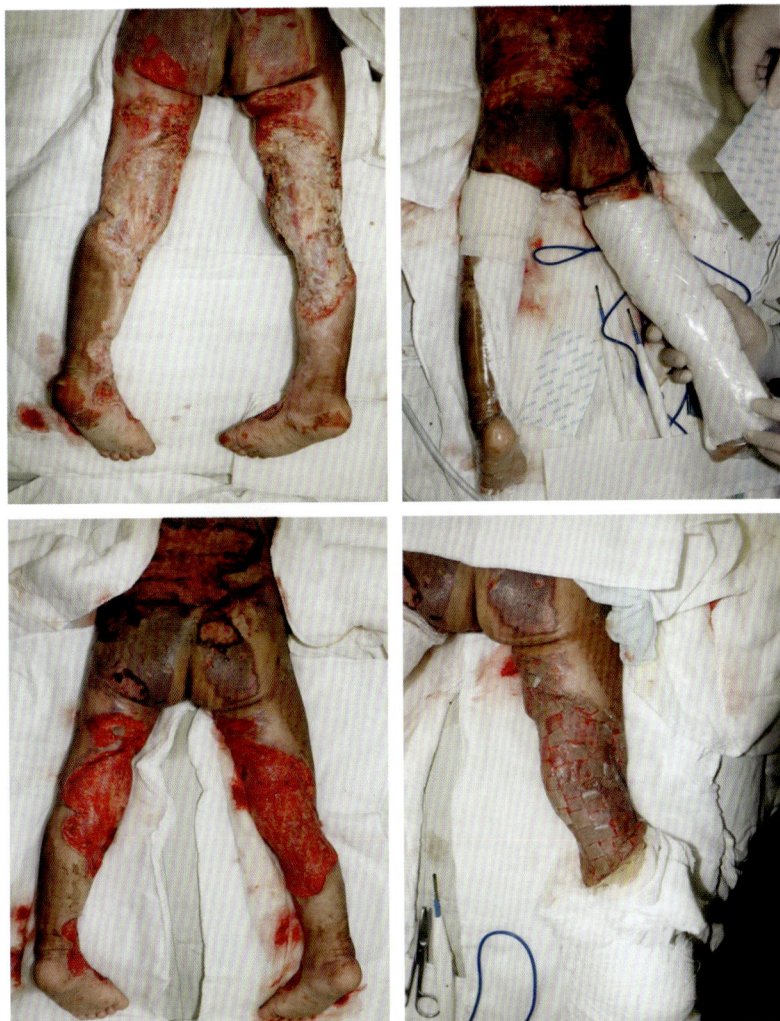

图 12-4　双下肢分次清创
植皮

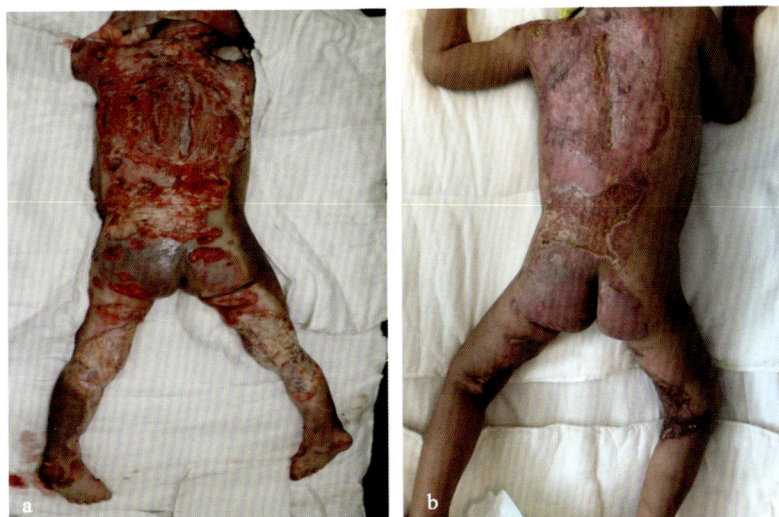

图 12-5　分次清创植皮
　　a. 入院后清创；b. 入院
后 3 周创面基本愈合

【病例讨论与分析】

刨根问底——临床思维演练

△ 曲霉菌的分类及易感因素有哪些?

△ 侵袭性真菌感染的临床特点是什么?

△ 侵袭性真菌感染创面的处理原则有哪些?

医师A:烧伤后真菌感染,以念珠菌感染为主,其次为曲霉菌。曲霉菌属于真菌界半知菌亚门,在环境中广泛存在,是机会致病菌。在全身免疫力下降、器官功能障碍时,易感性增高。此外,大量抗生素的使用导致菌群失调,也是霉菌生长的诱因之一。

医师B:侵袭性真菌感染多缺乏特异性表现,通常可表现为全身脓毒症(如发热、白细胞增加等)以及不同局部器官受累的相应症状,易与细菌感染相混淆。菌丝可侵入痂下活组织,穿透筋膜,直达肌肉,有强烈的嗜血管性,进而可播散至内脏器官。一旦形成创面侵袭性真菌感染,病情发展急剧,极其险恶。据文献报道,侵袭性真菌感染的病死率可超过50%。诊断主要依靠病史、临床症状和微生物学检查。

医师C:侵袭性真菌感染创面的处理原则包括紧急清创、彻底清创、多次清创、有效覆盖、控制感染。

【专家点评】

病例中关键点出现在哪里?

近年来,中国人民解放军总医院烧伤整形医学部申传安主任不断探索创新,创建了危重烧伤救治新技术体系,涵盖烧伤诊断、休克复苏、创面修复、并发症防治、营养支持和康复等各个环节,显著提高了危重烧伤救治成功率和救治质量。在本病例的创面处理中,主要使用了以下关键技术。

(1)异体皮的临床应用:使用新鲜异体头皮修复小儿大面积深度烧伤创面。异体头皮具有相对面积大、绝对面积小的特点,且亲属供皮主动性高。该患儿背部移植新鲜异体头皮成活良好,为后续移植自体皮赢得了宝贵的时间。

(2)感染创面的负压治疗:双下肢采用负压封闭引流技术促进肉芽组织生长。首次负压治疗时间控制在2~3天。使用带有冲洗管的负压材料,给予呋喃西林溶液间断冲洗,保持创面密封并维持有效负压引流。对于创面周围缺乏足够健康皮肤用于贴附负压贴膜的情况,使用"异种皮衬垫法"安置负压装置。

(3)创面换药新理念:创面换药遵循分区、分类、分时段的原则。分区换药,防止创面等待时间过长;分类换药,突出重点,提高效率,防止交叉感染。分时段换药,保障患者充分休息。通过控制消毒和冲洗液的温度,保障消毒和引流效果。

(孙天骏　申传安)

参 考 文 献

［1］　申传安.危重烧伤救治新技术体系［M］.北京：人民卫生出版社，2021.

［2］　CHUANAN SHEN，XINZHU LIU，BOHAN ZHANG，et al. An innovated elastic compression hemosta-sis technique for extremity excision in patients with extensive burns：A prospective clinical randomized controlled trial［J］. Surgery，2023，173(6)：1513-1517.

［3］　CHUANAN SHEN，HUPING DENG，TIANJUN SUN，et al. Use of Fresh Scalp Allografts From Living Relatives for Extensive Deep Burns in Children：A Clinical Study Over 7 Years［J］. J Burn Care Res 2021，42(2)：323-330.

［4］　申传安.浅谈严重烧伤后休克的防与治［J］.中华烧伤与创面修复杂志，2022，38(1)：9-12.

［5］　申传安.异体皮在烧伤外科的应用［J］.中华烧伤杂志，2019，35(4)：243-247.

［6］　蔡建华，申传安，庹晓晔，等.负压封闭引流技术在烧伤患儿颈部及躯干创面植皮术中的应用［J］.中华烧伤杂志，2017，33(1)：43-45.

第四章

电 击 伤

病例 13 腹部严重电击伤的治疗

【病历摘要】

患者,男,48岁,因"腹部高压电击伤2小时"入院。

1. 现病史 患者在工作中被10千伏高压电击伤腹部,伤后伴有一过性意识丧失,无大小便失禁,无抽搐。伤后约10分钟就诊于外院,因病情重,建议转入本院治疗。经急救车转运,伤后2小时就诊于本院急诊。急诊给予创面包扎和补液治疗,并办理入院。患者神志清楚,精神差,未进食水,未解大小便。

2. 既往史 既往体健,否认肝炎及传染病史,无食物及药物过敏史,无食物中毒史及特殊环境居住受伤史。

3. 入院查体 T 36.9 ℃,P 92次/分,R 26次/分,BP 157/103 mmHg。一般情况差,神志清楚,精神差,食欲差。尿管通畅,尿少,呈酱油色,未解大便。听诊心律齐,无杂音,呼吸音清,未闻及干湿啰音。电击伤创面位于左下腹部,局部软组织缺损、烧焦(图13-1)。腹部肌紧张,局部压痛及反跳痛,肠鸣音3次/分。

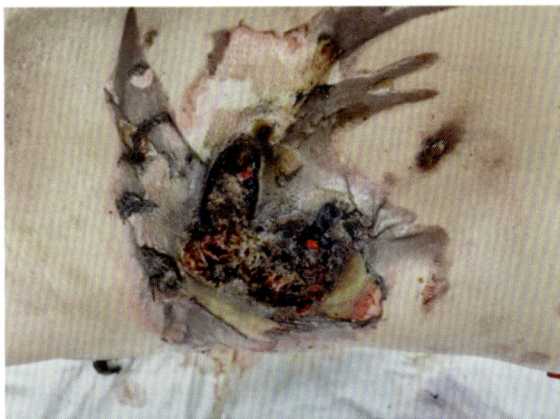

图 13-1 入院时创面情况

4. 辅助检查 白细胞30.27×10^9/L,红细胞5.83×10^{12}/L,血红蛋白182 g/L,红细胞压积50.7%,血小板375×10^9/L,中性粒细胞百分比85.3%,血钾4.01 mmol/L,血钠138 mmol/L,血氯100.1 mmol/L,肌酐91 μmol/L,肌酸激酶10 629 U/L,肌酸激酶同工酶144.8 U/L。腹部CT提示左下腹软组织局限性缺如,穿通腹腔;左侧腹直肌、腹外斜肌损伤;左下腹部软组织皮下积气。

5. 诊断 电击伤;腹部开放性损伤。

6. 治疗经过 患者入院后积极完善相关辅助检查及术前准备。2020 年 8 月 20 日,急诊行剖腹探查术＋腹壁坏死组织清创术。术中见腹壁创面缺损,部分腹直肌、腹外斜肌、腹内斜肌坏死且部分缺损。随即行剖腹探查,开腹见患者部分肠系膜裂伤,予以裂伤肠系膜缝合,并用大网膜覆盖腹壁缺损。局部采用残余腹直肌、腹外斜肌肌瓣加强腹壁,安装负压装置持续负压吸引创面,腹带加压包扎以加强腹壁强度,预防术后腹壁疝。2020 年 8 月 29 日,患者一般状况稳定后,择期行左侧背阔肌游离皮瓣修复创面。由于皮瓣为超大皮瓣,皮瓣蒂部带有肋间动脉,肋间动脉与胸背动脉和对侧腹壁下动脉吻合,形成皮瓣双供血系统,充分保证了巨大皮瓣的血运。供瓣区采用中厚皮片移植覆盖。术后皮瓣使用橡皮条引流,术后第 3 天拔除引流条,创面定期换药,术后第 14 天皮瓣拆线。见图 13-2～13-10。

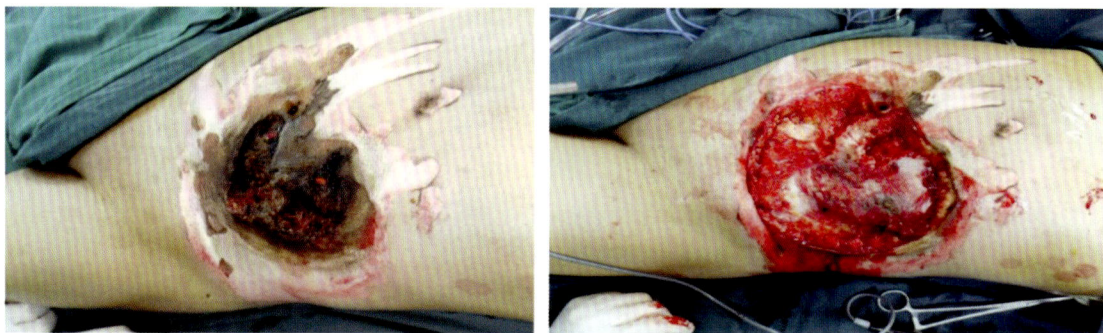

图 13-2 急诊手术腹壁清创前后

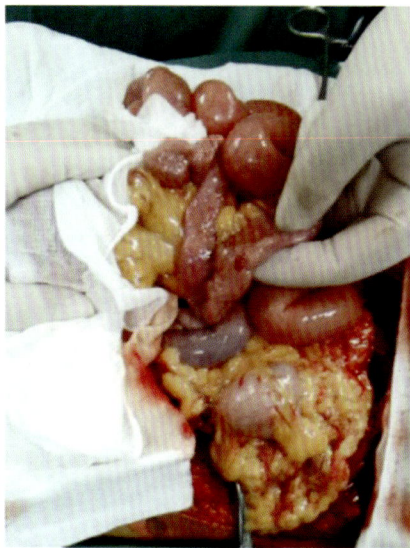

图 13-3 急诊剖腹探查部分肠系膜裂伤

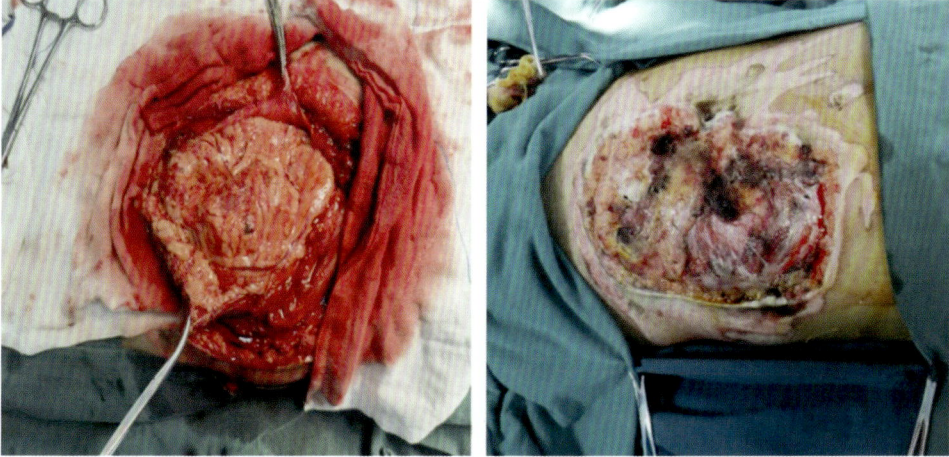

图 13-4　急诊手术剖腹探查后行腹壁加强

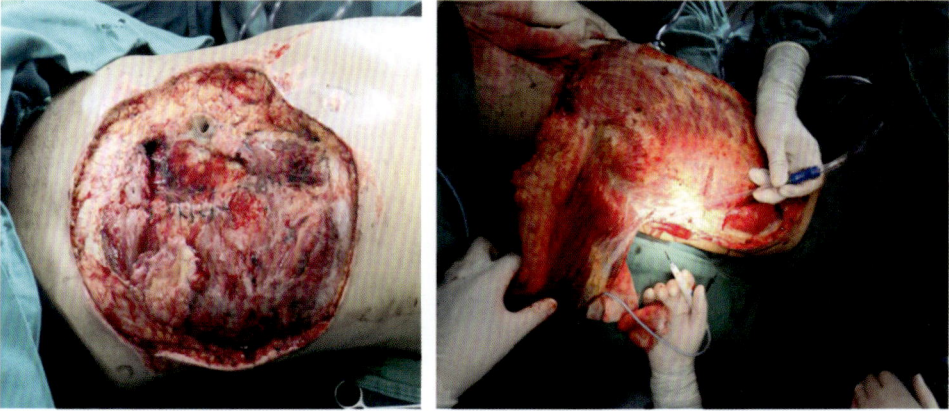

图 13-5　择期手术腹壁清创后及背阔肌肌皮瓣解剖游离

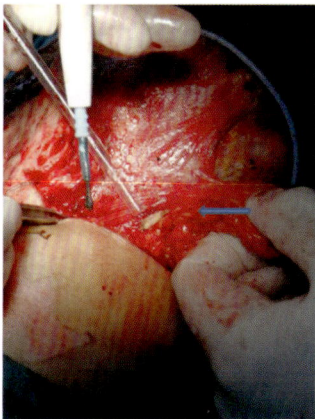

图 13-6　皮瓣蒂部带有肋间动脉　　图 13-7　解剖腹壁下动脉　　图 13-8　皮瓣旋转覆盖创面

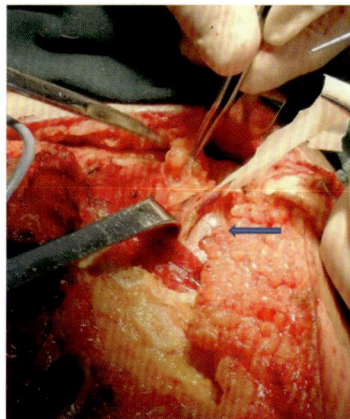

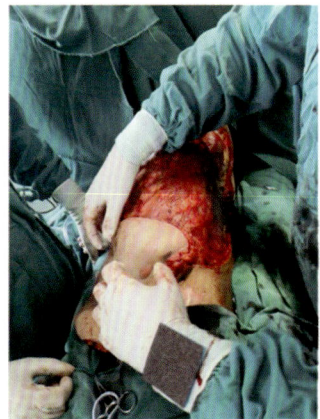

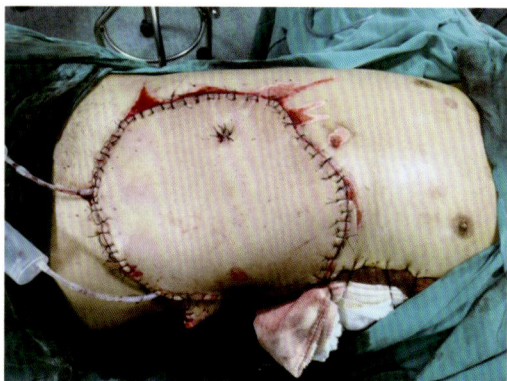

图 13-9　术毕创面情况

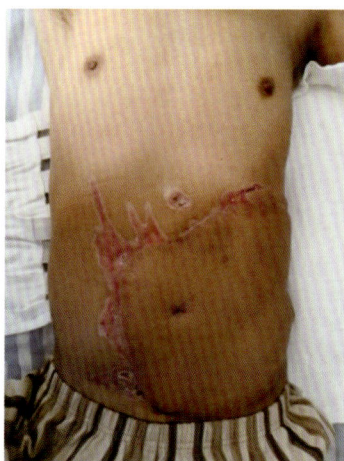

图 13-10　术后第 14 天拆线后创
面情况

【病例讨论与分析】

刨根问底——临床思维演练

△ 区别于普通烧伤,电击伤的特点有哪些?

△ 电击伤早期的救治方法有哪些?

△ 电击伤创面的处理原则有哪些?

△ 背阔肌肌皮瓣的优点有哪些?

医师 A:电击伤是指人体与电源直接接触后,电流进入人体导致组织损伤和功能障碍。临床上,电击伤不仅表现为电击部位的局部损伤,还可引起全身性损伤,尤其是心血管和中枢神经系统的损伤,严重时可导致心搏骤停。与普通烧伤不同,电击伤受伤体表一般都有入口和出口,入口多位于手、足或头部等直接接触高电压的部位,损伤往往比出口处严重。入口处皮肤常呈炭化,中心凹陷且坚韧,局部脱水、干燥,感觉麻木、温度低。由于人体组织间无严格的绝缘关系,电流通过人体的途径难以确定,出口和入口常常交替、混合。局部组织损伤严重,且由入口逐渐向内深入,呈"口小底大"的"喇叭口状"倒锥形。电流进入人体后转化为热能,可造成深层的肌腱、神经、血管、内脏、骨关节的严重损伤,甚至导致入口、出口处的皮肤完全烧伤。在软组织丰厚处,"口小底大"现象明显,肌肉坏死范围广泛。四肢电击伤时,由于血管和神经的电阻最小,常导致血管和神经损伤严重,特别是主要神经和大血管受损时,常导致肢体功能丧失或坏死。此外,严重电击伤后全身症状明显,电流通过头部可引起中枢神经系统损伤;电流通过胸部、腹部可导致心脏和腹腔内脏损伤。

医师 B:由于电击伤软组织损伤严重且范围广,早期救治与大面积烧伤患者相似,首先应给予抗休克治疗。伤后 48 小时内,大量血浆成分外渗及血细胞破坏,极易导致低血容量性休克。合并严重脏器损伤时,需多学科协作,在抗休克的同时进行相应脏器治疗。

医师 C:电击伤创面的首要处理原则是积极清除坏死组织。大量无活力的组织(尤其是肌肉),如保留过久,将发生液化、坏死、腐烂,导致感染及创面脓毒症,并持续释放肌红蛋白。严重电击伤患者应在循环稳定后尽早进行探查术。肢体探查应包括深部骨周围组织。早期判断肌肉活力较为困难,有时不可逆的损伤外观健康,而可能存活的肌肉却表现暗淡。只有外观正常、切割后有活动性出血、在电击或机械刺激下产生收缩的肌肉,才可认为具有活力。变性的肌腱、神经应尽可能保留。电击伤创面处理应尽量保留健康组织,并利用皮片或皮瓣修复创面,恢复功能。在处理肢体以外部位的电击伤创面时,应当慎重。早期胸壁扩创时,应避免损伤肋骨骨膜。切除坏死肋间肌及肋骨时,应避免造成开放性气胸。腹部或躯干背侧电击伤时,应严密观察有无内脏损伤,争取尽早手术闭合创面。

医师 D:背阔肌肌皮瓣是人体可供游离移植或带蒂移植范围最广、功能最多的皮瓣。该供区可制成移植的皮瓣、肌皮瓣、肌瓣、骨肌瓣、分叶肌皮瓣、复合肌皮瓣或复合骨肌瓣以及管状肌皮瓣等,是最常选用的移植皮瓣的供区。背阔肌肌皮瓣的优点包括:①皮瓣血管分布恒定;②供吻合的胸背动静脉外径在 1.5 mm 以上,移植皮瓣的血管蒂可长达 6~8 cm;③可供移植的皮肤面积大,范围为(8~23)cm×(20~40)cm。

【专家点评】

病例中关键点出现在哪里?

该病例为严重的高压电击伤,患者除电击伤外还合并腹腔脏器损伤,早期救治是抢救患者生命的关键。该患者在早期接受了抗休克治疗,补充足够的血容量,并根据血压变化及尿量调整补液速度,有效预防了肾衰竭的发生。入院 12 小时内,急诊手术联合普外科探查并修复腹腔内损伤,早期清创及术后应用抗生素,显著降低了腹腔内感染的发生率。术后,腹壁薄弱部位以局部损伤的腹直肌和腹外斜肌覆盖加强,结合负压吸引及腹带固定,充分预防了腹壁疝的发生,为后续创面修复奠定了基础。

后期创面修复的皮瓣选择是治疗的重点和难点。由于创面位于腹部,需要考虑腹壁疝的风险,且近 2/3 的腹壁缺损给供区的选择带来了很大挑战。可供选择的皮瓣通常包括股前外侧皮瓣、对侧腹壁下动脉皮瓣、腹股沟皮瓣、背阔肌肌皮瓣等。腹股沟皮瓣和腹壁下动脉皮瓣切取后会进一步增大腹部缺损,导致下腹部张力增大,影响愈合。同侧股前外侧皮瓣带蒂转移可修复部分创面,但腹部缺损面积较大,可能需要另一块皮瓣同时覆盖,增加了手术风险及难度。因此,最终选择背阔肌肌皮瓣进行覆盖。

　　本病例选择以肋间后动静脉及胸背动静脉双血供的背阔肌肌皮瓣覆盖修复创面。由于皮瓣面积大,设计之初就预留好胸背动静脉,为皮瓣外增压做好准备。通常,在腋中线与第9肋下、第10肋下、第11肋下交界处可以找到肋间后动脉的穿支血管,根据皮瓣位置及穿支大小选择合适的穿支作为血管蒂。本病例在皮瓣旋转覆盖创面后,吻合胸背动静脉与同侧腹壁下动静脉,为后期皮瓣的顺利成活奠定了基础。

(闫晓慧　段　鹏　孟艳斌)

病例 14　头颈等处严重电击伤的治疗

【病历摘要】

患者,男,51岁,因"接触10万伏高压电致全身多处烧伤伴疼痛5小时"入院。

1. **现病史**　患者5小时前不慎触碰坠落的10万伏高压电线,接触时间不详,导致颈部左侧及后侧、头枕部、左手、左大腿、背部电击伤。患者昏迷跌倒后脱离电线,数分钟后苏醒,被送往当地县医院就诊。当地医院予以开放静脉通道、保留导尿管后紧急转送本科,转送途中输入平衡液500 ml。伤后约5小时到达本科并收治入院。

2. **既往史**　无。

3. **入院查体**　T 36.9 ℃,R 19次/分,P 102次/分,BP 140/88 mmHg。神志清楚,痛苦貌,生命体征暂平稳。尿袋中尿液色清,未见酱油色尿。专科情况:创面分布于颈部左侧至后侧、头枕部、左手、左大腿及背部。颈部可见一电切样凹陷创面,由左耳延伸至颈部后侧,深约3 cm,创面炭化,左胸锁乳突肌炭化断裂严重,左耳郭部分炭化伴缺失,枕部创面炭化伴颅骨外露。左手创面主要位于示指掌指关节处,关节腔裸露,示指近节指骨及第二掌骨远端炭化坏死并裸露。左大腿创面位于股前下方,股四头肌部分裸露并断裂。背部为散在Ⅲ度焦痂创面。

4. **辅助检查**　白细胞 $15.3 \times 10^9/L$,中性粒细胞百分比 89.1%,血红蛋白 132 g/L,红细胞压积 39.0%,血小板 $133 \times 10^9/L$,肌酸激酶 9 205 U/L,肌酸激酶同工酶 136 U/L,肌酐 77.8 μmol/L,血钾 3.15 mmol/L,肌钙蛋白 0.62 ng/ml,尿液外观黄色清澈,尿比重 1.075,尿潜血(++),尿红细胞镜检(+)。

5. **诊断**　电击伤面积 5%,Ⅲ~Ⅳ度。

6. **治疗经过**　患者入院后,对创面进行简单清洗并包扎,适度增加补液量,积极抗休克治疗,同时碱化尿液以预防急性肾衰竭。急诊床旁颈部血管彩超显示血管内未见附壁血栓存在,但考虑患者颈部创面为电流入口,且创面深达颅骨,电流沿电阻较低的血管、神经走行,因此无法排除颈部血管损伤破裂出血的可能。故在床边备缝扎包和止血带,并加强病房巡视及护理。因伤后创面逐渐肿胀,注意保持呼吸道通畅,采用雾化吸入稀释痰液以便于咳出,避免大力咳嗽诱发颈部血管破裂出血。

鉴于颈部创面解剖复杂,存在随时出血且难以止血的风险,同时创面坏死组织较多,难以杜绝创面感染,故于入院后第3天患者行第1次手术(头颈部、左下肢、左手创面扩创术)。术前头颈部创面情况见图14-1。术中头颈部创面情况如下:左侧乳突尖部炭化坏死,予以保留;左耳后动静脉栓塞,予以结扎;左胸锁乳突肌近乳突处大部炭化坏死及左耳郭大部坏死,一并予以清除。头颈部创面扩创后,枕骨及左侧乳突骨质外露,左耳骨性耳道外露(图14-2)。头颈部创面以厚层凡士林覆盖并包扎处理。由于电击伤创面易发生继发性坏死,首次扩创术后定期换药,密切评估头颈部创面病情变化。首次扩创术后第 10 天,因创面坏死组织较多(图 14-3),再次行扩创术并辅以负压吸引处理。负压吸引期间不定期打开创面负压材料,评估创面基底有无继发性坏死组织形成及肉芽组织生长情况(图 14-4)。

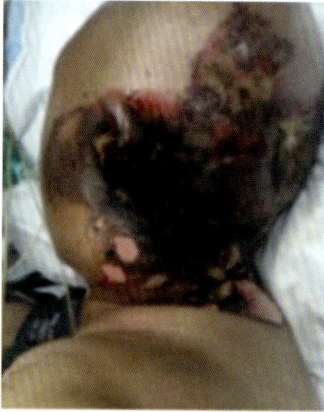

图 14-1 入院时头颈部电击伤创面情况

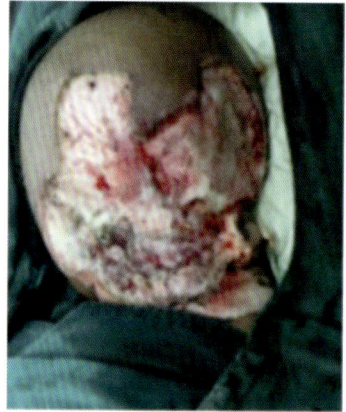

图 14-2 首次扩创术

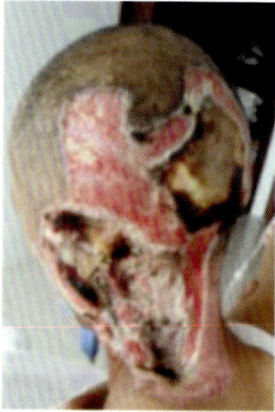

图 14-3 创面出现继发性坏死组织

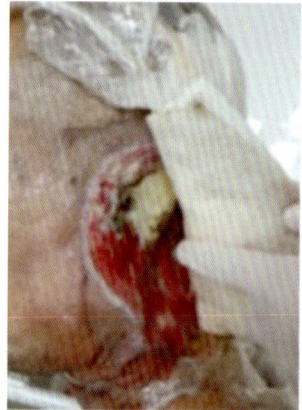

图 14-4 二次扩创后负压吸引,并不定期打开负压材料评估创面病情

患者伤后 1 个月余,头颈部创面已无继发性坏死组织形成,除了枕骨及左侧乳突部骨质外露以外,其余创面基底肉芽组织生长良好,呈细颗粒状,满足手术修复封闭创面的条件。考虑到患者背部存在电击伤创面,使背部供瓣区血供受到一定影响,而且若采用背部皮瓣旋转修复头部颅骨外露创面,因切取皮瓣范围较大,可能导致供瓣区损伤严重。此外,皮瓣长宽比例较大,可能导致皮瓣远端坏死,造成颅骨再次外露。因此,决定采用头颈部局部邻近筋膜皮瓣转移修复颅骨外露创面,供瓣区及头颈部肉芽组织创面采用脱细胞异体真皮支架联合自体皮移植修复(图 14-5)。具体皮瓣设计如下:在右侧额颞部设计一大小约 7 cm×9 cm 的筋膜皮瓣,蒂部位

于右侧颞部，保留右侧颞动脉，旋转覆盖枕骨裸露创面；在左侧额颞部设计一大小约 5 cm×7 cm 的筋膜皮瓣，蒂部位于左侧颞部，旋转覆盖左侧乳突外露创面。两处皮瓣均于帽状腱膜层下切取。术后 2 周打开植皮创面打包物，见移植皮片成活佳，皮瓣亦成活良好（图 14-6）。

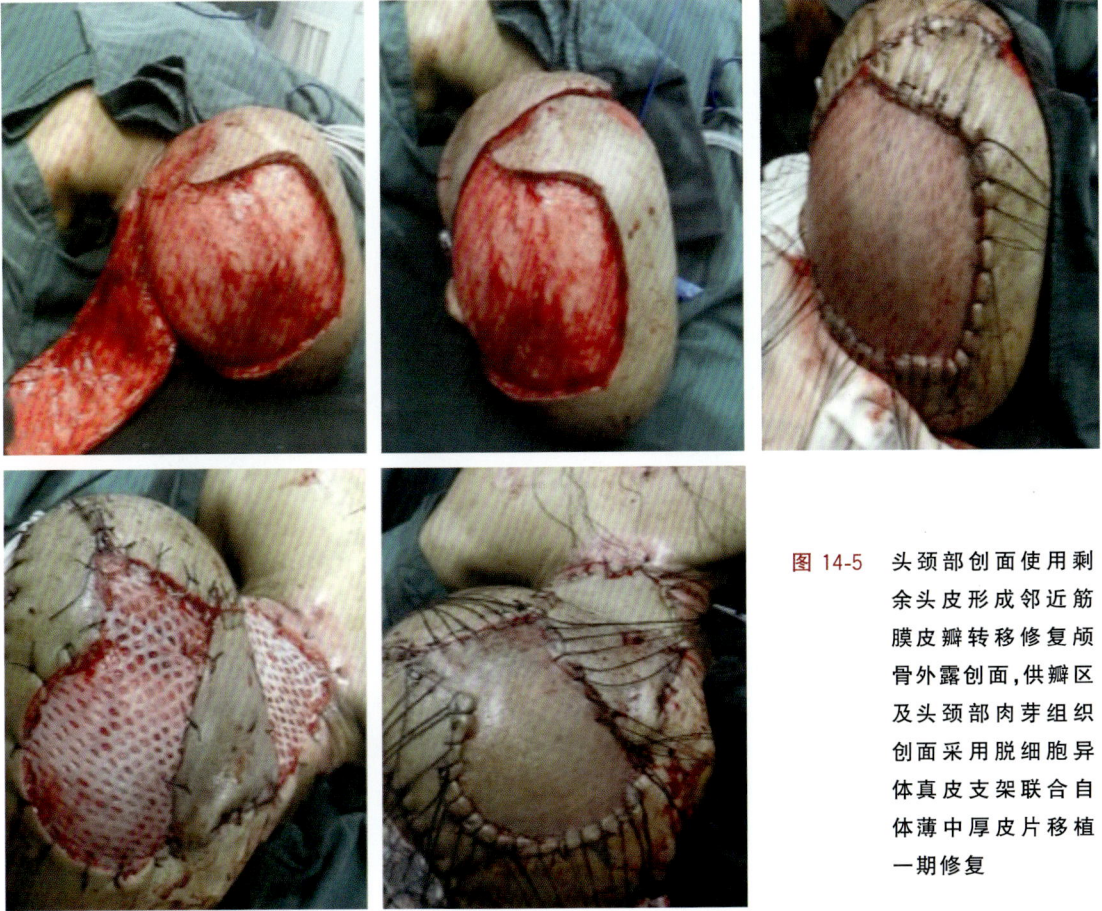

图 14-5　头颈部创面使用剩余头皮形成邻近筋膜皮瓣转移修复颅骨外露创面，供瓣区及头颈部肉芽组织创面采用脱细胞异体真皮支架联合自体薄中厚皮片移植一期修复

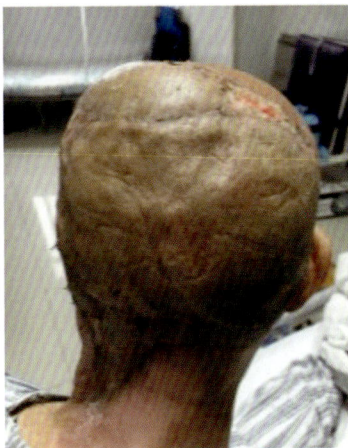

图 14-6　皮瓣及移植皮片成活良好

术后 2 年随访,见头部皮瓣及移植皮片成活良好,外观饱满,无畸形,头部形状保存良好。颈部植皮创面瘢痕形成轻微,无明显增生性瘢痕,颈部活动功能保存良好(图 14-7,14-8)。

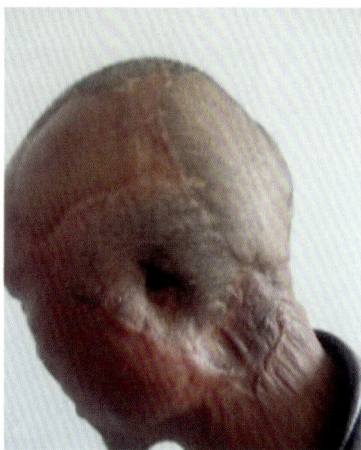

图 14-7 头部外形良好,皮瓣及移植皮片无破溃,颈部移植皮片瘢痕柔软

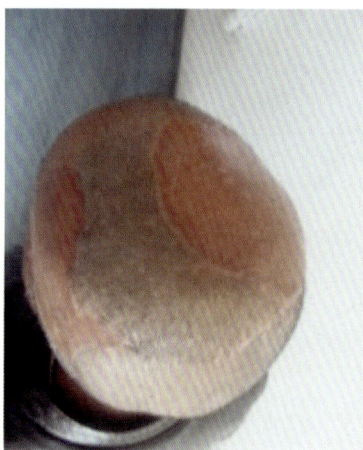

图 14-8 左耳郭缺失,外耳道保留,可行外耳郭重建术

【病例讨论与分析】

刨根问底——临床思维演练

△ 电击伤的临床特点有哪些?

△ 头颈部电击伤患者早期救治注意事项有哪些?

△ 头颈部电击伤创面以往修复方式有哪些?

△ 脱细胞异体真皮的使用有哪些优点?

医师 A: 电击伤是由电流直接通过人体,电能转变为热能,使组织直接受热导致的损伤。高压电击伤后,不仅可造成皮肤凝固性坏死或炭化,而且深部组织往往也损伤严重。临床上,电击伤常表现为"口小、底大、外浅、内深"的特点。电击伤一般以四肢直接接触为多见,但此病例电流入口位于头颈部,且导致的损伤非常严重,较为罕见,这是本病例的特点之一,同时也是治疗难点。

医师 B: 对于电击伤创面,扩创越早越好,但根据电击伤创面病情动态变化及继发性坏死组织反复形成的特点,一般在伤后第 3 天行扩创手术。由于 1 次手术难以彻底扩创,需根据创面情况反复扩创,以达到创面清洁的目的。

头颈部解剖关系复杂,此处存在较多重要的血管神经走行,一旦接触电流,电流就会沿电阻较低的血管和神经传导,导致损伤,使原本解剖关系复杂的部位更加难以清创。四肢电击伤创面血管破裂出血可使用止血带暂时止血,以赢得抢救时机;但头颈部电击伤创面大,血管破裂出血难以止血,且此处距离心脏较近、血压较高,短时间内即可导致大量失血,常引发失血性休克甚至死亡。因此,本科室在患者入院后,考虑到患者存在颈部大血管损伤的可能性,紧急行床旁血管彩超探查以排除危急情况。患者在适度增加补液量、积极抗休克治疗的同时,需注意保持呼吸道通畅,并采用雾化吸入稀释痰液,以免因痰液黏稠、费力咳痰而诱发血管破裂出血。头颈部距离大血管较近的创面,首次扩创后存在大血管继发性破裂大出血的风险,因此首次扩创后创面采用厚层凡士林覆盖并包扎处理,以避免负压吸引导致血管破裂大出血。

医师 C:头颈部电击伤颅骨外露的修复方法较多,可采用背阔肌肌皮瓣、游离大网膜联合皮片移植、游离皮瓣移植等方法修复,或在残余头皮下埋入扩张器扩张头皮后修复颅骨外露创面。也有报道采用头皮邻近皮瓣转移覆盖颅骨外露创面。颈部创面则根据创面的具体位置和面积,采用不同的肌皮瓣修复:颈前区创面可使用背阔肌或胸大肌肌皮瓣修复;颌、颈后、颈外侧区创面可使用背阔肌及斜方肌肌皮瓣修复;多个颈部创面或巨大缺损则需采用肌皮瓣联合植皮的方式修复。

医师 D:脱细胞异体真皮是一种经过特殊处理的生物材料,其完整保留了细胞外基质的形态、结构和成分。脱细胞异体真皮植入宿主机体后,其吸收率低、再生能力强、力学性能优良,且组织相容性优,无排斥反应,可联合自体薄皮片复合移植修复创面。

【专家点评】

病例中关键点出现在哪里?

头颈部大面积电击伤伴颅骨外露创面,在修复创面时不仅需要选择合适的修复方式及考虑外观、功能的修复,还需要选择对患者损伤最小的手术方式来修复创面。此患者头颈部存在创面,且头部枕骨及左侧骨性耳道周边颞骨外露,跨度较大,若单独使用背部皮瓣局部转移难以全部覆盖外露颅骨,可能导致手术效果不理想甚至失败。此外,患者背部存在电击伤创面,供瓣区血供受到扰乱,难以采用背部皮瓣修复头部甚至颈部电击伤创面。考虑到患者两侧颞动脉附近无电击伤创面,可采用以颞动脉为蒂的头皮皮瓣修复枕骨及左侧颞骨外露创面,避免使用背部皮瓣转移修复头枕部及颈部创面时出现的皮瓣臃肿现象及二次皮瓣修整。颈部创面清创负压吸引后,基底肉芽组织已形成,满足植皮条件,采用脱细胞异体真皮联合自体皮片的复合植皮方式修复。植皮区外形美观,无明显瘢痕形成,未出现斜颈、颌颈粘连等畸形,颈部活动良好,功能恢复满意,颈部复合植皮达到了皮瓣修复的效果。

（王　帅　吕大伦）

病例 15　电击伤合并心包外露多脏器损害的治疗

【病历摘要】

患者,男,61岁,因"全身多处电击伤合并心包外露多脏器损害2小时"于2016年4月2日08:50入院。

1. 现病史　患者因触及300千伏高压电线致伤,20分钟后被家人发现,2小时后由急救车送至本科。患者处于昏迷状态,未进食水,无大小便。

2. 既往史　既往无特殊病史。

3. 入院查体　T 36.0 ℃,P 62次/分,R 27次/分,BP 197/148 mmHg。昏迷,酱油色尿20 ml。瞳孔直径2 mm,等大等圆,光反射迟钝。烧伤创面分布于双上肢和胸部,面积为15%。其中,心前区创面致胸腔开放,部分心包和肺组织外露,外露肺组织坏死,第5肋骨炭化。双手和双前臂炭化,外露骨质干燥,左肘关节焦痂覆盖,关节开放,屈曲位,右上臂除肩关节附近5 cm左右为正常皮肤外,其他均为皮革样,肌肉呈熟肉样(图15-1)。

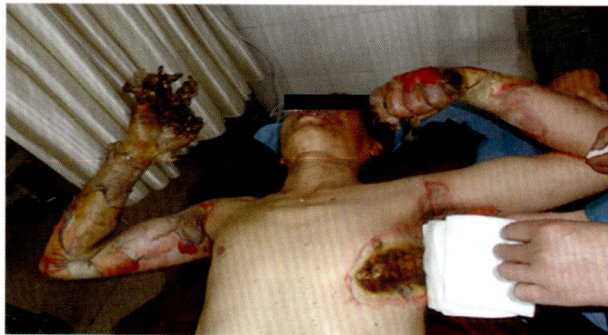

图 15-1　入院时情况:烧伤创面分布于双上肢和胸部,面积为15%

4. 辅助检查　氧分压51 mmHg,二氧化碳分压57 mmHg,pH 7.28、血乳酸5.6 mmol/L,碳酸氢盐浓度36.1 mmol/L,肌钙蛋白>50 ng/L,肌酸激酶34 780 U/L,肌酸激酶同工酶594 U/L,肌红蛋白1 030 ng/L。胸部CT提示左肺斑片和条索状密度增高影,边缘欠清,密度不均匀,胸腔内弧形积气影,胸壁和肋间隙内气体影,第5肋骨断裂。

5. 诊断　电击伤面积15%,Ⅲ~Ⅳ度,双上肢和躯干;心包外露;多脏器功能损害;左肺坏死(下叶);左肺挫裂伤;左侧开放性气胸;呼吸衰竭(Ⅱ型);左侧第5肋骨部分缺失。

6. 治疗经过　急诊给予气管插管,镇静状态下呼吸机辅助通气(A/C),呼气末正压设置为 8～12 cmH$_2$O。硝普钠微量泵持续泵入,控制收缩压 140～150 mmHg、舒张压 80～90 mmHg。快速静脉补液,碳酸氢钠碱化尿液,尿量维持在 100 ml/h 以上。入院后 2 小时,行双上肢充分切开减张术,胸壁缺损处予以简单清创,并给予负压封闭引流。2016 年 4 月 5 日(伤后第 3 天),行左侧第 5 肋骨切除术＋左侧肺段切除术＋胸壁扩创负压封闭引流术(图 15-2)＋右侧上肢探查截肢负压封闭引流术。术中见左肺舌段电击伤后坏死,利用直线型切割缝合器予以切除。左侧胸壁切痂缺损创面用负压材料覆盖,给予生理盐水 1 000 ml/d 持续冲洗和负压封闭引流,负压值控制在 0.01～0.02 MPa。2016 年 4 月 7 日(伤后第 5 天),将气管插管改为气管切开,并行左上臂中段截肢。2016 年 4 月 11 日(伤后第 9 天),行左侧胸部扩创背阔肌肌皮瓣转移＋供瓣区植皮术(图 15-3),术中见背阔肌蒂部 1/3 肌肉和皮肤坏死,先用显微技术仔细分离,清除坏死肌肉,用手触及胸背动脉,确认该血管通畅完好。游离背阔肌肌皮瓣(范围 30 cm×16 cm),在左侧第 7 肋间腋中线继续留置引流管,给予生理盐水(1 000 ml/d)封闭式冲洗和引流。2016 年 4 月 21 日(术后第 10 天,伤后第 19 天),虽然皮瓣成活,但患者出现高热(39 ℃),胸部 CT 提示双肺感染及胸腔积液(图 15-4),予以氟康唑注射液(大扶康)0.2 g,静脉滴注,q12h。2016 年 4 月 24 日(伤后第 22 天),因无真菌感染而撤机。2016 年 4 月 27 日,停氟康唑注射液。2016 年 5 月 2 日,患者再次出现心率增快、血压上升、寒战、高热(39 ℃以上),双肺呼吸音弱,闻及干湿啰音,胸腔引流出脓性液体,生理盐水增加至 1 500 ml/d,持续胸腔冲洗和引流,并行胸腔引流液细菌学检查。经验性静脉滴注头孢哌酮钠舒巴坦钠 3 g,q8h,持续使用氟康唑注射液。3 天后胸腔和支气管灌洗液细菌学检查提示铜绿假单胞菌阳性,头孢哌酮钠舒巴坦钠敏感,抗生素应用依据充分。2016 年 5 月 8 日(伤后第 36 天),体温转为正常,精神好。2016 年 5 月 11 日(伤后第 39 天),停用氟康唑注射液,保留头孢哌酮钠舒巴坦钠。第 2 天再次出现呓语,精神症状加重,并伴高热(图 15-5a),考虑真菌感染。2016 年 5 月 13 日,再次使用氟康唑注射液,用法同上。1 天后体温趋于稳定(图 15-5b),精神症状明显减轻,停用头孢哌酮钠舒巴坦钠。2016 年 5 月 18 日(伤后第 46 天),肺部 CT 提示病变基本消退(图 15-6),体温正常,精神症状消退,停用氟康唑注射液,氟康唑注射液共用 25 天。

7. 治疗结果、随访及转归　2016 年 6 月 21 日创面痊愈,2016 年 6 月 28 日步行出院。2016 年 9 月 30 日(伤后半年)复诊:P 80 次/分,律齐,R 18 次/分,精神状态良好,心前区皮瓣覆盖完好,行走正常(图 15-7)。2021 年 10 月 18 日(伤后 5 年),皮瓣覆盖良好,自由行走(图15-8)。

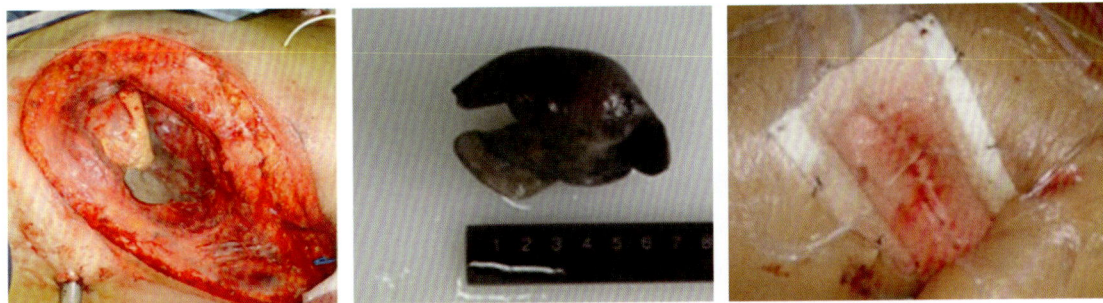

图 15-2　胸壁缺损处予以简单清创、左侧第 5 肋骨切除术、左侧肺段切除术、胸壁扩创负压封闭引流术

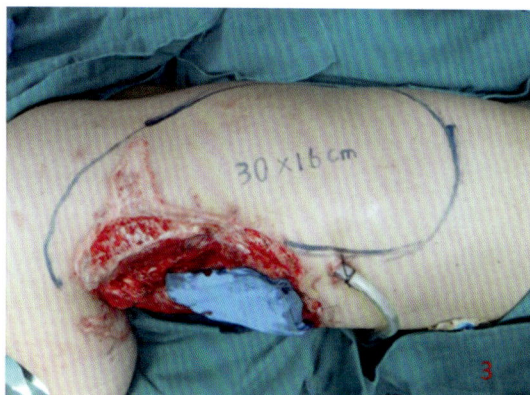

图 15-3　左侧胸部扩创背阔肌肌皮瓣转移＋供瓣区植皮术，在左侧第 7 肋间腋中线继续留置引流管

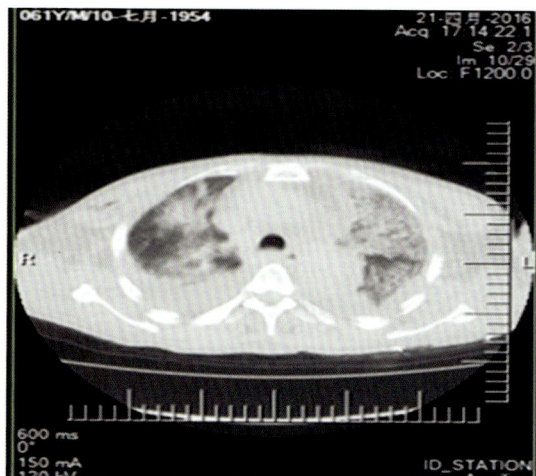

图 15-4　胸部 CT 提示双肺感染及胸腔积液，伴高热

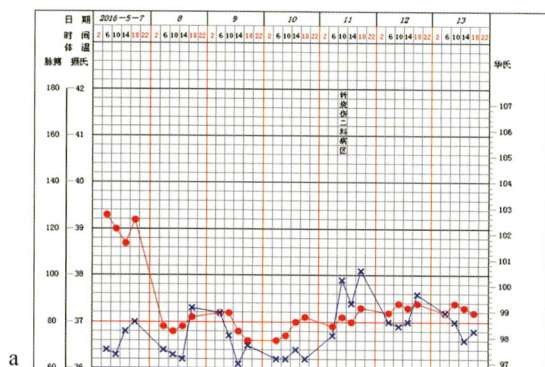

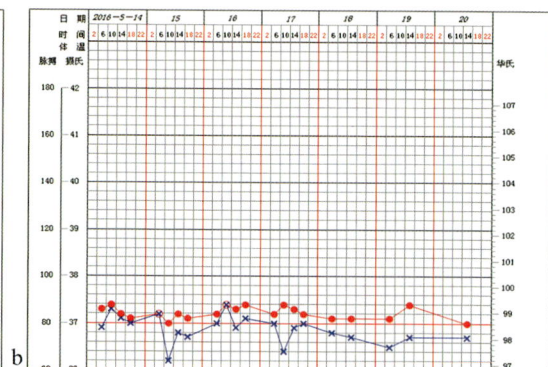

图 15-5　患者伤后体温动态变化波形图

a. 2016 年 5 月 11 日，停用氟康唑注射液，保留头孢哌酮钠舒巴坦钠，之后出现呓语，精神症状明显，加之高热，考虑真菌感染；b. 2016 年 5 月 13 日，再次使用氟康唑注射液，用法同上，停用头孢哌酮钠舒巴坦钠

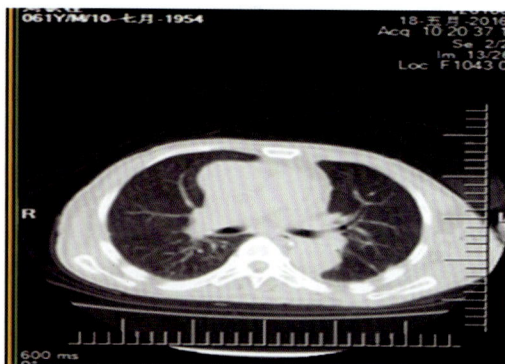

图 15-6　肺部 CT 提示病变基本消退

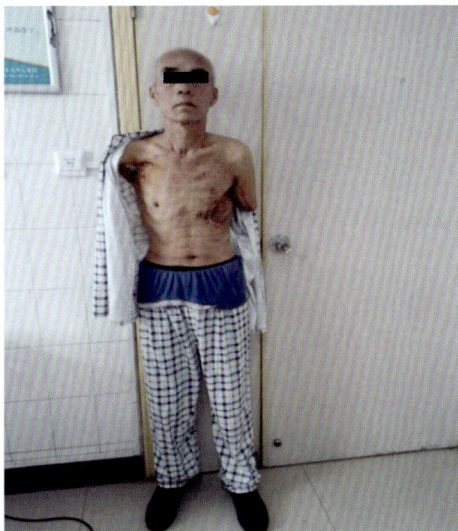

图 15-7　2016 年 9 月 30 日 (伤后半年),生命体征稳定,精神好,心前区皮瓣覆盖完好,行走正常

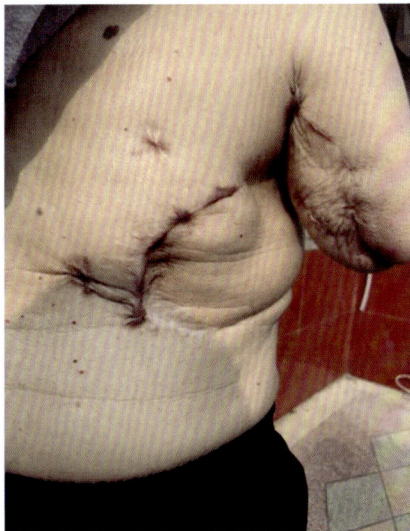

图 15-8　2021 年 10 月 18 日 (伤后 5 年),自由行走,生存良好

【病例讨论与分析】

刨根问底——临床思维演练

△ 电击伤的危害有哪些?

△ 电击伤胸壁穿透伤的病理变化和临床表现有哪些,早期应如何进行复苏和创面处理?

△ 电击伤胸壁穿透伤的治疗,是否包括全身和创面等综合处置?

医师 A:高压电可造成人体血管、神经、肌肉、皮肤及骨骼等组织的广泛损伤,导致全身内脏器官出现病理改变。前胸壁缺损根据组织缺损程度可分为全层缺损和部分缺损。全层缺损病例基本都会合并气胸,往往引起纵隔摆动、反常呼吸、胸腔感染等病理改变,在短时间内可危及生命。对此,应尽可能采用皮瓣进行修复;若暂时无法用皮瓣覆盖,可行负压封闭引流,以防体腔感染。电击伤后容易发生肾功能损害,充足的液体复苏、碱化尿液和使用利尿剂对防治伤后早期肾衰竭至关重要。本病例早期在充分镇静下,给予呼吸机辅助通气,维持生命体征相对稳定;同时给予充分补液以碱化尿液,双上肢切开减张,果断截肢,尽早去除坏死组织封闭创面,纠正呼吸衰竭,未发生肾衰竭,为进一步治疗提供了良好的基础。胸部洞穿处予以负压封闭引流,将开放改为闭合,避免了纵隔摆动。在应用负压封闭引流的同时放置胸腔引流管,自引流管持续注入大量生理盐水冲洗胸腔,防止闭合腔内部发生感染。

医师 B:人体是一个电流导体,电流通过时可引起多种生理效应导致损伤。电击伤不仅包括电流通过人体引起的烧伤,还存在需要外科处理的烧伤创面。洞穿缺损周围存在广泛的坏死组织,容易发生感染,修复非常困难。覆盖胸部缺损的软组织应血供丰富,有一定的厚度和面积,能够无张力缝合。背阔肌肌皮瓣因可切取范围大、组织量较多、旋转幅度大、肌肉血液供应丰富、可增强局部抗感染能力,常作为修复胸部缺损的首选,但也应遵循宁简勿繁、宁同侧不对侧的原则。该病例虽然背阔肌蒂部 1/3 肌肉坏死,但经过仔细分离,清除坏死肌肉,确认血管通畅完好,随后游离背阔肌肌皮瓣(范围 30 cm×16 cm),与文献报道的切取范围(35 cm×15 cm)类似。

医师 C:胸壁重建的主要目的是恢复胸壁完整性,维持正常呼吸功能,覆盖重要结构,消除坏死腔。早期使用负压材料临时闭合胸腔,并及时使用同侧背阔肌肌皮瓣有效覆盖,以达到软组织覆盖重建胸壁的目的。若能进行人工骨或修复骨架重建胸壁结构会更完善,但目前患者无骨性或假体重建胸壁的意愿,尚无法进行骨性重建。

【专家点评】

病例中关键点出现在哪里?

　　该患者的成功救治,是胸外科和烧伤创面修复科共同协作治疗的结果。通过改善患者的循环和呼吸功能、有效的液体复苏、抗感染治疗、保护脏器、闭合胸腔等综合治疗措施,避免了"过山车"式的病情波动,促进了患者的康复。不足之处在于,后期还需进行人工肋骨、修复骨架等重建胸壁结构的手术。总之,呼吸机治疗、有效封闭创面、负压封闭引流结合大量生理盐水冲洗等技术,在胸腔开放性创面的救治中具有十分重要的地位,这为今后开展相关手术提供了良好的借鉴和参考价值。

（孟进松　肖　荣　王楠楠　闫甜甜　张　倩　尚新志　王　超　赵　伟　林国安）

参 考 文 献

[1] CHAWLA G,DUTT N,RAMNIW AS,et al. A rare case of ncurogenic pulmonary edema following high-voltage electrical injury[J]. Indian J Crit Care Med,2019,23(8):384-386.

[2] SUN Y,WANG X. Full thickness chest wall defection and lung injury by electrical bur a 5-years-old child reconstruction case[J]. Asian J Surg,2019,42(2):474-476.

[3] 沈余明.高压电烧伤创面修复与功能重建[J].中华烧伤杂志,2018,34(5):257-262.

[4] 张丕红.加强规范化诊治改善电烧伤预后[J].中华烧伤杂志,2019,35(11):772-775.

[5] 张丕红,黄晓元,黄跃生.深度电烧伤创面早期修复专家共识[J].中华烧伤杂志,2020,36(10):865-870.

[6] 文一臻,张丕红,任利成.136 例上肢电烧伤患者的临床特征及修复效果[J].中华烧伤杂志,2019,35(11):784-789.

病例 16　糖尿病患者多处电击伤的皮瓣修复

【病历摘要】

患者，男，56 岁，因"接触 10 千伏高压电致左手、双足处烧伤"入院。

1. 现病史　2021 年 3 月 12 日，患者受伤后立即脱离电源，无意识不清，随后由急救车送往附近医院，行补液、抗感染等急救措施，具体情况不详。为进一步救治，患者伤后 5 小时转入本院。入院后行左手、双足、胸部 X 线检查，行床旁 B 超、心电图检查。经骨科、心血管内科等多学科会诊、协作处置后，患者生命体征稳定。

2. 既往史　糖尿病病史 10 余年，因常年外出打工，未予以重视，自行口服降糖药物，效果不佳。吸烟 30 余年，1～2 包/天。饮酒 30 余年，150～250 ml/d。高血压病史 5 余年，未予以重视。

3. 入院查体　T 36.7 ℃，P 100 次/分，R 30 次/分，BP 139/90 mmHg。心律齐，无杂音，呼吸音粗，未闻及干湿啰音；腹软，无压痛、反跳痛，肠鸣音 3 次/分。患者生命体征平稳，神志清楚，对答切题，精神食欲差，面色潮红，尿管通畅，未解大便。专科情况：患者烧伤面积约为 6%，创面主要分布于左上肢，双下肢多为Ⅲ度烧伤；左上肢、双下肢多为焦痂样改变，呈毁损性烧伤；可见部分指、趾骨裸露且出现干性坏死，躯干、肢体烧伤较浅，创面渗出、疼痛明显。

4. 辅助检查　白细胞 13.39×10⁹/L，血红蛋白 84 g/L，血小板 280×10⁹/L，红细胞压积 27.6%，中性粒细胞百分比 91.6%，D-二聚体 30 780 ng/ml，血钾 3.2 mmol/L，血钠 134 mmol/L，血氯 94.0 mmol/L，胆碱酯酶 3 123 U/L，谷丙转氨酶 100 U/L，谷草转氨酶 420 U/L，总蛋白 52.4 g/L，白蛋白 34.4 g/L，肌酸激酶 2240 U/L，肌酸激酶同工酶 316 U/L。当日创面渗液涂片未见明显细菌。心电图提示轻度心肌缺血。左手、双足、胸部 X 线及彩超均未见明显异常。

5. 诊断　Ⅲ度烧伤（左上肢、双足约 6%）；Ⅱ度烧伤（躯干、四肢约 6%）；电击伤；电解质紊乱，低钾、低钠、低氯血症；低蛋白血症。

6. 治疗经过　给予多学科会诊、预防感染、创面准备、修复重建等治疗。

通过多学科协作（骨科、心血管内科），实现生命体征的稳定。静脉滴注头孢哌酮钠舒巴坦钠（3.0 g/次，q8h）进行抗感染治疗。留取创面渗液进行培养，并监测创面菌群的变化。术前进行皮肤抑菌剂的冲洗。在积极手术清创、扩创的同时，确保无较大出血的风险，适时分步骤、分阶段进行 4 次毁损创面皮瓣修复术。其中，2 次使用游离皮瓣修复左上肢创面及左足骨外露创面，2 次使用局部皮瓣修复右足骨外露创面。

具体治疗方案如下。①皮瓣修复第 1 阶段：左上肢第 1 次清创减张、双足第 1 次清创、右足第 2、3 次清创。②皮瓣修复第 2 阶段：左上肢残端股前外侧皮瓣修复、左足骨外露股前外侧皮瓣修复、右足骨外露残端踝上穿支皮瓣修复。③皮瓣修复第 3 阶段：双足游离及带蒂穿支皮瓣同时出现危象,予以紧急血管探查并局部减张治疗,密切观察 3 天后血管危象逐渐解除。左上肢残端股前外侧游离皮瓣修复 3 天后出现皮瓣远端瘀斑,解剖时穿支血管靠近上极,考虑远端血供不足,1 个月后予以远端坏死皮瓣背阔肌肌皮瓣修复术。④皮瓣修复第 4 阶段:术后患者护理及功能锻炼。见图 16-1～16-3。

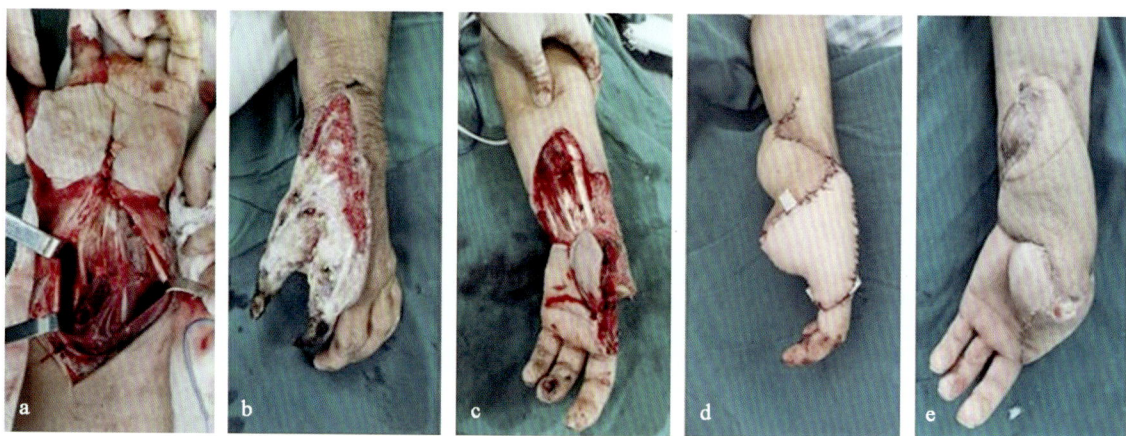

图 16-1　患者左手术前及术后情况

a. 术前第 1 次清创、减张;b. 术前第 2 次清创;c. 左手截除失去功能的拇指和示指;d. 第 2 次皮瓣修复术;e. 第 2 次皮瓣修复术后 1 个月

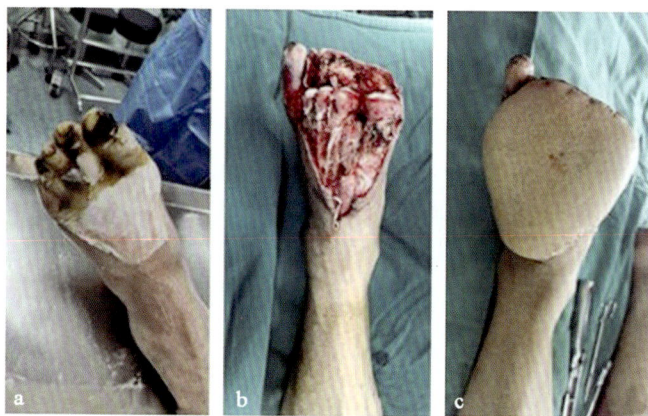

图 16-2　患者左足术前及术后情况

a. 术前清创;b. 清创后去除无活力软组织;c. 予以紧急血管探查并局部减张治疗,3 天后血管危象逐渐减除

给予左手、双足术前清创及扩创后,分步骤、分阶段进行毁损创面皮瓣修复术。左上肢残端股前外侧游离皮瓣修复 3 天后出现皮瓣远端瘀斑,呈血供不良状态。术后第 30 天,行远端坏死皮瓣背阔肌肌皮瓣修复术。左足骨外露股前外侧皮瓣修复术、右足骨外露残端踝上穿支皮瓣修复术后第 2 天,患者双足皮瓣均出现严重肿胀、淤血情况,遂予以双足紧急血管探查并局部减张治疗,密切观察 3 天后血管危象逐渐解除。

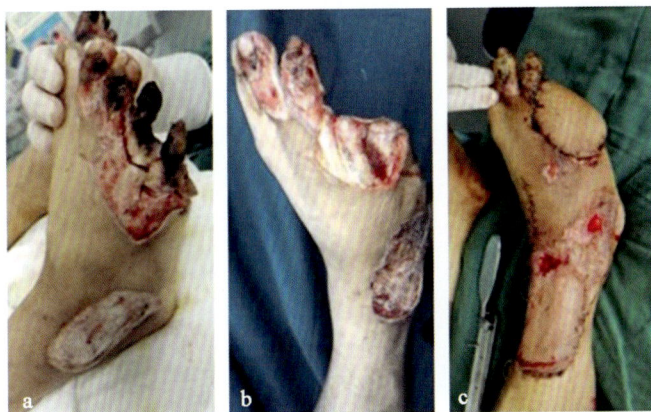

图 16-3　患者右足术前及术后情况

a. 术前第 2 次清创；b. 右足截除失去功能的第 4 趾和第 5
趾；c. 紧急血管探查并局部减张治疗 3 天后，血管危象逐渐减除

7. 治疗结果、随访及转归　患者伤后第 76 天出院，3 处创面皮瓣全部愈合，患者可自行穿衣、独立行走。本病例强调了电击伤后多学科协作诊疗的必要性。皮瓣移植围手术期的医护协作是手术成功的保障。在皮瓣修复术后密切观察患处的血供，积极预判可能出现的不良反应，主动做好局部减压或二次手术的准备，是皮瓣修复成功的关键。

【病例讨论与分析】

刨根问底——临床思维演练

△ 电击伤的定义是什么？
△ 电击伤损伤程度的相关因素有哪些？
△ 电击伤后复杂软组织缺损的修复思路有哪些？
△ 如何有效提高游离皮瓣修复的成活率？
△ 多学科协作诊疗模式在皮瓣修复中扮演的角色是什么？
△ 糖尿病患者游离皮瓣修复的选择及注意事项有哪些？

医师 A： 电击伤是指人体与电源直接接触后，电流进入人体导致组织损伤和功能障碍。人体受到电击后，常出现运动系统、心血管系统或中枢神经系统损伤。电击可对人体造成不可逆损伤，其损伤程度与电流的性质、强度、电流经过人体的途径以及触电时人体所处的状态有关。人体组织具有电阻，电流经过时产生的热量使组织出现烧伤、溶解等现象。电击伤往往累及皮肤、皮下组织、肌肉、神经血管，肢体组织毁损严重，截肢率、致残率很高，大部分需行皮瓣转移修复手术治疗。我们报道这例因电击伤致身体 3 处组织发生毁损性改变，并行 4 次皮瓣移植修复的病例，旨在提高临床医师对皮瓣修复时机的把握能力及对皮瓣成活与否的预判能力，并强调皮瓣修复围手术期护理工作的重要性。

医师 B：电击可对人体造成不可逆损伤，其损伤程度与电流的性质、强度、经过人体的途径以及触电时人体所处的状态有关。该患者电击伤属于复杂软组织缺损，除广泛软组织群外，常伴有深部组织如神经、血管、肌肉、骨关节，甚至器官的损伤与缺损，是一种立体性复合组织缺损，修复与重建难度极大。肢体复杂软组织缺损比较常见，包括上肢和下肢。

医师 C：在临床中，复杂软组织缺损的修复需要综合考虑供区、受区、术者、患者等多方面因素，针对每例患者进行个性化修复，修复时尽量采用能获得最佳修复效果而供区损伤最小的方法。其中，手、足的软组织缺损应及时采用血运丰富的组织瓣进行移植，特别是游离皮瓣、肌皮瓣。拇指作为唯一能与其他四指做对捏的手指，其功能占全手功能的 40% 以上，拇指Ⅲ度或Ⅲ度以上的缺损，将使其丧失 60%～90% 的功能，失去手部功能的 24%～36%。手指缺损的修复重点是拇指，因此需尽可能在缺损后再造一个外形逼真、功能良好的拇指。足部软组织缺损应首先保证患肢的血供可靠，尽可能修复创面断裂的神经，修复时可以选择携带肌肉的皮瓣，从而更好地修复踝足部的行走、负重等功能。

医师 D：游离或带蒂皮瓣移植的围手术期护理可以提升局部移植成功率，提高皮瓣存活率，同时缩短住院时间、降低并发症发生率。游离皮瓣所携带的血管、神经与皮下脂肪能够使部分组织和原有的血液供应体之间相连，但其缺点是易发生血管危象，造成游离皮瓣的坏死，影响皮瓣存活率。血管危象一般发生在术后 72 小时内，术后 24 小时内尤其多见，严重的血管危象可以通过手术探查进行减压治疗。当出现动脉危象时，在松解敷料和加强保暖的同时，还可酌情给予镇痛药、盐酸罂粟碱、低分子右旋糖酐等；当出现静脉危象时，可使用解痉抗凝药，辅以小切口放血从而改善血液回流，必要时予以拆线解除皮下血肿。围手术期的护理包括供受区血管的保护、禁烟以及患者的心理关怀。在病房内，提高室内温度或在患处给予鹅颈灯持续照射均可以提高皮瓣的修复与融合。

医师 E：多学科协作诊疗模式是目前国际医学领域积极倡导的先进医学诊疗模式。患者来院时心电图、心肌酶明显异常。考虑到电击损伤心肌，不排除心肌梗死或心功能不全随时进一步加重的可能。立即行心血管内科会诊，给予 24 小时动态心电监护，联合骨科、麻醉科、综合内科进行会诊讨论，调整应用抗生素、血管活性药物，积极改善患者疼痛等不适症状，第一时间保证了患者生命体征的平稳。

医师 F：患者入院后立即充分评估病情，发现患者左手腕部、右足背部肿胀明显，遂立即予以局部肢体切开减张术，为后续皮瓣修复赢得宝贵的创面条件。术者为患者及时进行了手术清创、扩创，并根据创面毁损情况抓准时机分步骤、分阶段进行了皮瓣修复。由于患者的糖尿病史导致患者的血管条件较差，增加了未来皮瓣修复的难度和手术风险，因此在术前、术中及术后，在每次清创、换药时均需认真观察末梢及局部血管条件，做好充分的手术准备。其中，股前外侧皮瓣修复左上肢残端时，游离皮瓣修复应尽量保留拇指，此时可为 2 期拇指再造做准备。股前外侧皮瓣修复左足残端时，游离皮瓣修复应尽量保留跖骨。右踝上穿支皮瓣修复右足残端时，行逆行岛状皮瓣修复。术前要做好生命体征及局部创面的评估，术中细致地处理创面，术后使用皮肤抑菌剂进行冲洗，较深部位创面使用 3% 过氧化氢溶液、0.1% 次氯酸钠溶液交替湿敷，3～4 次/天，术后护理及时跟进，最终完成 4 处皮瓣的成功修复。

【专家点评】

病例中关键点出现在哪里？

　　皮肤是人体最大的器官,是人体抵御外界的第一道防线,有助于维持并调节体温。电击伤后的复杂性软组织缺损创面若治疗不当,易进展为慢性难愈合创面,给患者及家庭带来巨大的经济和生活负担。笔者认为,充分的术前评估、抓准手术时机、多学科协作、围手术期跟踪式护理是复杂皮瓣移植手术成功的关键。当皮肤受到轻微损伤时,伤口收缩和细胞生长会使伤口闭合。然而,较大伤口愈合时间可能延长,甚至无法愈合,从而形成慢性创面。据估计,美国每年有 1 180 万急性创面患者到急诊接受治疗。对于慢性创面,英国人群的患病率为 1.47‰。付小兵院士团队的“中国体表慢性难愈合创面流行病学研究”显示,我国慢性创面患者占住院患者的 1.7‰,主要由糖尿病引起,占 31.3%。复杂软组织缺损往往伴有深部组织如神经、血管、肌肉、骨关节,甚至器官的损伤与缺损,不仅需要修复创面,而且还需行康复功能锻炼。复杂性软组织缺损涉及范围广、深度深、局部感染重,有的患者年老体弱且往往伴有较多的合并症(如糖尿病、血管性疾病、肿瘤等),给临床修复与重建带来了极大的困难。笔者就复杂软组织缺损的定义与分类、评估、修复重建的原则和方法等多方面进行全面深入的分析,以指导复杂软组织缺损的修复与功能重建。本病例强调了电击伤后多学科协作诊疗的必要性。多处毁损性创面皮瓣修复方案的选择、早期皮瓣经济学修复概念的植入、术中的随机应变、改善血管窘息防止血管危象以及显微外科各项技术的熟练应用,对于患者的远期恢复尤为重要。皮瓣移植围手术期的医护协作是手术成功的保障。皮瓣修复术后密切观察患处的血供,积极预判可能出现的不良反应,主动做好局部减压或二次手术的准备,是皮瓣修复成功的关键。

(霍文亮　段　鹏　雷　晋　郝振明　孟艳斌　白培懿　李　帅　徐宽宽)

参 考 文 献

[1] WALDMANN V,NARAYANAN K,COMBES N,et al. Electrical injury[J]. BMJ,2017,357:1418.

[2] TEODOREANU R,POPESCU SA,LASCAR I. Electrical injuries. Biological values measurements as a prediction factor of local evolution in electrocutions lesions[J]. J Med Life,2014,7(2):226-236.

[3] 黎昆良,邱家丞,丛静雅,等.电击伤致肱骨近端骨折并肩关节脱位因果关系鉴定 1 例[J].中国法医学杂志,2014,29(06):598-599.

[4] 张岩,周正楠,张子韬,等.电击致肩胛骨骨折个案报告并文献复习[J].中国矫形外科杂志,2017,25(16):1534-1536.

[5] 张永明,刘兴盛,周蔓钰,等.尺动脉远端穿支皮瓣修复电击伤腕关节软组织缺损 1 例[J].人民军医,2020,63(12):1216-1217+1239.

[6] 黎昆良,邱家丞,丛静雅,等.电击伤致肱骨近端骨折并肩关节脱位因果关系鉴定 1 例[J].中国法医学杂志,2014,29(06):598-599.

[7] 沈余明.复杂软组织缺损的修复策略与功能重建[J].中华创伤杂志,2021,37(06):494-500.

[8] ADAM JS,APOSTOLOS T,ROBERT SK. Evaluation and Management of Lower-Extremity Ulcers[J]. New England Journal of Medicine,2017,377(16).

[9] 沈余明.烧伤科医师应进一步加强对皮瓣的研究[J].中华损伤与修复杂志(电子版),2020,15(04): 275-280.

[10] 沈余明,陈旭,张琮,等.旋股外侧动脉降支血流桥接皮瓣修复患者腕部高压电烧伤创面的效果[J].中华 烧伤杂志,2017,33(07):422-425.

[11] XU C,CONG Z,LIN C,et al. Survival and Versatility of the Flow-Through Lateral-Thigh Free Flap in Severe Electrical Injuries to the Wrist[J]. Annals of Plastic Surgery,2020.

[12] 程国良.我国足趾移植拇手指再造与修复回顾与展望[J].中华手外科杂志,2007,23(02):65-68.

[13] 谭晋殿,左中男.足部软组织缺损的皮瓣修复类型的临床研究进展[J].医学综述,2014,20(15): 2779-2781.

[14] 付静.带血管蒂皮瓣移植术患者围手术期护理分析[J].黑龙江中医药,2021,50(02):202-203.

[15] 卜爱华.预见性护理在游离皮瓣修复手指创面术后预防血管危象中的应用[J].实用临床护理学电子杂 志,2020,5(20):31.

[16] 朱亚静,赵凤娥,关秀琼.断指再植术后血管危象的预防及处理研究进展[J].实用临床护理学电子杂志, 2018,3(35):141-147.

[17] HAWARD RA. Using service guidance to shape the delivery of cancer services:experience in the UK. [J]. British Journal of Cancer,2003,89 Suppl 1:12-14.

[18] SANNEKE S,JOHAN H,IRIS D,et al. The common characteristics and outcomes of multidisciplinary collaboration in primary health care:a systematic literature review[J]. International Journal of Integrated Care,2015,15(2):27.

[19] 简扬,魏在荣,陈伟,等.游离皮瓣在糖尿病足溃疡修复中的应用研究进展[J].中华烧伤与创面修复杂 志,2023,39(4):376-380.

[20] LEE ZH,DAAR DA,STRANIX JT,et al. Free-flap reconstruction for diabetic lower extremity limb sal- vage[J]. J Surg Res,2020,248:165-170.

[21] MAYR-RIEDLER MS,WACKER A,GEDRICH F,et al. Outcomes and risk factors in microsurgical forefoot reconstruction[J/OL]. J Reconstr Microsurg,2022(2022-11-14)[2022-12-16]. https://pubmed. ncbi. nlm. nih. gov/36075381/.

[22] KOTHA VS,FAN KL,SCHWITZER JA,et al. Amputation versus free flap:long-term outcomes of mi- crosurgical limb salvage and risk factors for amputation in the diabetic population[J]. Plast Reconstr- Surg,2021,147(3):742-750.

[23] 莫小金,常树森,魏在荣,等.显微削薄胸背动脉穿支皮瓣修复糖尿病足溃疡的临床应用[J].中国修复重 建外科杂志,2022,36(10):1266-1272.

[24] 蒋玲丽,李海,魏在荣,等.股前外侧嵌合穿支皮瓣修复糖尿病足溃疡创面[J].中华显微外科杂志,2021, 44(2):141-145.

[25] 喻爱喜.软组织缺损创面修复的发展现状及思考[J].中华创伤骨科杂志,2023,25(3):208-212.

[26] 沈余明.复杂软组织缺损的修复策略与功能重建[J].中华创伤杂志,2021,37(6):494-500.

第二部分

创面修复

第一章

糖尿病足

病例 17 糖尿病足坏疽合并慢性严重肢体缺血的治疗

【病历摘要】

患者,男,51 岁,因"右足溃烂、第 3～5 足趾坏死 1 周"入院。

1. **现病史** 患者近 1 周来出现右足持续性疼痛,并逐渐加重,伴局部皮肤红肿、破溃。第 3～5 足趾逐渐出现坏死,并有恶臭分泌物。患者自诉疼痛难以忍受,行走困难,严重影响日常生活。为进一步治疗,急诊入院。

2. **既往史** 患者既往有糖尿病病史 10 年,未规律治疗。3 年前被诊断为糖尿病视网膜病变,视力逐渐下降。否认高血压、冠心病等慢性病史。否认手术史、外伤史及输血史。否认药物过敏史。

3. **入院查体** T 38.6 ℃,R 20 次/分,HR 110 次/分,BP 90/62 mmHg。患者一般情况可,神志清楚,精神稍差。右足广泛皮肤软组织红肿,见大量脓性分泌物,第 3～5 足趾坏死,恶臭明显(图 17-1)。双小腿中段以远皮肤温度降低,感觉减退,右足背及胫后动脉搏动未扪及,左足足背、胫后动脉搏动减弱。

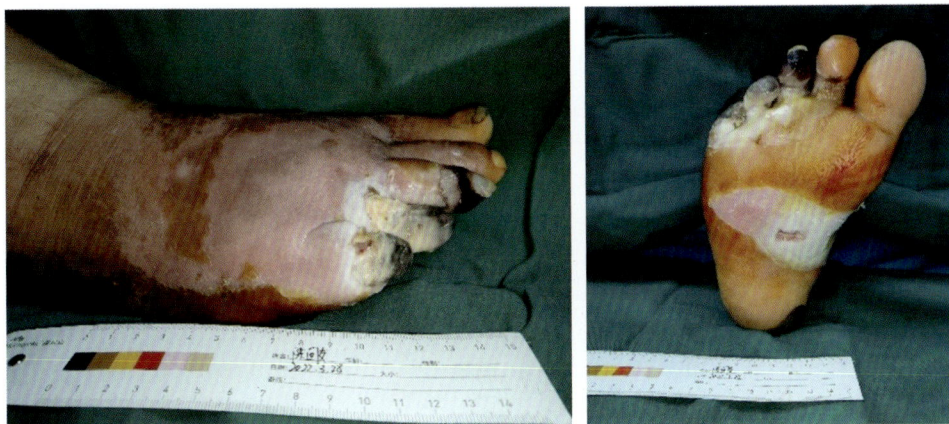

图 17-1 术前外观

4. **辅助检查** 双下肢 CTA 提示双侧股动脉近端、腘动脉、胫后动脉、胫前动脉、腓动脉多发局限性狭窄,右侧胫前动脉、腓动脉显影不清(图 17-2)。踝肱指数 0.4(下肢动脉重度供血不足)。白细胞 $26.0×10^9$/L,C 反应蛋白 86 mg/L,降钙素原 435.36 pg/ml,总蛋白 52 g/L,白蛋白 23.5 g/L,血糖 26.4 mmol/L。

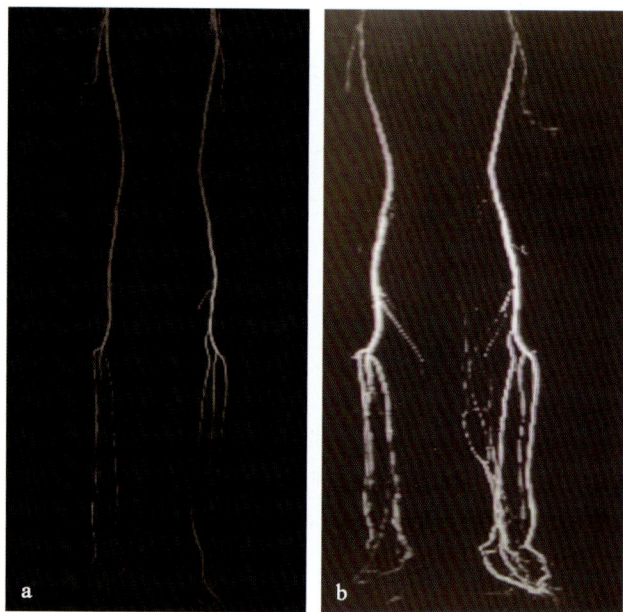

图 17-2 双下肢 CTA

a. 术前 CTA；b. TTT 术后 15 个月 CTA

5. 诊断 糖尿病足坏疽（WIFI 分级 3 级）；糖尿病周围神经病变；糖尿病视网膜病变；低蛋白血症。

6. 治疗经过 患者入院后，积极完善术前准备，调整患者的血糖水平至安全范围（空腹血糖＜10 mmol/L）。取右足分泌物进行细菌培养及药敏试验，为后续的抗感染治疗提供依据。急诊行创面清创术＋第 3~5 足趾截趾术＋骨水泥填充术，手术顺利，术后给予抗感染、纠正营养不良、调整血糖水平等对症治疗。急诊术后第 3 天，患者创面情况得到初步控制，血糖水平及营养状态纠正至正常范围内，遂予以出院（图 17-3）。出院后进行门诊随访治疗，积极控制血糖，定期监测并调整血糖、营养水平。同时，每 3~5 天更换 1 次术区敷料，保持创面清洁干燥。术后 2 周返院，给予低分子肝素 5 000 U，皮下注射，q12h，3 天后行经皮腔内血管成形术（PTA）＋清创术＋骨水泥填充术（图 17-4，17-5），术后患者下肢血供得到明显改善，继续皮下注射低分子肝素。术后第 3 天，患者一般情况良好，遂出院。出院后口服阿司匹林（100 mg，qd）和利伐沙班片（2.5 mg，bid）。继续规律控制血糖水平。本次术后 2 周，患者再次返院，行胫骨横向骨搬移术（tibial cortex transverse transport，TTT）＋创面植皮术＋负压封闭引流术（图 17-6，17-7）。术后第 4 天拆除负压材料，并开始行骨牵张治疗，经过 2~3 次创面换药后，患者创面基本愈合，遂出院。患者出院后继续按既定方案行骨牵张治疗，每天搬移 1 mm，平均分 4 次完成，根据皮肤张力牵张 12~14 mm 后维持 3 天；再以相同速度往回搬移直至回归原位，复查 X 线确定并调整骨块位置，1 周后拆除外固定支架，患者在支具辅助下行走。

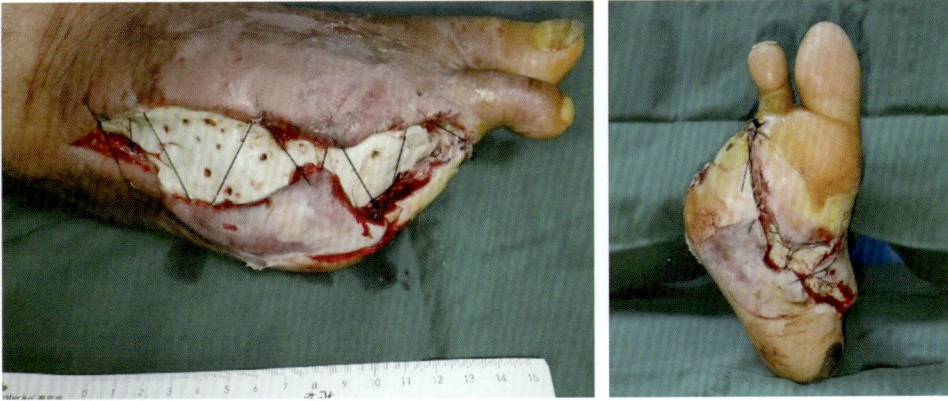

图 17-3　急诊术后第 3 天换药时外观

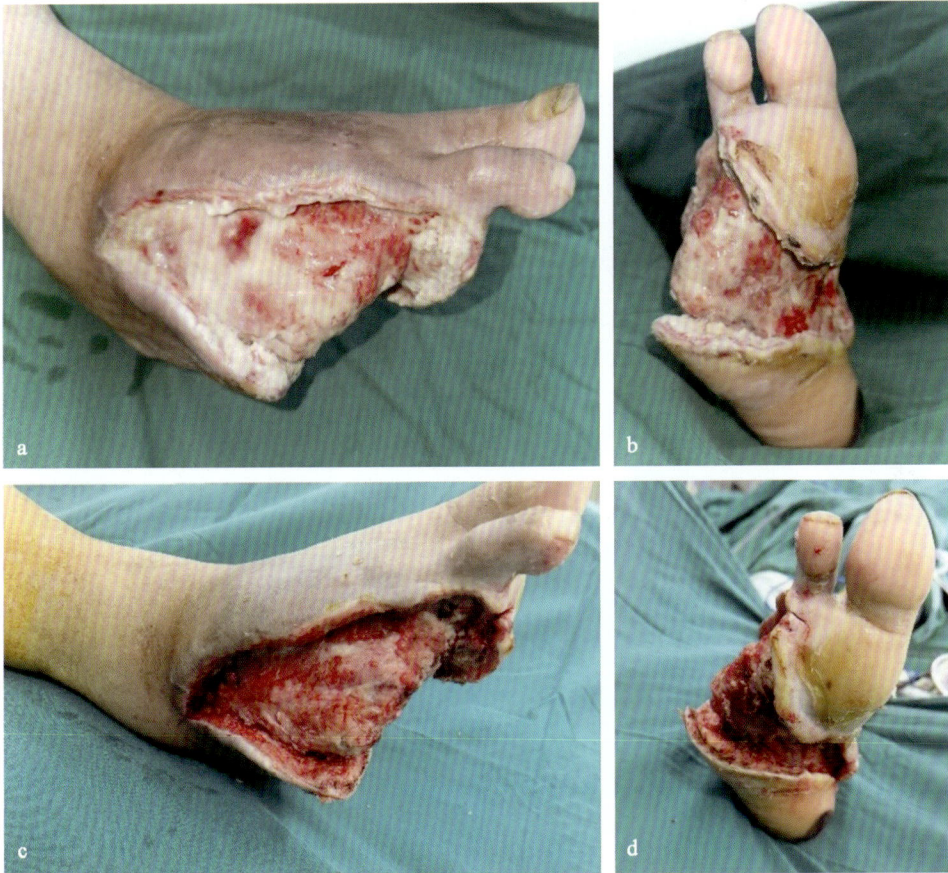

图 17-4　清创术＋骨水泥填充术

a、b. 拆除骨水泥创面外观；c、d. 清创后创面外观

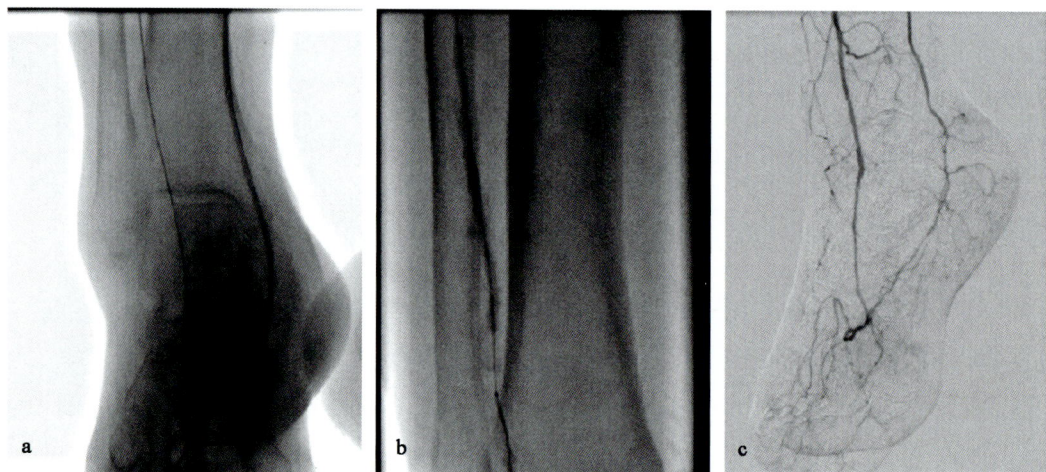

图 17-5 低分子肝素皮下注射 3 天后行 PTA

a. PTA 术中开通胫后动脉；b. PTA 术中开通胫前动脉；c. 术后即刻造影图

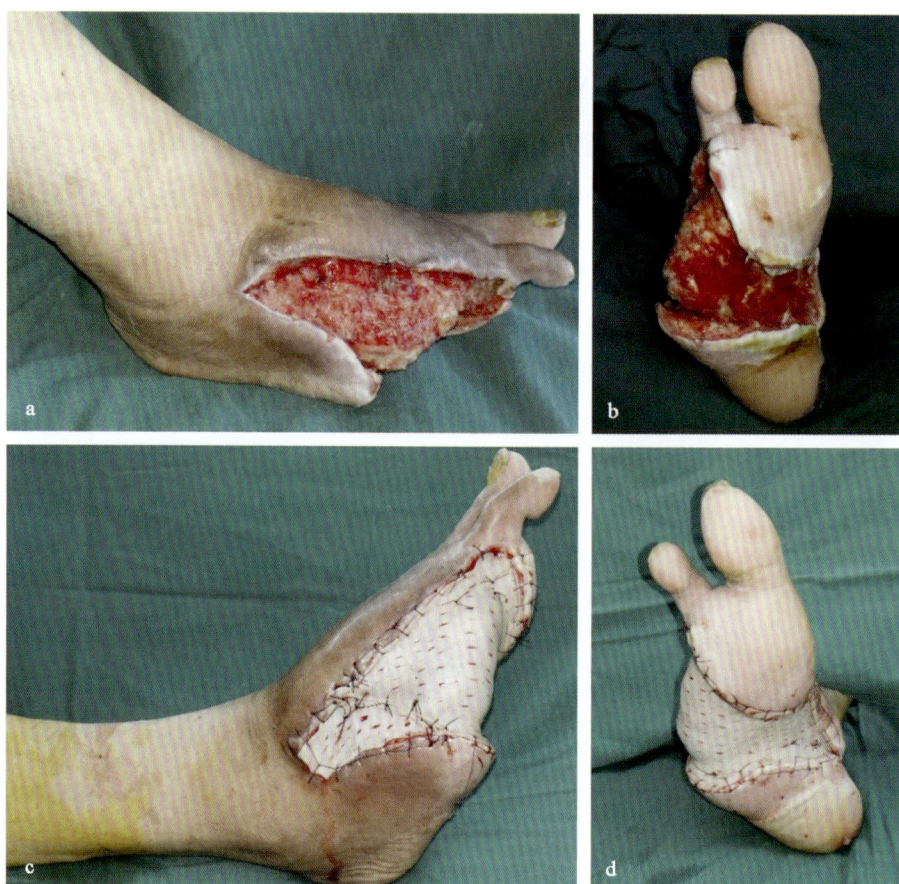

图 17-6 术后 2 周行 TTT＋创面植皮术＋负压封闭引流术

a、b. 拆除骨水泥创面外观；c、d. 植皮术后创面外观

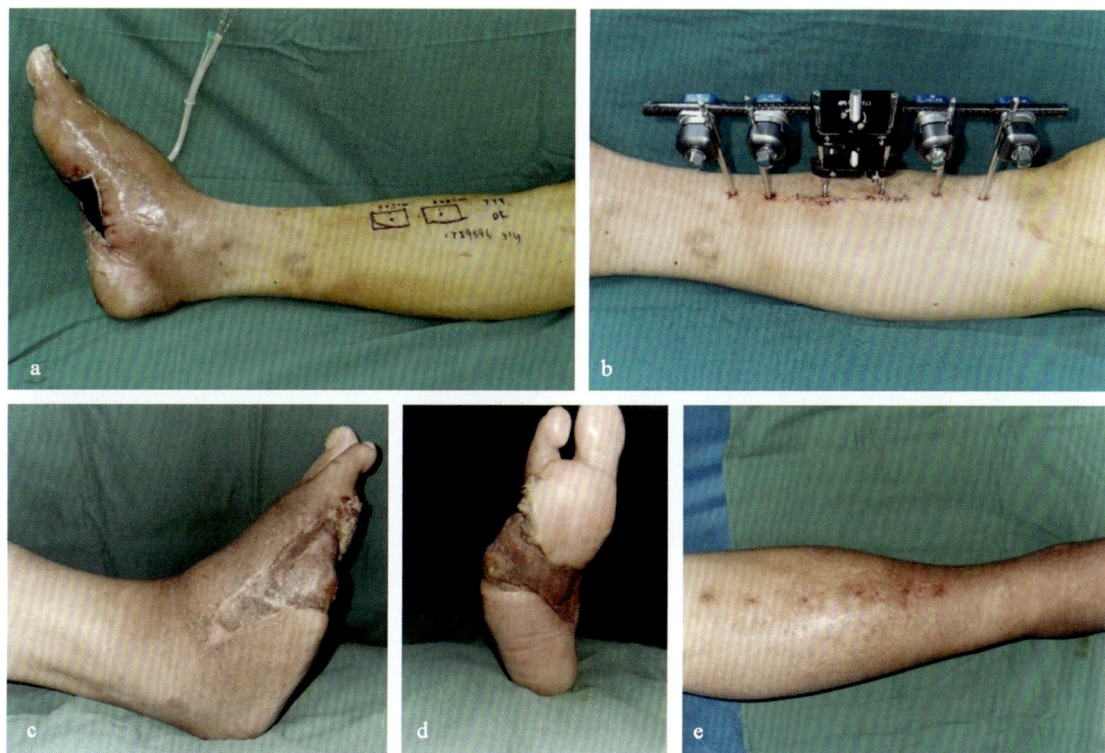

图 17-7　TTT 及创面植皮术

a. TTT 术前设计；b. TTT 术后即刻；c、d. 植皮术后 15 个月右足外观；e. 植皮术后 15 个月骨搬移区外观

【病例讨论与分析】

刨根问底——临床思维演练

△ 糖尿病足的定义是什么？有哪些临床表现？

△ 糖尿病下肢血管病变的诊断标准有哪些？

△ 糖尿病周围神经病变（diabetic peripheral neuropathy，DPN）的诊断标准有哪些？

△ 糖尿病足常见的创面修复方式有哪些？

△ 糖尿病下肢血管病变常用的血流重建手术有哪些？

　　医师 A：糖尿病足是导致糖尿病患者致残、致死的严重慢性并发症之一，发病率高，治疗困难，花费巨大。糖尿病足的定义：初诊糖尿病或已有糖尿病病史患者的足部出现感染、溃疡或组织的破坏，通常伴有下肢神经病变和（或）下肢血管病变。糖尿病足合并有足结构破坏。没有足结构破坏但有发展为糖尿病足高危因素的足，称之为糖尿病足前期或高危足。糖尿病足的临床表现如下。①神经病变表现。患肢皮肤干而无汗，肢端刺痛、灼痛、麻木、感觉减退或缺失,呈袜套样改变,行走时有脚踩棉絮感。②下肢缺血表现。皮肤营养不良,肌肉萎缩,皮肤干燥弹性差,皮温下降,色素沉着,肢端动脉搏动减弱或消失,患者可合并下肢间歇性跛行症状。随着病情进展,可出现静息痛,趾端出现坏疽,足跟或跖趾关节受压部位出现溃疡,部分患者可伴有肢体感染。

医师 B:糖尿病下肢血管病变的诊断标准如下。①符合糖尿病诊断。②具有下肢缺血的临床表现。③辅助检查提示下肢血管病变,静息时踝肱指数(ABI)<0.9,或静息时 ABI>0.9,但运动时出现下肢不适症状,平板运动试验后 ABI 降低 $15\%\sim20\%$,或影像学检查提示血管存在狭窄。

医师 C:DPN 的诊断标准如下。①DPN 诊断缺乏特异性,糖尿病患者可存在非糖尿病所致的神经病变,诊断应排除以下情况:其他病因所致颈腰椎病变(神经根压迫、椎管狭窄、颈腰椎退行性变)、脑梗死、吉兰-巴雷综合征等;严重动静脉血管性病变(静脉栓塞、淋巴管炎)等;药物(尤其是化疗药物)引起的神经毒性作用以及肾功能不全引起的代谢毒物对神经的损伤。②明确的糖尿病病史。③诊断糖尿病时或之后出现的神经病变。④临床症状和体征与 DPN 的表现相符。⑤有临床症状(疼痛、麻木、感觉异常等)者,5 项检查(踝反射、针刺痛觉、振动觉、压力觉、温度觉)中任 1 项异常;无临床症状者,5 项检查中任 2 项异常。满足以上标准临床可诊断为 DPN。

医师 D:糖尿病足创面的治疗方式如下。①缝合术。对感染损伤范围小、无残余死腔的创面,可在清创后进行一期无张力缝合;对于周围组织炎性肿胀、明显供血不足的创面,不推荐一期缝合。②植皮术。创面基底达到植皮条件,应尽早手术封闭创面。建议优先选择刃厚皮片植皮,特殊部位如关节、负重点建议中厚皮片打孔植皮。③皮瓣移植术。因糖尿病足患者多双下肢同时发生血管不同程度的缺血性病变,皮瓣移植手术风险较高。对于有肌腱、骨质外露的创面,如果患者全身状况较好、无动脉闭塞症,推荐使用皮瓣转移覆盖,其优点是可有效增加创面的愈合率并降低后期溃疡的复发率。④TTT。对于伴有下肢血管病变的糖尿病足,TTT技术可诱导糖尿病足下肢微血管网再生,促进足部溃疡愈合,避免截肢,降低糖尿病足的整体风险。⑤截肢/趾术。对坏死肢体感染危及生命、血供无法重建、创面难以愈合,以及因疼痛难以忍受、患者家庭经济状况难以坚持长期非手术治疗而强烈要求者,可进行截肢治疗。一般可根据患者的全身状况、局部供血和损伤情况决定截肢平面,争取达到残端一期愈合的情况下尽可能保留患肢功能。其他治疗方式还包括脱细胞异体真皮移植、生长因子疗法和自体富血小板凝胶疗法、干细胞疗法等。

医师 E:目前常用的血流重建手术主要包括下肢动脉腔内介入术和下肢动脉旁路移植术。①下肢动脉腔内介入术。包括经皮动脉腔内成形术(主要指普通/药物涂层球囊扩张术)、球囊扩张支架成形术、直接动脉腔内支架成形术以及目前常用的各种减容手术。下肢动脉腔内介入术作为一种微创手术,可以作为首选,尤其是当患者年老体弱或伴有其他疾病无法耐受动脉旁路手术时。②下肢动脉旁路移植术。常用方法有膝上旁路和膝下旁路等,具体手术方式根据术者经验及患者血管条件而定。

【专家点评】

病例中关键点出现在哪里？

糖尿病足坏疽作为糖尿病的严重并发症之一,其治疗一直是临床的重点和难点。尤其是糖尿病足坏疽合并慢性严重肢体缺血的患者,治疗难度极大。针对这类患者,采用分期治疗的策略,整合多种外科手段,可取得较好的临床效果。

在急性期,进行彻底的清创和引流,以清除感染原并改善局部环境。同时,使用抗生素骨水泥填充创面,利用局部释放抗生素的特性来控制感染,并通过诱导肉芽组织生长的作用促进创面愈合。在这一阶段,还需要着重改善患者的全身状态,包括控制血糖、纠正内环境紊乱和营养不良等。

在患者全身状态得到良好纠正后,就进入了第二阶段的治疗。这一阶段的主要目的是进行血运重建以恢复下肢的血流。经皮腔内血管成形术(PTA)是首选的血运重建术式。由于这类患者足部感染重,一般需要进行两次清创,在这一阶段再次进行清创和抗生素骨水泥的填充,以进一步控制感染、改善创面微环境、促进创面肉芽组织生长。在血运重建完成后,抗生素骨水泥填充创面更利于改善创面微环境和促进创面肉芽组织的生长,为进一步组织移植修复提供良好的创面床准备。术后2周,即可进行第三阶段的创面修复。

对于面积较大且部分位于负重区的创面,游离皮瓣因耐磨性和抗感染能力强,有助于在受区建立新的血液循环。然而,游离皮瓣的成功与否很大程度上依赖于供区和(或)受区的血运状况。若供区和(或)受区血管条件不佳,游离皮瓣的存活率将大大降低,甚至导致手术失败。在本病例中,由于患者下肢动脉广泛闭塞、狭窄、钙化严重,尽管PTA术后患者下肢血管情况得到改善,但游离皮瓣修复手术技术难度较大,游离皮瓣失败的风险也较高。因此,可以选择通过皮片移植进行修复,虽然修复伴有负重区的创面效果没有游离皮瓣效果好,但创面修复后避免了肢体大截肢。此外,虽然PTA可以缓解下肢缺血的症状,但无法重建受影响区域的完整微循环,亦不能改善患者周围神经功能。良好的微循环及周围神经功能可减少糖尿病足的发生、发展,降低易感性。

TTT技术通过诱导下肢微循环的再生,不仅能够促进创面的愈合,还能够进一步提高创面愈合后组织抗感染的能力,提高了治疗效果。同时,采用小切口和"日"字截骨的方式,可以减小手术创伤并降低并发症发生率。

综上所述,针对糖尿病足坏疽合并慢性严重肢体缺血的患者,尤其是对于面积较大且部分或全部创面位于足负重区的患者,当无法使用游离皮瓣进行修复时,通过分期治疗策略,亦可成功实现肢体保肢。在急性期,通过清创、引流及抗生素骨水泥的应用,有效清除了感染原并改善了局部环境。随后,在患者全身状态纠正后,利用PTA技术进行血运重建,为创面修复提供了良好的血流基础。最后,采用皮片移植作为修复手段,避免了大截肢,提高了患者生存率。此外,引入TTT技术,通过诱导下肢微循环再生,进一步提高了治疗效果并降低了并发症发生率。这种综合应用多种外科手段的治疗策略，不仅取得了良好的临床效果，也为今后类似病例的治疗提供了参考。

（常树森　魏在荣）

参 考 文 献

[1]　KOTHA VS,FAN KL,SCHWITZER JA,et al. Amputation versus Free Flap：Long-Term Outcomes of Microsurgical Limb Salvage and Risk Factors for Amputation in the Diabetic Population［J］. Plast Reconstr Surg,2021,147(3):742-750.

[2]　MELONI M,MOROSETTI D,GIURATO L,et al. Foot Revascularization Avoids Major Amputation in Persons with Diabetes and Ischaemic Foot Ulcers［J］. J Clin Med,2021,10(17):3977.

[3]　BHAT S,CHIA B,BARRY IP,et al. Free Tissue Transfer in Diabetic Foot Ulcers：A Systematic Review and Meta-Analysis［J］. Eur J Vasc Endovasc Surg,2023,66(5):670-677.

[4]　SUH HP,KEDAR DJ,LEE YH,et al. Use of Recanalized Vessels for Diabetic Foot Reconstruction：Pushing the Boundaries of Reconstruction in a Vasculopathic Lower Extremity［J］. Plast Reconstr Surg,2023,151(3):485-494.

[5]　CHANG S,ZHANG F,CHEN W,et al. Outcomes of integrated surgical wound treatment mode based on tibial transverse transport for diabetic foot wound［J］. Front Surg,2023,9:1051366.

[6]　LIU C,YOU JX,CHEN YX,et al. Effect of Induced Membrane Formation Followed by Polymethylmethacrylate Implantation on Diabetic Foot Ulcer Healing When Revascularization Is Not Feasible［J］. J Diabetes Res,2019:2429136.

[7]　DONG T,HUANG Q,SUN Z. Antibiotic-laden bone cement for diabetic foot infected wounds：A systematic review and meta-analysis［J］. Front Endocrinol (Lausanne),2023,14:1134318.

[8]　DAYYA D,O'NEILL OJ,HUEDO-MEDINA TB,et al. Debridement of Diabetic Foot Ulcers［J］. Adv Wound Care (New Rochelle),2022,11(12):666-686.

[9]　SCHöNBORN M,GREGORCZYK-MAGA I,Batko K,et al. Angiogenic and Microvascular Status Alterations after Endovascular Revascularization of Lower Limb Arteries among Patients with Diabetic Foot Syndrome：A Prospective 12-Month Follow-Up Study［J］. J Clin Med,2023,12(17):5581.

[10]　BECKMAN JA,SCHNEIDER PA,CONTE MS. Advances in Revascularization for Peripheral Artery Disease：Revascularization in PAD［J］. Circ Res,2021,128(12):1885-1912.

病例18 左足皮肤软组织感染伴坏死性筋膜炎的治疗

【病历摘要】

患者，男，54岁，因"左足皮肤红肿1个月，加重伴破溃流脓1周"入院。

1. 现病史 患者1个月前无明显诱因出现左足底"鸡眼"处疼痛，伴周围皮肤红肿，无发热、寒战、活动受限及皮肤破溃等症状，自觉疼痛能忍受，遂未行任何治疗。此后，疼痛症状并未消失，也无明显加重。1周前，患者发现该处皮肤红肿较前加重，且疼痛较前明显加剧，难以忍受，遂就诊于当地医院。当地医院予以左足底脓肿切开引流术、输液抗感染等处理后，症状未见明显好转，并出现反复高热、寒战，体温最高40℃，且左足患处渗液流脓较前增多，红肿范围向足背处扩散，无昏迷、意识障碍等。患者为进一步治疗到本院急诊就诊，急诊以"左足感染"收入本科。患者患病以来精神尚可，体力正常，食欲正常，睡眠正常，体重无明显变化，大便正常，排尿正常。

2. 既往史 既往体健，否认肝炎、结核、伤寒、疟疾等传染病史，否认高血压、冠心病、糖尿病等慢性病史，否认外伤史，否认输血史，否认中毒史，否认食物及药物过敏史。

3. 入院查体 T 39℃，P 96次/分，R 21次/分，BP 113/65 mmHg。神志清楚，精神一般，急性病容，表情痛苦，发育正常，营养良好，体态匀称，推入病房，主动体位，查体欠合作，语言正常，声音洪亮，对答切题，言语连贯。头面颈、心脏、胸部、腹部、神经系统查体无明显异常体征。专科情况：左足足背、足底皮肤均明显红肿，足底局部皮肤破溃，有大量脓性分泌物溢出，伴恶臭，按压疼痛剧烈，波动感（＋），有皮下捻发感，左足各趾运动受限，感觉减退，末梢循环不佳，尤其以第3足趾为甚。

4. 辅助检查 急诊超声提示左足皮下软组织广泛增厚，内可见裂隙样无回声暗区。彩色多普勒超声提示血管内血流信号稍增多。糖化血红蛋白12.60%，血糖17.33 mmol/L，血钠130.0 mmol/L，血钾4.11 mmol/L，血氯92.8 mmol/L，血钙1.98 mmol/L，C反应蛋白296.04 mg/L，降钙素原1.52 ng/ml，白细胞21.11×10⁹/L，中性粒细胞百分比91.3%，血红蛋白133 g/L，血小板274×10⁹/L，白蛋白32.5 g/L，白球比0.81，乳酸脱氢酶357.1 IU/L，高密度脂蛋白胆固醇0.52 mmol/L。

5. 诊断 左足皮肤软组织感染伴坏死性筋膜炎；低蛋白血症；电解质紊乱：低钠血症、低氯血症、低钙血症；2型糖尿病。

6. 治疗经过 2021年6月27日—8月4日在本院住院治疗。患者入院后立即在全身麻醉下行左足皮肤软组织感染清创术＋负压封闭引流术。术中探查发现左足背、足底皮下软组织脂肪层、筋膜全部坏死，创面皮肤皮下血管已栓塞，周围局部皮肤呈暗紫色，伴表皮破溃。清创时发现大量黑色脓液溢出,伴恶臭,大量肌腱及骨质外露,其中第3足趾最为明显,趾骨、趾间关节及跖骨均外露,骨质发黑,末梢循环差(图18-1)。术后,患者左足第3足趾发黑坏死,遂于2021年7月2日,在全身麻醉下行左足清创+负压封闭引流术+左足第3足趾截趾术。2021年7月9日,再次在全身麻醉下行左足清创+负压封闭引流术。术后均予以创面持续冲洗及负压封闭引流、抗感染、补充白蛋白、纠正电解质紊乱、控制血糖等对症支持治疗。2021年7月19日,待围手术期管理良好后,在全身麻醉下行左足慢性溃疡修复术+游离皮瓣切取移植术+小动脉吻合术,术后皮瓣成活良好,血糖控制良好,创面修复后出院。见图18-1~18-3。

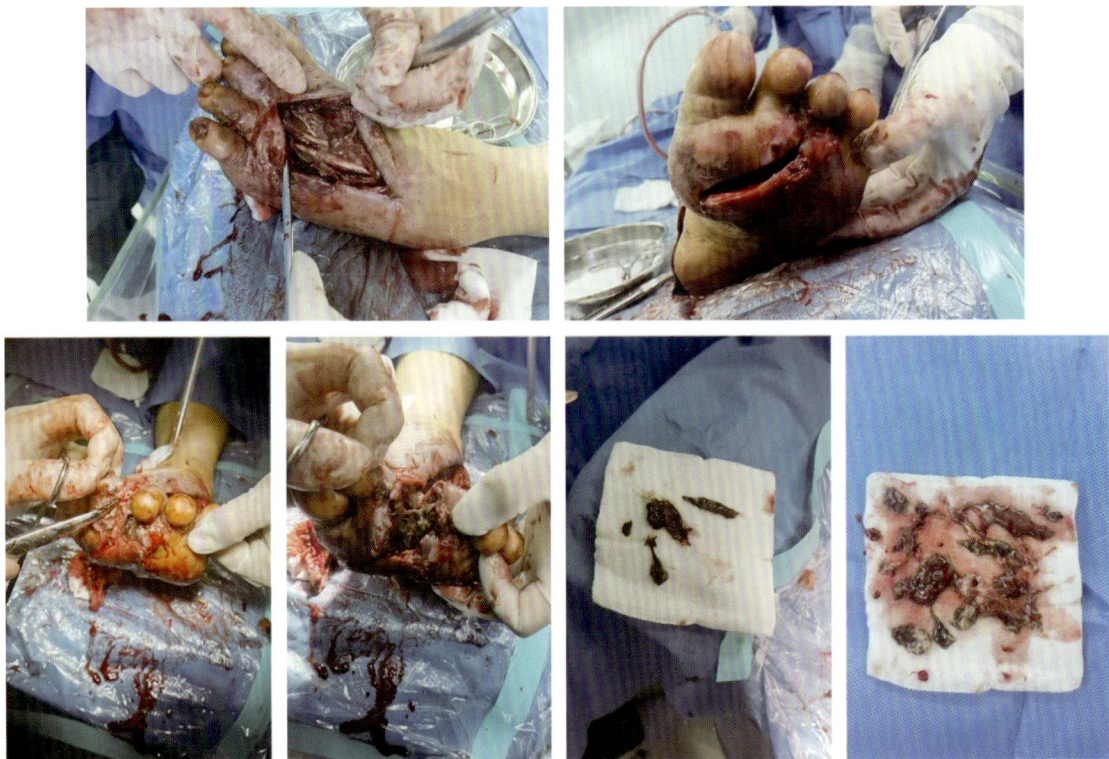

图 18-1　第 1 次术中探查情况

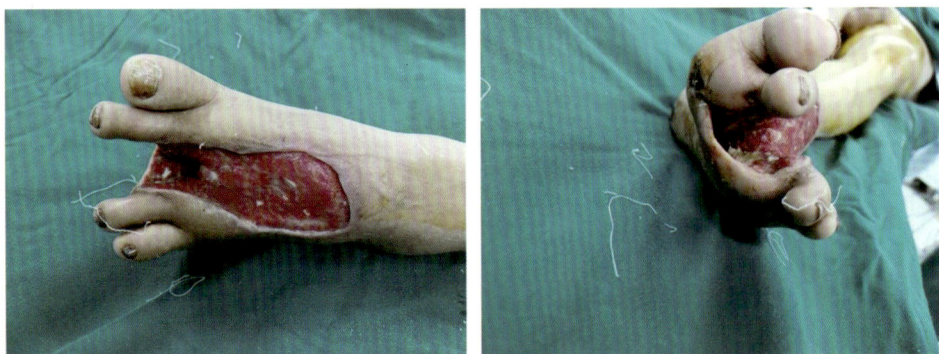

图 18-2　第 3 次术中探查情况

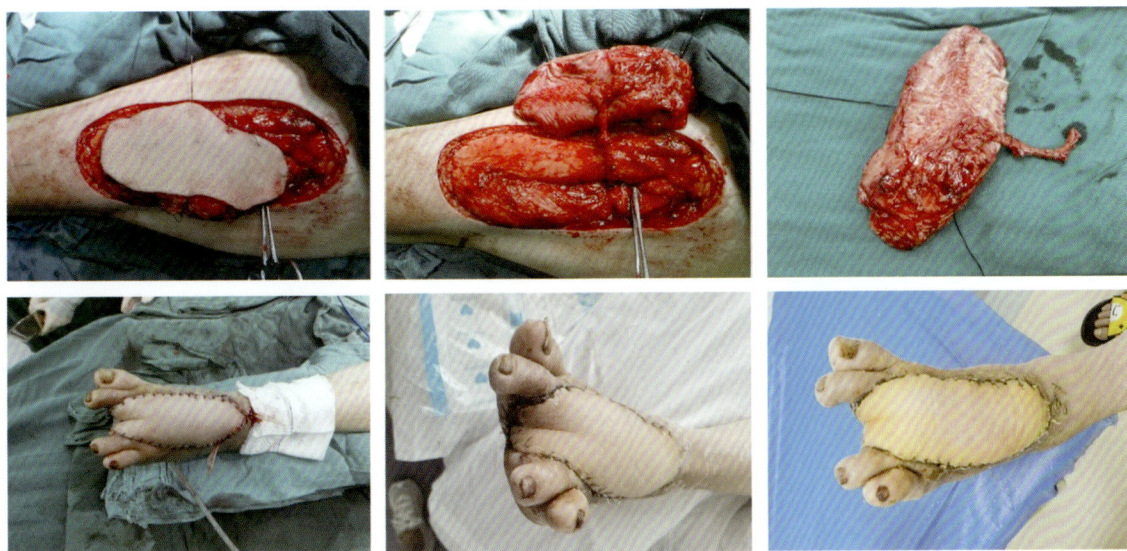

图 18-3　皮瓣转移术中及术后恢复情况

【病例讨论与分析】

> **刨根问底——临床思维演练**
>
> △ 什么是坏死性筋膜炎？坏死性筋膜炎的发病危险因素有哪些？
> △ 坏死性筋膜炎的常见症状和体征有哪些？
> △ 坏死性筋膜炎的分型有哪些？
> △ 坏死性筋膜炎的诊断依据有哪些？
> △ 坏死性筋膜炎的治疗原则有哪些？

医师 A：坏死性筋膜炎（necrotizing fasciitis，NF）是一种进展迅速，常危及生命的软组织感染。NF 常以深、浅筋膜广泛坏死并导致相邻组织继发损伤及坏死为主要临床表现。NF的发病率虽然较低，但死亡率高达 25%～35%。关于 NF 的最早报告可以追溯到公元前 5世纪的希波克拉底。1952 年，Wilson 教授首次提出了 NF 的概念，强调了这种疾病的主要组织病理学特征，其特点是广泛进展的深、浅筋膜坏死，是一种严重的坏死性感染。NF 的发病危险因素见图 18-4。

医师 B：NF 的坏死区进展速度为 2～3 cm/h，NF 的主要临床体征为持续发热、心动过速、循环血量不足、低蛋白血症、电解质紊乱、高血糖等，治疗不及时可导致败血症、感染性休克、多器官功能障碍综合征，甚至死亡。NF 的临床体征见表 18-1。

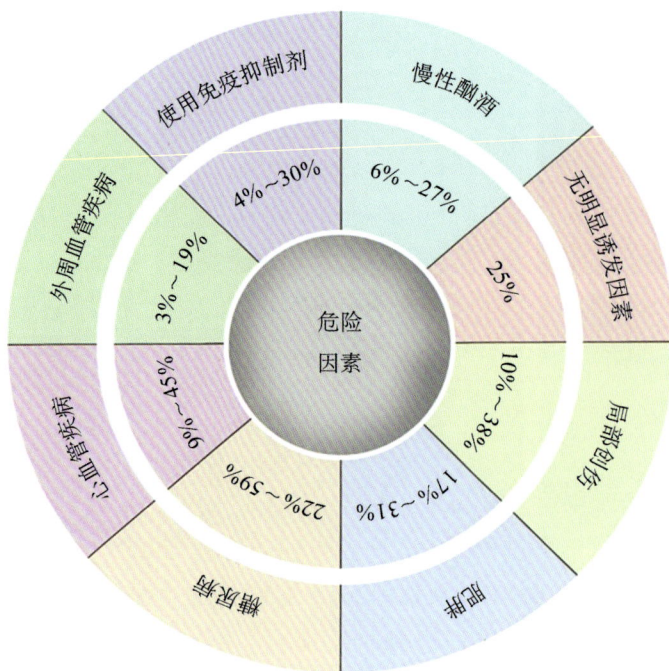

图 18-4　NF 的发病危险因素

表 18-1　NF 的临床体征

早期表现	中期表现	晚期表现
皮肤外观可正常	局部皮肤呈暗红色,质硬	皮肤受累区呈棕灰色改变
局部皮肤红肿	血性水疱形成	持续发热
局部皮温升高	局部按压有"握雪感"	心跳过速
皮肤触诊柔软	皮肤颜色及外观改变	低血压
与症状不匹配的疼痛感	皮下血栓形成	感染性休克
	疼痛症状缓解	多器官功能衰竭综合征
	病变范围迅速增大	皮肤破溃、坏死

医师 C:NF 根据病因学分类可分为Ⅰ型、Ⅱ型、Ⅲ型、Ⅳ型 4 种类型,其中大多数患者都属于Ⅰ型和Ⅱ型。Ⅰ型 NF 是由多种微生物群落协同作用所致,主要包括葡萄球菌、链球菌、大肠埃希菌、梭状芽孢杆菌等,最常见的是金黄色葡萄球菌,该类型占 NF 患者的 50%,主要影响老年患者和有潜在疾病的患者。Ⅱ型 NF 是由单一细菌引起的,约 44% 的患者表现为单一微生物感染。Ⅲ型 NF 是由革兰氏阴性菌引起的,最常见的是弧菌属,如创伤弧菌。该类型进展非常迅速,对其进行研究可能有助于阐明该类 NF 的发病机制。Ⅳ型 NF 是由真菌感染引起的,非常罕见,常见于免疫功能低下者。

医师 D:目前,该病的早期临床诊断仍存在许多困难和挑战,以前主要依靠体格检查进行判定,但随着现代医学的发展,手术探查、实验室检查(LRINEC 评分、SIARI 评分)和辅助影像学检查对 NF 的准确诊断有着较大的作用。见图 18-5,表 18-2 和 18-3。

```
                          ┌─────────────────┐
                          │   影像学检查     │
                          └─────────────────┘
        ┌────────────┬───────────────┬──────────────┐
   ┌────────┐   ┌────────┐     ┌────────┐     ┌────────┐
   │  MRI   │   │   CT   │     │  X线   │     │ 超声图像 │
   └────────┘   └────────┘     └────────┘     └────────┘
```

MRI	CT	X线	超声图像
可提供高清晰度的软组织图像，能更好地显示深筋膜受累情况	可显示感染实际扩散情况，还可提示筋膜增厚、皮下积气、皮下积脓等	可提示由细菌引起的皮下积气	可提示肌肉与皮下组织之间的积气、积液以及感染范围等
敏感性可达100% 特异性可达86%	敏感性可达88.5% 特异性可达93.3%	敏感性与特异性均不高	诊断特异性高，但敏感性低，排除NF困难

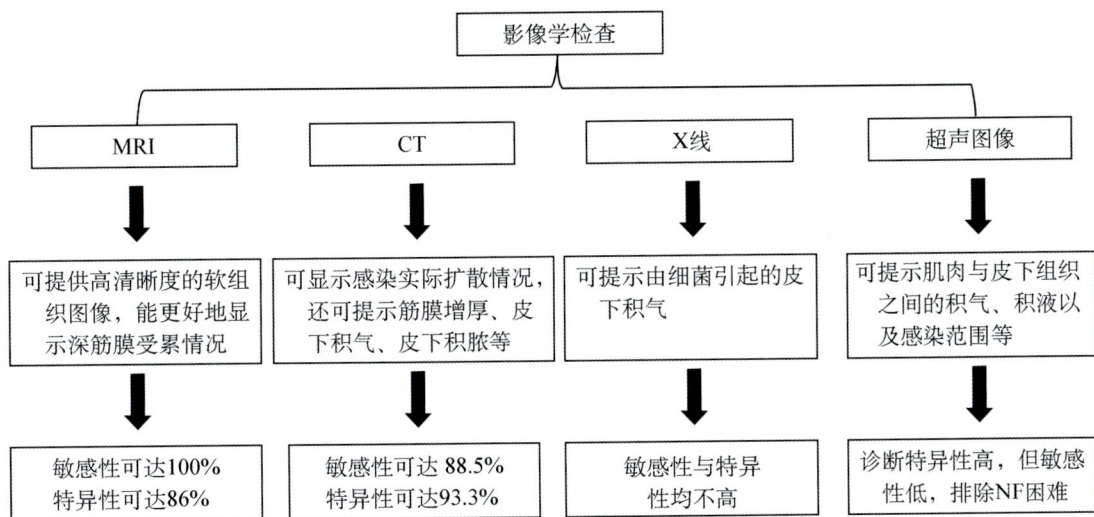

图 18-5　NF 的影像学检查

表 18-2　NF 的 LRINEC 评分

指标	范围	评分/分
血红蛋白/$(g \cdot L^{-1})$	＞135	0
	110～135	1
	＜110	2
白细胞/$(\times 10^9 \cdot L^{-1})$	＜15	0
	15～25	1
	＞25	2
血钠/$(mmol \cdot L^{-1})$	≥135	0
	＜135	2
肌酐/$(\mu mol \cdot L^{-1})$	≤141	0
	＞141	2
血糖/$(mmol \cdot L^{-1})$	≤10	0
	＞10	1
C 反应蛋白/$(mg \cdot L^{-1})$	≤150	0
	＞150	4

注:LRINEC 评分≤5 分,NF 发生率＜50%,为低风险;LRINEC 评分 6 ～ 7 分,NF 发生率为50%～75%,为中风险;LRINEC 评分≥8 分,NF 发生率＞75%,为高风险。

表 18-3　NF 的 SIARI 评分

指标	范围	评分/分
感染部位非下肢		3
免疫缺陷史(艾滋病、化疗或使用激素)		3
年龄/岁	≤60	2
	＞60	0
肌酐/$(\mu mol \cdot L^{-1})$	＞141	1
	≤141	0
白细胞/$(\times 10^9 \cdot L^{-1})$	＞25	1
	≤25	0
C 反应蛋白/$(mg \cdot L^{-1})$	≥150	1
	＜150	0

注:SIARI 评分≥3 分,考虑为 NF。

医师 E:NF 的治疗应基于以下 5 个基本原则:①早期诊断和清创;②足疗程、足量应用抗生素;③积极对症治疗;④反复病情评估;⑤积极的营养支持。其中,NF 的首次清创术始终拥有最高优先权,其目的是通过彻底清除所有的感染和坏死组织来控制感染的进一步(经筋膜和血源性)扩散,使机体承担较低的微生物负荷,有利于改善预后。抗感染治疗是 NF 治疗中最重要的辅助手段,手术联合广谱抗生素会产生更好的效果。其他支持治疗包括高压氧治疗、静脉注射免疫球蛋白、注射合成铁调素等。

【专家点评】

病例中关键点出现在哪里?

虽然糖尿病足大部分为慢性创面,但在合并较为严重感染时可进展为急性坏死性筋膜炎,导致肢体坏死甚至危及生命。因此,在患者入院后否认糖尿病史时,也要考虑到糖尿病的可能,以便正确处理创面(该病例在院外门诊行脓肿切开引流术时未检查血糖)。

坏死性筋膜炎早期彻底清创引流不仅可以降低病死率,还可以降低脓毒症休克风险、减少手术清创次数和缩短住院时间,对保肢及挽救生命尤其重要。

创面负压疗法(negative pressure wound therapy,NPWT)对控制感染、促进创面清洁有极好的疗效。

糖尿病在发展过程中会影响运动神经、感觉神经和自主神经的功能,不仅导致疼痛、温度、压力和其他保护性感觉的丧失,而且还会使患者在不知情的情况下对足部施加过度压力,导致足部创伤和感染。此外,周围血管疾病导致血液供应不足,局部药物浓度对感染区域的入侵细菌无效。一旦细菌入侵和定植,感染就发生了。感染又会加剧组织损伤并导致神经病变,进而影响末梢血供并加剧足部结构和皮肤病变。感染严重者还会引起骨髓炎、化脓性关节炎、坏死性筋膜炎等。因此,目前对于糖尿病足伴坏死性筋膜炎,且伴有严重皮肤缺损和骨外露的患者,仍以植皮覆盖或皮瓣移植闭合创面为主。

游离皮瓣移植术是修复足部远端大面积软组织缺损的必要手段。它不仅能提供足够面积及不同类型的软组织,以覆盖糖尿病足创面,而且血供丰富,有利于创面愈合。

本病例在行游离皮瓣移植血管吻合术时发现足背动脉硬化明显,吻合难度大,证明了糖尿病足患者行游离皮瓣移植术存在风险,但在充分评估的基础上行游离皮瓣移植术能极大地降低糖尿病足的截肢率。

(黄　茜　董鸿斐　李先慧)

参 考 文 献

[1] 吴宇姣,魏佳琪,黄玮铮,等.坏死性筋膜炎临床研究进展[J/OL].中华医院感染学杂志,2024,(05):793-800.

[2] NADORA D,RAZICK DI,FREZZA E,et al. An atypical manifestation of necrotizing fasciitis in a patient with type Ⅱ diabetes[J].Cureus,2024,16(2):54062.

［3］　XU LQ,ZHAO XX,WANG PX,et al. Multidisciplinary treatment of a patient with necrotizing fasciitis caused by Staphylococcus aureus:A case report[J]. World J Clin Cases,2019,7 (21): 3595-3602.

［4］　HAKKARAINEN TW,KOPARI NM,PHAM TN,et al. Necrotizing soft tissue infections:review and current concepts in treatment,systems of care,and outcomes[J]. Current Problems in Surgery,2014,51 (8):344-362.

［5］　KIM YH,HA JH,KIM JT,et al. Managing necrotising fasciitis to reduce mortality and increase limb salvage[J]. J Wound Care,2018,27(Sup9a):20-27.

［6］　王栋,张永红,贺国宇,等.胫骨横向骨搬移技术结合抗生素骨水泥治疗下肢慢性缺血性疾病伴足踝部慢性感染[J].中国修复重建外科杂志,2020,34(8):979-984.

病例 19 富血小板纤维蛋白治疗糖尿病足感染的窦道创面

【病历摘要】

患者,男,58岁,因"左侧糖尿病足前足截肢术后1年,残端破溃6天"入院。

1. **现病史** 2020年11月,患者因左足趾皮肤破溃、感染,于外院诊断为糖尿病足,并行左足第1~5趾全部截除手术(具体病情、手术细节、检查等资料缺失)。术后恢复尚可,手术切口愈合良好。6天前,患者无明显诱因出现左足第5趾残端处的皮肤破溃,伴有渗出、疼痛,但无发热、寒战等不适。在当地医院换药等处理后,症状无明显好转。为进一步诊治,患者于2021年11月30日转入本院。发病以来,患者大小便正常,体重无明显改变。

2. **既往史** 2型糖尿病10年,平素口服药物治疗(具体用药及治疗史不详),血糖未定期监测,血糖控制情况不详。否认高血压、冠心病等慢性病史,否认肝炎、结核等传染病史。

3. **入院查体** T 36.5 ℃,P 103次/分,R 20次/分,BP 148/85 mmHg。左侧前足截肢术后改变(截除平面为跖骨水平),第1~5趾已全部截除。第5趾残端处(足残端前外侧)见直径约1 cm的溃疡,创面不新鲜,伴有异味,周围稍肿胀,创缘及创面基底可见坏死组织及渗液,创面基底可探及骨骼。足部皮肤感觉减弱,足背动脉尚可触及少许。见图19-1。

4. **辅助检查** 2021年11月30日,白细胞 8.24×10^9/L,中性粒细胞百分比68.8%,血红蛋白108 g/L,血小板 242×10^9/L,C反应蛋白48.79 mg/L,白蛋白39.8 g/L,血糖23.11 mmol/L,肌酐101 μmol/L,尿素9.27 mmol/L,糖化血红蛋白8.4%。创面分泌物细菌培养提示潘氏变形杆菌阳性。左足正斜位X线检查提示左跖骨近端周围软组织肿胀、积气(X线可见第5跖骨残端积气,与查体探及骨骼相符,提示骨外露、局部感染、骨坏死、骨髓炎可能),见图19-2,19-3。左下肢血管彩超提示左侧髂动脉、股动脉、腘动脉内膜增厚并有斑块形成,左侧髂动静脉、股动静脉、腘动静脉血流通畅。2021年12月9日,创面分泌物细菌培养提示无菌生长。

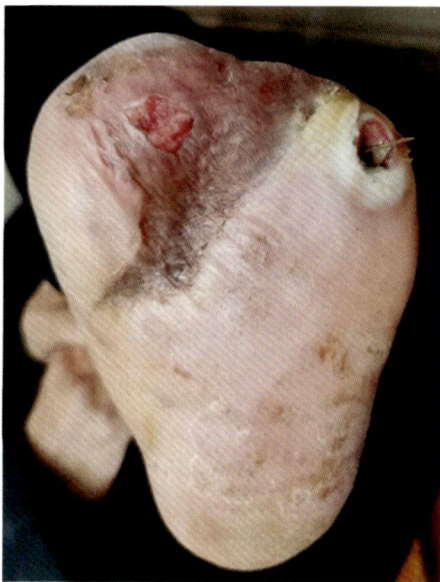

图 19-1 左侧糖尿病足窦道创面

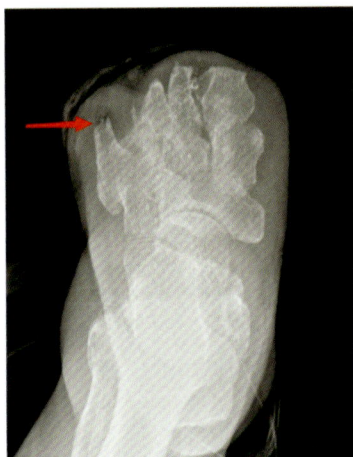

图 19-2　左足正位片

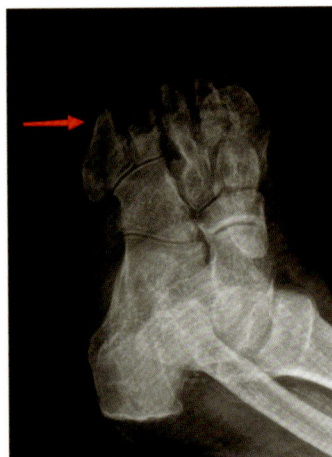

图 19-3　左足斜位片

5. 诊断　左侧糖尿病足感染伴窦道形成（Wagner 分级 4 级）；2 型糖尿病；左足第 1～5 趾经跖骨截肢术后；肾功能损害；轻度贫血。

6. 治疗经过

（1）积极控制血糖。患者既往有明确的 2 型糖尿病病史，但用药情况不详，用药不规律，未定期监测血糖，血糖控制情况不详。入院时血糖高达 23.11 mmol/L，请内分泌科会诊后，行胰岛素泵 0.5 U/h 持续皮下泵入＋门冬胰岛素 8 U（早、中、晚皮下注射）进行降糖治疗，之后血糖逐渐控制并趋于平稳。

（2）外科清创术＋抗感染治疗＋换药。入院后，左下肢血管彩超提示有斑块形成，足背动脉搏动较弱，建议行下肢血管造影等检查，必要时根据血管情况请血管外科治疗，但患者及家属因经济原因拒绝。2021 年 12 月 2 日，在腰椎麻醉下行清创术。术中见创面基底部分韧带、骨骼已坏死，锐性清除明显坏死组织（咬骨钳咬除部分坏死的第 5 跖骨残端、切除周围坏死韧带等组织，跖骨残端骨锉锉平）。见窦道较新鲜后，充分止血，使用过氧化氢溶液、碘伏、生理盐水反复冲洗窦道，凡士林纱布填塞止血后用无菌纱布包扎（图 19-4）。术后病理结果提示变性坏死纤维脂肪组织，并见部分碎骨组织。骨髓腔内可见炎性肉芽组织，大量中性粒细胞浸润，并见脓肿形成，小灶见坏死。术中考虑合并骨组织感染，给予磺苄西林钠抗感染治疗，并每天行窦道创面换药，换药时发现窦道创面较深（图 19-5）。

（3）PRF 治疗窦道创面。左足创面清创术后经过定期换药治疗，创面相对新鲜，窦道内壁可见肉芽组织生长。创面分泌物细菌培养提示无菌生长，于 2021 年 12 月 20 日行 PRF 治疗。操作过程：抽取静脉血 10 ml，立即注入 PRF 离心管并放置离心机中，设置转速为 3 000 r/min，离心时间为 10 分钟，离心结束后静置，观察 PRF 形成（图 19-6）。在制备 PRF 的过程中，同时行窦道创面的简单清创，清除失活组织，使创口新鲜。PRF 制作完毕后，取出 PRF 凝胶并填塞于窦道内，然后用凡士林纱布及无菌纱布覆盖包扎。2021 年 12 月 23 日首次换药，见 PRF 植入后直接与周围组织愈合在一起，无渗出及异常分泌物（图 19-7）。2021 年 12 月 24 日出院时再次换药，见创口干燥，基本愈合。整个住院时间为 25 天，仅行 1 次清创手术，没有复杂的治疗方法，治疗效果满意。愈合后约 1 年，患者返院复诊，局部瘢痕无溃疡、凹陷、增生等（红色箭头处）（图 19-8）。

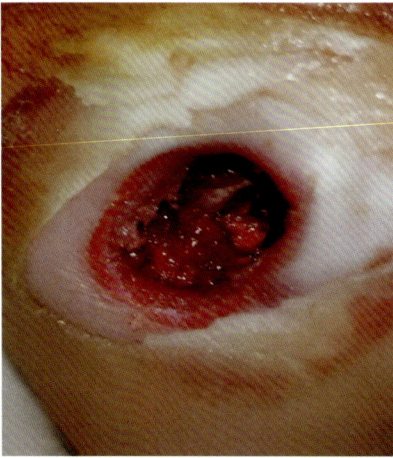

图 19-4　清创术中情况

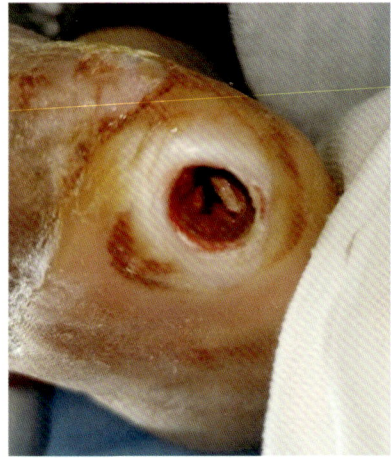

图 19-5　术后定期换药时发现窦道仍深不见底，但窦道内壁可见肉芽生长

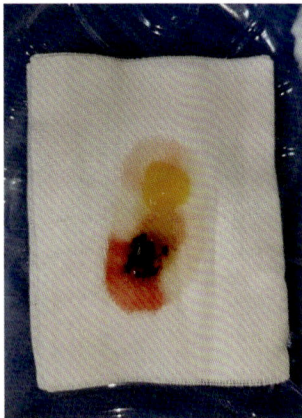

图 19-6　制作的 PRF 凝胶

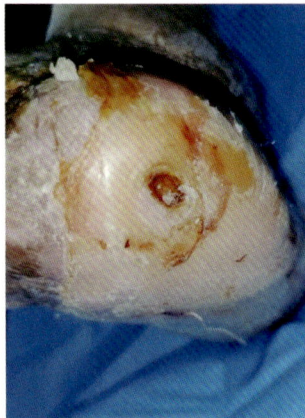

图 19-7　经 PRF 填塞治疗后 3 天

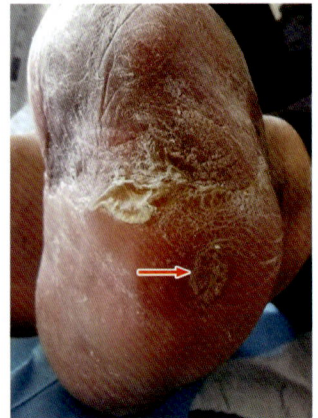

图 19-8　愈合后 1 年复查

【病例讨论与分析】

刨根问底——临床思维演练

△ 糖尿病足感染的诊断方法和治疗措施有哪些？

△ 糖尿病足的分级有哪些？

△ 什么是 PRF？PRF 促进糖尿病足窦道创面愈合的原理是什么？

△ PRF 治疗糖尿病足窦道类型创面的时机及优势有哪些？

医师 A:糖尿病足感染(diabetic foot infection,DFI)的诊断主要包括软组织感染和骨感染的诊断。目前,重点强调 DFI 的诊断是临床诊断,应根据患者足部的症状和体征来诊断,而不能仅局限于创面本身。再次强调,不能根据单纯的微生物结果来诊断感染,因为有些细菌为定植菌,而不一定是致病菌;也不能单纯依据分子生物学结果来诊断感染。

糖尿病足皮肤和软组织感染(skin and soft tissue infections,SSTI)的临床诊断是基于局部或全身炎症症状和体征得出的。对于疑似 SSTI 患者,最好通过刮除或活检无菌采集创面的组织样本进行微生物培养以明确致病原。糖尿病足骨髓炎的诊断是临床的重点和难点,目前仍缺乏统一的定义或标准。临床上,常将 X 线检查、红细胞沉降率、C 反应蛋白、降钙素原作为骨髓炎的检查指标。有时,需要行 MRI 检查进一步明确,必要时行病理检查。此外,还可以在术中或经皮获取骨骼(而非软组织)样本进行培养。

DFI 的治疗是综合性的,主要包括抗感染和外科清创手术等。对于软组织感染的治疗,可使用已发表的随机对照试验中证明有效的抗生素治疗方案。一般疗程为 1～2 周,如果正规治疗 4 周后,感染征象仍未缓解,应重新评估病情,考虑是否需要改变治疗方案。对于骨髓炎,指南推荐采用 β 内酰胺类抗生素(青霉素类含或不含 β-内酰胺酶抑制药、头孢菌素、碳青霉烯类)、甲硝唑(与其他抗生素联合使用)、克林霉素等药物治疗。对于细菌培养阳性的患者,小截肢后用药疗程可考虑长达 3 周;未进行骨切除或截肢时,抗生素治疗疗程可达 6 周。

医师 B:糖尿病足的分级有多种方法,较常用的有两种。Wagner 分级法:0 级,高危足,有发生足溃疡的危险因素,但目前无溃疡;1 级,足部表浅溃疡,无感染征象;2 级,较深溃疡,常合并软组织感染,无骨髓炎或脓肿;3 级,深部溃疡,伴有脓肿或骨髓炎;4 级,局限性坏疽(趾、足跟或足背);5 级,全足坏疽。Texas 分级法:0 级,有足部溃疡史;1 级,表现为浅表溃疡;2 级,表现为溃疡累及肌腱;3 级,表现为溃疡累及骨和关节。

医师 C:富血小板纤维蛋白(platelet-rich fibrin,PRF)是 2001 年由 Choukroun 等学者提出的,也是继富血小板血浆(platelet-rich plasma,PRP)后提出的第二代血小板浓缩体。PRF 是经自体外周血离心分层后,处于红细胞碎片层与贫血小板血浆层之间的网状纤维蛋白凝胶。PRF 不仅具备与自然组织结构相仿的纤维蛋白网状结构,还富含高浓度的血小板、多种生长因子、大量免疫细胞等。区别于传统 PRP 技术,PRF 100% 来自自体生物材料。PRF 相较于 PRP 具有更多纤维蛋白支架,制备过程不需要添加任何制剂,安全性更强。PRF 纤维蛋白网状结构中的血小板 α 颗粒可以释放多种生长因子,如转化生长因子 β_1(TGF-β_1)、血小板衍生生长因子(PDGF)、胰岛素样生长因子(insulin-like growth factors,IGF)、血管内皮生长因子(vascular endothelial growth factor,VEGF)、白细胞介素等。因此,PRF 具有促进组织生长、抗感染等多种功能。

在糖尿病足的创面治疗中,指南也推荐使用血小板制品,但国内报道更多的是用 PRP 治疗。从某些方面来讲,PRF 相较于 PRP 治疗创面更有优势,制作过程也更简单,不需任何外源制剂,经 1 次离心便可获得。PRF 促进创面愈合的机制与 PRP 也有所不同。PRF 具有与自然组织结构相仿的纤维蛋白网状结构,纤维蛋白聚集形成的疏松多孔的三维立体结构内含有大量血小板、免疫细胞及各种细胞因子。血小板 α 颗粒脱颗粒后可释放多种生长因子,这些生长因子在创面愈合过程中发挥了重要作用,包括促进成骨、加速毛细血管增生、改善创面血供等。

PRF 还是一种富含活性细胞因子的自体来源生物材料,其分子结构类似于天然凝块。

PRF 的纤维蛋白可为窦道创面愈合提供细胞支架,为组织修复的相关细胞提供了良好的增殖分化环境,使新生的细胞能更快生长,以修复缺损组织。纤维网状蛋白形成的独特三维空间结构,使组织中的营养物质、氧气等更容易弥散与交换,这在组织修复中也起到了重要作用。因此,PRF 可通过多种作用促进窦道愈合。

医师 D:糖尿病足急性感染有大量坏死组织时,需及时引流、清创,待创面感染控制且相对新鲜后再行 PRF 治疗。若有新鲜肉芽组织生长,更有利于 PRF 与创面组织的结合,因此把握 PRF 的治疗时机很重要。传统创面修复的手术方法有手术缝合、皮瓣修复、植皮等,但对于糖尿病足窦道创面有时并不是最佳选择。因为糖尿病足窦道创面外口不大,但窦道深或有皮下潜行腔隙,常规治疗需切开窦道行清创、负压治疗。常规治疗不可避免地会使创口明显扩大,待创面新鲜后,创口周围组织常瘢痕化,组织变硬,导致直接缝合困难,且局部常有骨、肌腱等组织暴露,或因局部血运差等无法实施植皮或皮瓣修复,或需要远位皮瓣修复等,从而使这类创面修复变得复杂。然而,窦道创面均可行 PRF 治疗,有时可取得意想不到的效果,以较小的代价获得较好的临床效果。此外,PRF 由自体血经离心后获得,制作过程较简单,不加任何添加剂,在治疗创面过程中,不发生过敏、排异等不良反应,安全性高,还可以重复多次治疗同一窦道创面。因此,用 PRF 治疗糖尿病的窦道创面有其独特的优势。

【专家点评】

病例中关键点出现在哪里?

糖尿病的患病率在全球范围内持续上升,这将导致足部并发症(包括感染)的发病率显著增加。目前,糖尿病相关足部感染仍是最常见的需要住院治疗的糖尿病并发症,需要多学科综合治疗。

糖尿病足患者常合并多种基础疾病,且年龄偏大。良好的代谢管理是糖尿病足治疗的基础,内科治疗包括降糖、降压、抗凝、抗血小板、扩血管等基础药物治疗,同时强调个体化治疗。糖尿病足感染与血糖之间存在密切的关系,当血糖长期处于较高水平时,易损伤周围微小动静脉,降低免疫力,为细菌侵入提供了有利条件,从而易引起组织感染。同时,感染的发生也会进一步影响血糖的控制,导致血糖升高,两者相互影响,形成恶性循环。因此,在糖尿病足感染期,内分泌科协助控制血糖是治疗中的重要环节,必要时需同时进行抗感染治疗。

糖尿病足与血管重建之间存在密切的联系。糖尿病足作为糖尿病的严重并发症之一,常伴有下肢血管病变,导致足部组织缺血、坏死,进而引发溃疡、感染等一系列问题。通过恢复下肢血管的正常血流,改善足部组织的血供,有利于促进创面的愈合。因此,对于缺血严重的糖尿病足,成功的血管重建手术可以促进溃疡愈合,降低截肢的风险,提高长期生存率,主要治疗方法包括下肢动脉腔内介入治疗、下肢动脉旁路移植等。

对于一些感染较重或有大量坏死组织的创面,需及时进行外科清创处理,如肢端坏疽创面、坏死性筋膜炎、筋膜间隙脓肿、感染性窦道创面、肌腱及骨骼等深部组织外露失活的创面等。

　　除了清创手术清除坏死组织及控制感染,创面修复治疗也是治疗过程中不可缺少的环节。创面修复治疗通常包括缝合术、植皮术、皮瓣移植术、换药、创面用药、伤口负压引流术、生物治疗、减压支具治疗、中药治疗等。对于已形成窦道类型的糖尿病足创面,常因局部软组织条件及血运情况,有时不适合直接进行缝合、植皮、局部皮瓣移植等修复,可能需要游离皮瓣移植术等要求更高的手术。PRF 因其制备简单,又具有抗感染、促进骨及软组织生长修复、促进血管生长等多重作用,对合并骨外露、肌腱外露等情况非常适用。因此,在合适的时机应用 PRF 治疗糖尿病足窦道类型的创面也是一种不错的选择。

　　总之,糖尿病足是糖尿病常见的慢性并发症之一,其治疗病程长、费用高,致残率高,严重影响人们的身体健康。糖尿病足的治疗涉及多个学科,如内分泌科、烧伤外科、整形外科、骨科、血管外科、中医科等,常需要多学科协作诊疗。根据不同的病情及创面情况,选用最佳的治疗方案,才能取得较好的临床效果。

（林　宙　温裕庆）

参 考 文 献

［1］ 王雷,杨慧,李盖,等.关于国际糖尿病足工作组/美国感染病学会《糖尿病患者足部感染诊治指南（2023版）》的更新与解读［J］.中华糖尿病杂志,2024,16（1）:38-42.

［2］ 中华医学会糖尿病学分会,中华医学会感染病学分会,中华医学会组织修复与再生分会.中国糖尿病足防治指南（2019 版）（Ⅱ）［J］.中华糖尿病杂志,2019,11（3）:161-189.

［3］ WANG Y,WANG X,ZHAO Y,et al. Effect of leukocyte-platelet fibrin-rich wound reconstruction followed by full-thickness skin grafting in the treatment of diabetic foot Wagner grade 4 ulcer gangrene（toe area）［J］. Platelets,2023,34（1）:2131752.

［4］ 王澜,刘刚,李哲,等.富血小板纤维蛋白在合并潜行皮下窦道的慢性创面治疗中的临床应用［J］.中华烧伤杂志,2018,34（9）:637-642.

［5］ DOHLE E,SCHMEINCK L,PARKHOO K,et al. Platelet rich fibrin as a bioactive matrix with proosteogenic and proangiogenic properties on human healthy primary cells in vitro［J］. Platelets,2024,35（1）:2316744.

［6］ OZER K,COLAK O. Leucocyte- and platelet-rich fibrin as a rescue therapy for small-to-medium-sized complex wounds of the lower extremities［J］. Burns Trauma,2019,6（7）:11.

［7］ SENNEVILLE E,ALBALAWI Z,VAN ASTEN SA,et al. IWGDF/IDSA guidelines on the diagnosis and treatment of diabetes-related foot infections（IWGDF/IDSA 2023）［J］. Diabetes Metab Res Rev,2024,40（3）:3687.

病例 20 游离皮瓣修复糖尿病足溃疡

【病历摘要】

患者,男,41岁,因"左足皮肤破溃伴红肿2个月余"入院。

1. **现病史** 2个月前,患者无明显诱因出现左足第5趾局部红肿伴皮肤破溃、渗液,自行换药未见好转,且创面逐渐变大,伴发热,体温最高42℃。当地医院给予创面换药、抗感染等治疗,效果不佳,遂来本院进一步诊治。

2. **既往史** 糖尿病病史1年余,采用胰岛素控制血糖,血糖控制不佳。否认高血压病史,否认传染病病史。否认外伤史、手术史,否认输血史,否认药物、食物过敏史,无疫水、疫源接触史,无放射物、毒物接触史,无毒品接触史,无吸烟史。常常饮酒,每周2~3次,每次约250 ml。否认家族传染病及遗传病史。

3. **入院查体** T 36 ℃,P 76 次/分,R 20 次/分,BP 120/80 mmHg。心肺检查无异常。神志清楚,营养中等,轮椅推入院。专科情况:左足可见创面,第5趾干性坏死,足背部分黑色痂皮覆盖,少量渗出,创周红肿明显,有凹陷性水肿。见图20-1。

4. **辅助检查** 血糖9.2 mmol/L,糖化血红蛋白11.4%,白蛋白25.3g/L,血红蛋白107 g/L,血小板 $402×10^9$/L,白细胞 $14.5×10^9$/L,降钙素原1.26 ng/ml,白细胞介素-6 115.5 pg/ml。创面分泌物细菌培养提示山羊葡萄球菌阳性。CTA检查提示双下肢动脉粥样硬化改变,左侧股动脉局部重度狭窄(见图20-2)。彩超提示左侧胫后静脉血栓形成、左下肢动

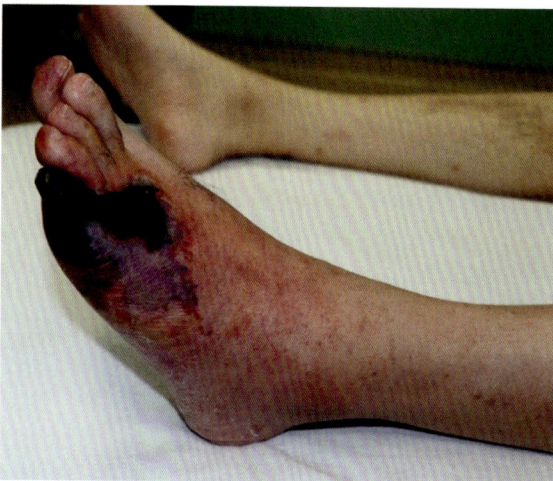

图 20-1 专科查体的创面情况

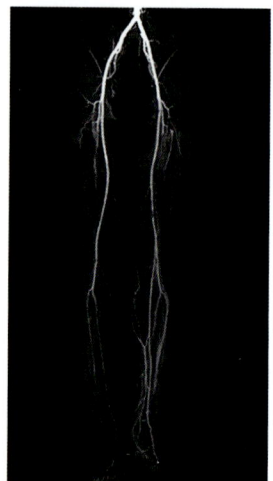

图 20-2 CTA检查提示左侧股动脉局部重度狭窄

脉粥样硬化、左下肢动脉频谱异常(不除外近心段动脉狭窄)。X 线检查提示左足正位片未见异常。

5. 诊断　糖尿病足伴感染;2 型糖尿病;低蛋白血症。

6. 治疗经过

(1)常规治疗。①降糖治疗:采用门冬胰岛素+甘精胰岛素控制血糖。②抗感染治疗:注射用头孢哌酮钠舒巴坦钠 3 g q12 h。③纠正低蛋白血症:适当补充白蛋白。

(2)DSA 检查与治疗。左下肢动脉造影提示左侧股动脉远端重度狭窄,狭窄程度约 85%,其余下肢动脉未见明显狭窄。行左下肢股动脉支架植入与球囊扩张术。术后左下肢循环得到明显改善。踝肱指数由 0.65 提高至 1.02。

(3)第 1 次手术治疗。经抗感染治疗后,进行第 1 次清创手术。术中去除第 5 趾及坏死组织后,可见第 4~5 足趾伸肌腱暴露,创面基底仍有少量干酪样坏死组织。见图 20-3。

(4)创面处理。第 1 次清创术后,又经过 2 次清创、负压封闭引流以及骨水泥治疗,创面清洁,肉芽组织生长良好。见图 20-4。

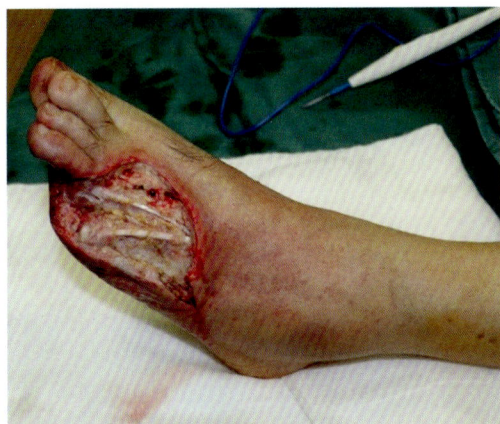

图 20-3　第 1 次清创术后。第 4~5 足趾伸肌腱暴露,创面基底仍有少量干酪样坏死组织

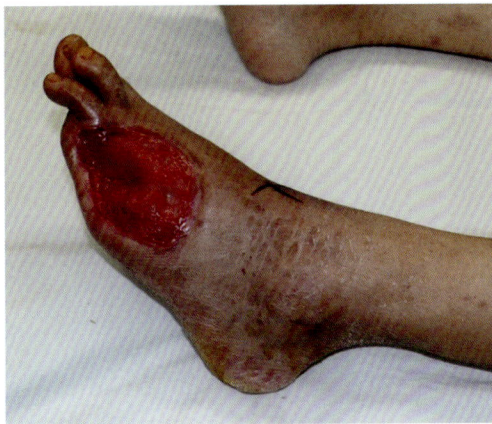

图 20-4　创面新鲜肉芽组织覆盖创面

(5)创面封闭。采用股前外侧游离皮瓣进行封闭。考虑行游离皮瓣进行封闭的原因如下:患者较年轻(41 岁),糖尿病病史 1 年,全身情况相对较好,对行走功能要求相对较高;左下肢股动脉狭窄,已行血管重建,踝肱指数正常,下肢其他血管无狭窄及闭塞。手术采用股前外侧游离皮瓣,皮瓣大小为 11 cm×8 cm,见图 20-5。受区血管采用足背动脉与大隐静脉,血管吻合均采用端端吻合,见图 20-6。游离皮瓣移植术后即刻,血运良好,见图 20-7。术后 2 个月,皮瓣完全成活,见图 20-8。术后半年,患者行走步态如正常人,见图 20-9。

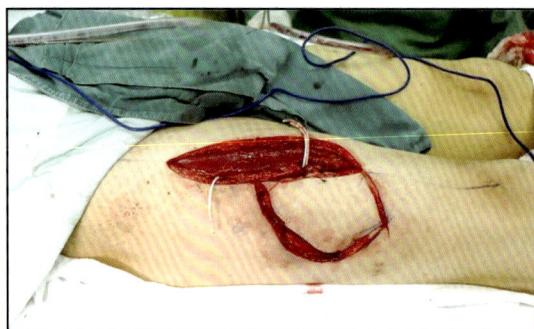

图 20-5　创面采用股前外侧游离皮瓣封闭

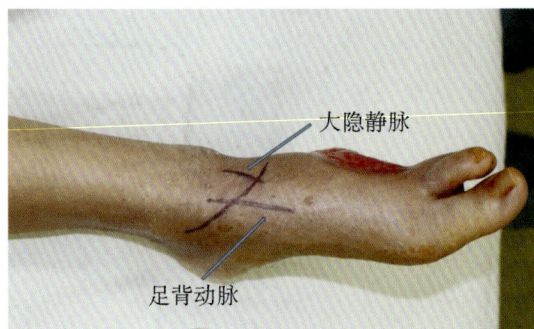

图 20-6　受区血管采用大隐静脉与足背动脉

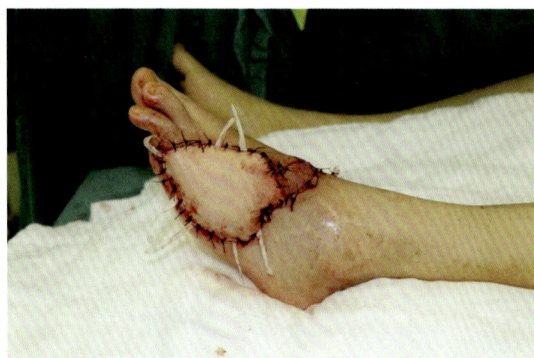

图 20-7　游离皮瓣移植术后即刻,血运良好

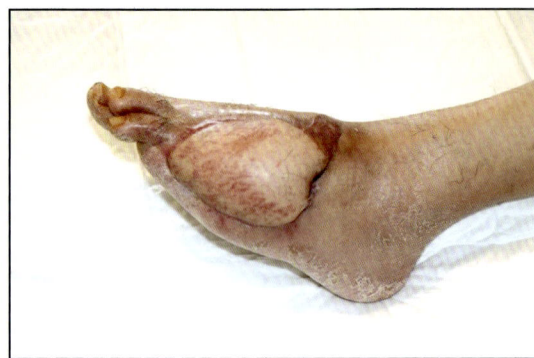

图 20-8　术后 2 个月皮瓣完全成活

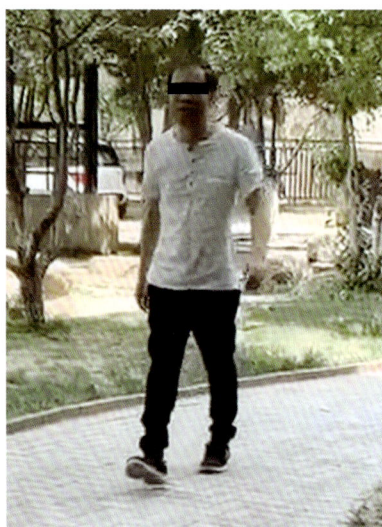

图 20-9　术后半年,患者行走功能正常

【病例讨论与分析】

> **刨根问底——临床思维演练**
> △ 糖尿病足溃疡的定义是什么？流行病学特征有哪些？
> △ 糖尿病足溃疡的评估方法有哪些？
> △ 糖尿病足溃疡的治疗策略有哪些？

医师 A：糖尿病足溃疡(diabetic foot ulcer，DFU)是糖尿病患者的严重并发症之一，是由神经病变及不同程度血管病变导致的足部组织的感染、溃疡和(或)深层组织破坏。根据病因，糖尿病足溃疡可分为神经性(约占 55%)、神经缺血性(混合性，约占 35%)、缺血性(约占 10%)。该病是导致糖尿病患者致残、致死的重要病因之一，具有发病率高、治疗困难、花费高昂的特点。目前，全球平均每年受糖尿病足相关并发症影响的患者约为 1 680 万人。据统计，糖尿病患者一生中发生足溃疡的风险为 25%，其中 14%～24% 的患者需要截肢。世界上约每 30 秒就有 1 个患者因糖尿病足溃疡需要截肢，糖尿病足溃疡截肢患者的 5 年病死率为 39%～80%。

医师 B：糖尿病足溃疡的评估主要包括溃疡的情况(大小与深度)、外周动脉疾病的评估以及感染的严重程度。这 3 方面的评估有助于评价糖尿病足溃疡患者截肢的风险。目前，有许多分级方法，如 Wagner 分级、Texas 分级和创面、缺血、足感染分级(WIFI 分级)系统等。在这些分级系统中，有的注重创面情况，有的注重血管缺血程度，而 WIFI 分级系统较好地结合了创面、缺血和感染 3 方面。在 WIFI 分级系统中，组织缺损、缺血、感染均分为无、轻度、中度和重度。评估得分与截肢率和病死率相关，也可用于判断是否有必要行血管再通手术。WIFI 分级 1、2、3 和 4 级的 1 年截肢率分别是 0、8%、11% 和 38%。本病例由 WIFI 分级进行评分，结果为创面 2 级，缺血 1 级，足感染 3 级。

医师 C：目前，糖尿病足溃疡的治疗主要包括以下几种。①控制血糖，维持内环境稳定。②清除坏死组织及感染灶，以机械或外科手术清创为主，同时结合非机械方法(如酶促清创、超声清创等)。③创面修复，根据创面情况可采用多种方法，如湿性敷料(水胶体敷料、水凝胶敷料、海藻酸盐敷料、泡沫型敷料)、自体血小板凝胶、骨水泥、自体皮片/皮瓣移植、创面生物制剂(细胞)治疗、干细胞治疗。④截肢。⑤下肢血管狭窄或闭塞者需要行介入治疗或血管外科手术。本例患者经过 3 次清创手术、封闭负压引流、抗感染等治疗，坏死组织被全部清除，创面新鲜肉芽组织生长。随后，采用股前外侧游离皮瓣进行覆盖。由于股动脉严重狭窄，行介入治疗以改善血供。

【专家点评】

病例中关键点出现在哪里？

该病例采用游离皮瓣进行修复。以往，由于糖尿病足溃疡患者的血管往往存在病变，而游离皮瓣移植对血管条件要求较高，因此被认为是糖尿病足溃疡患者的禁忌手术。近年来,随着显微外科技术的进步以及多学科协作模式的推广,游离皮瓣移植已常被应用于糖尿病足创面的修复。有报道显示,手术的成功率可达 92%,且游离皮瓣移植可显著降低截肢率、病死率,有助于患者维持正常步态并提高生活质量。该病例术后皮瓣完全成活,步态正常。

目前,对于哪些糖尿病足溃疡患者可受益于游离皮瓣治疗,尚无明确的指南或共识。魏在荣教授课题组报道,满足以下条件的患者可考虑行游离皮瓣治疗:①Wagner 分级为 2~4 级,有肌腱、神经、骨外露的 1 型或 2 型糖尿病患者;②能耐受麻醉和手术的患者;③近期血糖控制好,空腹血糖控制在 3.9~8.0 mmol/L,无酮症酸中毒或高渗性昏迷等急性并发症;④创面感染控制好,无脓性分泌物;⑤至少有 2 条通畅的动脉供应远端肢体,且血流峰值>40 cm/s 或经皮氧分压>40 mmHg。目前,这方面的研究仍在进行。随着对糖尿病足溃疡认识的深入,越来越多的糖尿病足溃疡的患者将受益于游离皮瓣移植治疗。该患者在行游离皮瓣移植前,创面已清洁,肉芽组织生长良好,无分泌物。此前存在肌腱和骨质外露,血糖控制在正常范围内,股动脉狭窄也通过介入治疗改善,小腿 3 条动脉均无病变,符合上述条件。

目前,较常用于糖尿病足溃疡的游离皮瓣主要有以下几种:胸背动脉穿支皮瓣、股前外侧游离皮瓣、腹壁下动脉穿支皮瓣、旋髂浅动脉穿支皮瓣、骨间后动脉穿支皮瓣等。目前,不建议选择膝以下皮瓣,因其可能损伤下肢血管。对于足部存在无效腔的情况,建议选用肌皮瓣进行修复,利用肌肉堵塞无效腔。

目前,常用的受区动脉包括胫前动脉、胫后动脉、足背动脉,也有患者使用足底内侧或外侧动脉、腓动脉或腓动脉的分支以及第一跖背动脉。常用的受区静脉为动脉伴行的静脉或大隐静脉、小隐静脉的主干或分支。动脉的吻合方式包括端端吻合与端侧吻合,建议有条件者使用端侧吻合,这样对肢体末端的血运影响较小。对于血管条件不适合采用端侧吻合的患者,也可考虑采用 flow-through 的方式进行吻合。静脉吻合多采用端端吻合。本病例因小腿 3 支主干动脉均正常,故受区动脉采用足背动脉并进行端端吻合,受区静脉采用大隐静脉。术后,患者足部血运良好。

(尹会男　祝闽辉　褚万立　王星童　侯哲宇)

参 考 文 献

[1] 《多学科合作下糖尿病足防治专家共识》编写组.多学科合作下糖尿病足防治专家共识(2020 版)全版 [J].中华烧伤杂志,2020,36(8):01-52.

[2] 中国医疗保健国际交流促进会糖尿病足病分会.中国糖尿病足诊治指南[J].中华医学杂志,2017,97 (4):251-258.

[3] ZHANG Y,LAZZARINI PA,MCPHAIL SM,et al. Global Disability Burdens of Diabetes-Related Lower-Extremity Complications in 1990 and 2016[J]. Diabetes Care,2020,43(5):964-974.

[4] YEKTA Z,POURALI R,NEZHADRAHIM R,et al. Clinical and behavioral factors associated with management outcome in hospitalized patients with diabetic foot ulcer[J]. Diabetes Metab Syndr Obes,2011, 4:371-375.

［5］ MONTEIRO-SOARES M，HAMILTON EJ，RUSSELL DA，et al. Guidelines on the classification of foot ulcers in people with diabetes (IWGDF 2023 update)［J］. Diabetes Metab Res Rev，2024，40(3)：3648.

［6］ VAN REIJEN NS，PONCHANT K，UBBINK DT，et al. Editor's Choice - The Prognostic Value of the WIfI Classification in Patients with Chronic Limb Threatening Ischaemia：A Systematic Review and Meta-Analysis［J］. Eur J Vasc Endovasc Surg，2019，58(3)：362-371.

［7］ FITZGERALD O，CONNOR EJ，VESELY M，HOLT PJ，et al. A systematic review of free tissue transfer in the management of non-traumatic lower extremity wounds in patients with diabetes［J］. Eur J Vasc Endovasc Surg，2011，41(3)：391-399.

［8］ SUH HS，OH TS，LEE HS，et al. A New Approach for Reconstruction of Diabetic Foot Wounds Using the Angiosome and Supermicrosurgery Concept［J］. Plast Reconstr Surg，2016，138(4)：702-709.

［9］ 简扬,魏在荣,陈伟,等.游离皮瓣在糖尿病足溃疡修复中的应用研究进展［J］.中华烧伤与创面修复杂志,2023,39(4):376-380.

第二章

压　疮

病例 21　以有限医疗资源救治压疮患者

【病历摘要】

患者,女,68 岁,因"发现双侧髂部及双侧大转子区皮肤破溃并发黑坏死 4 个月余"入院。

1. **现病史**　患者长期卧床,家属 4 个月前发现其双侧髂部及双侧大转子区皮肤发黑坏死,无发热、恶心呕吐等症状。家属在家自行为患者涂抹药膏(具体用药不详),局部创面一直无明显好转,且较前明显扩大加深、伴有明显异味。为进一步治疗,遂至九江市第一人民医院开发区分院外科就诊,以受压区Ⅳ期压疮收入院治疗。患者自发病以来,神志不清,精神、睡眠及饮食较差,大小便失禁,无明显发热,全身消瘦、重度营养不良。

2. **既往史**　2017 年因颅脑外伤行开颅手术治疗,伤后恢复较差、长期卧床。营养较差,全身消瘦。合并阿尔茨海默病 3 年余。

3. **入院查体**　长期卧床,全身消瘦明显、重度营养不良。专科情况:骶尾部可见一直径约 2 cm 创面,表面见少量坏死组织及分泌物渗出。右髂峰区可见一约 7 cm×7 cm 大小洞口,内可见潜行,深约 2 cm,有较多坏死组织及脓性分泌物,局部见苍白水肿的肉芽组织,恶臭。右大转子区可见一约 5 cm×5 cm 大小创面,创周红肿,内可见潜行,有较多分泌物渗出。左髂峰区可见一约 5 cm×4 cm 大小创面,四周皮下分离,有脓性分泌物流出,局部恶臭。左大转子区可见一约 6 cm×5 cm 大小创面,创周红肿,内可见潜行,有较多分泌物流出。双下肢肿胀,无明显压痛,活动差。见图 21-1,21-2。

4. **辅助检查**　入院后创面分泌物细菌培养提示金黄色葡萄球菌阳性。第 1 次术前化验结果显示血红蛋白 99 g/L,白蛋白 28 g/L。胸部 CT 提示肺部感染合并少量胸腔积液及双肺下段膨胀不全。

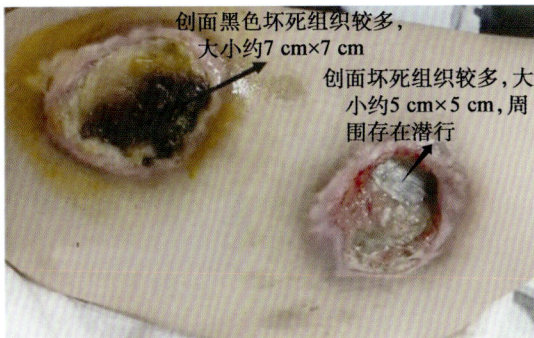

创面黑色坏死组织较多,大小约7 cm×7 cm

创面坏死组织较多,大小约5 cm×5 cm,周围存在潜行

图 21-1　右侧创面入院时情况

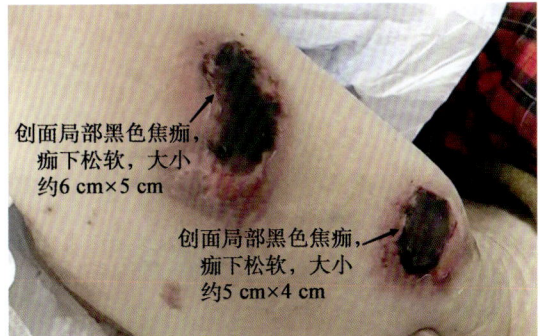

创面局部黑色焦痂,痂下松软,大小约6 cm×5 cm

创面局部黑色焦痂,痂下松软,大小约5 cm×4 cm

图 21-2　左侧创面入院时情况

5. 诊断　受压区Ⅳ期压疮；皮肤和皮下组织局部感染；阿尔茨海默病；低蛋白血症；低钾血症；贫血。

6. 治疗经过　充分评估患者的全身情况及手术耐受能力后，采取分次手术治疗（左右侧各2处创面，分2次手术）。第1次手术修复右侧2处创面：右侧2处创面内潜在腔隙较大，深及肌间隙。手术时直接将腔隙组织全层切除，并采用穿支皮瓣修复（右侧髂嵴区创面采取右侧腹壁下动脉穿支皮瓣，右侧大转子区创面采取右侧股前外侧穿支皮瓣修复）。根据术前设计，对右侧腹壁下动脉穿支进行游离，为尽可能保证皮瓣的血供，保留2支穿支，完整切取皮瓣。通过皮下隧道，将皮瓣牵引至右侧髂嵴区创面，最后缝合创面，见图21-3～21-6。第2次手术修复左侧2处创面：左侧髂嵴区创面较小，手术时将四周腔隙组织全层切除，并采取顺局部血管方向的"O-Z"皮瓣修复。左侧大转子区创面内潜在腔隙较大，深及肌间隙。手术时直接将腔隙处皮肤软组织全层切除。由于局部空腔较大，单纯皮瓣难以填塞空腔，因此明确局部穿支

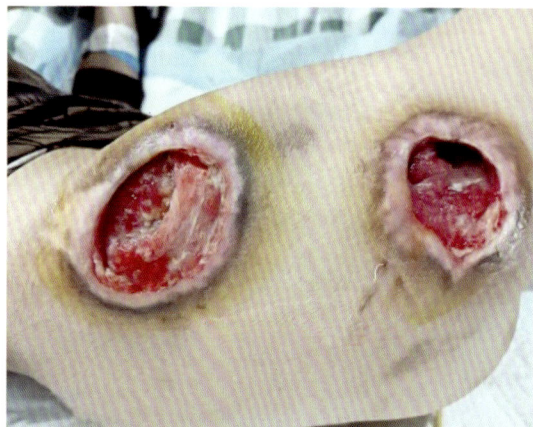

图 21-3　2023 年 4 月 26 日右侧术前情况

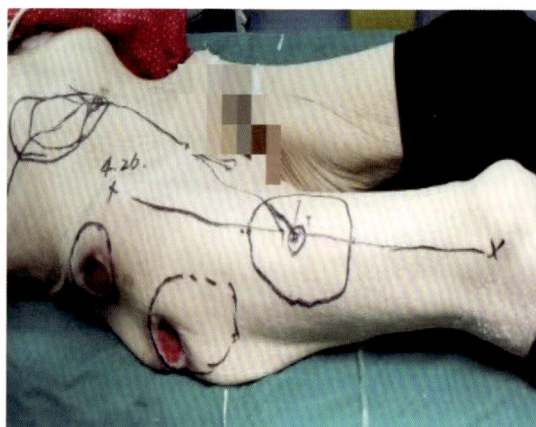

图 21-4　右侧 2 处创面术前设计

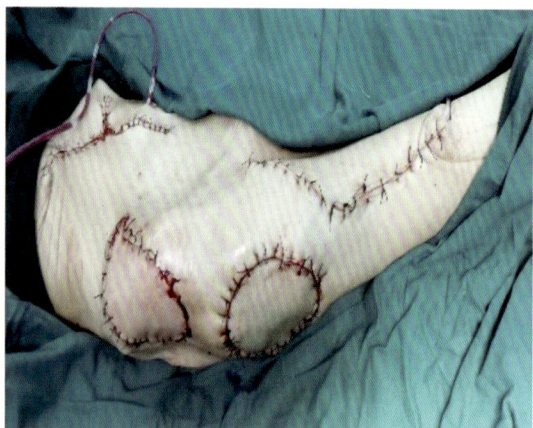

图 21-5　右侧 2 处创面术后即刻

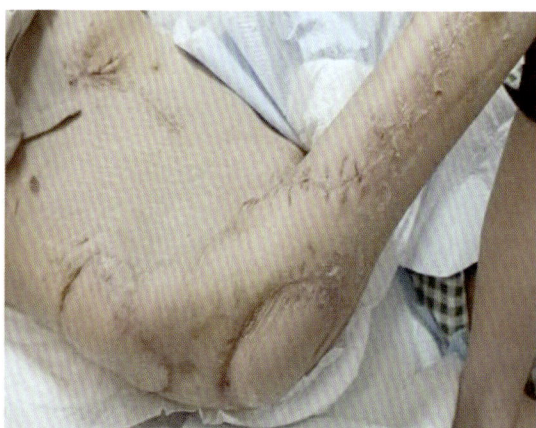

图 21-6　右侧 2 处创面术后愈合良好

血管后,采用股直肌肌皮瓣修复。根据术前设计,完整切取股直肌肌皮瓣,中间区保留部分皮肤组织。通过皮下隧道旋转牵拉至大转子区创面内,肌肉填塞空腔,皮肤四周对齐缝合。两侧4 处创面术后均达到一期愈合,恢复良好。见图 21-7～21-12。

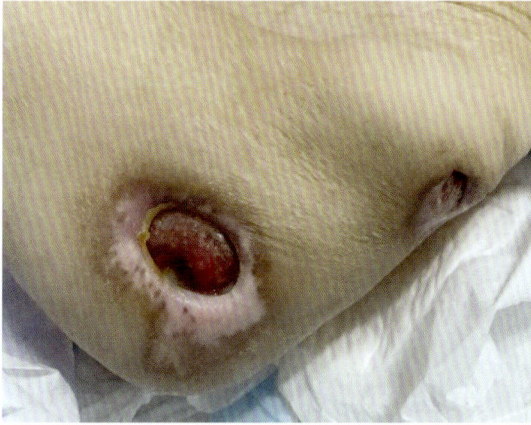

图 21-7　2023 年 5 月 20 日左侧术前情况

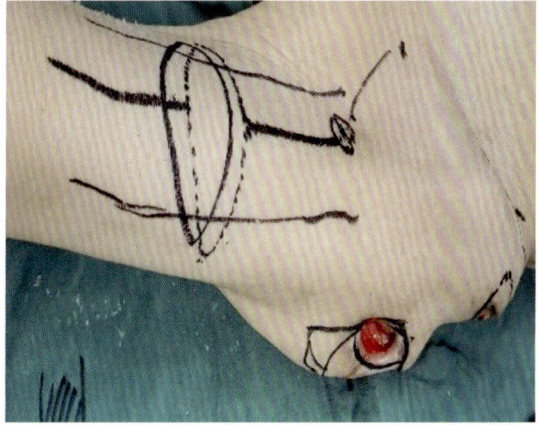

图 21-8　左侧 2 处创面术前设计

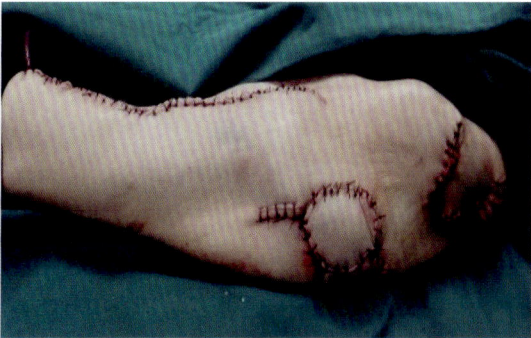

图 21-9　左侧 2 处创面术后即刻

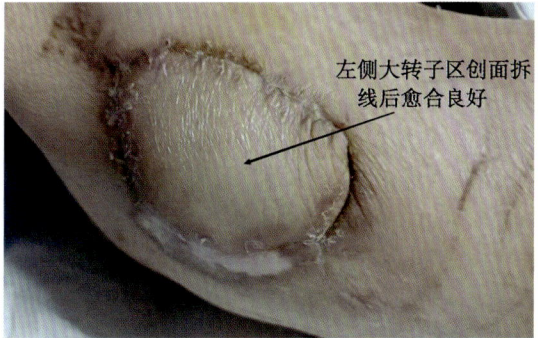

左侧大转子区创面拆线后愈合良好

图 21-10　左侧大转子区创面术后愈合良好

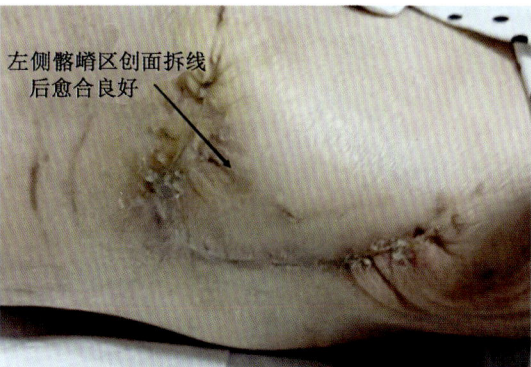

左侧髂嵴区创面拆线后愈合良好

图 21-11　左侧髂嵴区创面术后愈合良好

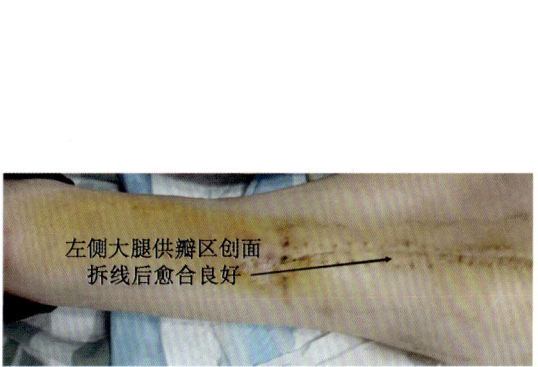

左侧大腿供瓣区创面拆线后愈合良好

图 21-12　左侧大腿供瓣区术后愈合良好

【病例讨论与分析】

刨根问底——临床思维演练

△ 什么是压疮？压疮形成的原因有哪些？

△ 压疮的临床表现有哪些？

△ 压疮常见的治疗方法及预防措施有哪些？

医师 A：压疮是一种压力性损伤，由于局部组织长期受到压迫等因素导致血液循环受阻，引发组织、皮肤持续缺血、缺氧，进而导致局部组织失去正常功能并发生溃烂和坏死。压疮常发生于长期卧床的患者，好发于受压的骨突部位，如骶骨、坐骨结节、股骨粗隆、足外踝及足跟等。局部皮肤受压后，常呈苍白、灰白或青红色，伴有轻度水肿，患者自觉有麻木感或触痛感。去除压力后，上述症状可逐渐缓解。若皮肤长期受压，受压部位可呈紫黑色，出现水疱，水疱破溃后形成溃疡。如不及时处理，溃疡可逐渐加深至肌肉、骨或关节，表面可形成坏疽。继发感染可引起败血症，严重者可发生脓毒血症、蜂窝织炎、骨髓炎等。

医师 B：根据严重程度，压疮可分为Ⅰ～Ⅳ期。不同严重程度的压疮，其症状不同，具体如下。Ⅰ期压疮：皮肤完整，出现压之不褪色的局限性红斑，通常在骨隆突处等受压部位。与周围的组织相比，该受压部位可能有疼痛、硬肿、松软或者发凉、发热。Ⅱ期压疮：表皮和部分真皮缺损，表现为完整的或开放、破溃的血清性水疱，也可表现为浅表开放的粉红色创面，周围无坏死组织的溃疡，有时甚至较干燥。Ⅲ期压疮：全层皮肤组织缺损，可见皮下脂肪，但骨骼、肌腱或肌肉尚未显露或不可探及。伤口内部可能存在坏死组织或腐肉、窦道。Ⅳ期压疮：全层皮肤组织缺损，并伴骨骼、肌腱或肌肉外露，可以显露或探及外露的骨骼或肌腱。伤口内部可能会部分覆盖腐肉或焦痂，通常伴有皮下组织感染形成的窦道。

医师 C：皮肤出现压疮后，除了加强皮肤护理外，还应积极治疗。对于症状较轻，创面较小的压疮，通常仅需药物治疗；但如果压疮创面较大，必要时可能需要通过手术进行清创处理。一般治疗：一旦发生压疮，应避免该处皮肤再次受压，促进局部血液循环恢复，加强创面处理，如使用无菌敷贴，预防感染；也可适当使用气垫、软垫或气圈垫等特殊床垫，以减轻压疮症状。药物治疗：在压疮初期，局部可给予热敷或 50％乙醇涂擦，也可用 2％碘酊涂抹，起到杀菌消毒的作用。同时，应注意防止皮肤干燥，可适量涂抹甘油或液体石蜡。对于小溃疡压疮，可外用 0.5％的硝酸银溶液湿敷，具有杀菌消炎和收敛作用，可促进创面恢复。如果存在继发感染，需要使用抗生素。如果创面伴有疼痛难忍的情况，还需要服用镇痛药来缓解，如布洛芬缓释胶囊、双氯芬酸钠缓释胶囊等。手术治疗：如果压疮创面较大，需要通过手术清理创面脓性分泌物及其他残留物，切除结痂和坏死组织。部分深度压疮创面需进行植皮或者皮瓣修复。

医师 D：压疮是一种可以预防的疾病，通过加强对卧床患者的护理，可显著降低压疮的发生率。预防压疮的方式有以下几点。①及时更换体位，减轻皮肤压力。压疮多由局部皮肤长期受压所致，因此对于长期卧床的患者，家属或者护理人员应定期帮助患者更换体位，且每次翻身时应注意观察皮肤状况。体位变换的频率需要根据局部组织耐受程度、活动及移动能力、皮肤状况、舒适程度等决定,并制订减压时间表,一般建议至少每 2 小时翻身 1 次。②保持皮肤洁净,穿着舒适。对于长期卧床的患者,需要定期擦拭皮肤,保持皮肤清洁和干燥。此外,卧床患者的贴身衣物以及床单、被套等应使用柔软亲肤的材质,避免材质粗糙加重皮肤摩擦。③使用坐垫,减少压力。如果患者需要长期坐轮椅,则可以使用专门的坐垫,以减少皮肤压力。④注意营养补充,纠正营养不良。对于长期卧床且营养不良的患者,需注意营养补充,及时改善营养不良状况。⑤按摩皮肤,促进血液循环。对于无法自主行动的卧床患者,家属以及护理人员可对患者的皮肤进行按摩,促进局部血液循环,预防压疮。

【专家点评】

病例中关键点出现在哪里?

该病例的关键点、救治难点以及创新性主要体现在以下几方面:①该患者基础疾病较多、全身极度消瘦,且自身配合程度较差,麻醉以及手术风险较高;②由于长期卧床及营养不良等因素,患者皮下穿支血管存在萎缩及闭塞,较正常穿支血管更细,弹性更差,且存在较多变异性;③双侧 4 个压疮创面均深及肌层且存在窦道,需采取任意皮瓣、穿支皮瓣、肌皮瓣等进行修复,且双侧 4 处创面需分次手术;④病程较久,创面感染明确,易导致感染扩散,手术难度较大;⑤基层医院医师的治疗知识相对匮乏,术前准备、术中麻醉监护、术后病房的护理等均存在一定的缺陷,这些因素直接影响手术后皮瓣的存活;⑥该病例的创新性在于技术下沉基层,我们直接到下级医联体医院进行手术治疗,使基层医院患者直接享受三甲医院的技术支持。通过对该患者的救治模式及治疗经验来看,采取技术下沉直接帮扶基层医院,在技术层面可以打破传统转诊患者模式的壁垒,让患者直接获益。同时,为基层医院医师的技术学习提供了更加直接的平台,值得进一步推广。

（杨陆涛　潘拥军）

参 考 文 献

[1]　张建中,高兴华.皮肤性病学[M].北京:人民卫生出版社,2015:160.

[2]　刘晓红,康琳.协和老年医学[M].北京:人民卫生出版社,2017:111-112.

[3]　黄晓琳,燕铁斌.康复医学[M].5 版.北京:人民卫生出版社,2013:116-117.

病例 22　难愈性压疮的治疗

【病历摘要】

患者,女,44 岁,因"骶尾部皮肤溃疡形成 3 个月余"入院。

1. **现病史**　半年前,患者因高处坠落致全身多处骨折、双下肢截瘫,于外院治疗。3 个多月前,患者骶尾部出现压疮,且进行性加重。外院给予创面换药并多次行负压封闭引流。20 天前,患者在当地医院行皮瓣转移修复术,术后创面未愈,并进一步扩大。2018 年 5 月 23 日收入本院,入院时呈贫血貌,T12 椎体以下感觉丧失,活动受限。

2. **既往史**　患者既往体健,否认高血压、冠心病、糖尿病等慢性病史,否认肝炎、结核、伤寒、疟疾等传染病史。

3. **入院查体**　T12 椎体以下感觉丧失,活动受限。骶尾部可见大小不一的 2 处开放性创面,大小分别为 1 cm×3 cm×0.8 cm,5 cm×7 cm×0.8 cm,深达肌层,表面附着较多黄色坏死组织,有大量黄褐色脓性分泌物,恶臭明显。两创面中间呈贯通状态,潜行范围大。伤口边缘轻微浸渍,伤口周围皮肤色素沉着明显。

4. **辅助检查**　血红蛋白 83 g/L,创面分泌物细菌培养提示彭氏变形杆菌阳性。

5. **诊断**　骶尾部Ⅳ期压疮;中度贫血;截瘫;全身多处骨折。

6. **治疗经过**

伤口床准备:去除失活组织(锐器清创、机械清创、自溶性清创等);管理渗出液(藻酸盐敷料、泡沫敷料、负压引流等);控制感染(银离子敷料等)。封闭创面:择期行皮瓣转移修复术。其他治疗:局部减压,加强营养,纠正贫血,功能锻炼等。

2018 年 5 月 23 日第 1 次换药,伤口 1 大小为 5 cm×7 cm×0.8 cm,伤口 2 大小为 1 cm×3 cm×0.8 cm,75%坏死组织,25%肉芽组织,肉芽组织脆弱,有大量黄褐色脓性分泌物,明显恶臭,伤口 1 的 11 点至 3 点方向潜行深约 6 cm,NRS 疼痛评分 0 分。处理过程:保守锐器清创,联合应用藻酸盐敷料+银离子敷料+无边泡沫敷料,局部减压,加强营养,纠正贫血,功能锻炼。见图 22-1。

2018 年 5 月 26 日第 4 次换药,伤口大小无变化,坏死组织减少,有新生肉芽组织,无明显异味。处理过程:保守锐器清创+自溶性清创,联合应用高渗盐敷料+藻酸盐敷料+无边泡沫敷料,其他处理同前。见图 22-2。

2018 年 5 月 28 日第 6 次换药,伤口大小无明显变化,伤口 1 为 50%坏死组织,50%肉芽组织;伤口 2 为 100%肉芽组织。处理过程:保守锐器清创,联合应用银离子敷料+湿纱布+有边泡沫敷料,胃管安置简易负压引流(负压设定为 300~400 mmHg),其他处理同前。见图 22-3。

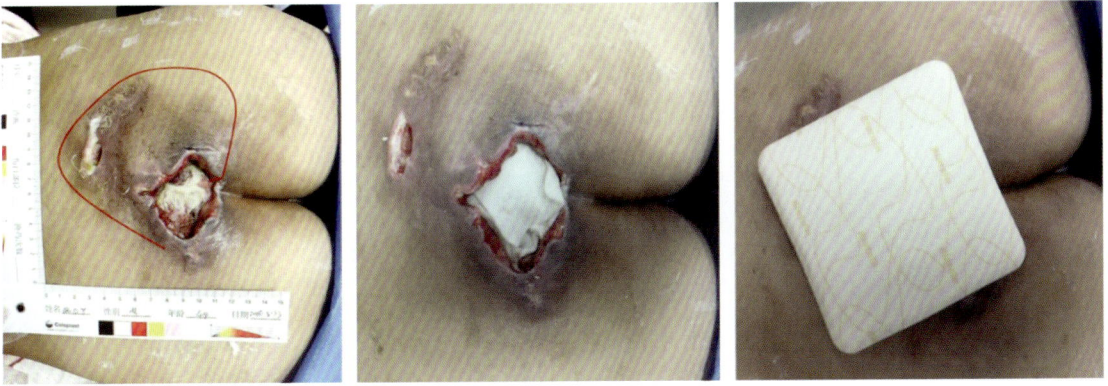

图 22-1　2018 年 5 月 23 日第 1 次换药

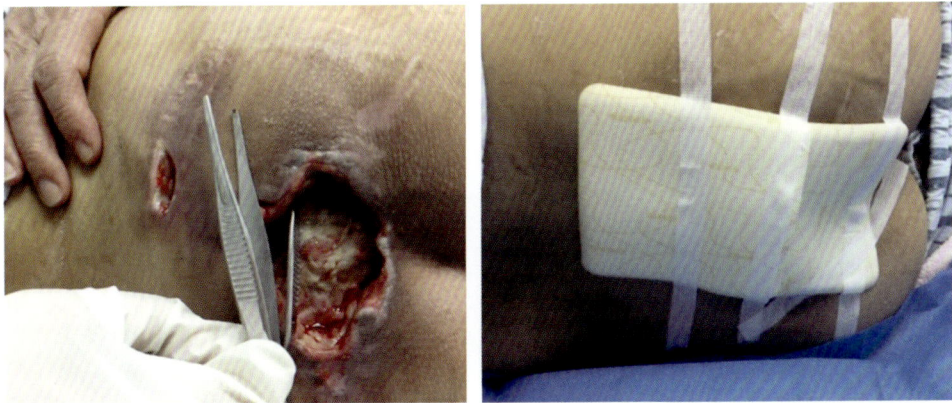

图 22-2　2018 年 5 月 26 日第 4 次换药

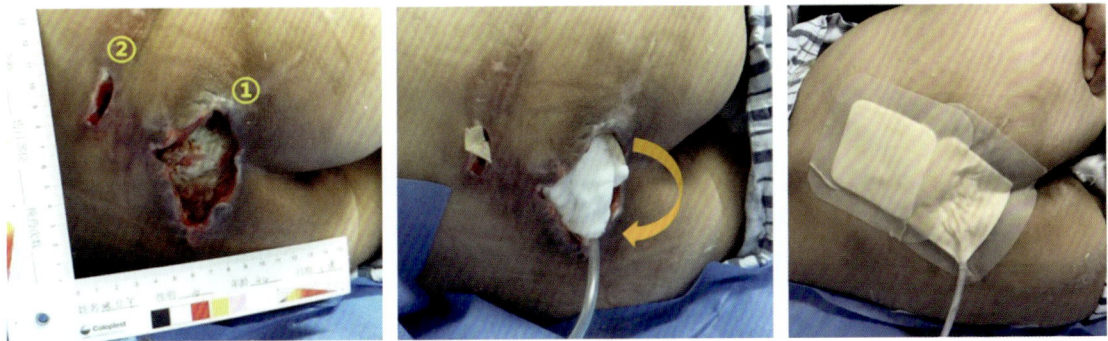

图 22-3　2018 年 5 月 28 日第 6 次换药

2018 年 6 月 5 日第 13 次换药,伤口肉芽组织较为新鲜,伤口 2 进行清创缝合,伤口 1 安置 VAC 负压引流(负压设定为 125 mmHg)。见图 22-4。

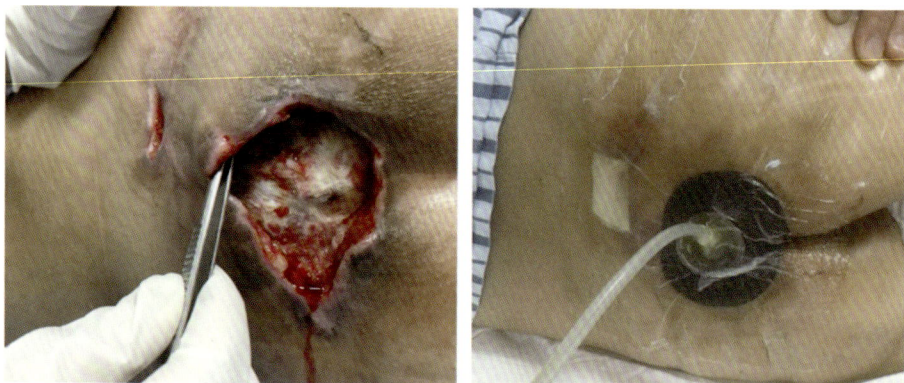

图 22-4　2018 年 6 月 5 日第 13 次换药

2018 年 6 月 13 日第 14 次换药,伤口 2 已封闭,伤口 1 变小,大小为 5 cm×6 cm×0.8 cm,25%坏死组织,75%肉芽组织,11 点至 12 点方向潜行深约 5 cm,12 点至 3 点方向潜行深约 4 cm,恶臭明显。处理过程:银离子敷料＋有边泡沫敷料。见图 22-5。

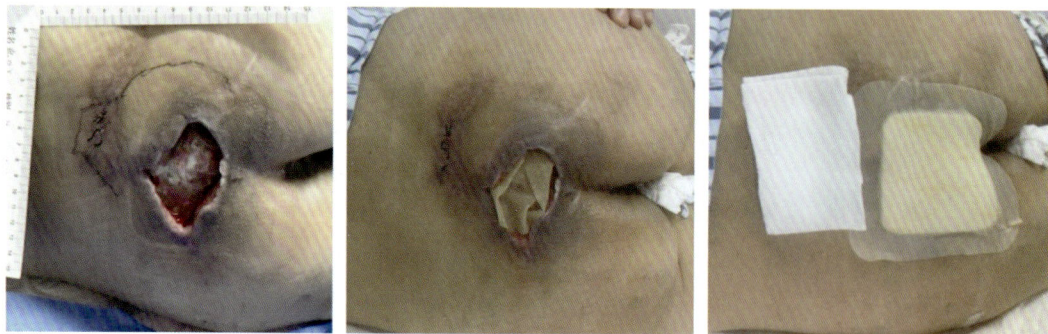

图 22-5　2018 年 6 月 13 日第 14 次换药

2018 年 6 月 14 日第 15 次换药,伤口大小、潜行均无变化,但渗液量大,无明显恶臭。处理过程:继续简易负压引流(方法同第 6 次换药)。见图 22-6。

2018 年 7 月 15 日,伤口大小为 4 cm×4 cm×0.5 cm,肉芽组织 100%,11 点至 3 点方向潜行深约 5 cm,创面分泌物细菌培养提示无菌生长,血红蛋白 117 g/L。处理过程:骶尾部创面扩创＋臀大肌肌皮瓣转移修复术。

其他处理:术后减压,轴线翻身。见图 22-7。

2018 年 7 月 29 日,创面拆线,完全愈合。见图 22-8。

该病例的处理难点在于创面深、潜行范围大、渗液多。关键措施在于以下几点。①伤口床准备:如清创、渗液管理、负压引流、新型敷料的联合应用等。②手术修复:骶尾部创面扩创＋臀大肌肌皮瓣转移修复术。③术后皮瓣保护:手术是治疗深度压疮的关键技术,但患者全身情况的改善、术前的伤口床准备及术后皮瓣的保护也不可忽视。

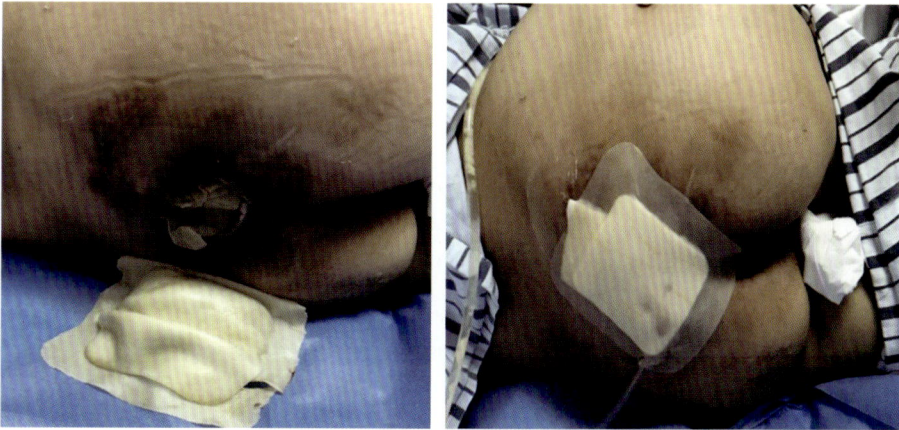

图 22-6　2018 年 6 月 14 日第 15 次换药

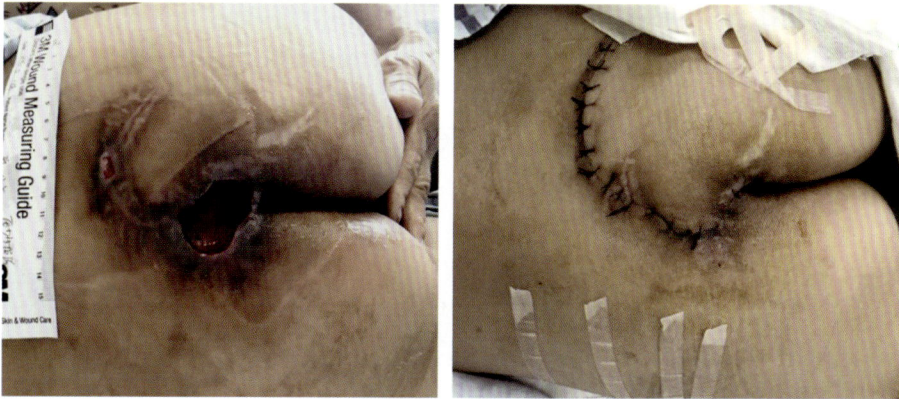

图 22-7　术后减压,轴线翻身

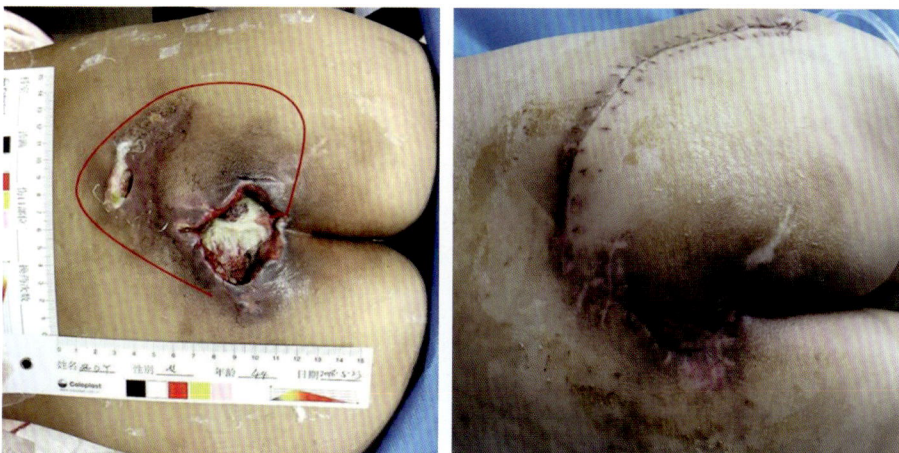

图 22-8　创面拆线,完全愈合

【病例讨论与分析】

刨根问底——临床思维演练

△ 压疮的定义是什么？如何分期？

△ 深度压疮如何有效控制感染？

△ 负压引流技术在感染性创面的治疗中发挥怎样的作用？

△ 深度难愈性压疮如何选择最佳治疗方式？

医师A：压疮被定义为发生在皮肤和（或）潜在皮下软组织的局限性损伤，常见于骨隆突或皮肤与医疗设备接触处。2016年美国压疮咨询委员会（NPUAP）将压疮分为以下6期。Ⅰ期压疮：皮肤完整，指压不变白的红斑；Ⅱ期压疮：部分皮层缺失，伴有真皮层暴露；Ⅲ期压疮：全层皮肤缺失；Ⅳ期压疮：全层皮肤和组织缺失，伴有骨骼、肌腱或肌肉的暴露；不可分期压疮：被坏死组织覆盖的全层皮肤和组织缺失；深部组织压疮：持续不变白的深红色、栗色或紫色改变。

医师B：压疮患者的感染风险取决于生理条件、环境因素等。Ⅳ期压疮由于全层皮肤和组织的缺损，更容易发生感染。一般表现为伤口愈合延迟、渗液增加、肉芽组织脆弱、周围组织发红、慢性炎症、继发感染等。治疗原则为局部治疗结合全身治疗。局部不推荐使用含有抗菌药物的软膏，可以使用碘钙聚体、磺胺嘧啶银、含银敷料等新型材料。目前，缺乏全身使用抗菌药物治疗压疮感染效果的报道，但当出现全身感染迹象、细菌培养阳性、炎症指标异常、压疮引起的远处组织感染、骨髓炎、败血症和脓毒血症等情况时，建议全身使用抗菌药物。

医师C：骶尾部Ⅳ期压疮通常伴有感染及潜行。由于软组织缺血缺氧，感染后伤口经久不愈，若不及时治疗，可能逐步出现感染扩散，导致预后较差。NPWT通过将吸引装置与特殊的伤口敷料连接，使伤口保持在负压状态，可以清除创面的毒素、过量的组织液和细胞碎片，从而促进创面肉芽组织生长，调节炎症反应等。临床研究表明，采用NPWT可减轻创面水肿和感染，增加组织灌注，减少创面死腔，促进创面边缘贴合，从而促进创面愈合。在负压治疗过程中，不需要频繁更换敷料，以避免衣物、被服被浸湿，从而增加患者舒适感、提高患者生活质量、减轻医护人员负担。目前，NPWT被广泛应用于治疗各类急慢性创面，已取得较好的效果。

医师D：在压疮发生、进展的过程中，由于深部组织损伤不易通过皮肤表面观察，导致患者就诊时已存在深度压疮。临床治疗方案主要分为保守治疗和手术干预。常规换药虽能修复部分创面，但治疗时间长、换药次数多，对基础情况较差、长期卧床的患者疗效不佳。目前普遍认为，手术是治疗深度压疮最直接有效的方式，其中皮瓣移植术最为常用。根据压疮创面及周围正常皮肤组织情况，可选择邻位皮瓣、穿支皮瓣、双叶皮瓣、肌皮瓣、游离皮瓣等进行修复。

【专家点评】

病例中关键点出现在哪里？

选择最佳手术时机。压疮患者充分的创面床准备对手术成功至关重要。该病例早期通过清创、负压引流、新型敷料联合应用等方式进行了较长时间的创面准备。2018 年 6 月 13 日左右,创面肉芽组织已生长良好,基本达到手术条件,但直到 2018 年 7 月 15 日才选择手术治疗。如果能早期手术介入,可能会大大缩短创面愈合时间。

选择最佳手术方式,保证皮瓣有效存活。目前,针对难治性压疮的治疗暂无统一标准,皮瓣转移是骶尾部创面修复的常用方式。在患者全身情况改善、创面床准备充分的情况下,根据组织缺损程度,可行局部皮瓣或臀大肌肌皮瓣填充修复,并可联合负压封闭引流消除局部死腔。虽然臀部血运丰富,皮瓣术后即刻血运正常,但由于术后皮瓣区长时间受压或翻身牵拉易造成皮瓣缺血或缝合处裂开等并发症,从而影响皮瓣成活效果。因此,术后皮瓣管理及护理尤为重要,如术后采用悬浮床治疗,避免术区长时间受压;翻身时采用轴线翻身技术,防止牵拉皮瓣等。

预防压疮再次发生。脊髓损伤患者由于运动限制、感觉缺失并伴随其他生理改变,是压疮好发的高危人群。在日常照护中应特别注意局部减压、营养支持、皮肤护理及观察等。具体预防措施包括以下几点。①局部减压。通过使用支撑面和频繁更换体位实现减压。翻身被认为是最经济、最有效的预防手段。每次翻身时应帮助患者安置合适的体位,并定时进行体位更换(建议至少每 2 小时更换 1 次体位),避免拖、拉、拽等增加摩擦力的动作。可使用减压装置,如减压床垫、局部减压垫、减压敷料等帮助压力重新分布,改变局部压力。②营养支持。许多研究发现,营养不良、体重减轻或饮食问题与压疮的发展有关。应给予患者适当的热量与蛋白质支持,多食新鲜蔬菜水果。对严重营养不良合并食欲不佳的患者,可以补充蛋白粉、肠内营养剂等,以增强皮肤抵抗力及愈合能力。③皮肤护理。各种面霜、乳液和软膏可用于预防压疮,其作用机制是减少摩擦力,促进和维持健康的皮肤。大小便失禁的患者应及时清理局部皮肤并保持清洁干燥,可局部使用皮肤保护膜保护正常皮肤。④皮肤观察。照护者每次翻身时应检查患者局部受压皮肤情况。医务人员应加强照护者教育,帮助其正确识别早期压疮,及时采取干预措施,避免进展为深度压疮。

(邹　静　张恒术　向　英　陆梦霖　刘新昊　杨　娥)

参 考 文 献

[1]　贾桂萍,张建华.2016 版压力性损伤指南在妇科腹腔镜截石位手术中的应用效果观察[J].护理研究,2018,32(08):1294-1296.

[2]　谢婵,陈希瑶.压疮感染的预防、诊断与治疗要点[J].中国感染控制杂志,2023,22(11):1279-1281.

[3]　刘江涛,王一勇,陈蓝,等.皮瓣联合流体悬浮床治疗骶尾部压疮的研究[J].医学研究与战创伤救治,2023,36(06):590-593.

［4］　TEKIN EE,YESILTAS MA,UYSAL A,et al. The effectiveness of vacuum-assisted closure therapy in patients with infected venous leg ulcers[J]. Cardiovasc J Afr,2022,33(2):44-50.

［5］　周晓春,陈晓明,王惠,等.波动式负压引流技术在穿支皮瓣移植修复难愈性创面中的应用[J].中国美容医学,2022,31(2):21-25.

病例 23 基层医院诊疗难治性骶尾部压疮

【病历摘要】

患者,男,73岁,因"骶尾部皮肤溃烂2个月余"入院。

1. 现病史 2个多月前,患者家属在为患者翻身时发现其骶尾部皮肤溃烂,伴红肿、渗液、疼痛,医师建议患者住院治疗,但患者家属拒绝。本院门诊开具以下药物治疗:莫匹罗星软膏,3次/天,局部抗感染;湿润烧伤膏,4次/天,局部外涂治疗。嘱患者家属为患者加强翻身,避免局部长时间受压,保持创周清洁。1周后,患者家属发现患者骶尾部创面逐渐缩小变浅,遂停止局部外用药物治疗。3天后,患者家属发现患者创面变黑,中央可见黄绿色脓苔附着,且创面较门诊诊疗前扩大,遂因骶尾部压疮来院治疗,收入本科。患者自发病以来,饮食可,大小便正常,体重无增减。

2. 既往史 高血压病史20余年,长期口服苯磺酸氨氯地平片。脑梗死病史2年,脑梗死后未正规诊治,长期门诊开具阿司匹林、血塞通治疗,服药不规律。脑梗死后左侧肢体无力,左下肢感觉障碍,长期瘫痪卧床,能自行翻身,大小便不能自理。

3. 入院查体 生命体征正常,双肺呼吸音粗,无干湿啰音。腹部查体未见明显异常,骶尾部(尾骨上方偏右侧臀部)见一大小约6 cm×5 cm溃烂创面,深及肌肉,局部见坏死肌肉,创面中心及周围见新鲜肉芽组织生长,四肢肌肉正常。右上肢肌力Ⅴ级,右下肢肌力Ⅳ级,左上肢近端肌力Ⅲ级、远端肌力Ⅰ级,左下肢肌力Ⅰ级,四肢肌张力及腱反射正常,右侧病理征阳性。

4. 辅助检查 白细胞 $12.38×10^9/L$,中性粒细胞百分比75.6%,C反应蛋白34.54 mg/L。凝血功能、肝肾功能未见明显异常。胸片提示双肺间质性改变。

5. 诊断 骶尾部压疮(Ⅳ期);脑梗死后遗症;高血压3级,极高危。

6. 治疗经过 患者于2021年12月10日入院,入院后立即予以控制高血压、改善全身营养状况、防治并发症、心理疏导、家庭社会支持引导等综合治疗方案。入院后第1~3天,使用超声波清创仪对创面进行冲洗清创(每天1次),同时使用组织剪剪除局部坏死组织,局部予以5%聚维酮碘溶液换药。换药5天后,创面完全新鲜,遂予以负压封闭引流治疗。负压封闭引流治疗30天后,局部予以5%聚维酮碘溶液换药(每天1次),并用脂质水溶敷料覆盖创面(每天1次),持续治疗30天。随后,患者因春节院外治疗14天,出院期间,患者继续使用5%聚维酮碘溶液(每天1次,外用),湿润烧伤膏外涂q6h。经79天治疗后,患者创面完全瘢痕化愈合,办理出院。出院后共随访3次,分别为出院后1个月、3个月、1年。随访过程中,患者压疮创面未发生异常,未发生新发压疮。见图23-1~23-6。

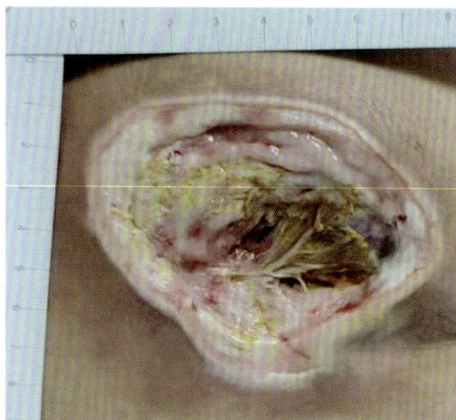

图 23-1 入院后第 1 次清创后创面照片

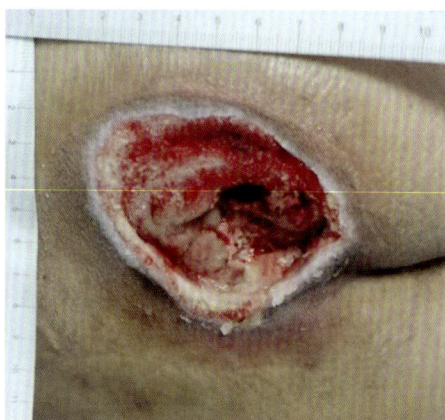

图 23-2 彻底清创换药 5 天后创面情况

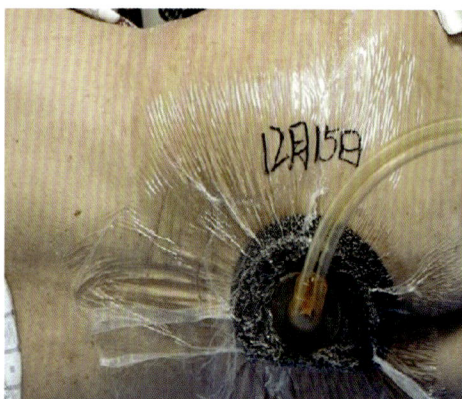

图 23-3 2021 年 12 月 15 日开始创面负压封闭引流治疗

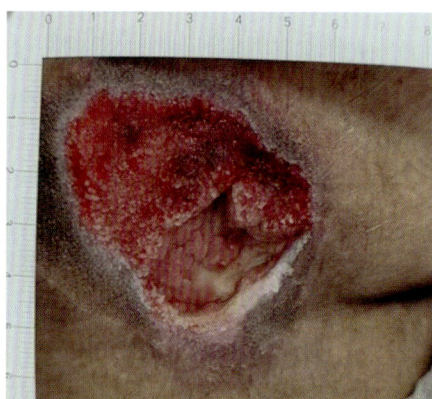

图 23-4 负压封闭引流治疗 2 周后情况

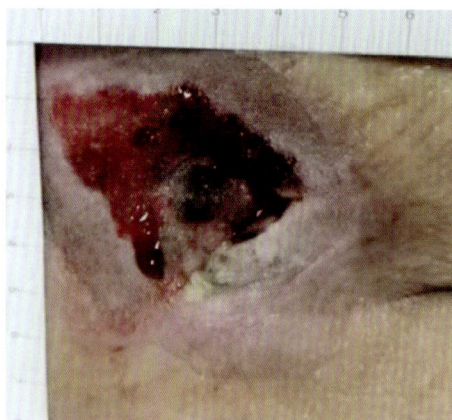

图 23-5 负压封闭引流治疗 1 个月后情况

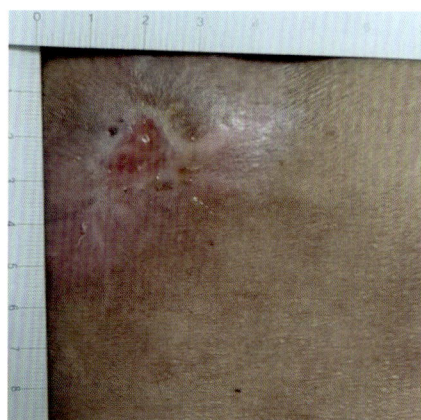

图 23-6 患者出院时创面情况

【病例讨论与分析】

> ### 刨根问底——临床思维演练
> △ 压疮的分期标准是什么？压疮的好发因素有哪些？
> △ 压疮的诊疗方法有哪些？
> △ 预防压疮的难点在哪里？

医师 A：压疮是由局部组织长时间受压导致的局部皮肤和软组织变性坏死，严重者可导致持久难愈的感染，甚至危及生命。目前，压疮已经成为一种常见的危害较大的慢性疾病。骶尾部压疮多见于长期卧床患者，这是因为骶尾部向后凸起，导致皮肤持续受压。骶尾部距离肛门仅数厘米，创面极易受到细菌污染而感染，其中耐药菌感染也不在少数，因此预后较差。合并骶尾部压疮的患者，生存时间往往较短。压疮可分为Ⅰ～Ⅳ期，另外还有不可分期及可疑深部组织损伤两类。社区压疮多以Ⅲ～Ⅳ期为主；医院压疮因发现及时，治疗护理得当，以Ⅱ～Ⅲ期多见。

医师 B：慢性创面的形成机制非常复杂，外源性致病性微生物是导致创面迁延不愈的重要因素之一。内源性因素包括微血管损伤、神经功能障碍、异常炎症反应、蛋白质糖基化、修复细胞异常凋亡、生长因子缺乏等。压疮的治疗手段多种多样，一般情况好、耐受能力强、配合度高的患者一般采取手术治疗；而耐受力差、一般情况差的患者则采取保守治疗。保守治疗的方法较多，常以中西医结合治疗为主。在治疗过程中，应保持创面无菌，为促进创面肉芽组织生长提供良好环境。众多研究表明，联合应用多种治疗方法可提高临床治疗有效率。

医师 C：基层医院在慢性创面诊疗过程中面临的挑战更多。患者常因社会支持情况差、文化程度偏低而无法接受手术等有创诊疗。此外，患者往往基础疾病多、一般情况差，对治疗的依从性不佳，导致治疗效果有限；或因护理不当、家庭支持欠缺，导致慢性创面复发或新发创面出现等问题。该患者通过完全清创后，本有条件进行皮瓣转移手术，但患者不愿接受外科手术，沟通无效后选择采用保守综合治疗，创面仍达到完全瘢痕化愈合的效果。

【专家点评】

病例中关键点出现在哪里？

基层医院在压疮诊疗活动中，应以护理及家庭支持为导向，遵循"早发现、早治疗、预防为主"的原则，提高压疮患者的生存质量。在治疗过程中，应严格掌握手术治疗和非手术治疗的适应证，尤其是Ⅳ期压疮及难治性压疮，应优先选择恢复快、住院时间短的治疗方案。

（张宝华　陈家海）

参 考 文 献

［1］　黄晓栋,万里,叶东成,等.持续双负压引流对压疮患者皮瓣修复术后炎性因子及创面痊愈的影响[J].中国美容整形外科杂志,2024,35(03):136-139.

［2］　刘磊.慢性难愈性创面形成机制的研究进展[J].临床合理用药杂志,2020,13(13):177-180.

［3］　王月平,李大勇.中西医结合治疗褥疮的研究进展[J].中外医学研究,2024,22(07):159-163.

第三章

术后切口不愈合

病例 24　生物材料致心血管术后深部胸骨切口感染的诊疗

【病历摘要】

患者,男,73 岁,因"心脏术后前胸切口破溃伴脓性渗出 2 个月"入院。

1. **现病史**　2022 年 7 月 20 日,患者因冠状动脉粥样硬化性心脏病于外院行冠状动脉旁路移植术。术后 1 个多月,前胸切口局部反复出现破溃,在当地门诊间断换药,未见明显效果。2022 年 9 月 13 日,于当地医院在全身麻醉下行前胸胸骨感染切口清创术＋拆除钢丝缝合术。术中沿原前胸切口扩创,可见固定胸骨钢丝皆已松动,钢丝周围炎性肉芽组织生长,触之易出血。拆除钢丝并刮除炎性肉芽组织后,缝合切口,术后半个月切口愈合拆线。2023 年 1 月,前胸正中切口再次破溃、流脓,多次换药后形成窦道,不伴发热、红肿及疼痛症状。

2. **既往史**　否认肝炎、结核、伤寒、疟疾等传染病史,既往患有冠心病、高血压、2 型糖尿病,高脂血症等基础疾病,输血史 1 次,无药物及食物过敏史。

3. **入院查体**　T 36.5 ℃,P 68 次/分,BP 127/72 mmHg。患者神志清楚,精神可,食欲及睡眠可,大小便正常。发育正常,营养中等,头颅无畸形,五官正常。颈部无抵抗。双肺呼吸音粗,未闻及干湿啰音,心音有力。腹软,无压痛及反跳痛,肠鸣音正常。脊柱四肢无畸形,活动灵活。专科情况:前胸正中可见一纵行长约 25 cm 切口瘢痕,平第 4 肋处见一窦道,伴少量脓性分泌物,周围皮温正常,胸骨无明显压痛。

4. **辅助检查**　伤口分泌物培养提示金黄色葡萄球菌(＋)。胸骨三维 CT 提示胸骨术后改变,愈合不良,前纵隔少许炎症。

5. **诊断**　心脏术后胸骨切口感染。

6. **治疗经过**　入院后积极治疗基础疾病,调整血糖、血压,停用阿司匹林、氢氯吡格雷片抗血小板治疗,临时应用依诺肝素钠抗凝治疗。围手术期静脉滴注莫西沙星注射液抗感染治疗。入院后第 5 天,在全身麻醉下行前胸感染切口清创术。术前,自前胸窦道口注入亚甲蓝(图 24-1a)。以窦道为中心,沿原手术切口瘢痕纵行切开皮肤软组织,沿已被染色的窦道扩创至胸骨,见窦道通过胸骨上的原胸骨左侧钢丝孔延伸至纵隔。以该钢丝孔窦道为中心,利用咬骨钳及刮匙剔除周围的胸骨及左侧第 5、6 部分肋(软)骨(图 24-1b、c),形成一大小约 4.0 cm×3.5 cm 骨窗。通过骨窗可见胸骨后一褶皱的乳黄色生物材料,拆除固定缝合丝线,将该生物敷料完整取出,大小约 10 cm×5 cm(图 24-1d)。骨性创口仔细止血后,利用碘伏、生理盐水、过氧化氢溶液反复冲洗。在骨窗旁纵行游离左侧胸大肌形成局部肌瓣,逆时针旋转填塞骨性缺损区(图 24-1e),并用可吸收线固定肌瓣,封闭骨性死腔。肌瓣下放置负压引流管及冲洗管各 1 根后,分层缝合创口(图 24-1f)。术后,隔日换药 1 次,每次使用 10 ml 庆大霉素溶液冲洗创口。术后第 7 天，引流液清亮，且 24 小时引流量降至 5 ml 左右，予以拔出引流管及冲洗管。术后第 9 天，拆线出院。随后，多次微信随访，患者未诉不适。术后半年门诊复诊，切口愈合良好（图 24-1g）。

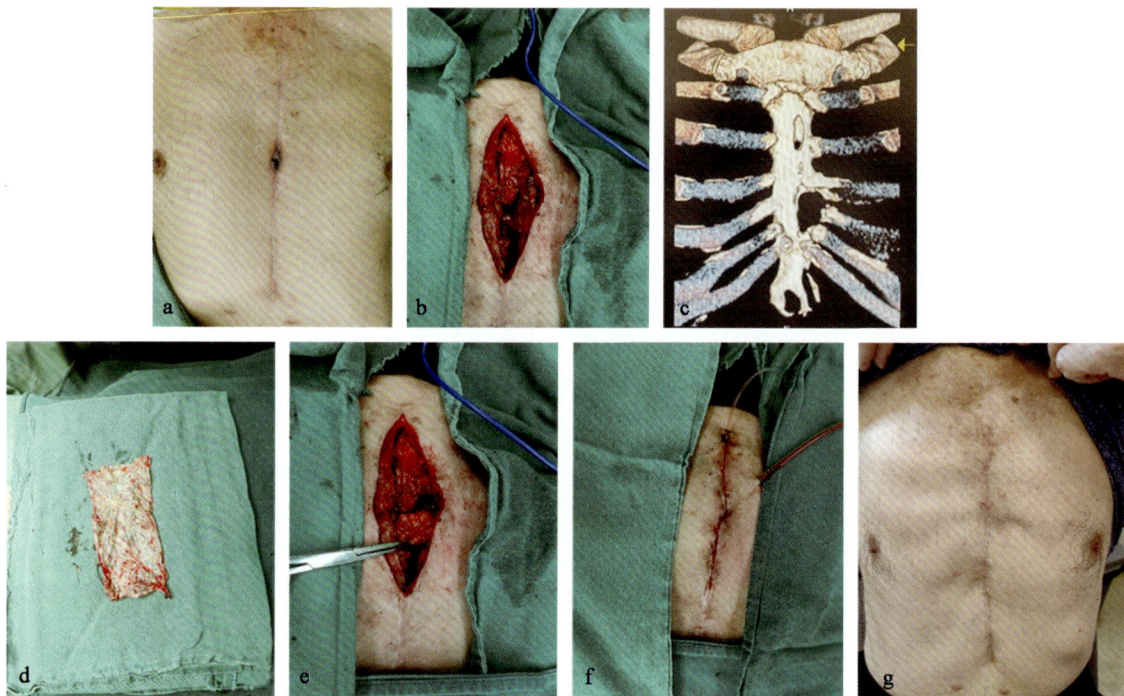

图 24-1　冠状动脉旁路移植术后前胸切口纵隔感染，经手术清创，去除纵隔内感染生物材料治疗后，切口愈合

a. 术前自窦道内注入亚甲蓝；b. 窦道扩创，剔除部分胸骨及肋（软）骨；c. 术后胸骨三维 CT 示左侧第 5、6 部分肋（软）骨及胸骨缺损；d. 术中从胸骨后取出的生物材料；e. 游离左侧胸大肌肌瓣，填塞骨性缺损区；f. 肌瓣下放置负压引流管及冲洗管；g. 半年后复诊，切口愈合良好

【病例讨论与分析】

刨根问底——临床思维演练

△ 什么是胸骨切口感染？胸骨切口感染的诱发因素及具体分型有哪些？

△ 深部胸骨切口感染的诊断标准有哪些？

△ 生物材料引起深部胸骨切口感染，早期识别方法有哪些？

△ 深部胸骨切口感染的治疗策略有哪些？

医师 A：胸骨切口感染（sternal wound infection，SWI）是心血管外科手术后的并发症之一。根据感染层次，SWI 可分为浅表胸骨切口感染（superficial sternal wound infection，SSWI）和深部胸骨切口感染（deep sternal wound infection，DSWI），DSWI 包括纵隔感染。国内外报道的 SWI 感染率不尽相同，大多数在 0.6%～6.6% 之间，合并纵隔炎的发生率为 1%～2%，死亡率可高达 15%。据文献报道，开胸术后发生 SWI 的危险因素包括高龄、肥胖、糖尿病、慢性阻塞性肺疾病、二次开胸、手术时间长、机械通气时间过长及术后护理不当等因素。由生物材料导致的纵隔感染，目前报道较少。本例即为 1 例典型的 DSWI。DSWI 较 SSWI 病死率及治疗后复发率更高，预后较差。

医师 B：美国疾病控制与预防中心（Centers for Disease Control and Prevention，CDC）对 DSWI 的诊断标准为至少满足下述 3 个标准中的 1 条。①从纵隔组织或胸腔液体培养分离出病原微生物。②手术直视下或组织病理学检查有纵隔感染的证据。③发热（T＞38 ℃）、胸痛、胸部不稳定、纵隔区引流出脓性分泌物或影像学检查提示纵隔增宽。DSWI 的临床体征包括早期切口渗出，周围皮肤红肿，甚至伤口裂开，脓性积液溢出，或伴有发热、精神萎靡、贫血、营养不良等全身症状；晚期迟发型患者，切口局部出现慢性窦道，炎性肉芽生长，全身情况尚可。常规实验室检查指标包括白细胞、C 反应蛋白和降钙素原，以及切口分泌物微生物培养及药敏试验。对于高热患者，还应进行血培养。影像学检查包括胸骨三维 CT，用于评估胸骨愈合情况，骨质是否存在坏死，钢丝有无松动、移位，同时可检测前纵隔是否存在炎性病灶（包括纵隔增宽、纵隔液-气平面、纵隔气肿等）。对于可引起纵隔感染的生物材料，由于其与人体自身组织近似，CT、MRI 均不能明确识别，增加了临床诊断难度。

医师 C：心外科医师在关闭胸腔前，为保护桥血管及防止粘连，往往会在胸骨后放置生物材料布片。此生物材料由于与周围组织建立血运周期长，其间一旦感染，必会导致前纵隔感染。有些患者在该部位感染后，早期无发热、切口无红肿破溃等感染症状，后期才出现慢性窦道伴溢脓现象。生物材料的材质与人体软组织相近，影像学检查很难发现此类异物。同时，也存在钢丝异物导致胸骨感染的可能性，这增加了医师做出纵隔感染诊断的难度。因此，该类涉及纵隔的 DSWI 具有一定的隐秘性、延迟性及迷惑性，误诊率较高。本病例曾在外院因前胸切口感染行清创手术去除钢丝，切口愈合 2 个月后，前胸切口再次出现破溃伴脓性积液渗出。对于这类多次清创且已拆除钢丝异物的患者，若切口再次感染，应警惕纵隔感染的可能；在术中扩创探查过程中，还应仔细观察有无生物材料异物的存在。

医师 D：手术清创引流是治疗该类纵隔感染疾病最有效的方法，能够取出胸骨后感染的生物材料等异物是关键。该类病例发病具有一定延迟性，此时心脏手术中被锯开的胸骨已大部分愈合，且胸骨后组织已粘连，再次经胸骨正中开胸暴露取出生物材料的难度大，不排除撕裂心脏的风险。本病例术前自窦道口注入亚甲蓝，然后沿已被染色的窦道扩创至胸骨，见窦道通过胸骨上的原钢丝孔延伸至胸骨后纵隔，以该钢丝孔窦道为中心，剔除周围的胸骨及同侧部分肋（软）骨，扩大骨窗暴露取出胸骨后生物材料。该术式较开胸手术创伤小，风险较低，操作相对简单，但该术式扩创后新增一骨性缺损区域。为防止术后形成骨性死腔，本病例通过游离同侧局部胸大肌肌瓣转移，以填塞骨性缺损区。

【专家点评】

病例中关键点出现在哪里?

生物材料是导致该病例胸骨切口感染的诱发因素。早期识别切口深部异物的存在,对后续手术清创具有重要的指导意义。然而,目前 CT 及 MRI 还无法识别此类生物材料。据文献报道,PET 或 CT 能够进一步明确深部胸骨切口感染灶,但是否能够明确生物材料还有待进一步研究。

彻底清创、去除生物材料异物是治愈深部胸骨切口感染的关键。术中充分暴露胸骨后生物材料是将其取出的前提。对于早期胸骨哆开切口,术者可通过胸骨哆开缝隙发现并暴露生物材料,此时生物材料易于取出。对于迟发性慢性窦道切口,大部分胸骨已愈合,需要剔除部分胸骨和肋(软)骨,开放部分骨窗才能暴露生物材料并取出。若胸骨后感染灶较大,生物材料取出困难,需邀请心外科医师协作清创手术。

总之,纵隔内生物敷料隐匿,现有的影像检查技术很难发现,术者对其所导致的感染病灶清创难度大,风险高。因此,在心血管外科手术中,应尽可能减少纵隔内应用牛心包补片等生物材料。

(贺立新　侯玉森　曹玉珏)

参 考 文 献

[1] HORAN TC,ANDRUS M,DUDECK MA. CDC/NHSN surveillance definition of infections in the acute care setting [J]. Am J Infect Control,2008,36(5):309-332.

[2] KAYE AE,KAYE AJ,PAHK B,et al. Sternal wound reconstruction:management in different cardiac populations [J]. Ann Plast Surg,2010,64(5):658-666.

[3] HAMMAN BL,STOUT LY,THEOLOGES TT,et al. Relation between topical application of platelet-rich plasma and vancomycin and severe deep sternal wound infections after a first median sternotomy [J]. Am J Cardiol,2014,113(8):1415-1419.

[4] MATROS E,ARAKI SF,BAYER LR,et al. Reduction in incidence of deep sternal wound infections:random or real [J]. J Thorac Cardiovasc Surg,2010,139(3):680-685.

[5] GALLO I. Autologous platelet-rich plasma:effect on sternal healing in the sheep model [J]. Interact Cardiovasc Thorac Surg,2010,11(3):223-225.

病例 25　深部胸骨切口感染的诊疗

【病历摘要】

患者,男,68岁,因"开胸术后切口反复感染半年余"入院。

1. 现病史　2020年6月18日,患者因冠心病在外院行冠状动脉旁路移植术,术后恢复良好。2020年12月上旬,患者发现胸壁切口中部出现肿胀,于当地医院就诊,切开后可见脓液流出,换药治疗效果差。此后,患者分别于2020年12月24日、2021年3月21日、2021年5月26日、2021年6月2日多次行胸部伤口扩创缝合、PRP置入、胸大肌肌皮瓣覆盖、负压封闭引流。然而,术后切口再次感染。为进一步治疗,患者于本院门诊就诊,门诊以"开胸术后切口感染"收入本科。

2. 既往史　高血压病史10年,规律用药,血压控制可。冠心病病史1年余,目前口服药物治疗。2011年因右侧颈动脉粥样硬化行支架植入术。否认肝炎、结核、伤寒等传染病史。否认糖尿病、肾病病史。否认药物、食物过敏史。否认其余手术史、外伤史。

3. 入院查体　生命体征平稳,神志清楚,营养中等,步入病房。专科情况:胸部正中自颈静脉切迹至剑突可见一长约20 cm纵向切口,切口中部可见一直径约1 cm窦道,内有少量黄色分泌物,未闻及明显异味,创周轻微红肿、压痛,皮温正常(图25-1)。

4. 辅助检查　白细胞$7.6×10^9$/L,中性粒细胞百分比61.2%,血红蛋白129.0 g/L,红细胞压积40.0%。胸部CT提示胸部术后和胸骨内固定术后改变,胸骨断端局部未见明显骨痂形成,前上正中胸壁局部软组织不连续并积气(图25-2)。创面分泌物细菌培养提示肺炎克雷伯菌阳性。

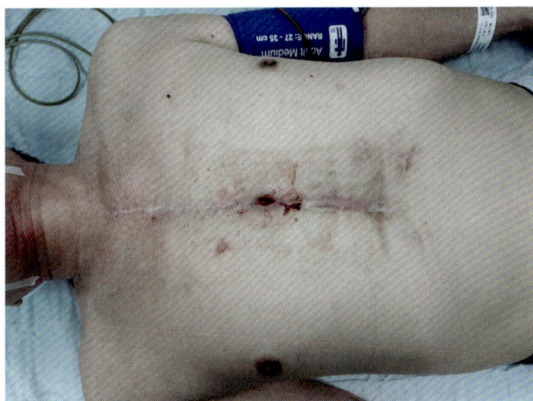

图 25-1　患者术前照片

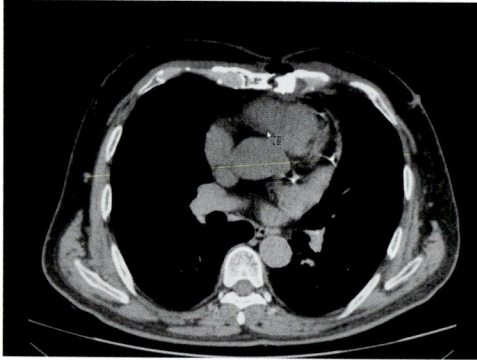

图 25-2　术前 CT 图像

5. 诊断　开胸术后深部胸骨切口感染；冠心病，冠状动脉旁路移植术后；高血压 3 级，极高危；右侧颈动脉支架植入术后。

6. 治疗经过　2021 年 7 月 21 日，行胸壁伤口清创术。于窦道外约 1 cm 切开皮肤，彻底切除皮肤软组织窦道。术中探查可见胸骨表面存在 2 处直径约 5 mm 的胸骨感染性窦道（图 25-3）。扩大切开皮肤后，用咬骨钳咬除感染骨质至新鲜出血。胸骨后纵隔内可见黄色脓性分泌物及感染性肉芽组织，用刮匙刮除感染性肉芽组织（图 25-4）。随后使用过氧化氢溶液、碘伏、生理盐水反复冲洗创面，彻底止血后，使用抗生素骨水泥填充创面（图 25-5），待骨水泥定型后，放置于无菌生理盐水中冷却，并将冷却后的抗生素骨水泥填充于创面，外以无菌敷料包扎固定。术中标本细菌培养提示肺炎克雷伯菌阳性。

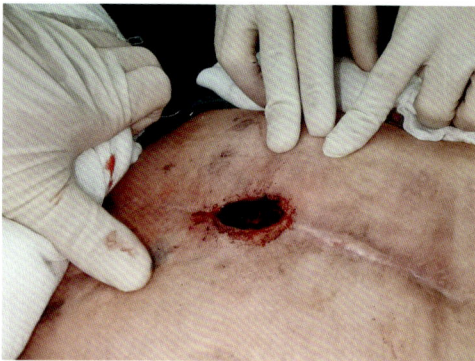

图 25-3　术中探查可见胸骨感染性窦道

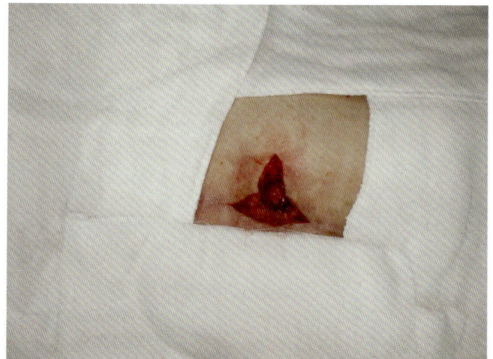

图 25-4　清创术后创面

术后定期换药，多次取分泌物进行细菌培养，均提示无菌生长。3 周后，富含血管和生长因子的诱导膜形成，并将胸骨覆盖（图 25-6），遗留一大小约 2.5 cm×4 cm×2 cm 的创面。由于前期多次行清创缝合及胸大肌肌皮瓣手术，再次应用胸大肌肌皮瓣可能对胸大肌功能造成较大破坏，同时切口两侧皮肤张力较大，因此我们决定采用胸廓内动脉穿支皮瓣修复创面。

术前多普勒超声提示右侧第 2 胸廓内动脉穿支直径约 1.2 mm，血流丰富。2021 年 8 月 11 日，行胸壁伤口清创术、右侧第 2 胸廓内动脉穿支皮瓣移植术，皮瓣大小为 4 cm×10.5 cm。为预防术后感染复发，在皮瓣与创基间放置一厚约 2 mm 的薄层抗生素骨水泥。术后皮瓣成活良好，切口一期愈合（图 25-7～25-9）。随访 2 年半，感染未再复发（图 25-10）。

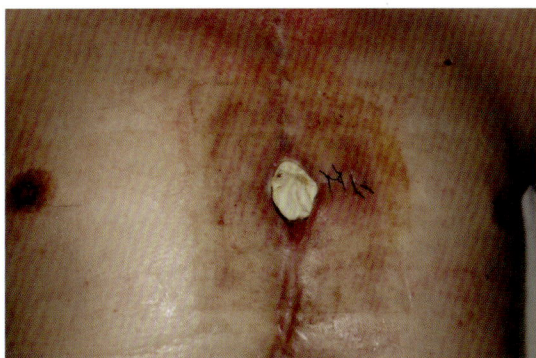

图 25-5　将抗生素骨水泥填充于创面

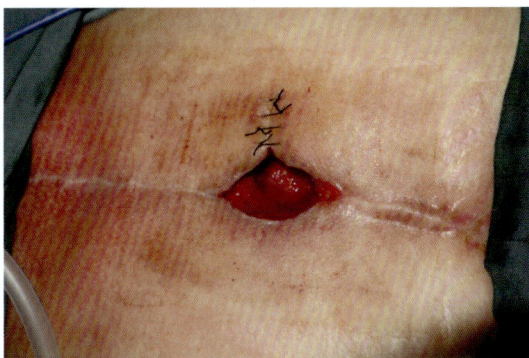

图 25-6　术后 3 周诱导膜形成

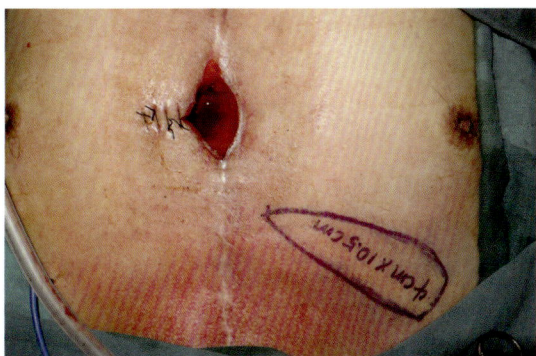

图 25-7　设计胸廓内动脉穿支皮瓣

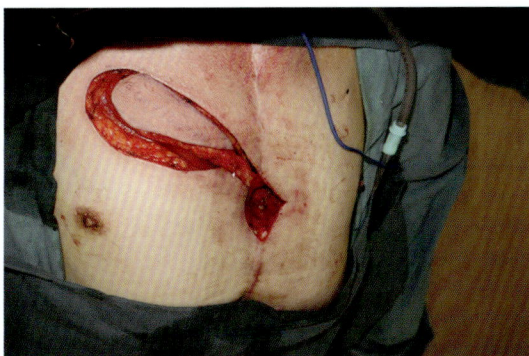

图 25-8　剥离形成胸廓内动脉穿支皮瓣

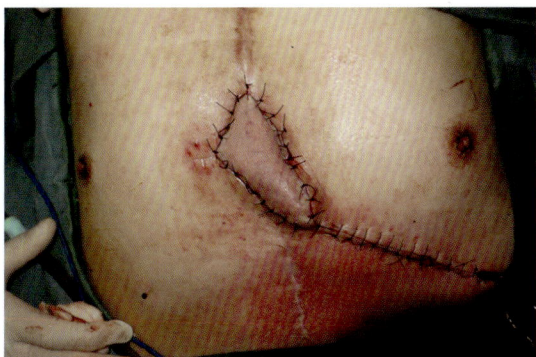

图 25-9　皮瓣移植封闭创面,内衬一薄层抗生素骨水泥

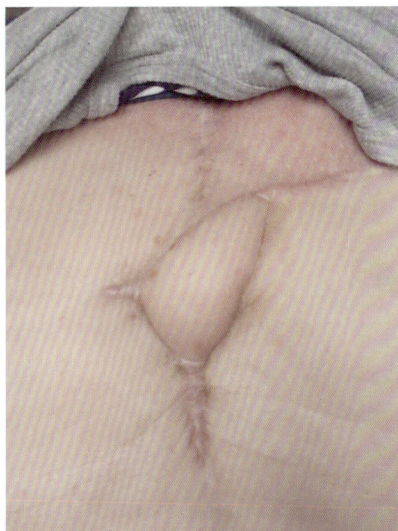

图 25-10　术后 2 年半,皮瓣成活良好,感染未再复发

【病例讨论与分析】

刨根问底——临床思维演练

△ 胸骨切口感染的定义是什么？流行病学特征有哪些？

△ 胸骨切口感染的分类有哪些？

△ 深部胸骨切口感染的诊断标准有哪些？

△ 是否有该病的诊疗指南？目前有何治疗进展？

医师 A:胸骨切口感染(sternal wound infection,SWI)是以胸骨正中切口为手术路径的心脏手术术后并发症之一。浅表胸骨切口感染 (superficial sternal wound infection,SSWI)是一种仅局限于皮肤、皮下组织和胸肌筋膜的并发症,通常不累及骨组织。深部胸骨切口感染(deep sternal wound infection,DSWI)则累及筋膜下组织,包括深部切口周围组织感染和纵隔炎,伴有或不伴有胸骨后间隙受累的胸骨骨髓炎,其发生率为 $0.4\%\sim7.8\%$ 。DSWI 可引起心、肾等脏器衰竭并导致死亡,总病死率可达 $10\%\sim47\%$,术后复发率为 $6\%\sim36\%$ 。

医师 B:SWI 根据不同的分类标准可分为多种类型,较贴合临床实践的是根据术后发生SWI 的时间,将 SWI 分为以下 3 类。①术后 1 周内发生的切口裂开,通常与 DSWI 或纵隔炎无关,可以进行手术清创,并立即用抗生素处理伤口。②术后 1 周至 1 个月出现的切口裂开,往往可能有暴发性纵隔炎,应手术清除胸壁感染组织,待感染消失后再闭合胸壁。③手术 1 个月以后出现的切口裂开,通常伴有慢性感染,存在引流窦道、软骨或骨感染,应手术切除感染组织并进行胸壁重建。

医师 C:DSWI 的诊断必须至少符合以下标准之一。①从纵隔或切口渗出的分泌物培养出微生物。②在手术中取得可疑感染组织送检,病理学检查证实感染的证据。③存在以下其中一种情况,即发热(T>38 ℃)、胸痛或胸骨不稳、脓性分泌物、血培养中分离出微生物。

医师 D:目前,尚无相关专家共识及指南。现有常用的治疗方案包括清创后行负压吸引治疗,后期用胸大肌肌皮瓣、腹直肌肌皮瓣、背阔肌肌皮瓣、大网膜等修复皮肤软组织缺损。然而,应用上述治疗方案可能会破坏肌肉功能,引发腹腔粘连、上肢运动功能受损等并发症,且手术时间长、出血多。

【专家点评】

病例中关键点出现在哪里？

DSWI 目前尚无标准化的治疗方式,反复发作会给患者身心带来极大的痛苦。本病例提供了值得参考的序贯治疗方案:术前通过 CT 检查明确感染灶,彻底清创后应用抗生素骨水泥抗感染的同时形成诱导膜,确保创面无菌后,再应用抗生素骨水泥联合胸廓内动脉穿支皮瓣修复软组织缺损。该方案在无明显功能影响的情况下完成创面修复,是一种值得推广的治疗方法。

为预防术后切口再次发生感染,本病例采用抗生素骨水泥填充于创面,二期封闭创面。这种安排具有以下优势。①抗生素骨水泥诱导膜形成期间可多次换药,便于直观地观察创面变化情况。②可多次行分泌物细菌培养,确认是否有细菌残留。③抗生素骨水泥可持续至少10天释放有效抑菌浓度的抗生素,在局部形成杀菌环境。④最后封闭创面时可再次放置新的抗生素骨水泥,预防感染发生。⑤坚硬的骨水泥可保护深部重要组织及器官。⑥当需要行胸骨重建时,可切开诱导膜将骨水泥取出,填塞自体髂骨块以完成胸骨重建。

对于清创后遗留的软组织缺损及骨缺损,本病例没有选择对机体破坏较大的肌瓣或大网膜瓣,而是选择胸廓内动脉穿支皮瓣进行修复。该皮瓣的特点是层次清楚,不破坏肌肉功能,无须探查血管蒂,因此操作简单,出血少,同时可提供足够的组织量。然而,该皮瓣抑菌能力较肌皮瓣差,同时冠状动脉旁路移植术往往应用胸廓内动脉(多数使用左侧胸廓内动脉)作为供血动脉,因此术前需用多普勒超声检查以明确穿支情况。

应用抗生素骨水泥联合胸廓内动脉穿支皮瓣修复 DSWI 创面,两者相互配合,取长补短,对身体功能无明显影响,是一种简便易行且经济的治疗方案,值得推广应用。

(祝闽辉　叶祥柏　王星童　张　明　陈泽群)

病例 26　腹壁整形术后切口愈合不良患者的治疗

【病历摘要】

患者,女,34岁,因"腹壁再次整形术后切口愈合不良26天"入院。

1. **现病史**　2022年6月,患者于郑州某整形门诊部首次接受腹壁整形术,术后手术切口周围皮肤出现张力性水疱和淤血,随后皮缘逐渐缺血、坏死(图26-1,26-2)。在该门诊部行第2次手术,即扩创术,清除局部坏死组织后,切口多次换药,最终愈合,但遗留腹部瘢痕,手术效果欠佳,腹部外观较差(图26-3)。2023年3月,患者于该机构再次接受第3次手术,即腹壁整形修复术+脐再造术。术后半月余,局部皮肤发黑,切口持续有渗出物。患者再次就诊于该机构,行第4次手术治疗,并增加腹部纵向切口,去除肚脐两侧松弛的皮肤。然而,术后切口未愈合,经切口可探及皮下空腔,双侧腹壁引流管持续引流出血性液体,局部痛觉明显。随后,患者再次行第5次腹部创面扩创缝合术,并采用减张缝合,腹部两侧放置两根引流管。术后继续换药,但切口仍未愈合,并且引流脓液较多(图26-4),医患矛盾升级。为求进一步治疗,患者于2023年4月11日被推荐至本院就诊。

2. **既往史**　确诊糖尿病5年余,平素口服二甲双胍控制血糖,自诉血糖控制良好,未合并全身疾病。

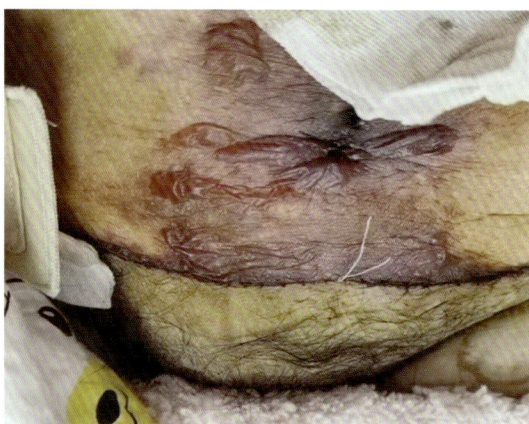

图 26-1　术后出现张力性水疱和淤血

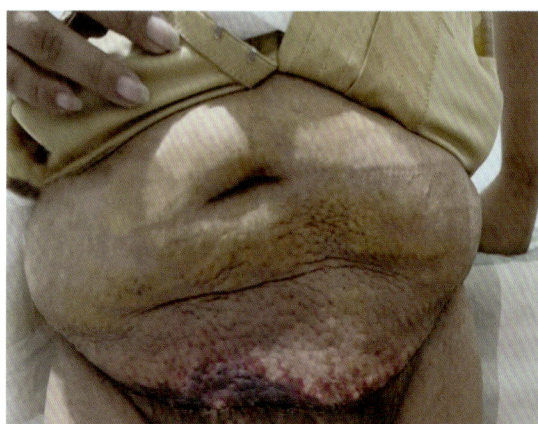

图 26-2　皮缘逐渐缺血、坏死

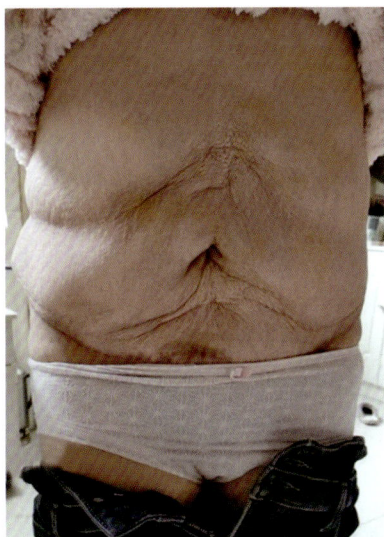

图 26-3 腹部外观差

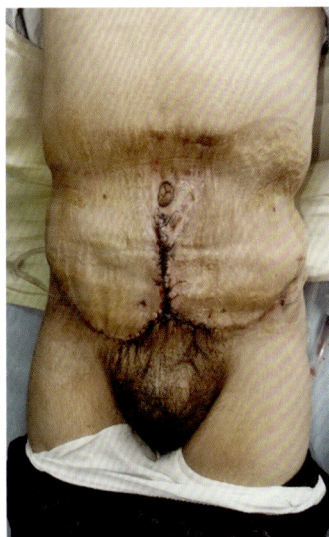

图 26-4 腹部两侧放置两根引流管,引流脓液较多

3. 入院查体 T 36.3 ℃,P 100 次/分,R 23 次/分,BP 120/82 mmHg,生命体征平稳。专科情况:腹壁可见以腹正中线为轴的两弧形切口和一纵向切口,切口呈"倒 T"形;两弧形切口位于阴阜和两侧腹股沟韧带上方的腹部皮肤反折处,外侧切口已愈合,可见棕褐色瘢痕,中间切口裂开,长约 10 cm。脐下腹壁正中可见一纵向切口,长约 13 cm,切口边缘红肿,皮缘及基底部可见大量黄白色坏死组织,腹壁触及质硬,压痛明显,无反跳痛,挤压腹壁切口可见渗液流出,浑浊且伴有轻微异味,肚脐呈"再造术后"外观(图 26-5)。

4. 辅助检查 白细胞 6.66×10^9/L,红细胞 3.49×10^{12}/L,血红蛋白 104.0 g/L,血小板 354×10^9/L。凝血功能、肝肾功能、电解质等指标正常。腹部 CT 提示腹壁呈术后改变,前上腹壁皮下见囊状低密度影,最大截面约为 50 mm×20 mm,腹壁见切口,软组织水肿,见絮片状软组织低密度影及少量积气影。

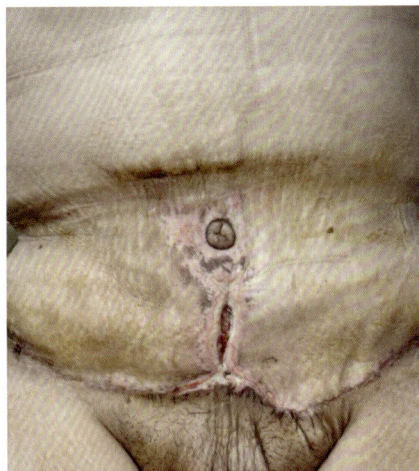

图 26-5 肚脐呈"再造术后"外观

创面分泌物细菌培养提示无菌生长。

5. 诊断 腹壁整形术后切口愈合不良;2 型糖尿病。

6. 治疗经过 入院后,给予患者全身抗感染治疗,监测三餐前后及睡前血糖,嘱患者控制饮食,将血糖水平控制在 10 mmol/L 以下。局部清创换药,使用生理盐水、过氧化氢溶液交替冲洗创面,直至冲洗液清亮且局部异味减轻。于切口边缘及创面基底部涂抹湿润烧伤膏及解毒生肌膏,利用药物溶解局部坏死组织,并促进新生肉芽组织生长。排除手术禁忌证后,于全身麻醉下行手术治疗。患者入手术室,取仰卧位,全身麻醉后,拔除腹部引流管,常规铺巾消毒。沿原手术切口探查创面,可见切口两侧皮肤与基底部贴合欠佳,并可探及皮下广泛空腔。沿原手术切口切开皮肤,可见基底部纤维化的脂肪组织和筋膜层。沿坏死组织向远端探查,充分游离失活皮瓣,可见基底部纤维化组织上至肋弓,下至耻骨上缘,两侧至左右腋前线(图 26-6~26-8)。皮瓣下引流管放置处可见窦道形成。充分清除基底部及窦道内坏死组织,使用生理盐水、过氧化氢溶液充分冲洗创面,分别于阴阜及左右侧腹部放置引流管(图 26-9)。使用4-0 丝线全层减张拉拢缝合腹部皮肤与皮下游离组织,使用 5-0 丝线缝合腹部弧形切口及纵向切口(图 26-10)。切口处放置橡胶引流条,腹壁给予厚棉垫加压包扎,观察并记录引流液的量和性质,同时给予控制血糖、全身抗感染及改善循环治疗。术后引流管引流液体为血性透明液体,第 1 天约 15 ml,第 2 天约 10 ml,第 3 天约 2 ml。术后第 3 天,拔除腹部引流管,切口处放置橡皮引流条。换药时,切口皮肤未见红肿、发黑,未见异常分泌物。术后第 10 天,完全拆除腹部缝线,切口已完全愈合(图 26-11)。术后切口给予涂抹药膏抗瘢痕治疗。术后 3 个月复查,切口愈合良好,瘢痕增生不明显(图 26-12)。

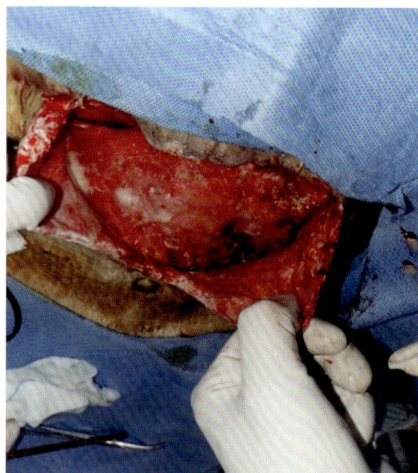

图 26-6 沿原手术切口探查创面

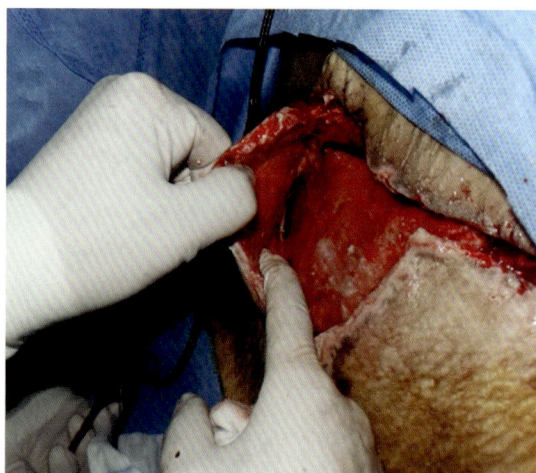

图 26-7 沿手术切口切开皮肤

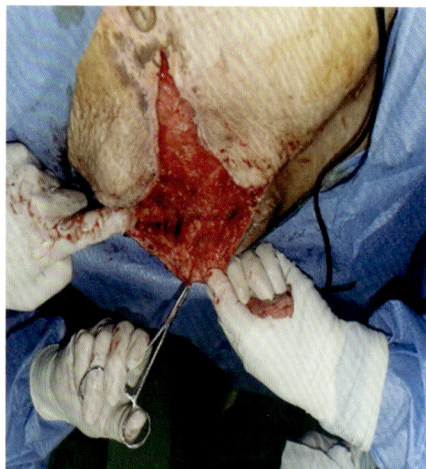

图 26-8 沿坏死组织向远端探查

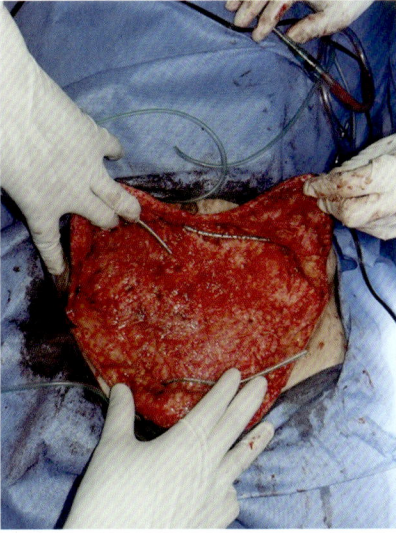

图 26-9　分别于阴阜及左右侧腹部放置引流管

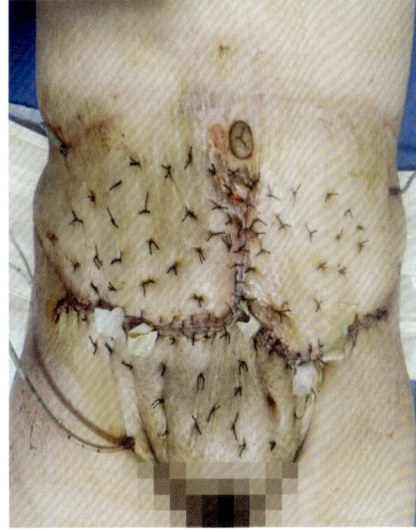

图 26-10　使用 4-0 丝线全层减张拉拢缝合腹部皮肤与皮下游离组织，使用 5-0 丝线缝合腹部弧形切口及纵向切口

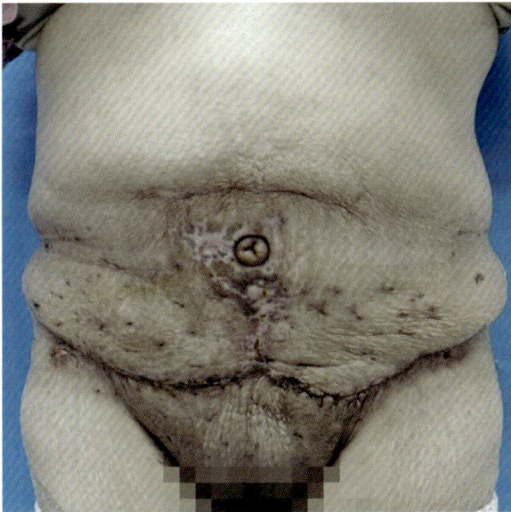

图 26-11　术后第 10 天完全拆除腹部缝线，切口已完全愈合

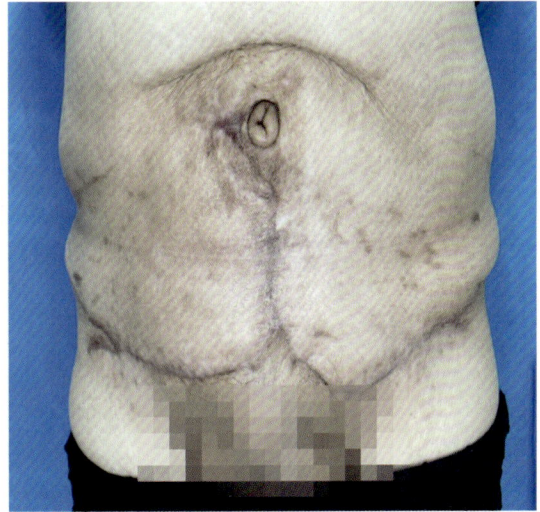

图 26-12　术后 3 个月复查，切口愈合良好，瘢痕增生不明显

【病例讨论与分析】

刨根问底——临床思维演练

△ 常见的慢性创面有哪些?

△ 慢性创面的手术治疗原则有哪些?

△ 本病例是如何践行治疗原则的?

医师 A: 在临床工作中,我们将经过 1 个月的正规治疗后仍不愈合且无愈合倾向的创面定义为慢性创面。慢性创面主要包括糖尿病性创面、创伤后创面、压力性创面、血管性创面、放射性溃疡、癌性创面、医源性创面等。该患者腹壁整形术后近 1 个月,创面不愈合且无愈合倾向,可以诊断为医源性慢性创面。必须明确创面的性质后,才能选择合适的治疗方案。

医师 B: 患者长期换药后伤口仍无愈合趋势,因此可判断保守治疗无效,需进行手术治疗。根据以往的治疗经验,总结出手术治疗慢性创面的原则是:控制感染进展、彻底清除坏死组织、消除死腔、改善血液循环。

医师 C: 在本病例治疗中,使用抗生素和控制血糖可以有效控制感染进展,手术中彻底打开死腔可以完全清除局部坏死组织。通过引流可以及时清除分泌物,递进式减张缝合能够促进创面与基底部的贴合。术后通过腹带对局部进行加压,可有效避免死腔形成;对腹部进行烤灯照射,可改善微循环。

【专家点评】

病例中关键点出现在哪里?

随着现代美学的发展,人们对形体美学的关注度提高,腹壁整形术也逐渐被求美者追捧。然而,腹壁整形术常见的术后并发症包括皮瓣坏死、静脉血栓、感染、瘢痕、疼痛、腹部手术后外形不规则、伤口裂开、脐变形、脐坏死等。该患者术后切口愈合不良的可能原因如下。①切口感染:术中未严格执行无菌操作,导致切口细菌繁殖,局部发生炎症反应。②术后压迫力度不足:手术过程中广泛分离皮瓣导致大量穿支血管破坏,术后腹壁需要加压以促进腹壁皮瓣贴合。压迫力度欠佳则影响血运建立,导致皮下空腔形成。③患者多次行腹壁整形术:本次术中观察到腹壁层次紊乱,局部血运欠佳,导致皮瓣存活差。④切口张力较大:切口边缘缺血、坏死,进一步影响愈合。

在本次治疗中,充分清除了腹部坏死组织,皮肤及皮下组织递进式全层减张缝合,避免空腔存留。剥离的腔隙最上端两侧放置高负压引流瓶,下腹部切口放置多个橡胶引流条,及时引流了皮瓣下分泌物。术后局部加压包扎,全身应用改善循环药物以促进皮瓣血运建立,有效促进了切口的愈合。

(陈思彤 崔正军 钱 坤 刘欣健)

参 考 文 献

[1]　董炜,肖玉瑞,吴敏洁,等.中国慢性难愈性创面诊疗思路及原则[J].中华烧伤杂志,2018,34(12):868-873.

[2]　纪郁郁,周为军,余萍.全腹壁整形术的临床效果及并发症[J].中华疝和腹壁外科杂志(电子版),2016,10(06):425-429.

第四章

溃疡及癌性溃疡

病例 27　放射性溃疡的诊疗

【病历摘要】

患者,女,68 岁,因"乳腺癌术后 21 年,左胸壁溃烂不愈 10 个月余"入院。

1. 现病史　21 年前,患者体检发现左侧乳腺肿物,后行病理活检确诊为乳腺癌,行左乳腺癌根治术,术后行放疗和化疗。12 年前,复查发现右侧乳腺肿物,行右侧乳腺癌根治术,术后行 3 周期化疗,未行放疗。10 个月前,患者无明显诱因出现左侧胸壁术后皮肤部位溃烂、流脓,遂于当地医院行伤口换药,伤口较前有所好转但未愈合,同时伴有胸壁疼痛。患者大小便正常,体重无明显改变。

2. 既往史　高血压病史 20 余年,规律服用降压药,血压控制可。糖尿病病史 10 余年,规律服用二甲双胍及甘精胰岛素皮下注射,血糖控制可。

3. 入院查体　左侧胸壁广泛萎缩性瘢痕,中央可见一皮肤溃疡创面,大小约 12 cm×10 cm,创面基底色暗,伴黄白色坏死组织,创面下方可见两处窦道形成,向外下及内下延伸 1~2 cm,周围皮肤红肿,左上肢感觉减退。见图 27-1。

4. 辅助检查　左乳皮肤破溃面组织病理检查提示鳞状上皮角化过度伴有角化不全,较多中性粒细胞、淋巴细胞等炎性细胞浸润,并见变性坏死以及炎性渗出。

5. 诊断　左胸壁皮肤放射性溃疡(乳腺癌放疗后);2 型糖尿病;高血压(2 级,极高危);手术后状态(左乳癌根治术后、右乳癌根治术后)。

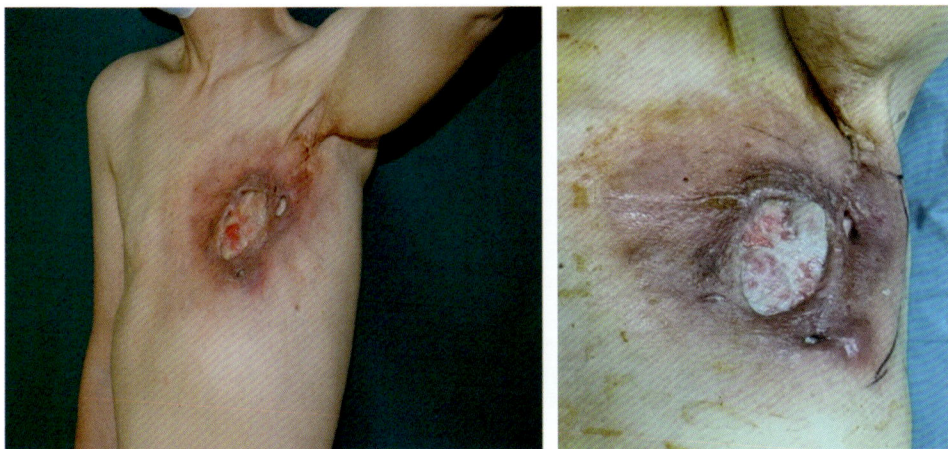

图 27-1　患者入院时创面情况

6. 治疗经过　患者入院后完善相关检查,于 2021 年 10 月 12 日行左胸壁溃疡扩大切除术＋横行腹直肌肌皮瓣转移术。术后予以伤口换药、抗感染及营养支持等治疗,皮瓣大部分存活良好,但近左侧腋窝处伤口部分裂开,皮瓣边缘红肿。分别于 2021 年 11 月 2 日、11 月 12 日行左胸壁创面清创术＋负压抽吸治疗,左腋窝伤口裂开处仍可见部分黄白色坏死组织(图 27-2～27-5)。2021 年 11 月 30 日,行左腋窝伤口扩创＋背阔肌肌皮瓣转移修复术,术后伤口愈合良好(图 27-6,27-7)。

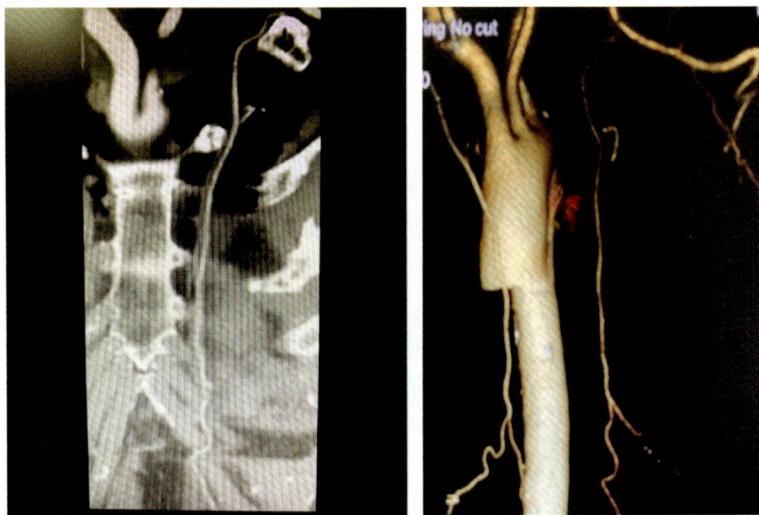

图 27-2　患者胸廓内动脉走行连续

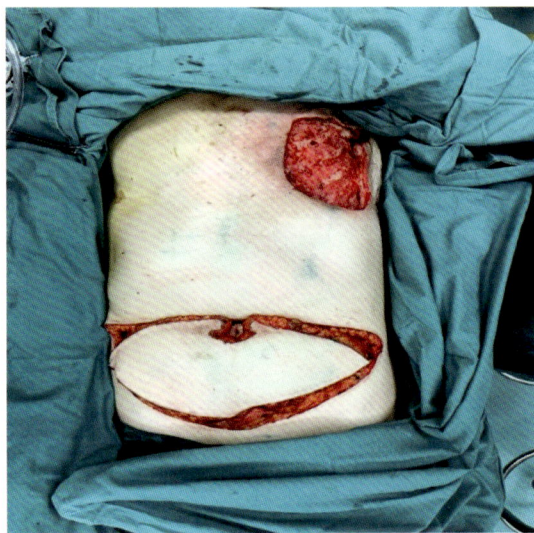

图 27-3　设计以双侧腹直肌为蒂的横行腹直肌肌皮瓣

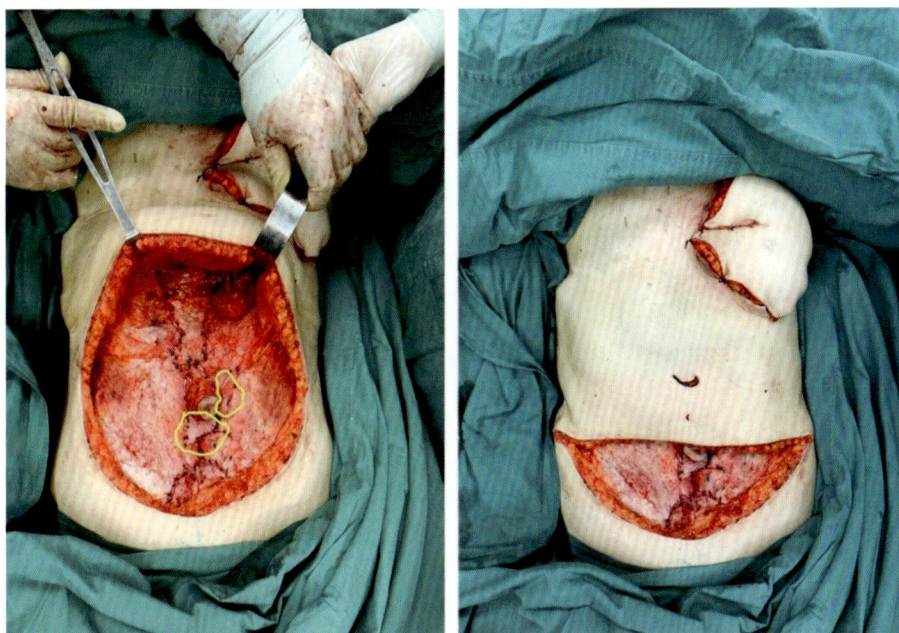

图 27-4　原位缝合封闭腹直肌前鞘,遗留脐盘周围部分前鞘缺损,将皮瓣多余部分去表
　　　　皮和浅筋膜组织,形成真皮网片,修补前鞘缺损,防止腹壁疝的形成

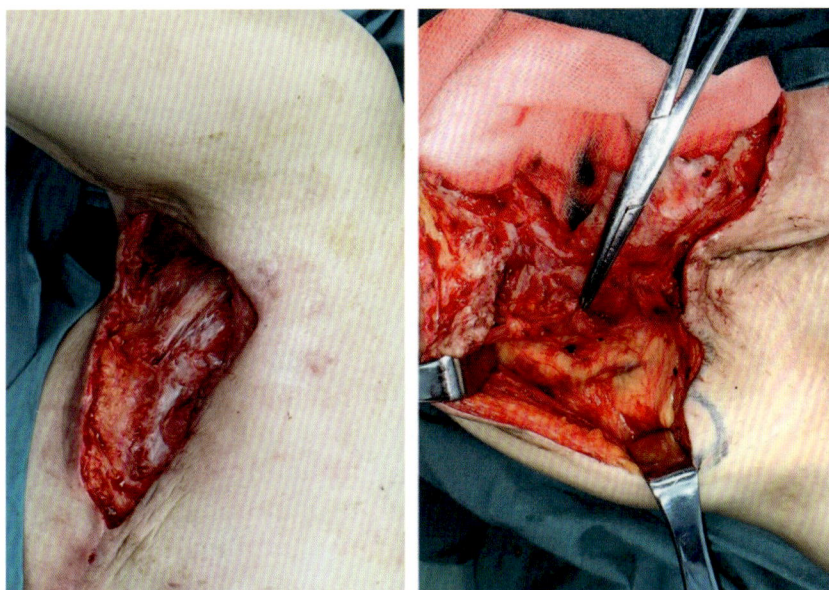

图 27-5　术后皮瓣血运良好,边缘部分裂开,负压抽吸 2 个疗程后,基底仍可见
　　　　部分黄白色坏死组织

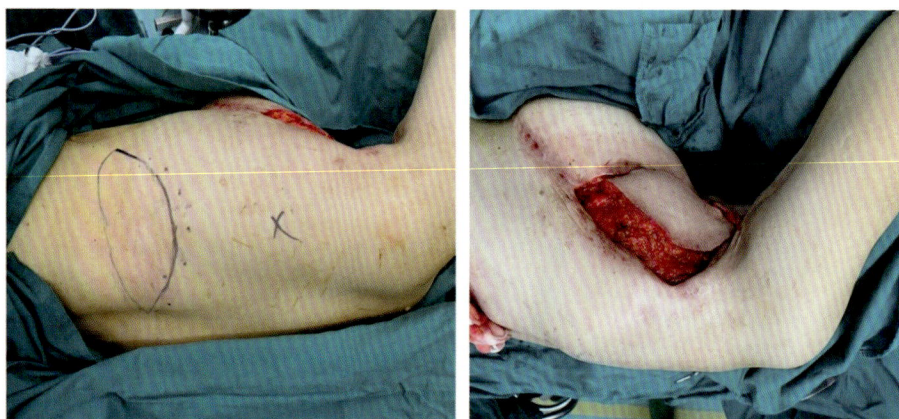

图 27-6　根据术前探测,肋间血管位于肩胛下角下方约 3 cm,设计以肋间动脉为蒂的背阔肌肌皮瓣

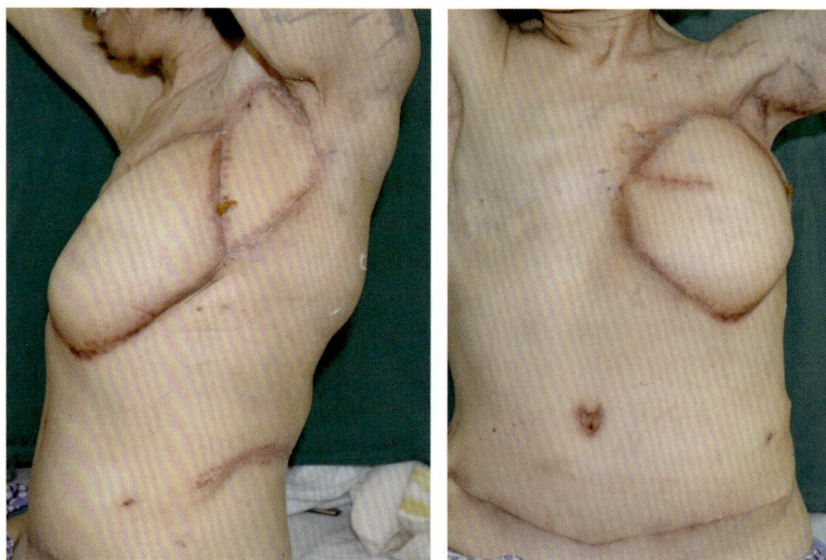

图 27-7　患者皮瓣血运可,供区愈合良好

【病例讨论与分析】

刨根问底——临床思维演练

△ 什么是放射性溃疡?放射性溃疡的分型标准有哪些?

△ 放射性溃疡的病理学机制是什么?

△ 放射性溃疡的手术治疗方案有哪些?

医师 A：放射性溃疡是因放射线的照射以及肿瘤放疗引起的皮肤溃烂，它能够影响皮肤全层，甚至累及皮下组织、骨骼及血管。目前，国内根据放射性溃疡的严重程度可分为轻度、中度、重度 3 种类型，其主要分型标准可根据以下几个维度进行评价。①病程时间：以 1 个月内、1 个月～1 年、1 年以上为界限。②是否伴有糖尿病、营养不良及免疫系统疾病。③周边皮肤是否存在颜色、质地改变，有无感觉及肢体功能障碍。④溃疡的面积及深度。⑤是否合并放射性骨髓炎、是否有癌肿复发。

医师 B：放疗中的射线主要包括 β 射线、γ 射线及 X 线，它们直接作用于细胞的 RNA、DNA 以及蛋白质等生物大分子。这些电离辐射早期会引起表皮基底层细胞的损伤，然后逐步向下浸润扩散，最终累及皮肤全层、皮下组织及脉管系统（表现为血栓闭塞性血管炎、血管栓塞、血管壁坏死），从而引起局部皮肤缺血破溃，形成放射性溃疡。

医师 C：对于轻型放射性溃疡，若创面范围较小且有自愈可能，通常可以采用相对保守的换药或者负压封闭引流治疗。对于中重型放射性溃疡，特别是像该病例合并窦道形成的情况，应行手术治疗。根据创面大小、深度、周边皮肤血供条件等，选择不同形式的皮瓣修复创面。若溃疡面积相对较小、创面较浅，可采用局部任意带蒂皮瓣。若溃疡面积大、创面深，且创面周边无可取皮瓣，则可采用游离皮瓣移植或游离肌皮瓣移植。

【专家点评】

病例中关键点出现在哪里？

在放射性溃疡的治疗中，细节决定成败。

放射性溃疡病程较长、创面感染较重，因此术前充分了解患者的全身情况并进行创面床的准备十分关键。放射性溃疡也是一种消耗性疾病，患者常存在不同程度的营养不良，术前需纠正贫血、低蛋白血症以及水电解质紊乱等。同时，应进行创面分泌物细菌培养和病理学检查，明确创面致病菌，并根据药敏试验结果针对性选用抗生素。术前，应加强创面换药，尽可能减轻创面及创周皮肤的炎症，必要时可采用负压封闭引流或 PRP 治疗，从而起到清洁创面、促进肉芽组织生长、清除创面内渗液的作用。该病例第 1 次术后皮瓣血运良好，但远端仍出现伤口裂开的现象，不排除与术前创周基底条件欠佳以及致病菌数量较多有关。手术主要以减少溃疡复发和重建外观为目的。考虑到放疗容易导致血管病变和栓塞，若选用带蒂或游离皮瓣修复，需要完善相关部位的血管检查。放射性溃疡常常累及深部组织甚至骨骼，同时创周皮肤常因放射性损伤和慢性炎症波及而导致血供不足，因此应尽可能选择肌皮瓣提供组织量，以保证创面血供。该病例中选用的是腹直肌肌皮瓣，其血管解剖恒定、外形丰满，术中无须更换体位，远期疗效较好，是修复胸壁放射性溃疡的理想选择。

（周思拓　张玉红）

病例 28 大张头皮回植联合背部皮修复慢性创面

【病历摘要】

患者,男,69岁,因"右小腿皮肤反复溃烂不愈51年"入院。

1. **现病史** 患者51年前下田劳作接触水源后开始出现右小腿溃烂,并长期不愈合。其间曾就诊于多家医院,经过长时间治疗,创面仍然反复破溃并进行性增大。患者创面疼痛明显,视觉模拟评分法(VAS)评分6分,心理负担过重,生活质量明显下降。

2. **既往史** 否认高血压、糖尿病、冠心病等慢性病史,否认乙肝、结核、伤寒、疟疾等传染病史,否认药物及食物过敏史。无外伤及手术史,无输血史,无冶游史。

3. **入院查体** 生命体征平稳,心肺听诊无异常。专科情况:右小腿创面基底呈凹陷状,表面凹凸不平,形状不规则,大小为25.0 cm×20.0 cm,创面可见黄褐色坏死组织、老化肉芽组织以及增厚且致密的纤维板、钙化灶,质地坚硬,颜色呈暗红色,脓性分泌物多,伴有恶臭。创周可见色素沉着,右足背动脉搏动可触及,右足感觉无异常。见图28-1。

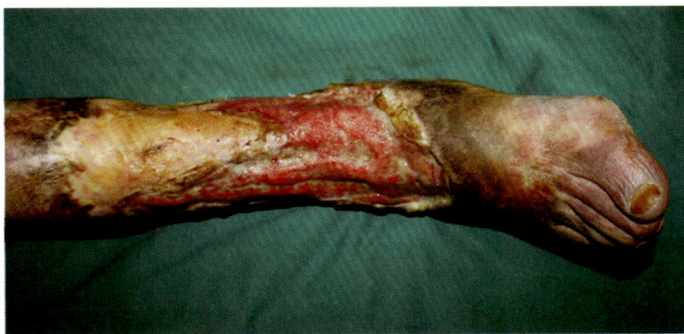

图 28-1 入院时创面

4. **辅助检查** 2017年4月24日,白细胞$9.5×10^9$/L,红细胞$4.21×10^{12}$/L,血小板$215×10^9$/L,血红蛋白136 g/L,白蛋白35.5 g/L,C反应蛋白21.15 mg/L。电解质及肝肾功能均在正常范围内。心电图提示窦性心律,正常心电图。下肢血管彩超提示下肢动脉粥样硬化伴斑块形成。2017年4月25日,下肢血管造影提示右小腿动静脉瘘。2017年4月26日,下肢X线检查提示右侧胫腓骨骨髓炎。

5. **诊断** 右小腿皮肤慢性溃疡伴骨髓炎;右小腿动静脉瘘。

6. 治疗经过　患者入院后,每天用温水浸泡右小腿创面约 30 分钟,然后用 0.9％生理盐水清洗创面,并进行创面分泌物细菌培养。2017 年 4 月 28 日,细菌培养提示铜绿假单胞菌阳性。在完善检查的同时,采用 5％聚维酮碘液纱布换药(每天 1 次),外用弹力绷带加压包扎。2017 年 5 月 1 日,排除手术禁忌证后,在蛛网膜下腔麻醉下进行手术治疗。术中彻底去除老化肉芽组织、致密的纤维板及钙化灶,见胫腓骨部分骨髓腔外露(图 28-2)。用咬骨钳咬除坏死胫腓骨,去除骨髓腔内坏死组织,骨髓腔内填充明胶海绵止血,去除动静脉瘘后,血管残端予以缝合。术中出血量约 200 ml,彻底止血后予以负压封闭引流。术后返回病房连接医院中心负压(负压值维持在 $-40.0 \sim -26.7$ kPa),行持续负压吸引,采用 0.9％生理盐水 250 ml 冲洗负压敷料(每天 3 次),每日密切观察负压敷料有无漏气、堵塞、积气、积液等情况。术后第 9 天,查看负压敷料,基底肉芽组织生长不理想,更换负压敷料后继续同前行持续负压封闭引流治疗,术中出血量约 20 ml。术后病理检查显示皮肤慢性溃疡伴炎性坏死组织、肉芽组织形成。术后第 18 天,再次查看负压敷料,基底肉芽组织生长良好,基底新鲜,血运可(图 28-3)。创面再次进行细菌培养,结果为无菌生长。在气管插管全身麻醉下行植皮术。在头部帽状腱膜层肿胀处注射 1:50 万肾上腺素生理盐水约 800 ml,直至头皮坚韧(目的是减少术中出血),然后用气动刀切取厚约 0.25 mm 的大张头皮,生理盐水洗净后备用。患者取左侧卧位,同理,在右侧背部皮下肿胀处注射 1:50 万肾上腺素生理盐水约 700 ml,然后用气动刀切取厚约0.45 mm 的大张中厚背部皮,生理盐水洗净后用尖刀片打孔备用。将大张头皮回植在背部供皮区,大张中厚背部皮移植在右小腿植皮区。头部及背部供皮区内层用凡士林纱布覆盖后,外用无菌纱布加压包扎,躯干部用腹带固定。右小腿植皮区继续同前行持续负压封闭引流治疗,但不冲洗,术中出血量约 200 ml。植皮术后第 2 天,去除头部外层敷料,行半暴露治疗,用碱性成纤维细胞生长因子外喷(每天 3 次),头部供皮区术后第 7 天完全愈合。植皮术后第 3 天,打开背部供皮区换药,然后隔日 1 次换药治疗。植皮术后第 8 天,背部供皮区创面半暴露治疗,术后第 12 天完全愈合。植皮术后第 5 天,查看负压敷料,植皮区创面皮片成活率为100％,予以隔日 1 次换药后用弹力绷带加压包扎(图 28-4)。术后继续给予抗感染、加强营养支持等对症治疗,复查相关指标均在正常范围内。术后连续随访 5 年,供皮区及植皮区创面愈合良好,创面一直未复发,创面无疼痛,背部供皮区创面平整且无瘢痕增生(图 28-5)。患者不再有自卑心理,心情变得乐观舒畅,对治疗效果满意,生活质量明显提高。

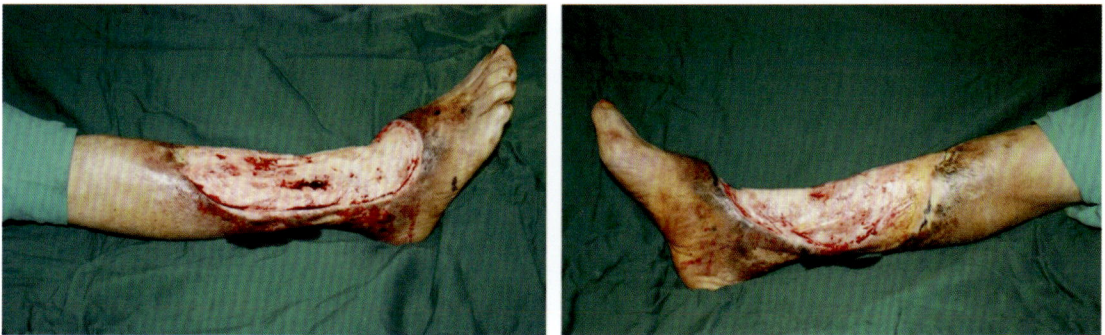

图 28-2　术中彻底清创后创面

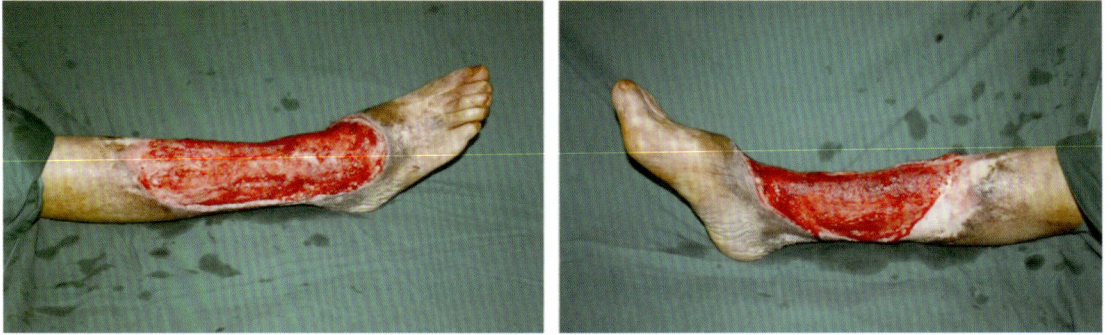

图 28-3　第 2 次负压封闭引流术后创面肉芽组织

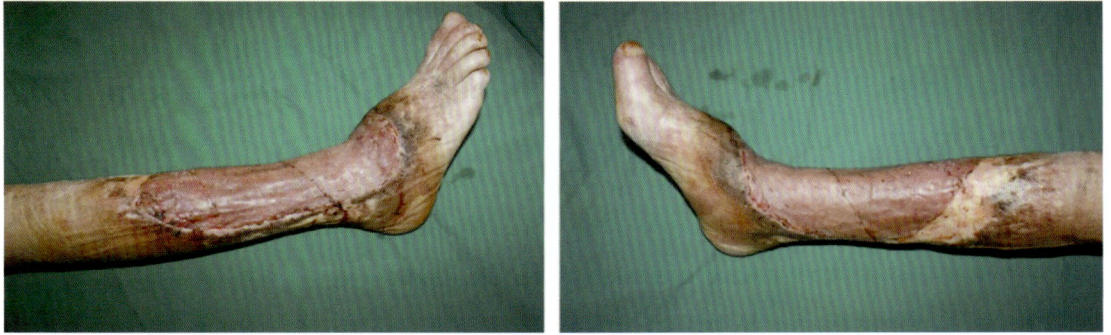

图 28-4　移植大张中厚背部皮术后创面

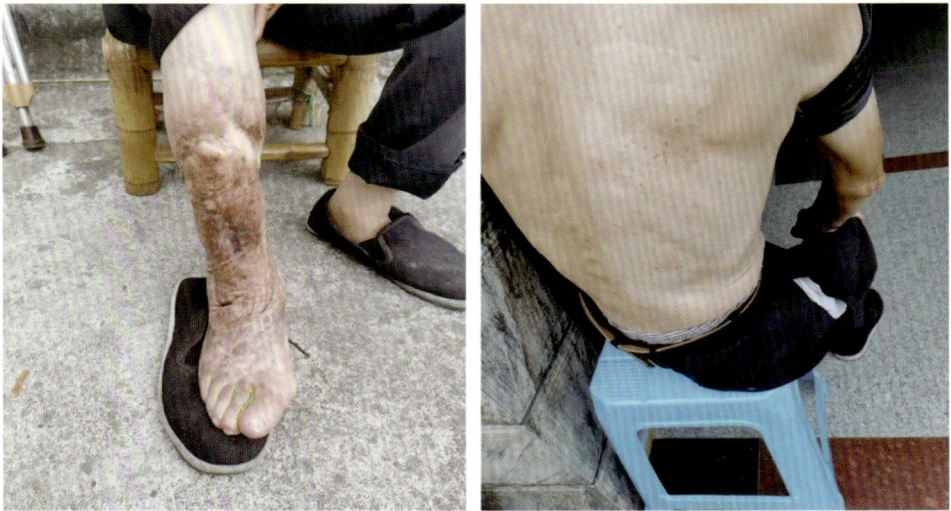

图 28-5　出院后 5 年右小腿受皮区及背部供皮区创面

【病例讨论与分析】

刨根问底——临床思维演练

△ 本病例慢性创面为什么不选择皮瓣修复,而是选择大张中厚背部皮移植后用头皮回植?

△ 本病例慢性创面修复的关键点是什么?

△ 慢性创面的主要鉴别诊断有哪些?

△ 慢性创面的诊疗思路及治疗原则有哪些?

医师 A: 本病例慢性创面长时间裸露,创面可见水肿老化的肉芽组织、致密的纤维板及局部钙化灶,颜色暗淡,质地坚硬,基底血运差,既往创面反复破溃不愈,治疗效果不佳。由于该患者年龄大、基础疾病多、下肢血管条件差,创面基底呈凹陷状、表面凹凸不平、形状不规则且范围大,很难设计合适的皮瓣。此外,选择皮瓣修复不仅会造成供瓣区额外的损伤,而且皮瓣也不容易成活,因此决定选用移植自体皮修复创面。大张整体的中厚背部皮含有较多的弹力纤维,成活后不仅耐摩擦、弹性好,而且外观也好,可有效提高创面修复质量,后期不容易复发。头皮较厚、血运丰富、再生能力强、愈合快并且不留瘢痕,将头皮回植在背部供皮区,不仅可以明显缩短背部供皮区愈合时间,而且愈合后形成的瘢痕不明显。

医师 B: 本病例慢性创面长时间裸露,虽经过多次治疗,但以往每次治疗均未去除致密纤维板,不仅效果差,而且反复破溃不愈。本病例治疗的关键在于术中彻底切除因创面几十年未愈所形成的致密纤维板组织及局部钙化灶,然后结合负压封闭引流治疗,直至创面形成血运良好的肉芽组织后,再进行手术植皮完全修复创面。

医师 C: 慢性创面的主要鉴别诊断如下。①血管性溃疡(又分为动脉性溃疡和静脉性溃疡),其发病率高,愈合慢且易复发,好发于中老年人。下肢动脉栓塞性溃疡主要由下肢动脉狭窄或闭塞引起,表现为动脉搏动减弱甚至消失,肢体发冷、皮肤萎缩以及毛细血管充盈时间延长等,患者可感酸胀、疼痛、麻木,随着病情加重,还会出现静息痛、跛行甚至远端肢体坏死等,遇冷或夜间感疼痛加重。下肢静脉性溃疡,主要发病机制是静脉血流异常引起的静脉高压,多发生于小腿下段,患肢多伴有静脉曲张,可见周围皮肤肿胀、湿疹,并伴有明显的色素沉着,表面不规则且表浅,后期可出现纤维化组织。行下肢血管 B 超、血管造影检查可鉴别。②糖尿病足溃疡。糖尿病患者合并周围神经病变以及不同程度的血管病变是其主要的形成原因。糖尿病足溃疡好发于足跟、跖趾关节等易受压部位,损伤程度可从轻度的皮肤缺损直接发展为严重的坏疽,以及 Charcot 关节病等特殊病变,后期有截肢、全身性感染的风险。可通过查体、神经系统检查及血管影像学检查,来了解下肢神经及血管病变情况。积极控制血糖水平,早期预防、早期治疗有重要意义。③压疮。由于局部组织长期受压,持续发生缺血缺氧、营养不良而导致组织溃烂不愈。垂直压力、剪切力及摩擦力是最主要的原因,此外还与长期卧床、营养不良、环境潮湿等因素有关。压疮好发于无肌肉包裹或肌肉层较薄、缺乏脂肪组织保护又经常受压的骨隆突处。预防及早期治疗是关键。不同分期有不同表现,具体如下。Ⅰ期:淤血红润期,皮肤完整伴有压之不褪色的局限性红斑。Ⅱ期:炎性浸润期,部分真皮损伤,受压部位呈紫红色,无腐肉,也可表现为一个完整的或破裂的血清性水疱。Ⅲ期:浅度溃疡期,全层皮肤组织缺失,可见脂肪组织,但肌肉及骨头未外露,可能含有窦道和潜行。Ⅳ期:坏死溃疡期,全层组织缺失,伴有肌肉、甚至骨头外露,伤口可见腐肉并伴有臭味,常伴有窦道和潜行。不可分期:全层组织缺失,溃疡底部被腐肉或焦痂覆盖,无法判断深度。④放射性溃疡。为常见的皮肤放射性损伤,主要见于恶性或良性疾病的放射性治疗、职业性或意外事故受照射以及战时核辐射。溃疡发生后,如不及时治疗,局部感染以及放射效应的作用,容易导致创面进行性加深、急性出血甚至全身感染的可能。创面肉芽组织难以形成,创面难以愈合,通常需要皮瓣修复。根据病史可鉴别诊断。⑤恶性肿瘤相关性溃疡。鳞状细胞癌可继发于压疮、静脉性溃疡和瘢痕部位(Marjolin溃疡),好发于头颈及四肢的裸露部位,多见于成人,早期可形成溃疡,呈"菜花状",边缘隆起不规则,底部凹凸不平,常伴有感染甚至恶臭,有出血倾向,可有局部浸润或区域性淋巴转移。基底细胞癌好发于头面颈部及手背,多见于老年人,常表现为蜡样、半透明状结节,以局部形成溃疡为主要表现,呈浸润生长,发展缓慢,少有血液或淋巴转移,表面呈"鼠咬状"边缘,多伴有色素沉着,组织病理学检查可鉴别。

医师D:患者入院时,首先通过全面的系统回顾和体格检查来判断溃疡的起因,以确定可能的并发症。体格检查可能发现指向某一特定诊断的溃疡特征和伴随皮肤改变。辅助检查包括活组织检查、实验室检查和影像学检查,可有助于进一步诊断。诊疗可按如下顺序进行:①注意创面经清洗后的清洁度。②合理清创,避免过度或不彻底。③合理进行致病原因的检查、诊断和鉴别诊断。④给予病因学治疗。⑤发现并发症并预防不良转归。⑥合理及时选择正确的治疗方法。⑦创面愈合后的护理及相关健康教育,慢性创面修复后预防复发至关重要。

【专家点评】

病例中关键点出现在哪里?

慢性难愈性创面,是指由于各种因素引起的经过常规治疗干预,不能在可预期的时间内按生物学规律完全愈合的创面。常见的慢性难愈性创面包括感染创面、压力性创面、糖尿病创面、外伤创面、烧伤创面、动脉性溃疡、静脉性溃疡和放射性溃疡等。慢性难愈性创面的发病率随着年龄增加而上升,发病机制复杂,病程长。由于医疗条件的限制及经济原因等因素,该病例下肢创面迁延不愈长达51年,治疗难度较大。

由于创面经久不愈,形成了累及胫骨的厚实坚韧纤维板组织,并伴有钙化灶,创面局部血供差,植皮不易成活。因此,先彻底切除创面致密纤维板组织,再辅以负压封闭引流治疗,准备好创面床,从而提高植皮成活率,达到修复创面的目的。

负压封闭引流治疗是指利用特殊材料覆盖创面,以医用薄膜封闭创面,再外加负压引流,从而达到治疗的目的。负压封闭引流治疗可提供湿性环境、防止外界环境中微生物的侵袭感染、减少创面分泌物、改善局部血运并促进血管化、促进肉芽组织形成,是慢性难愈性创面的有效治疗手段。

　　中厚皮片有较厚的真皮层组织,皮片质地柔软、富有弹性,移植后耐摩擦、色泽较好。然而,由于切取中厚皮片时会伤及真皮乳头层以下,创面愈合靠残留的部分网状层和毛囊、汗腺等皮肤附件再生,创面愈合时间长,甚至可能出现供皮区创面经久不愈及反复破溃,瘢痕形成也更为严重。头皮毛囊较深,血运丰富,再生能力强,刃厚皮片取皮后供区愈合快,反复切取不留瘢痕,不影响毛发再生。以头皮刃厚皮片回植背部中厚皮片供区,可显著缩短中厚皮片供区的愈合时间,并明显减轻瘢痕增生程度。

　　彻底切除创面纤维板及钙化灶组织,再辅以负压封闭引流治疗,准备好创面床,是慢性难愈性创面修复的关键环节。以头皮刃厚皮片回植背部中厚皮片供区,提高了创面愈合质量,缩短了供区愈合时间,并可有效减轻瘢痕增生。

(毛书雷　张元海　张建芬　王　杰)

参 考 文 献

[1]　谢闪亮,郭光华,闵定宏.封闭负压引流技术在创面愈合中的应用及机制研究进展[J].中华烧伤杂志,2017,33(6):397-400.

[2]　董炜,肖玉瑞,吴敏洁,等.中国慢性难愈性创面诊疗思路及原则[J].中华烧伤杂志,2018,34(12):868-873.

病例 29　慢性放射性溃疡的诊疗

【病历摘要】

患者,女,80岁,因"乳腺癌放疗后右胸壁溃烂20余年"住院。

1. **现病史**　27年前,患者行右侧乳腺癌根治术后给予局部放疗,随后右侧胸壁出现皮肤溃疡伴黄色分泌物。20余年来,创面反复破溃流脓,创面直径扩大至3 cm,伴黄色米糊样脓液,明显恶臭,可见肋骨碎骨外露,创周皮肤可见不规则暗红色质硬瘢痕组织。患者曾多次就诊于本市各医院,但因患者高龄、创面条件差、修复难度高,均建议保守治疗,手术修复机会小。

2. **既往史**　乳腺癌病史20余年,口腔恶性肿瘤病史20余年,冠心病、心绞痛、心力衰竭、肺动脉高压、原发性高血压、心脏瓣膜病、三尖瓣关闭不全、病态窦房结综合征、心脏起搏器植入状态等20余年。

3. **入院查体**　右侧胸壁皮肤可见直径为3 cm的皮肤溃疡缺损,呈火山口样,边缘不平整,深达壁层胸膜,肋骨形态可见,碎骨外露,随呼吸运动可见渗出,创面可见黄色黏稠脓性分泌物,伴明显恶臭,创周皮肤可见3～5 cm不规则暗红色瘢痕组织,周围瘢痕皮肤弹性差,厚度薄,皮下组织缺如,创周红肿伴压痛。

4. **辅助检查**

2023年3月21日,白细胞9.56×10^9/L,红细胞2.95×10^{12}/L,中性粒细胞百分比79.5%,淋巴细胞百分比10.3%,pH 7.47,氧分压64 mmHg,二氧化碳分压35 mmHg,细胞外剩余碱1.8 mmol/L,标准碳酸氢根26.4 mmol/L,B型利钠肽前体1 920 pg/ml,前白蛋白3.6 g/L,白蛋白3.1 g/L,红细胞沉降率89 mm/h,C反应蛋白157 mg/L。心电图提示加速性房性自主心律,短PR间期,不完全性右束支阻滞。起搏器情况:DDDR起搏模式,起搏频率60次/分。胸部CT提示:①右侧胸壁皮肤缺损,局部肋骨裸露,相应区域斑片软组织密度影,与胸壁右肺中上叶病灶分界不清,其内斑片状无强化区并少许积气,考虑右侧胸壁溃疡形成,伴右侧胸壁感染性病变及脓肿形成可能,局部与右侧胸腔相同;②右侧多发性感染病变及放射性肺炎可能;③右侧第2～5前肋骨密度不均,第3～4前肋骨病理性骨折;④左肺上叶慢性炎症及纤维钙化灶,邻近胸膜增厚粘连;⑤右侧胸腔中量积液,邻近肺组织压迫性肺不张;⑥气管隆嵴下淋巴结肿大;⑦心脏起搏器植入术后,心脏增大,心包少量积液,主动脉及多发分支,左冠状动脉钙化;⑧双侧脑室周围白质脱髓鞘改变,脑萎缩。

2023年3月28日,白细胞7.65×10^9/L,红细胞3×10^{12}/L,中性粒细胞百分比72.2%,淋巴细胞百分比16.2%,pH 7.45,氧分压115 mmHg,二氧化碳分压45 mmHg,细胞外剩余碱7.3 mmol/L,标准碳酸氢根30 mmol/L,B型利钠肽前体1 680 pg/ml,前白蛋白4.3 g/L,白蛋白3.4 g/L。

2023年4月5日肺部CT提示:①右侧胸壁稍肿胀,右侧第2～5前肋骨骨质密度不均匀,第 3～4 前肋骨骨质欠连续,周围见少许积气,周围脂肪间隙模糊不清,与 2023 年 3 月 21 日旧片相比,右侧胸壁皮肤缺损未见;②右侧多发性感染病变及放射性肺炎可能,较前似增多;③左肺上叶慢性炎症及纤维钙化灶,邻近胸膜增厚粘连;④双侧胸腔积液,邻近肺组织压迫性肺不张,较前左侧胸腔积液为新发;⑤气管隆嵴下淋巴结肿大;⑥心脏起搏器植入术后,心脏增大,心包少量积液,主动脉及多发分支,左冠状动脉钙化。

2023 年 4 月 13 日,白细胞 $6.88 \times 10^9/L$,红细胞 $23.4 \times 10^{12}/L$,中性粒细胞百分比 68.9%,淋巴细胞百分比 20.6%,pH 7.45,氧分压 72 mmHg,二氧化碳分压 36 mmHg,细胞外剩余碱 5.7 mmol/L,标准碳酸氢根 29.1 mmol/L,前白蛋白 7.9 g/L,白蛋白 4.2 g/L,C 反应蛋白 28.7 mg/L。

5. 诊断　放射性皮肤溃疡(右侧胸壁);乳腺恶性肿瘤术后;口腔恶性肿瘤术后;冠心病;稳定型心绞痛;慢性心力衰竭;3 级高血压(极高危);心功能 Ⅲ 级;心脏瓣膜病;三尖瓣关闭不全,三尖瓣反流;病态窦房结综合征;心脏起搏器植入状态;肺动脉高压;肺部感染;右侧胸腔积液(中量);心包积液(少量);右小腿肌间静脉血栓形成。

6. 治疗经过　入院后,患者完善相关检查以及相关手术准备。术前全院多学科(包括麻醉科、心血管内科、神经内科、呼吸内科、血管外科、胸外科等)进行讨论并制订治疗方案,应改善肺功能、控制感染、控制血压、调节心脏起搏器、给予营养支持等。2023 年 3 月 29 日,在气管插管全身麻醉下行右侧胸壁病灶扩大切除术＋背阔肌肌皮瓣转移修复术＋坏死肋骨取出术＋右侧胸壁重建术。术中见右侧胸部溃疡粘连严重,组织脆,裸露肋骨骨质疏松,可见壁层胸膜外露,腔隙伴少量渗液随呼吸运动排出。术中切除溃疡处破损皮肤及周围瘢痕,用咬骨钳咬除部分坏死肋骨及骨膜。取右侧背阔肌肌皮瓣,大小为 13 cm×8 cm,经皮下隧道转移至右侧胸壁创面,背部供区一期关闭。术后,患者转入外科 ICU 行高级生命支持,1 天后转入普通病房。术后皮瓣血供稳定。约术后 1 周,右侧胸壁切口局部红肿,创面有分泌物并伴有恶臭。2023 年 4 月 6 日,胸部 CT 提示中度胸腔积液伴肺炎。同日,在局部麻醉下行右胸壁创面扩创术,术中探查皮瓣下方,见皮瓣下方与胸腔相通,术中给予腔隙冲洗。2023 年 4 月 7 日,在局部麻醉下行右侧胸腔积液穿刺引流术,引流出大量胸腔积液后,输入白蛋白,给予哌拉西林抗感染治疗,后续肺部情况好转,胸腔积液减少,感染指标下降,患者一般情况稳定,胸部局部红肿好转,切口干燥愈合出院。见图 29-1～29-8。

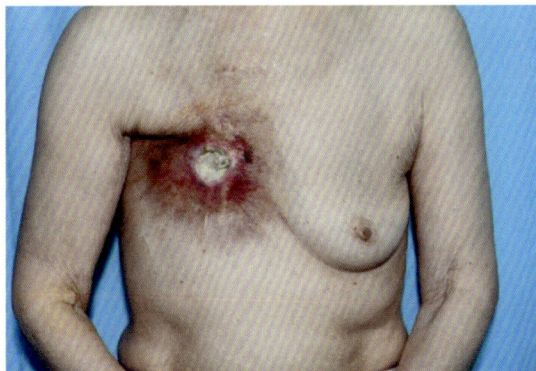

图 29-1　术前创面情况

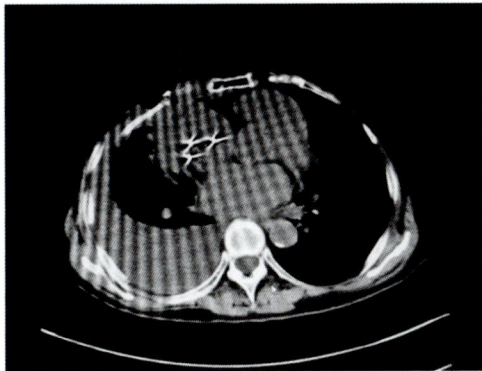

图 29-2　术前胸部 CT

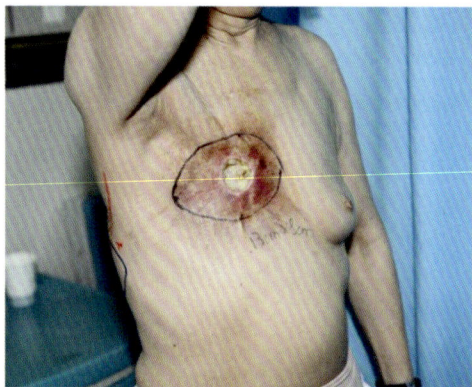

图 29-3　术前胸部设计

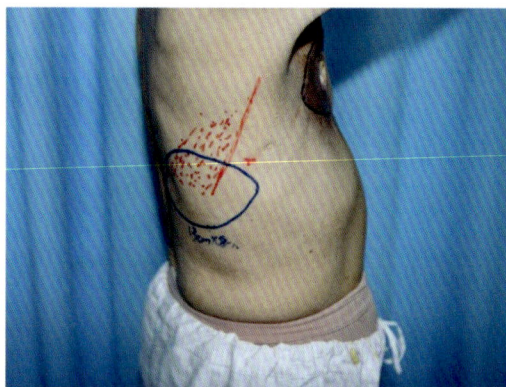

图 29-4　术前背部设计

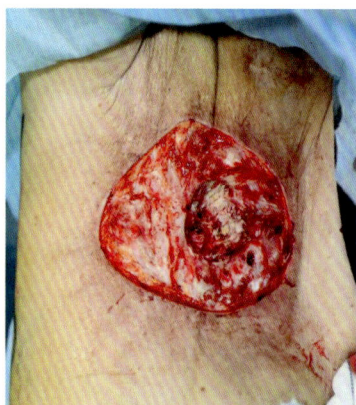

图 29-5　清创后情况

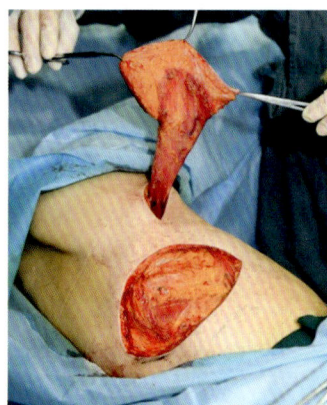

图 29-6　背阔肌肌皮瓣转移

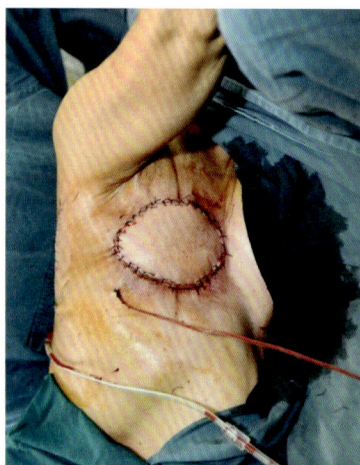

图 29-7　术后即刻情况

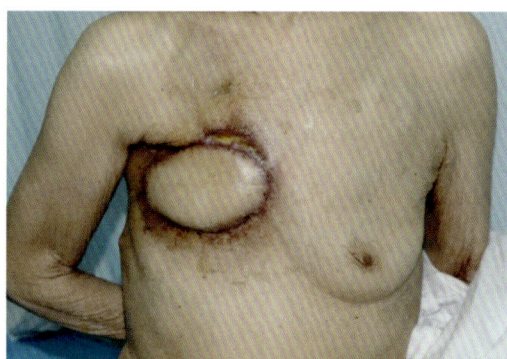

图 29-8　出院情况

【病例讨论与分析】

刨根问底——临床思维演练

△ 组织创面愈合修复的过程分为哪几个阶段? 难治性创面有哪些常见原因?

△ 慢性创面的治疗策略分为哪几个步骤?

△ 放射性损伤的表现形式有哪些?

△ 放射性溃疡皮瓣移植的选择方案有哪些?

医师 A: 根据组织愈合的病理生理过程,难治性创面的修复过程可分为组织坏死期、感染渗出期、肉芽增生期以及愈合后的重塑期。难治性创面的影响因素包括组织容量不足和血液循环障碍。难治性创面的常见病因包括下肢动静脉血运障碍、糖尿病、压疮、感染、癌症、营养不良等。

医师 B: 难治性创面的治疗应首先明确其病因、诱因和影响因素,在针对病因治疗的基础上,积极进行伤口局部处理。在创面充分准备的情况下,适时选择适当的手术治疗方案,具体包括。①术前检查:包括细菌学检查、血液检查(重点检查血糖、血红蛋白以及白蛋白水平)、X线检查(了解邻近骨质情况)以及活组织检查。②对因治疗:明确病因后针对病因进行相应治疗。③创面处理:包括坏死组织清创、控制感染、改善局部血液循环、维持适宜的湿润环境、促进肉芽组织生长和创面收缩、加速上皮化进程等。④手术治疗及术后管理。

医师 C: 放射性损伤可分为急性损伤和慢性损伤两种类型。急性损伤可造成与热力烧伤相似的皮肤红斑及水疱,因此也称为放射性烧伤。慢性损伤有较长潜伏期,可引起慢性放射性皮炎、硬结性水肿及皮肤溃疡等临床表现。放疗可造成广泛的组织细胞损伤,其损伤深度可累及表皮、皮下组织,甚至深达骨骼与内脏器官。

医师 D: 皮瓣移植在放射性溃疡的修复中取得了较好的效果。躯干的放射性溃疡常发生于胸部和腰部,临床常选用背阔肌肌皮瓣、腹直肌肌皮瓣和胸大肌肌皮瓣进行胸壁重建。其中,背阔肌肌皮瓣和腹直肌肌皮瓣因其覆盖范围广、组织容量丰富等优势,在临床应用中更为广泛。

【专家点评】

病例中关键点出现在哪里?

本病例为乳腺癌根治术后辅助放疗导致的慢性放射性溃疡。患者因乳腺癌切除术及多次放疗,导致局部皮肤软组织受损。长期慢性感染导致局部放射性溃疡长期迁延不愈,创面深,累及层次复杂,伴有胸壁和肋骨破坏、壁层胸膜外露、肺部感染、胸腔积液等并发症。术前影像学检查与临床查体结果相符,提示右侧胸壁创面与胸腔相通。患者因高龄、基础疾病多、局部感染严重、组织层次深等因素,修复难度较大。

　　胸壁修复策略包括皮肤软组织和胸廓重建、肺部感染病灶清除等多层次结构的修复。鉴于彻底清除感染病灶并行多系统结构重建的手术难度大、风险高，医疗团队决定采用背阔肌肌皮瓣修复术重建右侧胸壁。该术式能够有效关闭右侧胸壁慢性创面，覆盖裸露的肋骨及脏层胸膜，减少局部渗出，控制肺部及软组织感染，最大程度地降低手术风险，改善患者生活质量。

　　结合患者的全身情况，在控制感染、改善肺功能、给予营养支持、调节心脏起搏器后，在全身麻醉下行同侧背阔肌肌皮瓣修复术重建右侧胸壁。术中探查可见胸部创面与胸腔相通，创面伴有严重感染及坏死肋骨、胸膜等组织。医疗团队对感染病灶以及坏死病灶进行了保守性清创和引流。术后皮瓣血供良好，存活情况稳定，达到了覆盖创面的目的。在进一步抗感染、引流胸腔积液以及支持治疗后，患者的肺部感染得到有效控制，肺功能以及全身情况明显改善。

　　目前，深度放射性溃疡的治疗仍以皮瓣移植为主，尤其是轴型肌皮瓣及穿支皮瓣的应用最为广泛。躯干部位的放射性溃疡常发生在胸壁及腰部，临床常选用腹直肌肌皮瓣、背阔肌肌皮瓣和胸大肌肌皮瓣进行胸壁重建。胸大肌肌皮瓣可覆盖胸骨和胸部缺损区，而背阔肌肌皮瓣和腹直肌肌皮瓣可覆盖胸壁所有缺损区域。背阔肌肌皮瓣血管解剖恒定，皮瓣切取面积大，组织厚度丰富，可用于乳房再造。

（陆梦霖　申　霄　张恒术）

参 考 文 献

［1］　亓发芝.慢性难治性溃疡的治疗［J］.中国美容医学，2018，27(2)：2-4.

［2］　王欣.带蒂腹直肌肌皮瓣修复胸壁深度放射性溃疡［J］.组织工程与重建外科，2020，16(4)：295-297.

［3］　PING YANG，FEIHUA CAO，TAO CHEN，et al. Treatment of recurrent radiation ulcer of chest wall with a pedicled latissimus dorsi flap：A case report［J］.Asian J Surg，2023，46(10)：4591-4592.

［4］　余道江，赵天兰，刘玉龙，等.间生态组织保护理念在急性放射性皮肤损伤修复中的应用［J］.中华整形外科杂志，2019，35 (5)：465-471.

病例 30　痛风石足溃疡合并严重感染的治疗

【病历摘要】

患者,男,38 岁,因"右足痛风石术后切口感染 12 天"入院。

1. **现病史**　入院前 1 个月,患者因右足痛风石破溃换药治疗无愈合趋势,于外院行手术治疗。术后定期门诊换药,可见切口内间断有血性液体伴痛风石结晶渗出。患者间断出现畏冷、寒战、发热症状,最高体温 39 ℃,无咳嗽、咳痰,无恶心、呕吐等症状,遂于本院就诊,门诊以"右足痛风石溃疡,软组织感染"收入院。

2. **既往史**　高尿酸血症,双手、双足痛风石 8 年;高脂血症 2 年;肾功能不全 2 年;心功能不全 1 年;2 年前因左足痛风石,于外院行手术治疗切除痛风石,切口愈合良好。否认肝炎、伤寒等传染病病史,否认高血压、糖尿病病史,否认药物、食物过敏史。吸烟史 10 年,每天约 20 支;饮酒史 8 年,间断饮酒,每次约 250 ml。家族中无遗传病史。

3. **入院查体**　T 38.8 ℃,P 105 次/分,R 20 次/分,BP 132/78 mmHg。神志清楚,精神差,营养中等,轮椅推入病房。专科情况:双上肢、双下肢多发痛风石。左足略肿,未见破溃区域。右足肿胀,右足第 1 跖趾关节足底侧可见直径约 3 cm 创面,深约 1 cm,创面基底污秽,可见脓性分泌物及白色结晶物渗出(图 30-1a)。右足外踝处可见直径约 1.5 cm、1 cm,2 处创面,两者相互联通,可见脓性分泌物及白色结晶物渗出(图 30-1b)。双足足背动脉搏动良好,足趾远端感觉对称。

4. **辅助检查**　2023 年 1 月 29 日,白细胞 $18.2×10^9$/L,中性粒细胞 $16.0×10^9$/L,中性粒细胞百分比 88%,血红蛋白 106 g/L,红细胞压积 34.3%,血小板 $773×10^9$/L,降钙素原 0.47 ng/ml,白细胞介素-6 208.6 pg/ml,C 反应蛋白 230 mg/L,肌酐 149 μmol/L,尿素 11.5 mmol/L,尿酸 667 μmol/L,血钾 5.9 mmol/L,白蛋白 29.4 g/L,碱性磷酸酶 278 U/L,谷氨酰转肽酶 189 U/L,丙氨酸氨基转移酶 103 U/L,D-二聚体 1.241 mg/L,纤维蛋白原 5.5 g/L。心脏超声提示射血分数 61%。心电图提示窦性心动过速。2023 年 2 月 1 日,足部 CT 提示右足痛风石分布于后踝、外踝、足楔骨以及第 1 跖趾关节区域,并有侵蚀性骨破坏。

5. **诊断**　右足痛风石切除术后切口不愈合;软组织感染;四肢多发痛风石;高尿酸血症;高脂血症;慢性肾功能不全;肝功能异常;凝血功能异常;贫血;低蛋白血症。

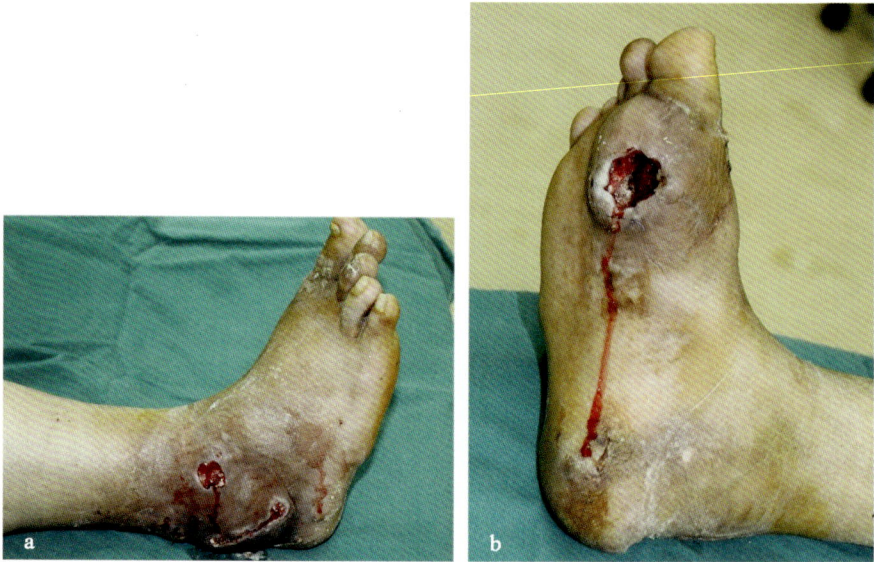

图 30-1　右足肿胀,右足外踝处可见直径约 1.5 cm、1 cm 2 处创面;右足第 1 跖趾关节足底侧可见直径约 3 cm 创面

6. 治疗经过

(1)抗感染治疗。注射用亚胺培南西司他丁钠 500 mg,静脉滴注,tid。2023 年 2 月 2 日调整为注射用盐酸万古霉素 500 mg,静脉滴注,tid。入院创面分泌物细菌培养提示耐甲氧西林表皮葡萄球菌阳性。2023 年 2 月 23 日调整为左氧氟沙星氯化钠注射液 0.5 g,静脉滴注,qd。创面分泌物细菌培养提示金黄色葡萄球菌阳性。

(2)降血钾治疗。聚磺苯乙烯钠散 15 g,口服,q12h。10%葡萄糖注射液 500 ml+人胰岛素注射液 10 U,静脉滴注,q12h。

(3)保护肝肾功能治疗。尿毒清颗粒 5 g,口服,tid。海昆肾喜胶囊 0.44 g,口服,tid。多烯磷脂酰胆碱胶囊 456 mg,口服,tid。谷胱甘肽片 0.4 g,口服,tid。

(4)辅助治疗。补液治疗、补充人血白蛋白、抗凝治疗、输血支持。

(5)手术治疗。入院后第 3 天,进行第 1 次右足扩创手术。术中打开外踝、足跟、第 1 跖趾关节足底及足背创面,清除大量"泥沙样"痛风石(图 30-2)。术区渗血多,无法电凝止血,予以填塞加压止血,创面内放置冲洗管,并行负压封闭引流治疗。入院后第 8 天,进行第 2 次扩创手术。内踝处行辅助切口以清理跟腱区域的痛风石。内踝辅助切口放置皮管,与外踝创面形成对口引流。闭合第 1 跖趾关节背侧创面以及足跟区域创面(图 30-3)。术后患者出现寒战、高热,血培养提示表皮葡萄球菌(+),继续予以万古霉素抗感染治疗。第 3 次手术为清创、更换负压装置。入院后第 30 天,进行第 4 次手术。术中闭合第一跖趾关节足底创面及内踝处对口引流辅助切口。外踝处创面有深部腔隙,缺少软组织填充,继续予以放置冲洗管,行负压封闭引流治疗(图 30-4)。入院后第 35 天,留取自体 PRP。第 5 次手术为清创、更换负压装置。入院后第 40 天,进行第 6 次手术。术中清创后,于外踝腔隙内注射

PRP,使用凝血酶激活后直接缝合创面。使用负压装置覆盖缝合区域及创周表面缺损区(图30-5)。入院后第 55 天,外踝术区拆线,患者出院。出院后 1 个月门诊复查,外踝表皮缺损区基本愈合(图 30-6)。

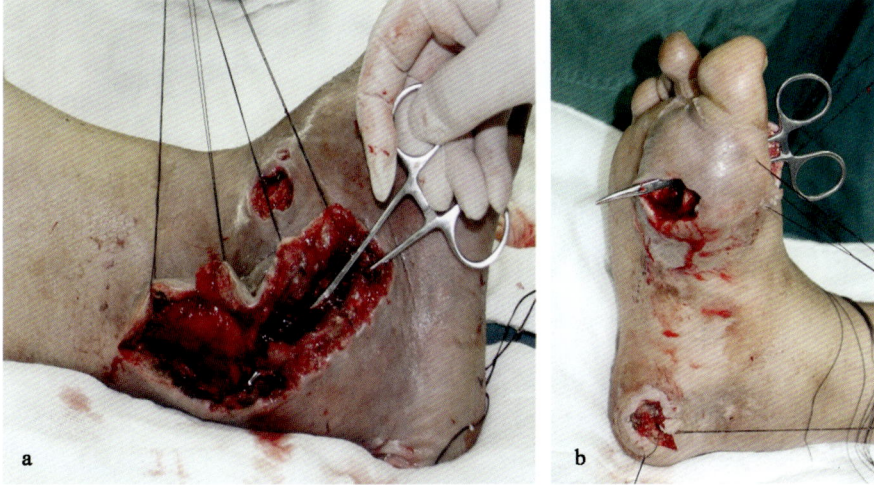

图 30-2　术中打开外踝、足跟、第一跖趾关节足底及足背创面,可见大量"泥沙样"痛风石

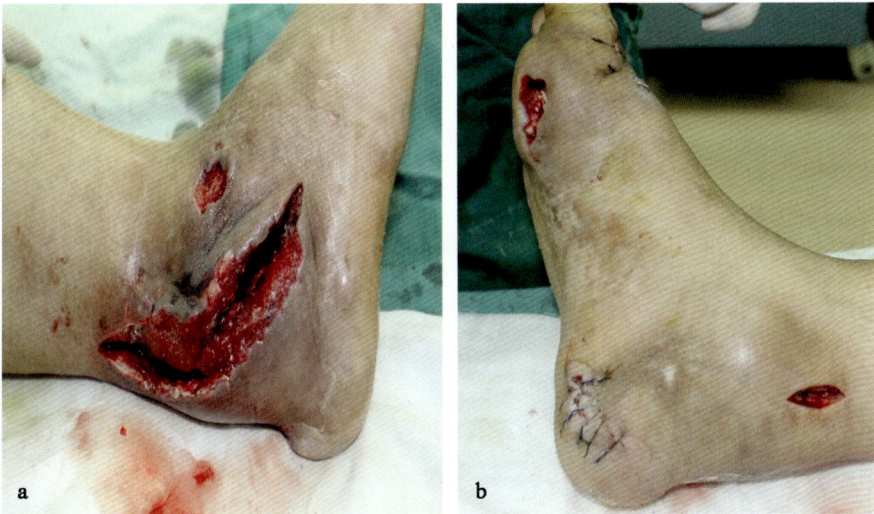

图 30-3　闭合第 1 跖趾关节背侧创面以及足跟区域创面

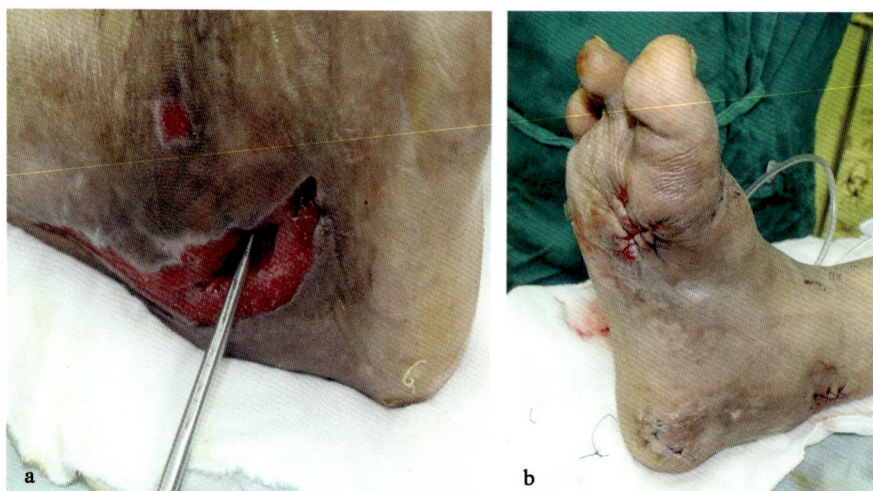

图 30-4 外踝处创面有深部腔隙,缺少软组织填充,继续予以放置冲洗管,行负压封闭引流治疗

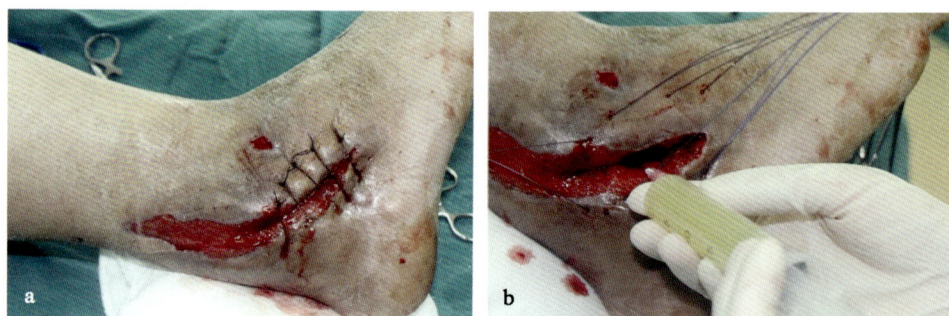

图 30-5 使用负压装置缝合区域及创周表面缺损区

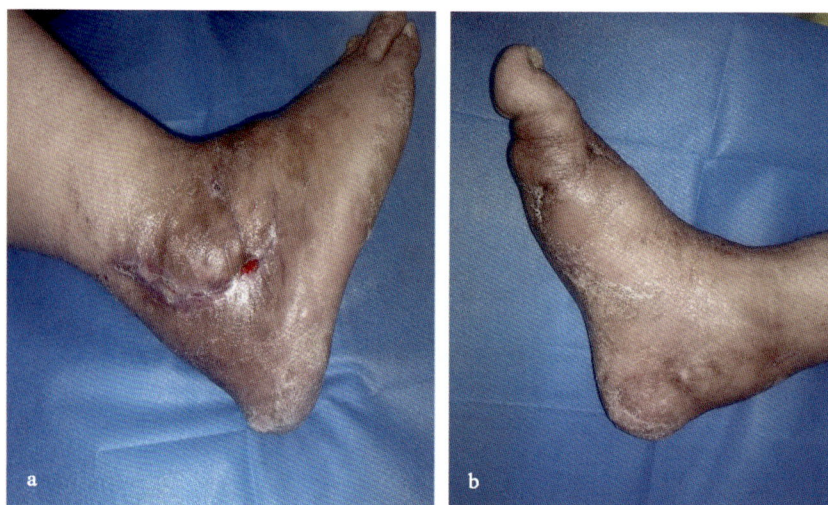

图 30-6 出院 1 个月后门诊复查,外踝表皮缺损区基本愈合

【病例讨论与分析】

> ### 刨根问底——临床思维演练
>
> △ 痛风的流行病学特征是什么？
> △ 痛风石的临床表现有哪些？
> △ 痛风石溃疡的手术方案如何选择？
> △ 痛风石溃疡的辅助治疗方案都有哪些？

医师 A：痛风是由嘌呤代谢紊乱引起的全身性疾病，其特征为尿酸盐结晶沉积在关节、关节周围组织及皮肤和皮下组织，并逐渐形成痛风石。在西方国家，痛风的患病率在 $2.7\%\sim6.7\%$ 之间。在我国，高尿酸血症的患病率约为 13.3%，而痛风的患病率约为 1.1%。随着我国经济水平的不断提高，痛风的患病率呈逐年上升趋势，且患者年龄趋于年轻化。一项关于痛风石溃疡的文献回顾分析显示，患者的好发年龄为 $36\sim95$ 岁，以男性为主（占 82%），最常累及足部，且可合并糖尿病及外周血管病变。本病例为年轻男性，符合痛风石足溃疡的流行病学特征。

医师 B：痛风石是尿酸盐结晶的沉积，目前尚无明确的分级系统。根据侵及部位的不同，其表现可分为：侵及皮肤和皮下组织；侵及肌腱、关节和韧带，伴有活动受限；侵及骨骼，表现为骨关节破坏、关节活动受限和局部畸形；痛风石合并神经压迫症状，如腕管综合征。痛风石的手术指征包括：痛风石导致局部突出，影响外形；侵及韧带或关节，影响功能；合并神经压迫症状；局部破溃；合并感染。

医师 C：痛风石溃疡的现行治疗方案主要包括局部使用 3% 的凡士林柠檬酸、局部清创、清创联合水凝胶或使用皮瓣修复溃疡区域等，但目前尚缺乏系统的痛风石溃疡外科治疗体系。该病例入院时已出现痛风石对骨关节的破坏，因此我们提出了保留清创、序贯封闭的治疗策略，并采用连续灌洗、负压封闭引流及 PRP 填充等多种手段，在清创、控制感染的同时尽可能保护骨、关节功能，最终实现创面愈合、保全肢体外观及功能的目标。首先，保留清创强调在清创过程中不过度清理痛风石。这样做有两方面原因：一方面，尿酸盐结晶会在局部逐渐析出，即使清创过程中彻底清除痛风石，局部仍可能出现新的痛风石；另一方面，过度清创可能会导致痛风石侵袭关节的不稳定，不利于患者的康复进程。其次，序贯封闭是指对已清洁的创口优先进行封闭。这一方案适用于多发痛风石溃疡的治疗，具有以下两方面优势。一方面，确保感染较轻的创面在清创后得到及时封闭，降低外源性感染的风险；另一方面，有利于感染较重的创面分次清创，从而缩短单次手术时间，减少术中出血。

医师 D：PRP 通过凝血酶或钙剂激活后，可形成胶冻样物质，因此可通过注射的方式填充腔隙性创面。应用 PRP 修复痛风石溃疡创面需注意以下几点：①通过外科清创，确保坏死组织已彻底清除，感染已完全缓解；②创面内肉芽组织生长良好，无外露的痛风石；③可联合使用负压引流装置改善局部引流；④PRP 局部填充后有液化过程，需在术后第 3 天查看术区，挤压排出内部液化的 PRP。

痛风石溃疡是由内科疾病引起,需要外科干预的疾病。多学科协作诊疗不仅能够快速、安全地改善患者的基础状态,维持心、脑、肾等重要器官功能,降低围手术期风险,还可为患者提供出院后个性化的生活管理、随访计划。该患者入院时,因严重感染、肾功能损害、高尿酸血症、凝血功能障碍等原因,进行了首次多学科协作诊疗,确保了入院后首次清创手术的顺利进行。入院后第 20 天,因尿酸持续升高,进行了第 2 次多学科协作诊疗,明确尿酸升高与清创区痛风石溶解有关,并制订了继续保护肾功能、定期清创、序贯封闭创面的治疗计划。在出院时,进行了第 3 次多学科协作诊疗,制订了患者出院后的饮食、药物治疗方案,并确定了随访时间。

【专家点评】

病例中关键点出现在哪里?

通过积极有效的治疗,本病例患者不仅成功消除了感染、治愈了创面,还保全了肢体功能。诊疗的关键在于及时清创、并在必要时反复清创。清创时,应尽可能避免深部组织损伤、注重持续充分引流、依据情况序贯封闭创面,并采用适当的创面修复方法。这些要点对类似疾病的临床诊疗具有重要的借鉴意义。

痛风石的手术方式选择。痛风石多位于关节部位,不仅影响关节的外观和功能,还容易因摩擦等因素导致局部皮肤破溃甚至感染。因此,如果痛风石增长过大或者严重影响患者的功能,可在皮肤未破溃时进行切开,去除结石并一期缝合封闭创面。由于该过程处于相对无菌状态,通常能够取得良好的修复效果。然而,一旦痛风石处皮肤破溃或者手术切开,就有感染的风险。此例患者在前期处理中,可能因深部存在空腔等原因未选择一期封闭创面,而是采用了换药治疗,导致后期出现局部感染,严重威胁了肢体的完整性。在大关节部位的痛风石,应尽可能选择一期封闭的手术方式。如果确实无法一期封闭,也需综合采用各种治疗方法预防感染。

清创的注意要点。对于合并严重局部感染的创面(包括痛风石),应及时进行清创,其目的是尽可能去除坏死组织并彻底开放感染的窦道,以避免感染进一步扩散。由于痛风石如泥沙样沉积在肌腱、骨质等组织表面,很难一次性彻底清除,因此在清创过程中需特别注意保护肌腱、血管、神经等重要深部组织结构和功能。在彻底开放感染腔隙的基础上,可以选择适当保留清创,避免操之过急。

注意加强引流。在本病例中,患者的痛风石深达踝关节、跟腱等重要结构。在反复清创的过程中,一定要注意深部腔隙引流。采用放置冲洗管、负压引流装置、开放对侧引流口、持续冲洗等方式,以达到持续引流渗液并清除坏死物质的目的。结合反复清创,可取得更好的治疗效果。

选用合适的方法序贯封闭创面。对于多部位或者面积比较大的创面,创面基底的培养程度可能不一致。对于达到封闭条件的创面,可以酌情先封闭,以减少组织液渗出和感染风险。后期根据创面情况序贯封闭,尽可能缩短治疗时间。对于有深部腔隙的创面,一定不能遗留死腔,可以采用组织瓣或者 PRP 填充等方式封闭死腔,以保证创面的有效愈合。

(石志远 赵 帆 张 明 褚万立 申传安)

参 考 文 献

[1] DALBETH N,CHOI HK,JOOSTEN LAB,et al. Gout[J]. Nat Rev Dis Primers,2019,5(1):69.

[2] LIU R,HAN C,WU D,et al. Prevalence of Hyperuricemia and Gout in Mainland China from 2000 to 2014: A Systematic Review and Meta-Analysis[J]. Biomed Res Int,2015:762820.

[3] LAM G,ROSS FL,CHIU ES. Nonhealing Ulcers in Patients with Tophaceous Gout: A Systematic Review[J]. Adv Skin Wound Care,2017,30(5):230-237.

[4] BOLTON L. Platelet-Rich Plasma: Optimal Use in Surgical Wounds[J]. Wounds,2021,33(8):219-221.

病例 31 头部烧伤后贴骨瘢痕溃疡修复

【病历摘要】

患者,女,41岁,因"头部烧伤后瘢痕破溃39年反复发作,加重1年余"入院。

1. **现病史** 患者39年前被火焰烧伤头部,当时诊断为头部烧伤,烧伤深度不详,于当地医院行创面换药治疗(具体用药方案不详),1个月后创面愈合。愈合部位逐渐形成瘢痕,伴瘙痒,无明显刺痛,经常因磕碰导致瘢痕反复破溃。近1年来,头部瘢痕反复破溃,于本院门诊长期换药并多次在局部麻醉下行植皮手术,但创面仍迁延不愈,周围软组织时有红肿,伴少量脓液渗出,部分颅骨外露伴骨质破坏。自受伤以来,患者未经正规抗瘢痕治疗。现因创面长期不愈,门诊以"头部瘢痕溃疡"收入院。入院后,患者神志清楚,精神可,睡眠可,食欲可,大小便正常,体重无明显变化。

2. **既往史** 患者平素身体健康,否认肝炎、结核、伤寒、疟疾等传染病史,否认高血压、心脏病、糖尿病等慢性病史,否认脑血管疾病史,否认精神病史。剖宫产手术史,否认外伤史,否认输血史,否认食物、药物过敏史。预防接种史不详。否认家族中有遗传倾向疾病及传染性疾病。

3. **入院查体** T 36.5 ℃,P 55次/分,BP 95/62 mmHg,生命体征平稳。心肺听诊及腹部检查无异常。专科情况:头部可见大片增生性瘢痕(呈白色陈旧性伴色素脱失,表面凹凸不平);秃发;顶部可见瘢痕溃疡,触之菲薄、质硬、压痛,表面有干痂;痂下可见少量脓性分泌物渗出,部分颅骨外露并伴骨质破坏(图31-1)。

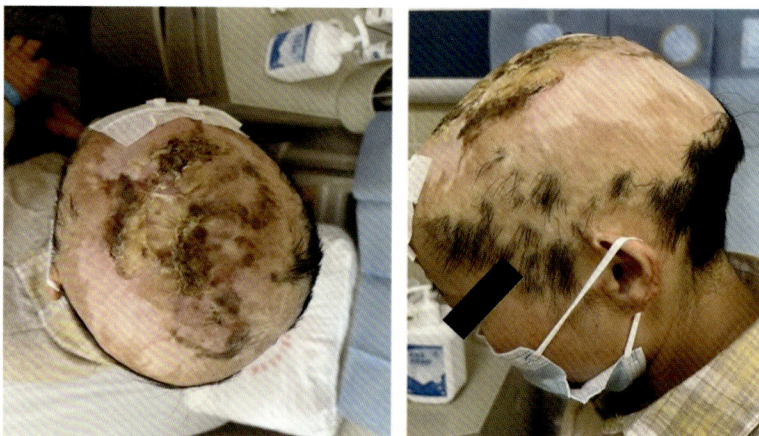

图 31-1 头部瘢痕溃疡临床表现

4. 辅助检查　相关血液学检查无特殊。心电图提示窦性心动过缓。胸部正位 X 线检查提示双肺、心、膈未见明显异常。头颅、颈部及左下肢动静脉 CT 及血管成像提示脑实质未见明显异常,额顶骨部分骨质缺如,周围头皮软组织肿胀(图 31-2)。脑动脉 CTA 未见明显异常,头颈静脉 CTA 未见明显异常,左下肢动静脉 CTA 未见明显异常。利用床旁 3D 虚拟定位技术精准定位受区和供区血管(图 31-3)。

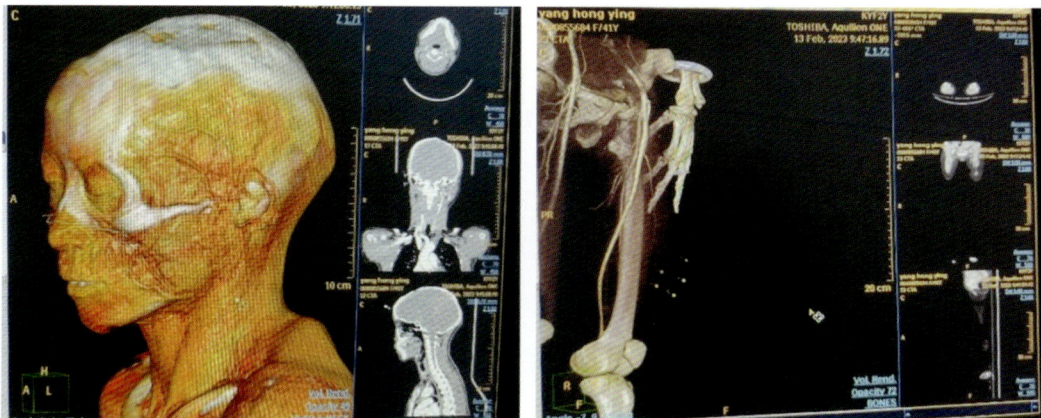

图 31-2　头颅、颈部及左下肢动静脉 CT 及血管成像

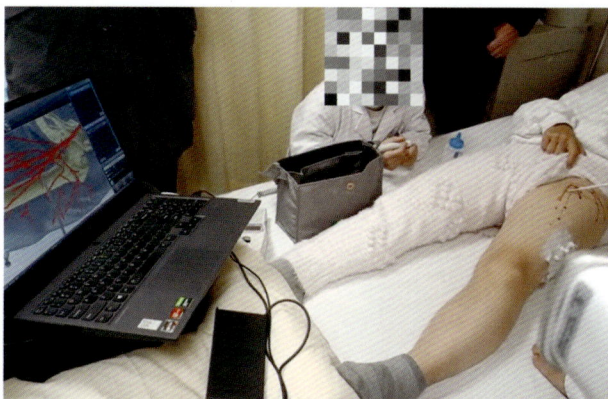

图 31-3　床旁 3D 虚拟定位技术

5. 诊断　头部瘢痕溃疡;头部瘢痕;颅骨破损;颈动脉瘤。

6. 治疗经过　患者入院后完善相关术前检查,并利用床旁 3D 虚拟定位技术精准定位受区和供区血管。2023 年 2 月 21 日,在全身麻醉下行头部瘢痕及瘢痕溃疡切除术(术中可见颅骨外露,呈不规则破坏吸收状态)+左股前外侧皮瓣游离移植修复术+左大腿取皮供瓣区植皮术。手术顺利,患者安返病房。术后出现血压偏低,虽经积极补液,但血压改善不明显。术后 2~3 小时,皮瓣远端开始出现颜色微紫,并逐步向蒂部蔓延,颜色逐渐加深,但皮瓣温度正常。继续采取保暖及补液升压措施效果不佳,患者顽固性低血压难以纠正。由于皮瓣温度仍然存在,未行血管探查。术后第 3 天,皮瓣表面逐步出现小水疱,皮瓣呈紫色,温度仍然存在。术后第 10 天,皮瓣表皮开始干燥,皮下可见栓塞毛细血管网,皮瓣温暖。术后 2 周,皮瓣表皮已坏死、干燥,表皮下质软,可推动,皮瓣温暖(图 31-4)。术后病理学结果提示皮肤瘢痕组织伴溃疡形成。2023 年 3 月 8 日,在全身麻醉下行头部游离皮瓣坏死组织清除术。术中可见皮瓣部分脂肪组织及深筋膜活性尚好。术后予以加强创面换药,逐步溶解坏死组织至创面新鲜。由于创面表面干燥,溶解较慢,换药时间较长。2023 年 5 月 17 日,在全身麻醉下行头部游离皮瓣扩创脱细胞异种皮真皮基质支架移植术。术中完全清除坏死组织,见创面无颅骨外露,行脱细胞异种皮真皮基质支架移植手术及负压封闭引流术,继续培植肉芽组织。2023 年 7 月 5 日,在全身麻醉下行头部取皮术＋头部肉芽组织扩创植皮术。取头部正常头皮并移植于真皮支架表面,手术顺利,皮片成活良好(图 31-5)。

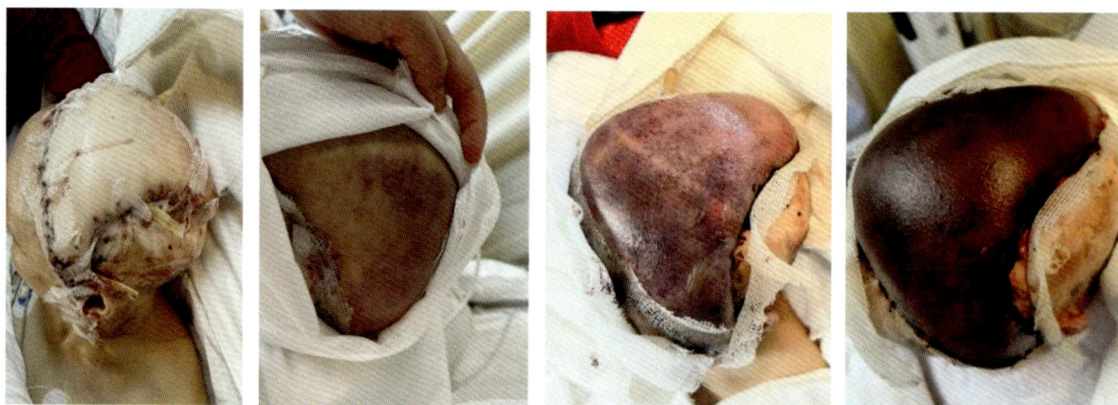

图 31-4 术后皮瓣变化

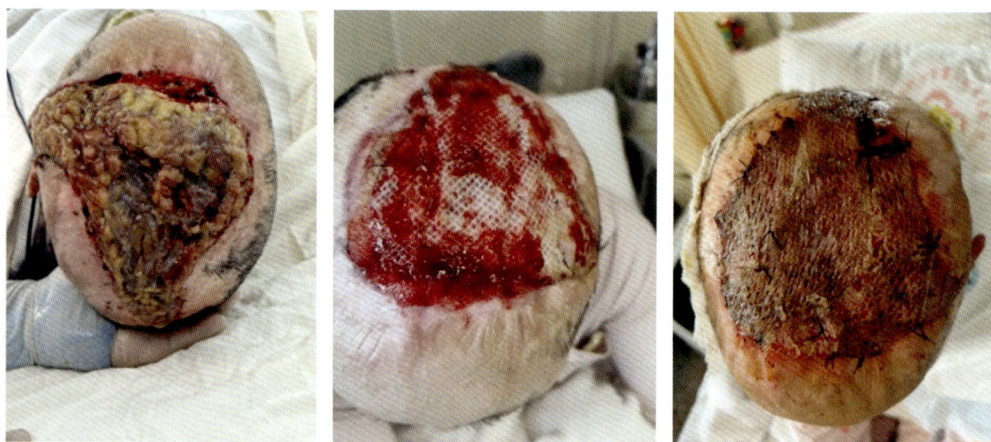

图 31-5 后续手术情况

7. 治疗结果、随访及转归　因皮瓣表面部分坏死,皮瓣不再臃肿,无须行去脂手术。植皮成活后,患者长期佩戴假发,对外观满意(图 31-6)。

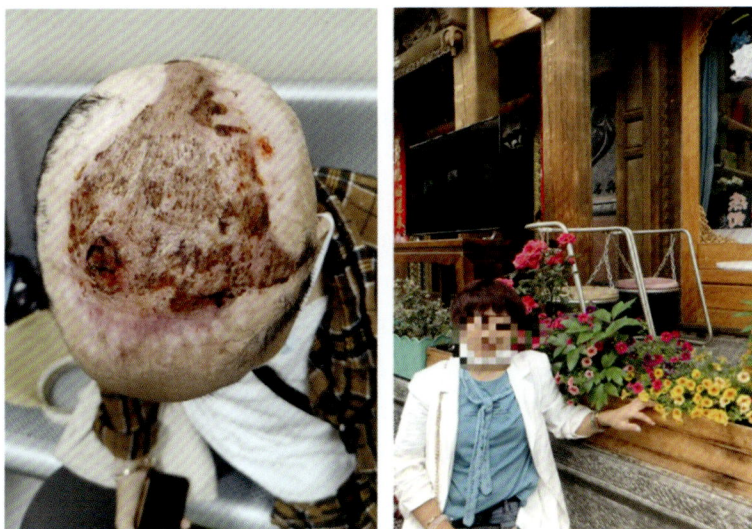

图 31-6　最终效果

【病例讨论与分析】

刨根问底——临床思维演练
△ 瘢痕、瘢痕溃疡、瘢痕癌如何进行诊断及鉴别?
△ 头部瘢痕溃疡修复的治疗方案有哪些?

医师 A:瘢痕是各种皮肤损伤引起的正常皮肤组织外观形态和组织病理学改变的统称,是人体创伤修复过程中的必然产物。在伤口愈合过程中,因各种原因导致胶原合成代谢与降解代谢之间的平衡被破坏,即可形成病理性瘢痕。瘢痕不仅从外观和机体功能方面给患者带来心理和生理上的痛苦,严重者还会影响患者自信心,甚至导致自卑心理。因此,无论在烧创伤科、整形科还是皮肤科,瘢痕都是临床上高度关注的焦点。瘢痕溃疡是由于人体瘢痕组织破溃而形成的创面。瘢痕溃疡是开放性伤口,极易受到细菌污染,加之瘢痕局部血液供给差,感染难以痊愈,容易形成慢性炎症,后期可能发展为瘢痕癌。因此,应注重预防、早发现、早治疗,尽量避免溃破和感染的发生。瘢痕溃疡可采用药物治疗,长期不愈者还可采用手术、激光、冷冻、皮肤移植等方法。本例患者头部瘢痕反复破溃,伴部分颅骨外露及骨质破坏,长期换药及多次植皮仍迁延不愈,为预防瘢痕癌,应考虑手术治疗。

医师 B:瘢痕癌是皮肤体表恶性肿瘤的常见类型,临床上常表现为局部慢性溃疡。瘢痕癌的形成原因与发病机制复杂。由于瘢痕瘙痒而搔抓或反复摩擦,致瘢痕破损或糜烂,经久不愈,最终癌变,是其重要的临床特征。瘢痕癌是指因各种原因导致的在体表瘢痕组织上发生的恶性肿瘤,其中以烧伤所致的瘢痕癌变最为常见。烧伤瘢痕癌变的发生率为 0.77%~2.00%,男性多于女性,50~60 岁为发病高峰。瘢痕癌的平均潜伏期为 35 年。此患者病程已达 39 年,且常规换药及多次植皮后仍反复溃破长达 1 年余,符合手术指征。

医师 C:瘢痕癌性溃疡应与普通瘢痕溃疡进行鉴别诊断。鉴别要点包括瘢痕反复破溃和溃疡进行性发展的病史,溃疡基底与边缘的特征性临床表现,溃疡分泌物的性状与气味,以及病理检查结果。

医师 D:头部瘢痕溃疡的修复可选择以下治疗方案。

(1)扩张器扩张头皮皮瓣修复。根据病变大小选择合适的扩张器,将其置于帽状腱膜下,经过定期注水充分扩张后,采用直接推进或易位皮瓣修复瘢痕溃疡创面。扩张头皮皮瓣具有以下优点。①修复面积大,文献报道单次扩张可修复面积达 250 cm²,最大可修复 2/3 的头皮面积。②修复后仍有头发生长,临床效果比较满意。③头皮感觉功能良好。④与激光脱毛联合应用,可修复跨区域病损,如同期修复头皮、额部、面部病损,再造发际线、鬓角、眉毛等。⑤头皮血供丰富,扩张转移后很少出现血运障碍。⑥头皮的扩张效率高,颅骨作为硬性支撑,扩张效率为全身最大,且取材部位近、手术操作简便。然而,本病例患者残存正常头皮组织少,无法植入扩张器,且头顶部存在感染性创面,勉强植入扩张器易导致感染。

(2)邻近皮瓣转移修复。邻近皮瓣可选择枕部筋膜皮瓣、颈肱皮瓣、背阔肌肌皮瓣、胸背动脉穿支皮瓣等。本病例患者枕部残存正常头皮组织有限,枕部筋膜皮瓣面积较小,无法完整修复头顶部瘢痕溃疡创面,且患者为中年女性,对外观有一定的要求。颈肱皮瓣、背阔肌肌皮瓣、胸背动脉穿支皮瓣等修复头顶部溃疡创面距离较远,需设计皮瓣面积较大,供瓣区损伤较大,且术后外观臃肿,需行多次皮瓣修整及去脂手术,术区及供瓣区均会留下明显瘢痕。

(3)游离皮瓣修复。股前外侧穿支皮瓣具有供区相对隐蔽、穿支位置恒定、血供可靠、不牺牲主要血管、术后不影响下肢活动、可切取面积大、供区可直接拉拢缝合等优点。本病例患者选择股前外侧穿支皮瓣,术后患者供瓣区创面愈合良好,穿短裤、短裙可遮蔽,且不影响下肢功能活动。

【专家点评】

病例中关键点出现在哪里?

皮瓣出现血管危象及血管探查的原因分析。首先是血管收缩。手术时间较长,患者颞浅静脉较细,术中取足背静脉桥接颈外静脉,术中大量输液,手术室温度较低,加之手术区暴露较多,保暖不足,导致术中患者体温降至 34~35 ℃,术后持续寒战约 1 小时。术中及术后低体温引起患者血管收缩,导致皮瓣血液供应差,从而引发血管危象。患者基础血压偏低,术后血压维持在 80~90 mmHg/50~55 mmHg,最低收缩压降至 70 mmHg。经大量输注红细胞、血浆及电解质等补液后（术后 6 小时约 5 000 ml）血压改善仍不明显,而术中出血量较少（约 100 ml）,患者既往无心脏病史,考虑为术中长时间使用血管活性药,术后对血管活性药物不敏感所致。其次是术后血压持续偏低导致皮瓣血管动脉压不足及继发性静脉回流不畅,引发血管危象。此时,即使行血管探查,若血压问题未解决,仍不能解决根本问题。皮瓣颜色自远端开始发紫,紫色逐步蔓延且表面出现小水疱,提示存在静脉回流不畅。术后数日皮瓣温度正常,患者血压逐步回归至基础水平,皮瓣按压毛细血管反应正常。术后 2 周,皮瓣表面开始干燥,皮下毛细血管网出现栓塞,但皮瓣温度暖且皮瓣质软,这可能是因为动脉压不足导致微血栓形成,残余部分血供滋养皮瓣,因此皮瓣未完全坏死。从整个过程来看,皮瓣部分坏死的主要原因是术后顽固性低血压导致动脉压不足,继发静脉回流不畅。由于低血压无法及时纠正,可能错过了血管探查的最佳时间。因此,对于基础血压偏低的患者,术后 3 天是否应增加血管活性药物的用量,将血压维持在正常水平,是一个值得探讨的问题。

床旁 3D 虚拟定位技术。术前进行了颈部＋左下肢动静脉血管 CT 及重建,并在此基础上应用本研究发明的 3D 虚拟定位技术,在床旁对患者的受区及供区血管进行精准定位。在皮肤上标记出主要动静脉血管走行及所需穿支血管的穿出点,显著提高了术中游离皮瓣穿支血管及受区血管的准确率,缩短了手术时间。3D 虚拟定位技术对患者无创伤、无辐射,患者无痛苦,可反复多次随时按需求进行检查。最终检查数据经过后台软件测算后,呈现于手机微乐 app,医生可随时查看(图 31-7)。

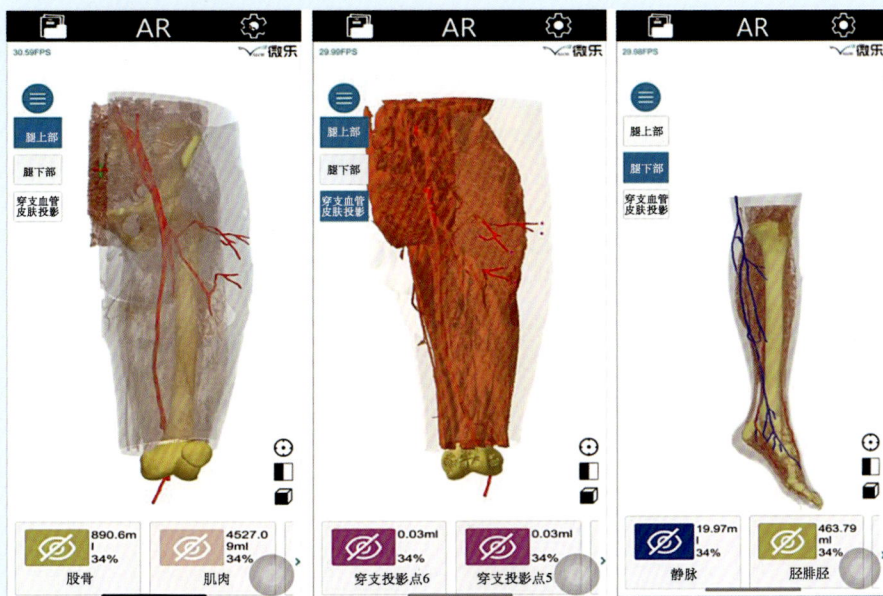

图 31-7 微乐 app 系统界面图

（王 欣 刘文军）

参 考 文 献

[1] 夏照帆,吕开阳.中国临床瘢痕防治专家共识[J].中华损伤与修复杂志(电子版),2017,12(06)：401-408.

[2] 张家平,江旭品.瘢痕癌性溃疡诊断与治疗专家共识(2020年版)[J].感染、炎症、修复,2020,21(03)：156-159.

[3] 陈永军,唐银科,楚菲菲,等.扩张头皮瓣修复头部病损的临床效果[J].中国美容医学,2022,31(11)：1-4.

病例 32　双小腿坏死性软组织感染的诊疗

【病历摘要】

患者,女,52岁,因"双下肢皮肤坏死伴感染45天"入院。

1. 现病史　患者于2021年4月10日注射疫苗后,最初感左耳内部疼痛,经按摩理疗后好转。10天后,出现左侧上牙龈肿痛,自行口服甲硝唑、牛黄清心丸后疼痛消退。20天后,右小腿内侧出现一直径约7 cm皮肤肿物,伴剧烈疼痛。27天后,右小腿肿物上方新发一直径约12 cm肿块。患者曾于外院输注头孢类抗生素,但右小腿肿物无消退、好转。在输注头孢类抗生素期间,左小腿胫前、内侧相继新发皮肤肿物,双足、双小腿肿胀、疼痛明显。随后,右小腿肿物区相继出现3处皮肤破溃,伴脓血性渗液,无明显异味。为治疗双下肢皮肤破溃,患者就诊于本科,门诊以"双下肢皮肤坏死伴感染"收入我科。

2. 既往史　既往体健。否认高血压、心脏病、糖尿病等病史,否认手术史,否认外伤史,否认输血史,否认药物、食物过敏史。无疫水、疫源接触史,无放射物、毒物接触史,无毒品接触史,无吸烟史,无饮酒史。否认家族中传染病及遗传病史。

3. 入院查体　生命体征平稳,神志清楚,营养中等,轮椅推入院。专科情况:右小腿中下段内侧可见面积约1%创面,其上附着黑痂,去除黑痂后可见其内较多黄色坏死组织。创面外缘可见老化肉芽组织生长。创面上方约5 cm处及下方近内踝处分别有一直径约6 cm、3 cm的皮肤包块,皮温稍高,可触及波动感。左小腿内侧中段及外侧中上段可见一大小约10 cm×5 cm、8 cm×5 cm的皮肤肿块,皮温高,可触及波动感,患者有触痛。见图32-1。

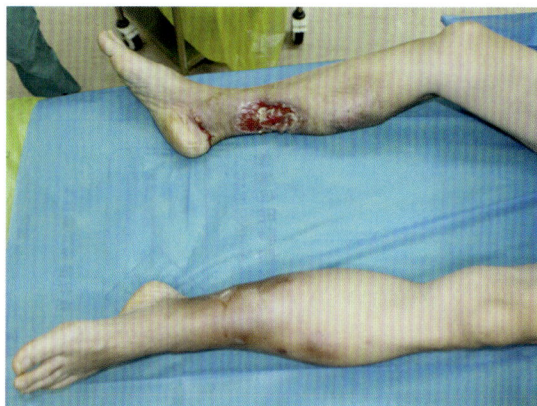

图 32-1　专科查体的创面情况

4. 辅助检查

2021 年 7 月 13 日,白细胞 $9.2×10^9$/L,中性粒细胞 $7.3×10^9$/L,中性粒细胞百分比 79.2%,血红蛋白 111 g/L,红细胞压积 32.7%,C 反应蛋白 74.4 mg/L,白蛋白 33.8 g/L,前白蛋白 0.19 g/L,肌酐 37 μmol/L,糖化白蛋白 12.5%,降钙素原 0.022 ng/ml。

2021 年 7 月 14 日,红细胞沉降率 89 mm/h,抗中性粒细胞胞质抗体组合阴性,抗 ENA 抗体 13 项阴性,抗核抗体二项阴性,抗心磷脂抗体 4.66 μg/ml,抗 β_2 糖蛋白-1 抗体 7.85 μg/ml,血清总补体 69.6 U/ml,免疫球蛋白 IgA 4.33 g/L,免疫球蛋白 IgE 106.4 IU/ml,补体 C_3 1.92 g/L,补体 C_4 0.48g/L。双小腿浅表组织彩超提示左小腿皮下组织层、胫骨周围、比目鱼肌内不规则极低回声并大部分液化,右小腿破溃上方局部隆起处皮肤层、皮下组织层周围等回声区并大部分液化。

2021 年 7 月 15 日,血培养提示人葡萄球菌阳性,无厌氧菌生长。

2021 年 7 月 16 日,创面分泌物细菌培养提示金黄色葡萄球菌阳性,白细胞 $13.12×10^9$/L,中性粒细胞 $10.53×10^9$/L,中性粒细胞百分比 80.3%,血红蛋白 88 g/L,红细胞压积 26.8%,C 反应蛋白 192.5 mg/L,血钠 135 mmol/L,血氯 92.9 mmol/L,红细胞沉降率 94 mm/h。血培养提示无菌生长。

2021 年 7 月 17 日,血培养提示无菌生长。

2021 年 7 月 18 日,创面分泌物细菌培养提示金黄色葡萄球菌阳性。

2021 年 7 月 19 日,创面组织病理学检查提示(左小腿坏死肌肉)纤维脂肪组织呈重度慢性炎症改变伴间质出血及坏死,局部小血管增生。

2021 年 7 月 20 日,白细胞 $6.32×10^9$/L,中性粒细胞 $3.93×10^9$/L,中性粒细胞百分比 62.2%,血红蛋白 81 g/L,红细胞压积 24.4%。

2021 年 7 月 26 日,创面分泌物分枝杆菌培养提示无分枝杆菌生长。

2021 年 8 月 9 日,白细胞 $4.47×10^9$/L,中性粒细胞 $1.74×10^9$/L,中性粒细胞百分比 38.9%,血红蛋白 115 g/L,红细胞压积 34.1%。

5. 诊断　双小腿坏死性软组织感染;2 型糖尿病。

6. 治疗经过

(1)常规治疗。降糖治疗:采用门冬胰岛素联合甘精胰岛素控制血糖。抗感染治疗:先后使用注射用头孢他啶 1 g q12h、注射用亚胺培南西司他丁钠 500 mg q8h、利奈唑胺葡萄糖注射液 0.6 g q12h。纠正贫血:输血及输注蔗糖铁,口服琥珀酸亚铁、叶酸片及维生素 C。

(2)创面常规处理。术后采用负压封闭引流结合硫酸庆大霉素注射液冲洗治疗。

(3)手术治疗。2021 年 7 月 16 日(图 32-2)、2021 年 7 月 21 日(图 32-3)、2021 年 7 月 27 日(图 32-4),行双下肢扩创术＋负压封闭引流。2021 年 8 月 10 日(图 32-5),行双下肢扩创植皮术＋头部取皮术。术后移植皮片成活良好,供皮区愈合良好,患者顺利出院。

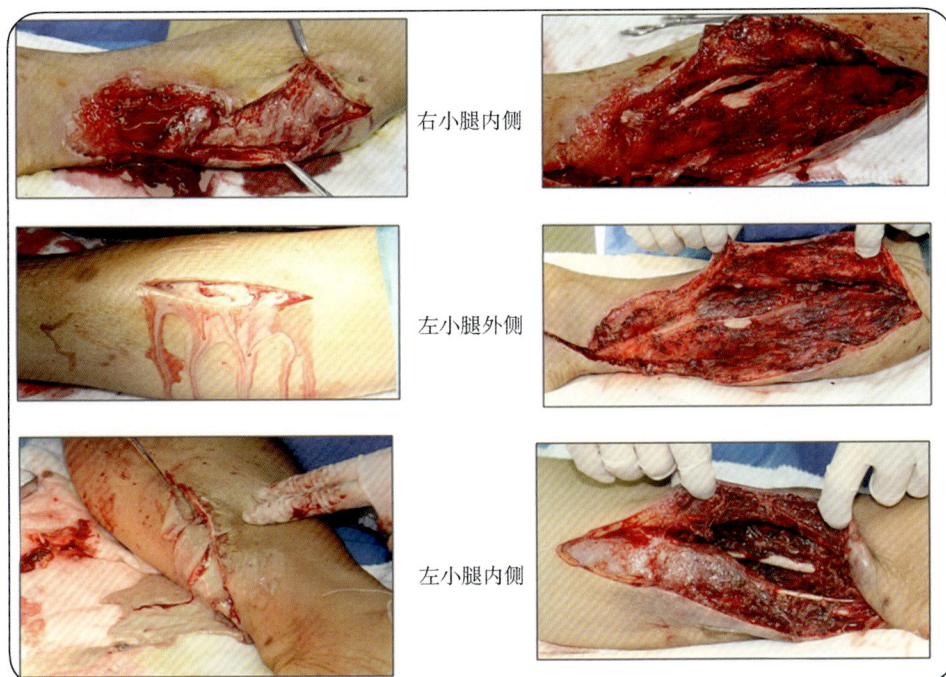

右小腿内侧

左小腿外侧

左小腿内侧

图 32-2　2021 年 7 月 16 日,第 1 次清创手术。术中见创面内大量黄白色脓性液流出,去除脓液可见其下半液化腓肠肌腱膜暴露,去除液化腓肠肌腱膜见肌间隙流出同样性质脓液,沿肌间隙探查,肌肉活性欠佳,去除明显无活性肌肉。清创后创面及肌间隙内填塞负压材料通畅引流

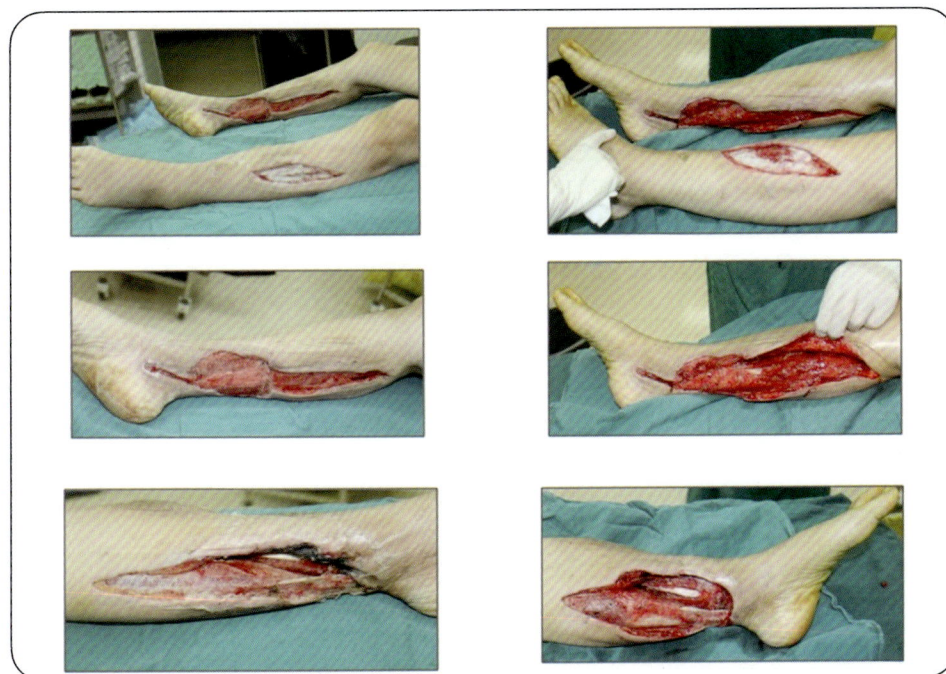

图 32-3　2021 年 7 月 21 日,第 2 次清创手术。创面较第 1 次手术时明显清洁,术中再次去除明显液化、坏死的皮肤、脂肪组织、腱膜及肌肉组织等,清创后创面及游离腔隙内填塞负压材料通畅引流

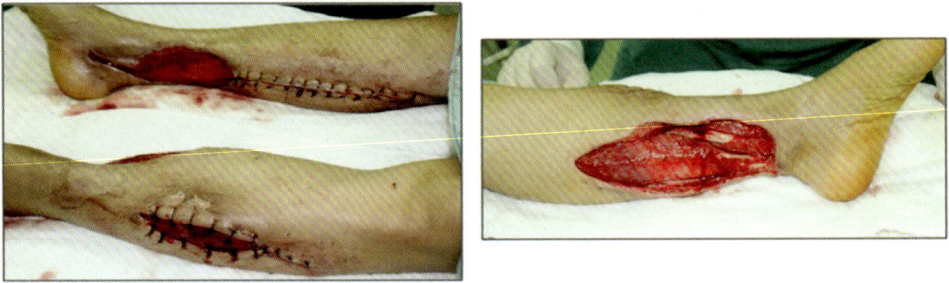

图 32-4 2021 年 7 月 27 日,第 3 次清创手术。创面明显清洁,腔隙及窦道较前明显变浅,肌肉层表面可见新鲜颗粒状肉芽组织生长,清创后缝合部分创面

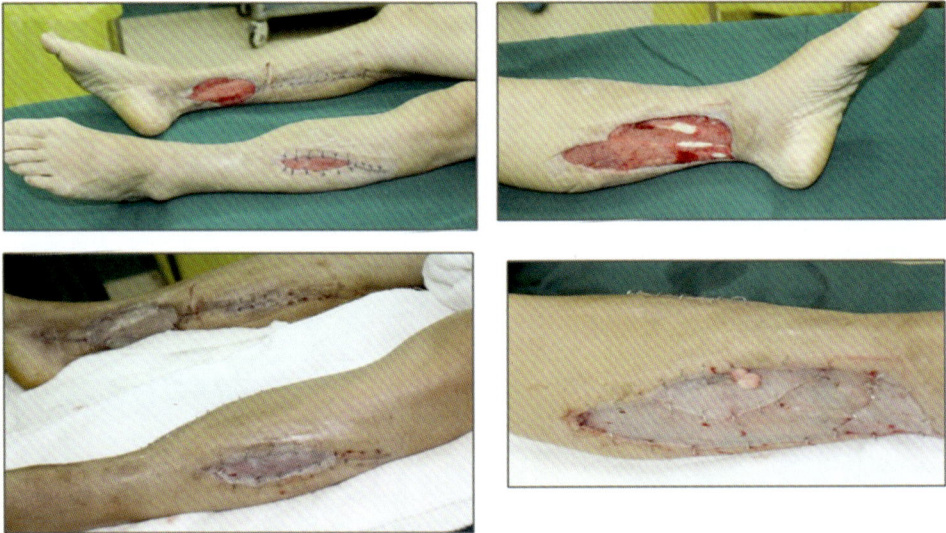

图 32-5 2021 年 8 月 10 日,第 4 次手术封闭创面。术中肌腱外露明显处使用 5-0 可吸收缝合线拉拢缝合,减少肌腱外露面积;于头皮切取刃厚皮片,移植于清创术后双小腿创面

【病例讨论与分析】

刨根问底——临床思维演练

△ 坏死性软组织感染的定义是什么?

△ 坏死性软组织感染有何特征性的临床表现?

△ 坏死性软组织感染的诊断要点有哪些?

△ 坏死性软组织的治疗手段有哪些?

医师 A：坏死性软组织感染（necrotizing soft tissue infections，NSTI）是指一系列迅速进展的、致命性的皮肤和软组织感染，可累及皮肤、皮下组织、浅筋膜、深筋膜、肌肉，并伴有部分或所有层次的组织坏死。根据感染累及的层次，NSTI 可分为坏死性蜂窝织炎、坏死性筋膜炎、坏死性肌炎。NSTI 发病率相对较低，但起病急且隐蔽，病程进展迅速，死亡率高达 15%，大约 21% 的四肢患者需要接受截肢手术。

医师 B：NSTI 早期主要表现为非特异性症状，如肿胀、疼痛、红斑，但疼痛往往剧烈且超出皮肤损伤程度。除局部软组织坏死表现外，患者常伴有全身感染中毒症状，如高热、乏力、心动过速、低血压，甚至意识障碍等，严重者可发展为脓毒症、感染性休克、多器官功能衰竭。

医师 C：早期快速诊断是降低 NSTI 病死率的重要环节之一，手术探查为诊断的金标准。此外，最主要的诊断依据是临床症状，包括剧烈且逐渐加重（与创面不成比例）的疼痛等局部症状，以及发热、心动过速、低血压、休克等全身症状。影像学检查的选择应根据患者软组织病变程度以及全身情况综合决定。B 超最简便易行，可发现筋膜不规则增厚、间隙有液体流动、皮下肿胀、积气等迹象。MRI 相对耗时，可能会延误手术时机，一般不作为首选检查，待患者病情稳定后可用于明确感染范围。实验室风险系数（LRINEC）评分通常基于白细胞、C 反应蛋白、血红蛋白、血钠、肌酐、血糖 6 个指标进行评估。当 LRINEC 评分≥6 分时需提高警惕，但该评分诊断性欠佳，不适用于非急诊首诊患者。

医师 D：NSTI 的治疗包括全身治疗和创面治疗。全身治疗最主要的是合理应用抗生素和积极进行液体复苏治疗。一旦怀疑 NSTI，应尽快应用抗生素治疗，早期经验性应用抗生素，最好能覆盖革兰氏阳性菌、革兰氏阴性菌和厌氧菌。同时，积极进行液体复苏治疗，纠正水电解质紊乱、贫血、凝血功能障碍等。创面的治疗策略是尽快手术清创探查、反复清创结合负压封闭引流、序贯性封闭创面。一旦怀疑 NSTI，应尽快手术清创，无法耐受手术的患者，也应在床旁予以尽量充分的切开引流。第 2 次清创通常在首次清创术后 12~24 小时进行。在持续负压封闭引流的治疗下，可根据实际情况适当延长清创间隔时间。反复清创至坏死组织完全去除后，采用序贯封闭创面的方法逐步封闭创面。

【专家点评】

病例中关键点出现在哪里？

NSTI 是一种进展快速的软组织感染，可发生在身体的任何部位，可继发于各种类型的皮肤和软组织损伤，如蚊虫叮咬、外伤、手术后等。主要危险因素包括糖尿病、自身免疫病、长期应用激素类药物或免疫抑制剂、心脑血管疾病等。该病死亡率高、临床表现不典型、病情进展迅速，若不能及时诊断和发现，往往延误病情，危及生命。因此，快速诊断和早期手术干预是治疗该病的关键。

入院后，应根据临床表现、实验室检查结果及影像学检查结果对患者进行尽早诊断。对于皮肤软组织明显红肿，存在与体征不成比例的、逐步加重的严重疼痛的患者，需考虑该病。超声可识别软组织肿胀。当临床症状不典型时，可用CT或MRI帮助确定感染的存在及程度。在 CT 检查中,表现为皮下脂肪变薄、筋膜增厚以及软组织或筋膜平面存在气体,这比单独的气体或水肿更具有特异性。对于病情相对稳定的阶段,MRI 可用于区分坏死性和非坏死性感染,并帮助评估病变的范围。手指探查试验阳性是公认的诊断金标准。在怀疑区上行 2 cm 左右皮肤小切口,深达筋膜,手指沿筋膜平面可轻易地将皮肤和筋膜组织分离,没有阻力即为阳性。

治疗方案主要包括手术治疗和全身治疗。全身治疗包括早期经验性应用广谱抗生素、加强支持治疗,有条件时可辅助高压氧治疗。早期积极应用抗生素治疗是必不可少的,应当与手术治疗同时进行。根据病原学特点,该病可分为 4 种类型。Ⅰ 型由多种微生物混合感染所致,最为常见,占 80% 左右,致病菌至少有 1 种厌氧菌和需氧菌;Ⅱ 型由单一细菌感染引起,通常为 A 组溶血性链球菌(GAS)或耐甲氧西林金黄色葡萄球菌;Ⅲ 型由创伤弧菌、嗜水气单胞菌等海洋菌群引起,发病前多数存在食用海产品、海洋生物刺伤或破损创口接触海水等诱因;Ⅳ 型由念珠菌等真菌感染引起,多见于免疫力低下的患者。

手术清创的时机和程度是关键。手术治疗最重要的是对坏死组织进行彻底清创,要求切除所有坏死的皮肤、筋膜及脂肪,直至切除边缘出现健康的新鲜渗血。建议在最初的清创术后 24 小时内,根据病情的进展情况再次进行手术探查,直至感染得到控制。创面出现新生的肉芽组织后,进行后续的重建治疗。

随着医疗水平的提高,该病的治愈率也明显提高,但治疗周期较长,且患者术后往往需要较长时间卧床,需注意由此带来的坠积性肺炎、深静脉血栓、肌肉萎缩等并发症的发生。在感染得到控制后,提倡患者早期下床活动。

(陈泽群)

参 考 文 献

[1] SARTELLI M,GUIRAO X,HARDCASTLE TC,et al. 2018 WSES/SIS-E consensus conference: recommendations for the management of skin and soft-tissue infections[J]. World J Emerg Surg,2018,13:58.

[2] HORN DL,SHEN J,ROBERTS E,et al. Predictors of mortality,limb loss,and discharge disposition at admission among patients with necrotizing skin and soft tissue infections[J]. J Trauma Acute Care Surg,2020,89(1):186-191.

[3] GOH T,GOH LG,ANG CH,et al. Early diagnosis of necrotizing fasciitis[J]. Br J Surg,2014,101(1):119-125.

[4] 张璐瑶,卢中秋.坏死性软组织感染的诊治现状及研究进展[J].浙江医学,2023,45(02):203-208.

[5] HUA C,BOSC R,SBIDIAN E,et al. Interventions for necrotizing soft tissue infections in adults[J]. Cochrane Database Syst Rev,2018,5(5):11680.

[6] NAWIJN F,SMEEING DPJ,HOUWERT RM,et al. Time is of the essence when treating necrotizing soft tissue infections: a systematic review and meta-analysis[J]. World J Emerg Surg,2020,8(15):4.

[7] TSO DK,SINGH AK. Necrotizing fasciitis of the lower extremity:imaging pearls and pitfalls[J]. Br J Radiol,2018,91(1088):20180093.

［8］　夏一丹.四肢坏死性筋膜炎患者的临床特征和结局：五年回溯性研究结果［D］.吉林大学,2022.

［9］　HANSEN MB,RASMUSSEN LS,SVENSSON M,et al. Association between cytokine response,the LR-INEC score and outcome in patients with necrotizing soft tissue infection: a multicetre,prospective study ［J］. Sci Rep,2017,7:42179.

病例 33 股前外侧游离皮瓣修复头部恶性肿瘤切除术后软组织缺损

【病历摘要】

患者,男,79岁,因"头皮反复出现肿物3年余,再发伴疼痛5个月"入院。

1. **现病史** 患者诉3年前头顶部无明显诱因出现肿物,并逐渐增大。其间于当地医院行肿物切除术,复发后又于当地医院行手术治疗,前后共行9次手术治疗。2022年1月25日,因肿物复发再次行肿物切除术,术后创面愈合不佳,局部再次出现肿物,并逐渐增大,伴疼痛,局部破溃伴渗液。其间于当地诊所输液治疗,并给予镇痛药对症处理,症状有所好转。近1个月来,肿物明显增大,当地医院建议转本院治疗,门诊以"头部恶性肿瘤"收治本科。

2. **既往史** 患者因头部肿物于当地医院前后行9次肿物切除术。胆结石病史5年余,未行特殊治疗。

3. **入院查体** 神志清楚,头部毛发稀疏,头顶枕部分别见2处大小约6 cm×6 cm、2 cm×2 cm近圆形肿物,肿物之间相连,凸出于皮肤表面,质韧,边界清楚,活动度差,压痛,无明显波动感。肿物中央破溃,呈"火山口样",基底部可见颗粒样坏死组织,伴渗液。

4. **辅助检查** 头颅CT+三维成像提示双侧额叶、基底节区及脑干、左侧小脑多发脑梗死,双侧额颞部硬膜下积液。脑萎缩颅骨三维成像提示额顶部头皮软组织增厚,考虑占位性病变或炎性病变可能,顶骨局部骨质破坏。胸部CT提示慢性支气管炎、慢性阻塞性肺疾病;双肺纤维钙化灶、双肺小结节影、双侧胸膜肥厚粘连;左右主支气管、右肺中叶支气管管腔内软组织密度影,考虑分泌物可能;主动脉走行迂曲,主动脉壁、主动脉瓣及冠状动脉钙化。心脏+心功能+TDI提示主动脉瓣、二尖瓣、三尖瓣少量反流,估测肺动脉压约34 mmHg;左室收缩功能正常,舒张功能正常。肝胆胰脾、腹腔彩超提示胆囊多发结石。双下肢动静脉彩超提示双下肢动脉粥样斑块形成。颞浅动脉彩超提示双侧颞浅动脉未见明显异常。肝功能检查提示总蛋白53.25 g/L,白蛋白31.04g/L。血常规、肾功能、凝血功能等其他检查无明显异常。头皮创面分泌物细菌培养提示金黄色葡萄球菌阳性,多重耐药。

5. **诊断** 头皮恶性肿瘤;胆结石;低蛋白血症;支气管炎;肺气肿;下肢动脉粥样硬化;胸膜肥厚;脑萎缩;多发脑梗死;头皮感染(多重耐药)。

6. **治疗经过** 完善相关辅助检查,排除手术禁忌证后,择期在全身麻醉下行头皮肿瘤根治性切除术+颅骨外板部分切除术+大隐静脉移植术+股前外侧游离皮瓣移植术。手术方法如下。患者取仰卧位,行气管插管全身麻醉。距离头皮肿瘤边缘2~5 cm处设计手术切口,用记号笔标记肿瘤切除范围。依次使用过氧化氢溶液、生理盐水、碘伏冲洗创面,按设计完整切除肿物,同时切除受侵犯的颅骨,确保切除范围足够。切除的肿物标记后快速送病理检查,保证切缘无肿瘤细胞侵犯。沿颞浅动脉走行方向切开皮肤及皮下组织,游离颞浅动脉,无菌敷料覆盖创面。按术前设计,以髂髌连线作为皮瓣中轴,根据缺损大小,以髂髌连线中点为中心,切开其外侧缘皮肤至肌筋膜层,分离并翻起皮瓣,向内上寻找粗大肌皮动脉穿支,向内侧牵拉股直肌,找到旋股外侧动脉血管神经束,向上游离至股动脉根部,保留部分肌肉,于根部离断,用纱布包裹皮瓣备用。供区创面直接拉拢缝合,若无法完全封闭,则缩小创面后采用断层皮片移植修复。将游离皮瓣移植于头部受区创面,显微镜下与颞浅动脉吻合。于右下肢切取一长约10 cm 大隐静脉,远端呈 Y 形,供区逐层缝合。切取静脉近端分别与皮瓣底部 2 根血管吻合,远端经皮下隧道穿出与颈前静脉吻合。吻合血管通畅,皮瓣血运好,皮瓣与头皮缘间断缝合,创面用无菌敷料轻松包扎。术后患者卧床休息,常规给予扩血管、抗感染、抗凝、扩容等治疗,避免皮瓣尤其是吻合口处受压。房间及局部保暖,定时观察皮瓣皮肤颜色、肿胀程度、皮肤温度等。皮瓣下常规留置引流管,术后根据引流量及引流液颜色决定是否拔除引流管。皮瓣成活良好,伤口拆线见愈合情况好,予以出院。术后病理检查提示鳞状细胞癌。术后随访 6 个月以上,患者存活且未出现局部复发或远处转移。见图 33-1～33-8。

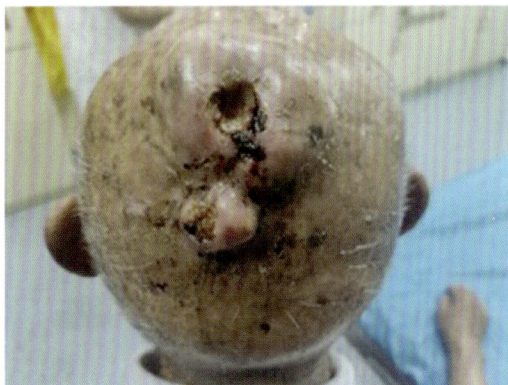

图 33-1　患者术前照片

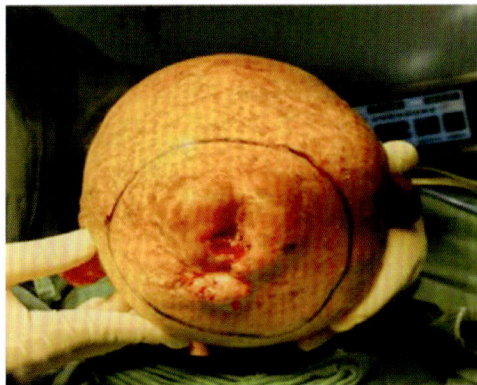

图 33-2　术中标记切除范围

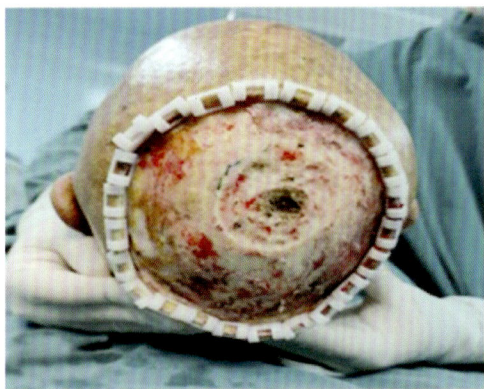

图 33-3　肿瘤切除术后即刻图片

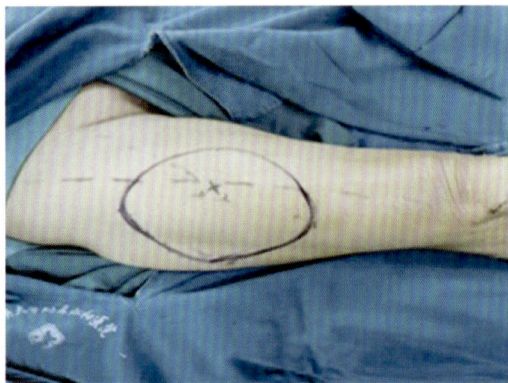

图 33-4　股前外侧皮瓣体表投影标记

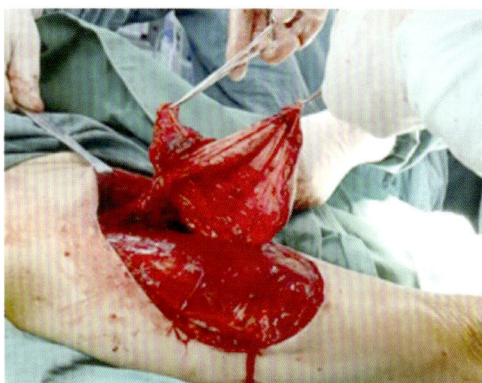

图 33-5 股前外侧游离皮瓣切取后即刻照片

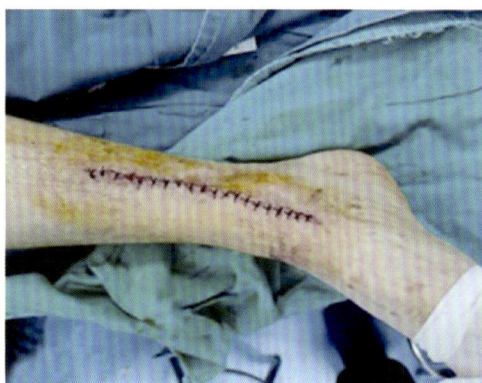

图 33-6 切取大隐静脉行血管移植,手术切口已缝合

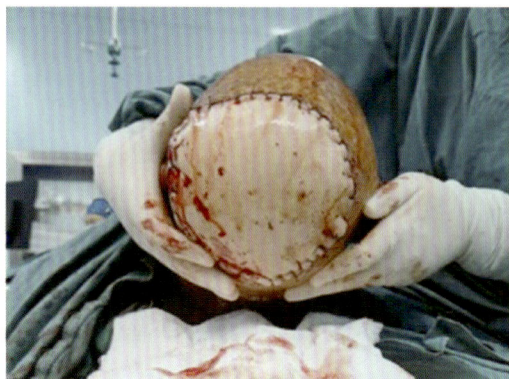

图 33-7 游离皮瓣移植后即刻照片

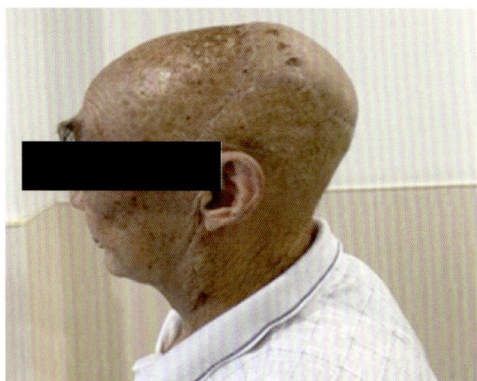

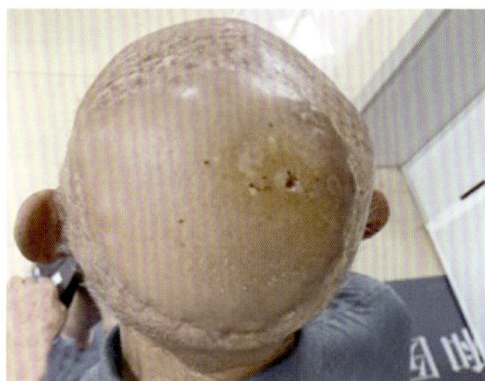

图 33-8 术后随访半年照片

【病例讨论与分析】

刨根问底——临床思维演练

△ 常见的皮肤恶性肿瘤有哪些？

△ 皮肤鳞状细胞癌的临床特点有哪些？治疗方法是什么？

△ 老年患者进行游离皮瓣手术时，注意事项有哪些？

△ 利用股前外侧游离皮瓣修复巨大组织缺损创面有哪些优势？

医师 A: 常见的皮肤恶性肿瘤主要有以下几种。①基底细胞癌：是皮肤科最常见的恶性肿瘤，其恶性程度较低，呈侵袭性生长，但很少发生转移。该肿瘤多见于老年人，好发于头面部。②鳞状上皮癌：又称表皮样癌，是第二常见的皮肤恶性肿瘤。该肿瘤生长速度较快，恶性度较高，较易转移，多见区域性淋巴转移。鳞状上皮癌多由日光角化病、黏膜白斑或其他疾病转化而来。③恶性黑色素瘤：是由皮肤和其他器官黑素细胞产生的肿瘤，恶性程度高，转移发生早，死亡率高。恶性黑色素瘤表现为色素性皮损在数月或数年中发生明显改变。④湿疹样癌：多发生于女性乳房和男性阴囊，特征是呈湿疹样改变的皮肤糜烂、溃疡或呈乳头瘤样增生。⑤隆凸性皮肤纤维肉瘤：是一种起源于真皮，并可扩展至皮下组织的、少见的局限性软组织低度恶性肿瘤，由形态一致、纤细的短梭形细胞组成，呈特征性的席纹状排列。该肿瘤常浸润至皮下脂肪组织，具有较高的局部复发率。

医师 B: 皮肤鳞状细胞癌是一种起源于表皮或附属器角质形成细胞的一类恶性肿瘤，临床表现多样，大体可呈非溃疡（斑块、结节、疣状）及溃疡等损害。皮肤鳞状细胞癌具有侵袭性，可通过淋巴、血液途径转移，具有较高的复发率和致死率，对生命造成极大的威胁。张明海等人对 149 例皮肤鳞状细胞癌的临床特点进行了分类，并且研究了不同形态鳞状细胞癌的预后情况。皮肤鳞状细胞癌一般很少发生转移，但随着病情进展将破坏局部皮肤，累及软组织、软骨和骨骼。因此，手术治疗是最有效的治疗方法。根据具体情况可联合其他辅助治疗，如光动力疗法、冷冻疗法、放射疗法、局部外用药物疗法及靶向药物疗法等，实现个体化治疗。

医师 C: 老年患者多合并营养不良、血管粥样硬化等，因此，老年患者的肢体血管不可预见性多，血管弹性差，易痉挛，过多的牵拉、分离甚至可导致血管栓塞，手术风险大。老年患者使用的理想游离皮瓣应符合以下标准。①供体部位应远离缺损，可以允许 2 个外科团队同时进行皮瓣准备和肿瘤切除。②术中不改变患者体位。③游离皮瓣血管蒂的位置应相对恒定、变化较小、口径较大、长度适当。④供区创面便于修复且不影响功能。

医师 D: 股前外侧皮瓣又称为万能皮瓣，该皮瓣具有以下优点：切取皮瓣面积大、可修复较大创面，皮瓣血管蒂恒定，血管蒂长，血管管径粗。本组最大皮瓣范围达 13 cm×15 cm，血管蒂长达 15 cm，血管管径粗达 2 mm。该皮瓣切取方便，术中无须变换体位。因血管管径粗，血管吻合较容易，不损伤肢体主要血管。供区隐蔽，术后供区无明显的外形及功能影响。除此之外，切除皮瓣时，还可同时带上股前外侧皮神经，制作感觉皮瓣。

【专家点评】

病例中关键点出现在哪里?

头皮恶性肿瘤手术方式的选择。肿瘤切除后大面积皮肤缺损的修复是整形外科领域的一大挑战,若同时合并颅骨、硬脑膜或脑组织侵犯,处理更为棘手。在外露骨表面进行钻孔,培养肉芽组织后进行皮肤移植是一种传统的治疗方法,但肉芽组织生长缓慢、周期较长,并且肉芽组织薄、血供不好,仅能移植较薄的刃厚皮片,临床效果不确切。因此,骨外露创面仍是直接皮肤游离移植的禁忌证。根治性扩大切除术后,头皮缺损创面大,而局部皮瓣覆盖创面面积有限,邻近局部皮瓣仅能修复小面积的缺损创面。恶性肿瘤均为限期手术,组织扩张皮瓣分期手术耗时较长,可能延误治疗。因此,对于创面较大以及肿瘤复发的患者,若局部转移皮瓣相对不足,则必须通过游离皮瓣移植的方式进行修复。

头皮恶性肿瘤切除范围。目前,治疗鳞状细胞癌(squamous cell carcinoma,SCC)最有效的方法是外科手术切除。切除范围应局限在 0.5~2.0 cm 的正常组织内,以确保彻底切除。SCC 的病灶深度与转移和复发存在关联性:当病灶厚度<2 mm 时,基本不会发生转移;当病灶厚度>6 mm 时,转移率则达到 16%。发生于头颈部的 SCC 相比于躯干及四肢部位的病灶来说更易复发。头颈部 SCC 的侵袭率达 2%~5%。局部病灶的复发率高达 3%~7%,侵袭性病变的复发率则达到 10%~50%。一旦发生局部复发,病变将更深、更广、更难以切除。因此,术前应完善 CT、MRI 检查,评估侵犯范围;术中应行快速冰冻活检。若术前影像学检查明确病灶已侵袭至颅骨板障层及以下,应将颅骨全层去除,确保肿瘤的完整切除。对于术前影像学检查未明确有外层皮质骨异常的病灶,根据术中冰冻病理结果,在将肿瘤标本完全切除后,适当切除骨膜、磨削颅骨,可有效延缓或避免肿瘤复发。随后,根据术区缺损大小及就近原则,选取不同的修复方式。

(王勃霏 向光俊 温立霞 杨洪政 刘 玲 贾文成 孙雨桐 杨小玲 龙艳春)

参 考 文 献

[1] OTHMAN S,AZOURY SC,TECCE MG,et al. Free flap reconstruction of complex oncologic scalp defects in the setting of mesh cranioplasty:risk factors and outcomes[J]. J Craniofac Surg,2020,31,(4):1107-1110.

[2] CALIKAPAN GT,YILDIRIM S,AKOZ T. One-stage reconstruction of large scalp defects:anterolateral thigh flap[J]. Microsurgery,2006,26,(3):155-159.

[3] 陈红波,孙家明,王介聪,等.皮耐克+皮片移植修复头部恶性肿瘤切除后颅骨外露创面[J].中国美容整形外科杂志,2018,29,(08):476-477.

[4] BRANTSCH KD,MEISNER C,SCHNFISCH B,et al. Analysis of risk factors determining prognosis of cutaneous squamous-cell carcinoma:a prospective study[J]. Lancet Oncol,2008,9(8):713-720.

[5] 许雨薇,曹韵,文博,等.头皮鳞癌侵袭骨膜患者 13 例手术治疗方法与效果探讨[J].中国临床新医学,2022,15(6):536-539.

病例 34　双下肢巨大瘢痕癌伴转移患者的治疗

【病历摘要】

患者,女,52 岁,因"右下肢瘢痕溃疡 30 年,双下肢瘢痕溃疡扩大 2 年余"入院。

1. 现病史　患者 30 年前因稀料桶爆炸致全身 85% 大面积烧伤,于外院多次植皮手术后治愈出院。出院半年后,右小腿腘窝处开始出现皮肤瘢痕溃疡,给予外用药物治疗(具体不详),瘢痕溃疡无明显扩大。2021 年因摔伤致右小腿骨折、双小腿皮肤擦伤,于当地县医院治疗。骨折愈合后,双下肢瘢痕溃疡逐渐扩大,自行消毒换药包扎治疗,溃疡逐渐扩大。2022 年 7 月于本院住院治疗,病理学检查提示皮肤表皮鳞状上皮中-重度非典型增生,局部癌变(高分化鳞状细胞癌)。患者拒绝手术后出院。出院后,继续自行换药治疗,双下肢溃疡创面继续扩大,现为治疗双下肢创面及癌肿就诊于本科。

2. 既往史　否认高血压、冠心病、糖尿病等慢性病史,否认肝炎、结核、伤寒、疟疾等传染病史。2 年前右小腿关节骨折。有输血史,无不良输血反应。对红霉素过敏,表现为皮肤红疹。绝经 2 年。

3. 入院查体　生命体征平稳,心肺听诊无异常。专科情况:颈部Ⅱ度瘢痕挛缩,颏颈粘连,颏颈角消失,颈部后仰及旋转受限。前胸、双上肢可见增生性瘢痕,肘前臂环状瘢痕,肘关节屈侧蹼状瘢痕挛缩,肘关节屈曲畸形,上臂肩关节蹼状瘢痕增生,上臂抬举明显受限。双手严重变形,呈"重型爪形手"状,掌指关节 90° 脱位,手掌纵弓、横弓消失,虎口挛缩,拇指严重内收畸形。后背、双下肢大面积瘢痕组织增生,部分呈扁平状、灰白色。腹部、臀部皮肤色泽基本正常,可见小片状瘢痕。双下肢瘢痕溃疡,左腘窝及周边溃疡面积约 20 cm×20 cm,溃疡内见球状、菜花样溃疡增生物,明显突出于瘢痕表面,表面见大量黄白色坏死组织及分泌物,伴恶臭。右大腿中下段、腘窝至右小腿前内侧面有皮损创面,创缘呈"火山口样",可见高低不平肉芽组织增生,其余表现同左侧。右足跟腱及外踝各见一直径约为 2 cm、3 cm 类圆形皮损,其上覆盖干痂。双足下垂无渗出、渗血。见图 34-1。

4. 辅助检查

2022 年 7 月 22 日,本院血液鳞状上皮癌抗原 39.55 ng/ml。

2022 年 7 月 28 日,本院病理学检查提示皮肤表皮鳞状上皮中-重度非典型增生(腘窝创缘),局部癌变(高分化鳞状细胞癌)。胸部 CT 提示双肺纹理稍增多。心电图无异常。

2023 年 3 月 19 日,白细胞 $13.81×10^9$/L,中性粒细胞百分比 79.7%,淋巴细胞百分比 13.4%,血红蛋白 48 g/L,血小板 $652×10^9$/L,白蛋白 15.7 g/L,总蛋白 59.4 g/L,白球比 0.4,前白蛋白 0.06 g/L,胆碱酯酶 2 250 U/L,肌酐 79 μmol/L,尿素 5.8 mmol/L,血钠

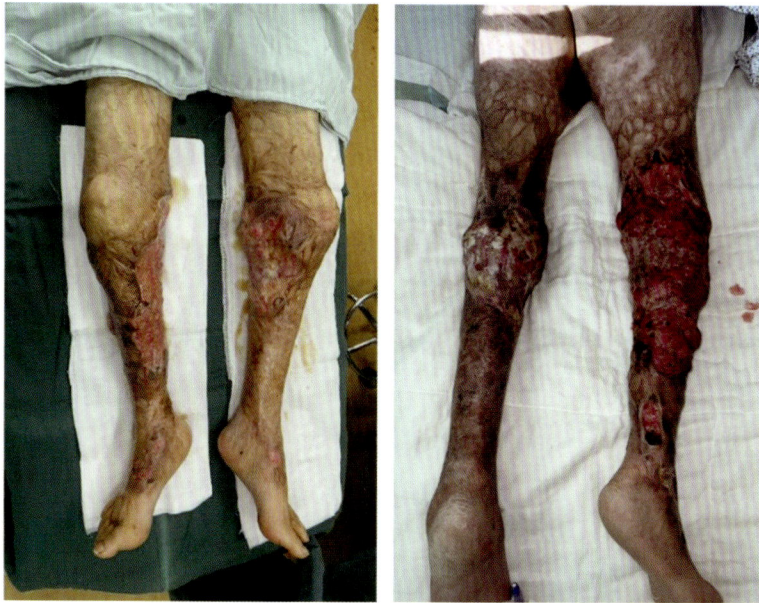

图 34-1　双下肢前内侧及后侧癌肿及创面外观

136 mmol/L,血钾 4.67 mmol/L,凝血酶原活动度 71%,凝血酶原时间 14.2 秒,鳞状上皮癌抗原 47.1 ng/ml。

5. 诊断　双下肢鳞状细胞癌(高分化,伴远位淋巴结转移);双下肢瘢痕溃疡伴感染;全身多处烧伤后瘢痕增生挛缩畸形;重度贫血;低蛋白血症;右胫骨右踝骨折后。

6. 治疗经过　支持调理;创面清创换药(过氧化氢溶液、浓氯化钠溶液);抗感染:美洛培南＋替考拉宁(针对铜绿假单胞菌);输血以纠正贫血及低蛋白血症(红细胞 22 U,血浆 5 650 ml);营养支持。

(1)完善辅助检查。MRI 提示双侧膝关节周围软组织内多发肿大淋巴结;双侧股骨、胫腓骨异常信号;双侧膝关节退变,双侧膝关节腔积液。彩超提示左侧腹股沟淋巴结区多发肿大淋巴结(图 34-2)。PET-CT 提示双下肢皮肤鳞状细胞癌,伴右侧腘窝、左侧腹股沟、双侧盆腔髂外血管旁淋巴结转移可能性大(图 34-3)。

(2)创面治疗。在明确存在远位淋巴结转移的情况下,手术方式的选择具有不确定性。可以选择的处理方式包括:清创换药治疗;创面清创＋癌肿切除植皮术;双下肢截肢术。2023 年 4 月 3 日,在患者内环境调理稳定、创面感染得到初步控制后,在全身麻醉下行双下肢癌肿探查＋双大腿截肢术(截肢平面为双大腿中上部)。术中见肿瘤组织侵犯至肌肉间隙、淋巴结及骨膜,术后病理检查证实截肢切缘无肿瘤组织残留。见图 34-4。

患者对治疗方式及结果满意。鳞状上皮癌抗原由入院时的 47.1 ng/ml 降至 15.1 ng/ml,出院时降至 2.64 ng/ml(正常范围内)。出院后随访,当地慈善机构提供免费假肢,患者可下地活动。见图 34-5。

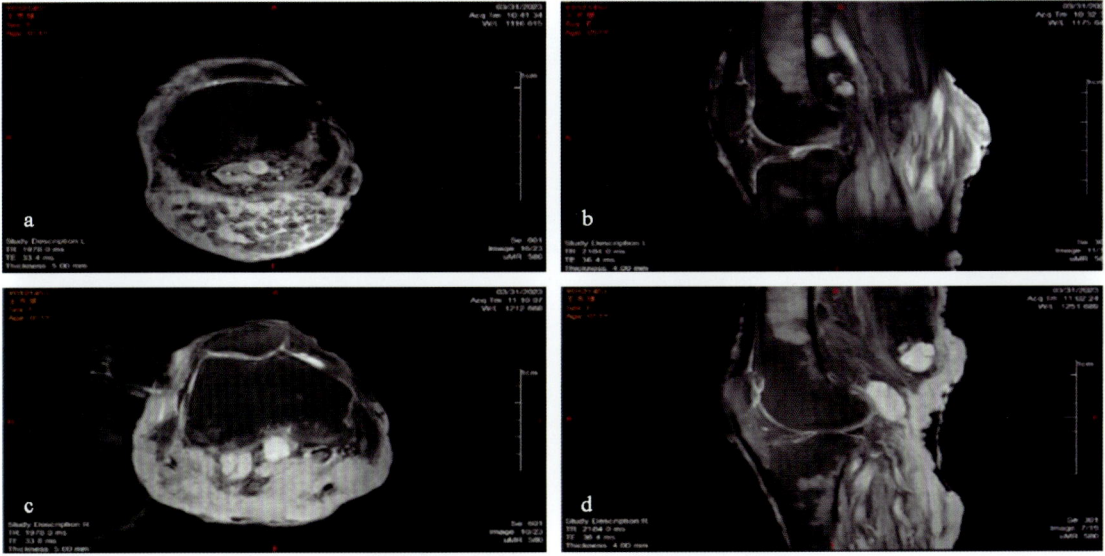

图 34-2　左下肢(a、b)及右下肢(c、d) 部分截面 MRI 影像

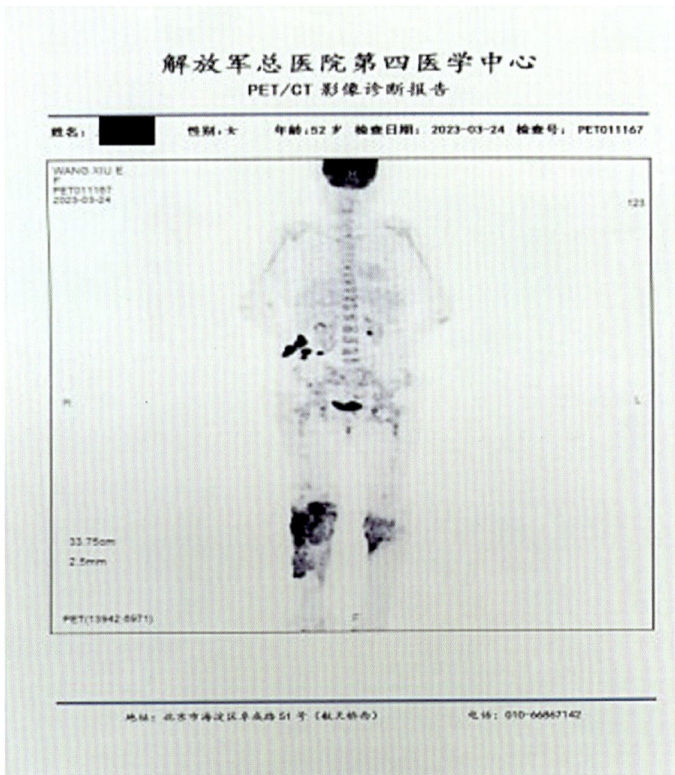

图 34-3　PET-CT 结果

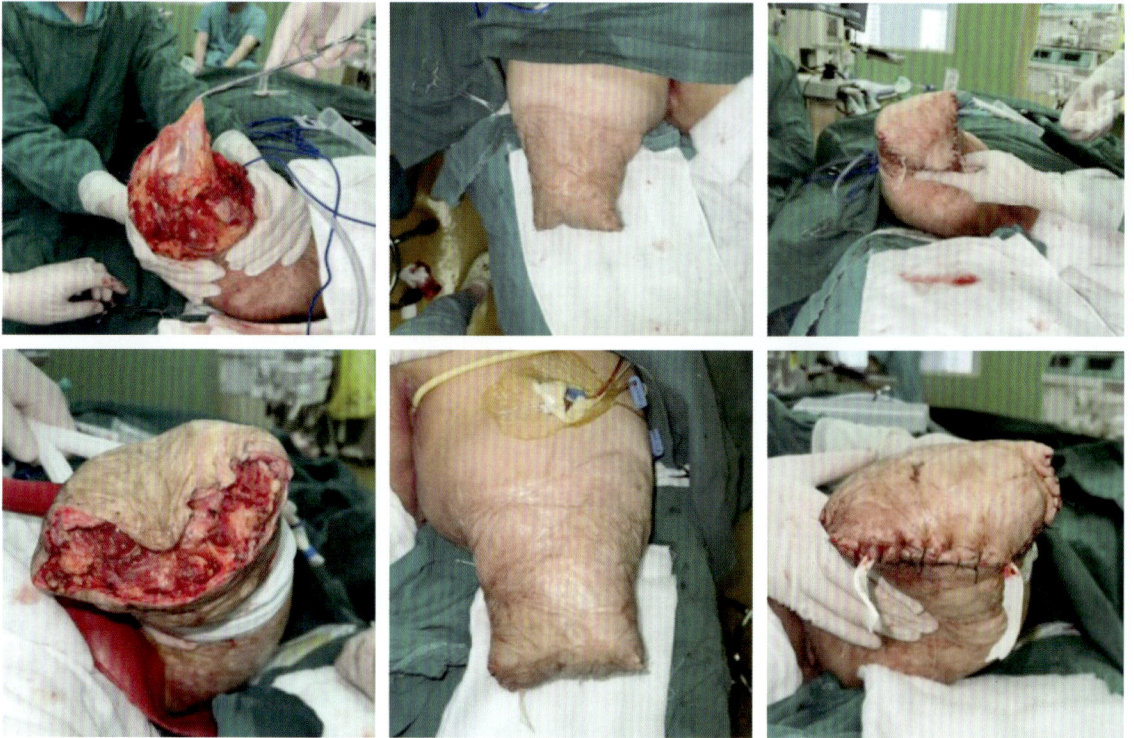

图 34-4　双下肢截肢术

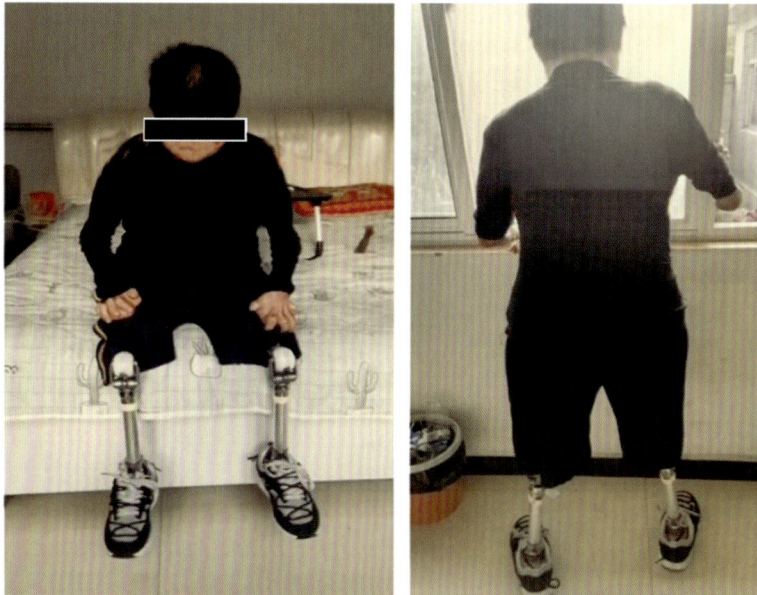

图 34-5　随访照片,患者可站立活动

【病例讨论与分析】

刨根问底——临床思维演练

△瘢痕癌的定义、特点及流行病学特征分别是什么。

△瘢痕癌的发病机制有哪些？

△该患者的病情特点及诊断依据有哪些？

△该患者治疗措施的特点及依据有哪些？

医师 A：瘢痕癌是指在各种原因所致的皮肤瘢痕基础上形成的皮肤癌。瘢痕形成后，短则数年，长则几十年逐渐发生破损、糜烂、恶变，形成经久不愈的溃疡。1828 年，法国 Marjolin 最早描述了恶性溃疡，指继发于皮肤损伤、慢性瘢痕及慢性创面的皮肤恶性病变。之后，人们多把瘢痕癌称为马乔林溃疡（Marjolin ulcer），瘢痕癌是马乔林溃疡的一种。瘢痕癌多见于烧伤后瘢痕，其瘢痕癌变率为 0.7%～2%。瘢痕癌的发生常经历多年的潜伏期。国外文献报道，瘢痕癌的潜伏期为 6～42 年，平均潜伏期为 28.7 年；国内文献报道，瘢痕癌的平均潜伏期为 32 年。瘢痕癌的男性较女性多见，可能原因为男性烧伤占比较大。约 43.7% 的瘢痕癌发生在下肢，发生在头颈部的瘢痕癌占 22.4%，发生在躯干和身体其他部位的瘢痕癌占 11.5%。继发于大面积烧伤后的瘢痕癌以鳞状细胞癌最为常见，其次为基底细胞上皮瘤；纤维肉瘤及恶性黑色素瘤均少见。因热力烧伤致瘢痕的肿瘤多为鳞状细胞癌，因放射性因素致烧伤的肿瘤多为基底细胞癌。该病例的瘢痕癌是高分化鳞状细胞癌伴远位淋巴结转移，在临床上较为少见。

医师 B：瘢痕癌的发病机制尚未完全明确，但已有研究提出了几种发病机制，包括慢性刺激、反复上皮化、皮肤局部免疫机制损害、遗传易感性和局部细胞损伤释放毒素。烧伤瘢痕局部淋巴管闭塞、血管形成不良和朗格汉斯细胞活性降低，促使病变进展且缺乏免疫保护。总的来说，瘢痕癌的发病机制是多因素的。

医师 C：该患者的病情特点包括以下几点。①大面积烧伤后瘢痕溃疡多年，近两年患者病情恶化明显。②营养状态下降，血液检查指标下降明显，肿瘤标志物指标上升明显。③瘢痕溃疡面积大，溃疡创面导致患者贫血、低蛋白血症明显，患者活动能力严重受限，威胁生命。④患者心理状态变化大，从之前的拒绝住院治疗，到要求手术治疗，可见瘢痕癌给患者带来了巨大的恶性影响。在诊断方面，慢性瘢痕中出现的任何可疑的不愈合，都应进行活检以明确诊断。由于淋巴结累及率高，可通过彩超、局部淋巴结活检来评估淋巴结转移情况。其他影像学检查（如胸部 CT、PET-CT）也可用于评估淋巴结的转移情况。对于已经发现的瘢痕癌，其治疗方案不是单一的。最广泛接受的治疗方案包括莫氏手术、局部扩大切除术和病变近端截肢术。莫氏手术可用于面部、头皮、手、脚、乳晕和其他需要考虑美容外观部位的病变。病变近端截肢术仅用于无法进行局部扩大切除和莫氏手术的晚期患者。通常使用局部皮瓣、游离皮瓣或缺血移植物覆盖病损切除后创面，但仍然存在争议，因为一些研究表明不完全切除会增加复发风险。由于病变局部切除后复发风险高，因此需要密切随访。

医师 D：该患者肿瘤扩散，同时生活负担重、经济困难。为确定手术方案，我们参考了以下关键点。①患者癌肿范围大且伴远处转移，无法实施局部切除。②长时间的换药治疗严重影响了患者的生活质量，患者对截肢的接受性较好。③患者经济条件差，不能耐受长期住院治疗。④创面感染严重，局部癌肿侵袭深，无法通过植皮封闭创面，且植皮后极易复发。⑤骨肿瘤科及肿瘤内科参与讨论，确定手术方案。综合以上因素，经多学科讨论确定了截肢的治疗策略。截肢治疗为患者带来了身体和利益的双重最大化。患者家庭经济困难，无法承担多次反复的住院及手术治疗，截肢术后达到了患者的预期。我们采用积极的手术方式，为延长患者的生存期及提升生活质量创造了基本条件。假肢的发展和应用越来越普及且效果良好，可帮助患者重新站立。手术方式常见且难度不大，为患者带来最大的益处是治疗的最终目的。后续的随访和治疗工作将继续推进。归根到底，如何避免烧伤后患者出现类似严重的瘢痕癌是我们关注的重点。以下几点措施是烧伤后瘢痕修复的必要手段，可有效降低瘢痕癌发生率。①瘢痕的必要治疗，如抑瘢痕药的应用、硅凝胶敷料的外用、弹力加压治疗。②手术治疗挛缩瘢痕，减轻局部张力，避免局部牵拉造成瘢痕破溃不愈，进而导致 Marjolin 溃疡的发生。③及时有效地治疗破溃创面，换药或手术切除封闭创面均是可行的方案。

【专家点评】

病例中关键点出现在哪里？

鳞状细胞癌多发生在烧伤后瘢痕挛缩、局部反复破溃、慢性炎症刺激部位，其中腘窝是好发部位。患者双下肢同时因烧伤瘢痕溃疡恶变形成皮肤鳞状细胞癌，且肿瘤生长快、肿块巨大，伴有远处转移，该病例较为罕见，有临床研究价值。

对于鳞状细胞癌的诊断，除了询问病史及体格检查外，影像学检查也是客观的诊断依据。不同的影像学检查有不同的优势：MRI 对局部肿瘤组织的形态、大小以及肿块与周围组织的关系（如局部有无侵犯肌肉、血管、神经、骨骼等）具有较高的诊断价值；B 超可评估局部淋巴结及远处浅表淋巴结有无转移；PET 通过代谢变化可判断有无远处转移。该患者通过上述 3 种影像学检查，对肿块的形态、大小、与周围组织的关系以及远处转移情况做出了明确诊断。

患者已出现远处转移，治疗方案值得深入讨论。关键的问题在于选择双下肢截肢还是单纯全身放疗、化疗。患者及家属最初不同意截肢，但在权衡利弊之后，还是选择了"双下肢截肢＋肿瘤内科治疗"的方案。

在临床治疗中我们发现，该患者虽有远处转移，但对比入院前后半年的 PET 检查结果，远处转移无明显进展，患者出院后继续进行内科治疗，电话随访中患者自述状态良好。对于发生远处转移的患者，仍需加强随访观察，以进一步研究皮肤鳞状细胞癌远处转移的生物学特征和转归，为后续相关疾病的临床治疗提供科学依据。

（邓虎平　李利根　申传安　李　心　沈丛墨）

参 考 文 献

［1］ 余清,李慧.一例烧伤截肢后瘢痕癌变伴右大腿近端内侧转移的细胞学诊断[J].中华烧伤杂志,2020,36
(1):64-66.

［2］ SAAIQ M,ASHRAF B. Marjolin's ulcers in the post-burned lesions and scars[J]. World J Clin Cases,
2014,2(10):507-514.

［3］ CHALYA PL,MABULA JB,RAMBAU P,et al. Marjolin's ulcers at a university teaching hospital in
Northwestern Tanzania:a retrospective review of 56 cases[J]. World J Surg Oncol,2012,10:38.

［4］ 刘赞,周宇翔,张丕红,等.187 例瘢痕癌患者临床特点分析[J].中华烧伤杂志,2016,32(5):293-298.

［5］ KOWAL-VERN A,CRISWELL BK. Burn scar neoplasms:a literature review and statistical analysis
[J]. Burns,2005,31(4):403-413.

［6］ 黎鳌.黎鳌烧伤学[M].上海:上海科学技术出版社,2001:658.

［7］ BAZALIńSKI D,PRZYBEK-MITA J,BARAńSKA B,et al. Marjolin's ulcer in chronic wounds - review
of available literature[J]. Contemp Oncol (Pozn),2017,21(3):197-202.

［8］ CASTANARES S. Malignant degeneration in burn scars[J]. Calif Med,1961,94(3):175-177.

［9］ METWALLY IH,ROSHDY A,SALEH SS,et al. Epidemiology and predictors of recurrence of Marjo-
lin's ulcer:experience from Mansoura Universityxs[J]. Ann R Coll Surg Engl,2017,99(3):245-249.

［10］ IQBAL FM,SINHA Y,JAFFE W. Marjolin's ulcer:a rare entity with a call for early diagnosis[J]. BMJ
Case Rep,2015.

［11］ CHALLA VR,DESHMANE V,ASHWATHA REDDY MB. A Retrospective Study of Marjolin's Ulcer
Over an Eleven Year Period[J]. J Cutan Aesthet Surg,2014,7(3):155-159.

［12］ COPCU E. Marjolin's ulcer:a preventable complication of burns[J]? Plast Reconstr Surg,2009,124(1):
156-164.

［13］ PEKAREK B,BUCK S,OSHER L. A Comprehensive Review on Marjolin's Ulcers:Diagnosis and
Treatment[J]. J Am Col Certif Wound Spec,2011,3(3):60-64.

［14］ ORUÇ M,KANKAYA Y,SUNGUR N,et al. Clinicopathological evaluation of Marjolin ulcers over two
decades[J]. Kaohsiung J Med Sci,2017,33(7):327-333.

病例 35　小腿胫前皮肤软组织鳞状细胞癌的诊疗

【病历摘要】

患者,男,72 岁,因"左小腿胫前皮肤肿物切除术后复发 2 年余"入院。

1. 现病史　患者 2 年前无明显诱因出现左小腿胫前有一约"花生米"大小的不规则外生肿物,于当地县医院就诊,在局部麻醉下行肿物切除术,术后病理检查提示疣状痣。术后 2 周拆线,拆线后术区部分皮肤出现破溃,可见少量淡血性渗出,随后出现约"绿豆"大小的肿物,未行任何治疗。1 年前,患者胫前肿物上方皮肤破溃,偶有血性渗液,并逐渐形成外生肿物。患者一直未行任何处理。近半年,患者自觉 2 处肿物均较前逐渐增大,反复出现破溃、出血。1周前,于本科门诊就诊,行胫前肿物部分活组织检查,病理检查提示皮肤鳞状细胞癌。为进一步治疗,患者以"左小腿胫前皮肤鳞状细胞癌"收入本科。

2. 既往史　否认高血压、冠心病、糖尿病等慢性病史。否认肝炎、结核等传染病史及密切接触史。10 余年前患双下肢静脉曲张,胫前皮肤反复出现溃烂,经多次换药愈合后有瘢痕生成。3 年前因左下肢静脉曲张于洛南县医院行手术治疗,术后恢复良好。否认其他手术史及外伤史。否认药物、食物过敏史。否认输血史。预防接种史不详。生于原籍,久居当地,无其他长期居住史。生活规律,无不良嗜好。无毒物、粉尘及放射性物质接触史。无冶游史,无重大精神创伤史。适龄结婚,爱人原配,育有 1 女 1 子,配偶及子女均体健。

3. 入院查体　生命体征平稳,心肺听诊无明显异常。专科情况:左小腿胫前中上段可见 2处肿物,均呈菜花样,其上方肿物大小约 1.5 cm×1.5 cm,下方肿物大小约 3.0 cm×4.0 cm,两处相距约 2.0 cm。肿物外表颜色鲜红,可见少量淡血性渗出,与基底粘连牢固,活动度差。周围皮肤部分色素缺失,部分色素沉着。大腿根部及小腿前后侧可见多处陈旧性手术切口瘢痕,无红肿、破溃,无触痛。下肢活动功能及感觉正常,足背动脉搏动可。左侧腹股沟可触及肿大淋巴结,无触痛,活动度可,皮肤无红肿、破溃。

4. 辅助检查　2024 年 3 月 4 日,本院病理检查提示左小腿(胫前)皮肤鳞状细胞癌。

5. 诊断　左小腿胫前鳞状细胞癌;左下肢静脉曲张剥脱术后;双下肢静脉曲张。

6. 治疗经过　患者入院后完善相关术前检查。左下肢 MRI 检查提示小腿中段胫骨内前侧皮肤局部增厚且信号异常,考虑皮肤来源肿瘤性病变。胸部 CT 提示右肺中叶、左肺舌叶及双肺下叶渗出,左侧第 3 肋形态欠规整。双下肢血管 CTA 提示左小腿前侧局部皮肤不均匀增厚并团块软组织密度影,病变由左侧胫后动脉及腓动脉发出细小分支参与供血,双侧足背、足底动脉网显示欠清。下肢 CT 提示左侧胫骨及腓骨骨质连续,骨皮质光滑、连续,骨小梁清晰,左侧中段胫骨前软组织增厚,呈条片状软组织影向外突出,邻近骨质结构完整。左侧腹股沟 B

超提示左侧腹股沟区淋巴结肿大。全身骨显像提示左侧第 3 前肋骨骨质代谢活跃,余骨代谢未见明显异常。术前切除患者左侧腹股沟淋巴结病理检查提示未见恶性细胞。2024 年 3 月 14 日,行左小腿肿瘤扩大切除术＋左侧背阔肌肌瓣切取游离移植术＋自体皮移植修复术。术中于肿瘤瘤体边缘外约 1.5 cm 切除肿瘤及边缘皮肤软组织,深达骨膜表面,瘤体正下方可见肿瘤侵及深筋膜深层。切除骨膜,咬骨钳切除部分骨皮质,形成约 8 cm×12 cm 大小的缺损。切除肿瘤组织术中送冰冻病理检查,结果显示边缘及基底均未见肿瘤细胞。在腓肠肌前、趾长屈肌后分离暴露胫后动静脉,并做标记。患者取右侧卧位,以背阔肌前缘背侧 4 ～5 cm 处的平行线为皮瓣轴线,设计皮瓣切取范围为 4 cm×10 cm,肌瓣范围为 10 cm×18 cm。切开皮瓣外侧缘,进入背阔肌深层,向上追踪血管束至腋区,游离胸背动脉血管蒂部。在肌瓣外侧缘留取宽约 4 cm 的皮肤及皮下组织,其余只切取背阔肌。肌瓣切取后供瓣区可无张力拉拢缝合。将背阔肌肌皮瓣转移至左小腿缺损区,胸背动脉伴静脉与胫后静脉端端吻合,胸背动脉与胫后动脉端侧吻合,皮瓣红润,并留置硅胶管半管引流。于左大腿上段前侧取中厚皮片移植于肌瓣区,适当力度包扎固定。手术顺利,术区无菌敷料包扎,留取皮瓣血运观察窗。术后定期换药,皮瓣血运良好。术后第 7 天,拆除肌瓣外打包敷料,移植皮片成活良好。术后半个月,缝线基本拆除,患者适当下地活动,如期出院。根据美国国立综合癌症网络(NCCN)《2021 皮肤鳞状细胞癌指南(第 1 版)》建议定期随访。见图 35-1 ～35-3。

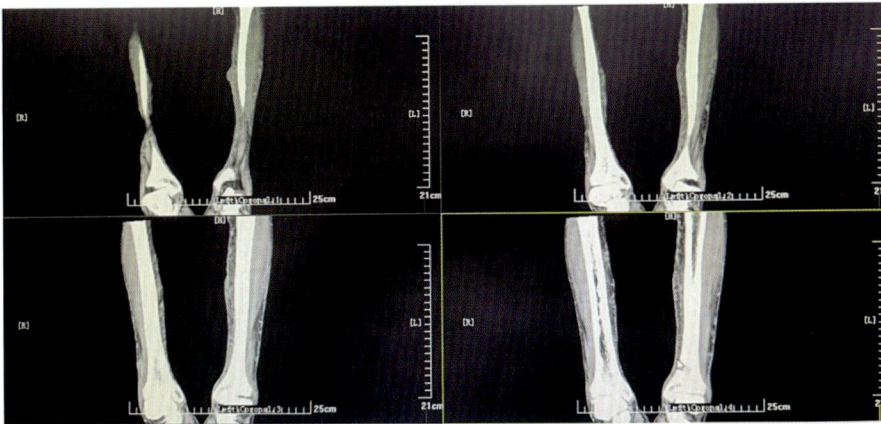

图 35-1　下肢 MRI 影像

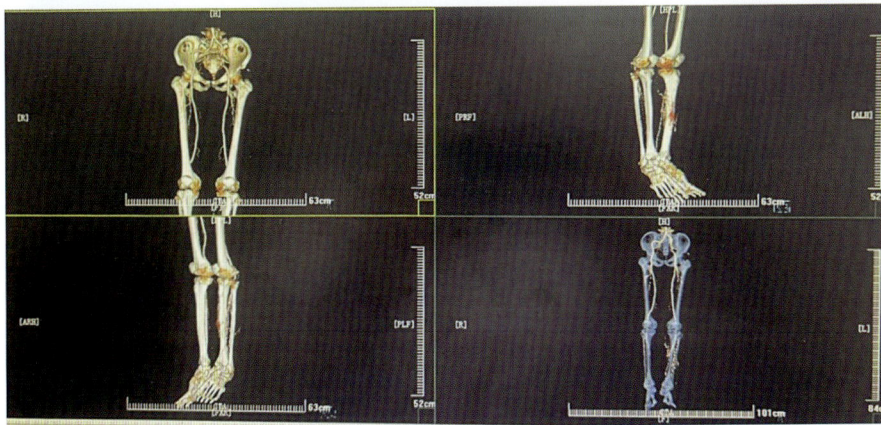

图 35-2　血管 CTA 影像

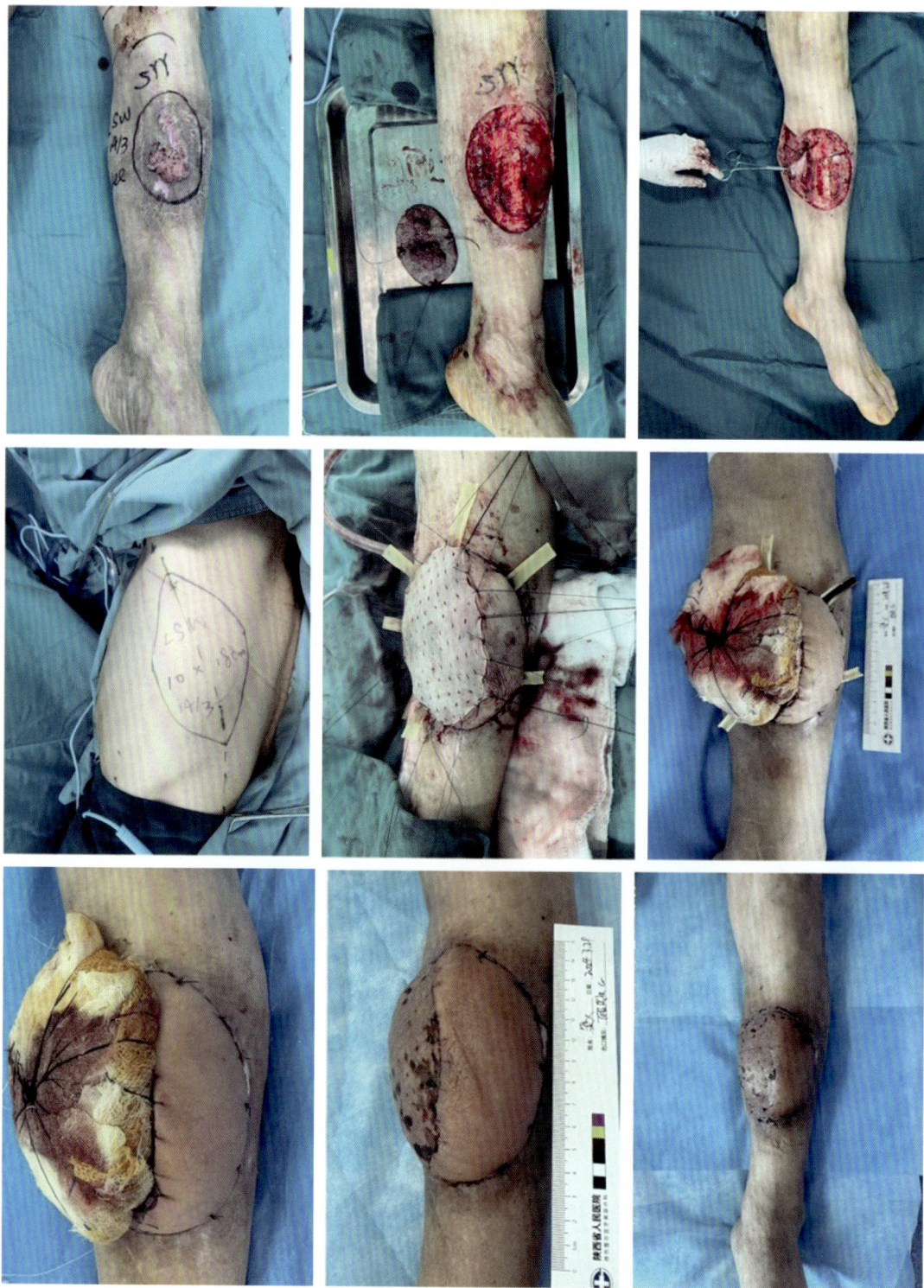

图 35-3 术中及术后情况

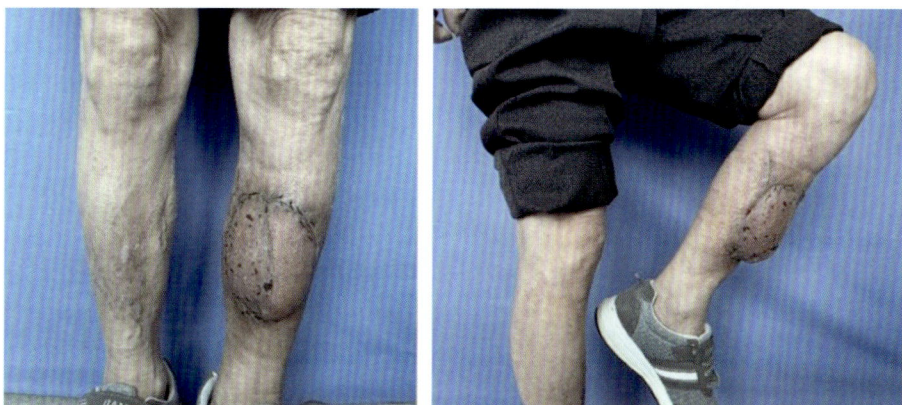

图 35-3　（续）

【病例讨论与分析】

刨根问底——临床思维演练

△ 皮肤鳞状细胞癌的临床特点有哪些？
△ 皮肤鳞状细胞癌的临床高危复发因素有哪些？
△ 皮肤鳞状细胞癌的治疗原则有哪些？
△ 游离皮瓣术后循环观察指标有哪些？
△ 背阔肌切除后供区皮下积液的原因有哪些？

医师 A：皮肤鳞状细胞癌好发于 50 岁以上男性，常见于面部、头皮、下唇、手背、前臂、小腿及会阴部等处。初始为暗红色坚硬的疣状小结节，表面毛细血管扩张，中央有角质附着。皮损逐渐扩大，形成坚硬的红色斑块，表面有少许鳞屑，边界清楚，向周围浸润，触之质硬，迅速扩大形成溃疡。溃疡向周围及深部侵犯，可深达肌肉与骨骼，形成坚硬的肿块，不易移动，溃疡基底部为肉红色，可见坏死组织，有脓液及腥臭味，易出血。如发生在皮肤与黏膜交界处，因潮湿与摩擦更易出血，发展更快，可呈"菜花状"，破坏性大，有时有明显疼痛。

医师 B：鳞状细胞癌的临床高危复发因素包括以下几点。位置：面颈部比躯干、四肢更易发生复发和转移。大小：直径＞2 cm 易复发。边界：边缘不清。复发情况：复发肿瘤及先前放疗过的部位发生的肿瘤易复发。免疫抑制状态：器官移植、长期使用补骨脂或受到紫外线照射易复发。局部侵犯：侵犯神经增加复发及转移的危险性。分化程度：分化程度越差，越易复发。

医师 C：鳞状细胞癌最常用的治疗方法是手术治疗和放射治疗。手术治疗：标准的扩大切除术后应进行病理检查以评估切缘。Zitelli 等研究认为，直径＜2 cm、临床边界清楚的鳞状细胞癌，应完整切除至少距离边缘 4 mm 以上。任何鳞状细胞癌外周边缘处的红疹都应认为是肿瘤，应一并切除。NCCN 认为鳞状细胞癌的临床边缘扩展到距离肿瘤边缘 4～6 mm

已达到完全切除。一般我们推荐扩大 0.5~2.0 cm 进行肿瘤切除,术中快速冰冻病理检查以评估手术切缘。如果首次切除后切缘阳性,则需再次扩大切除直到切缘阴性。放射治疗:放射治疗可用于无法进行手术的患者、有阳性切缘的患者、已进行局部淋巴结清扫的躯干及四肢病变患者、头颈淋巴结累及者。NCCN 推荐将辅助放疗应用于伴有多发神经侵犯的患者。

医师 D:游离皮瓣术后循环观察指标包括以下几点。①皮肤温度:移植组织皮肤温度应在 33~35 ℃,与健侧相差在 2 ℃以内。皮肤温度突然相差 3℃以上,大多是动脉出现问题,需行手术探查;皮温温度差逐渐增大,一般在 24~48 小时后皮温相差 3℃以上,大多为静脉栓塞。②皮肤颜色:皮肤颜色应红润,或与健侧一致。皮色变淡或苍白说明动脉痉挛或栓塞;皮肤出现散在瘀点或瘀斑说明静脉栓塞;移植组织呈灰暗色,继而变为洋红色,最后为黑色,说明动静脉栓塞。③肿胀程度:皮瓣一般均有轻微肿胀。皮瓣干瘪,大多动脉供血不足;皮瓣明显肿胀或有水疱,静脉回流受阻;动静脉同时栓塞,早期变化不明显。④毛细血管回流现象:动脉栓塞回流不明显;静脉栓塞早期增快,后期减慢;动静脉同时栓塞仍有回流,但充盈速度缓慢。

医师 E:背阔肌肌皮瓣切除后供区皮下积液的原因有以下几点。①解剖因素:供区游离创面较大,容易使皮瓣下出现潜在的死腔。呼吸运动或腰背活动均可对供区皮瓣与创面产生剪切力,皮瓣难以完全与创面紧密贴合,愈合不佳,形成死腔。②术中止血不彻底,导致术后出血。③引流管不畅/引流不彻底导致皮下积液。④无法实现有效的加压包扎。⑤引流液中低纤维蛋白原水平在皮下积液中可能有一定促进作用。⑥其他原因,如肥胖等。

【专家点评】

病例中关键点出现在哪里?

皮肤鳞状细胞癌术前应明确肿瘤侵及范围及远处转移情况。皮肤鳞状细胞癌需要进行全身皮肤和区域淋巴结的检查,以明确肿瘤的部位、大小、形状、颜色、边缘、质地、活动度以及是否伴有溃疡等体征。对于可疑的恶性皮肤病变,需提前行部分组织活检,以明确病变性质。对于鳞状细胞癌患者,若区域淋巴结触及肿大或影像学检查发现可疑淋巴结,可行细针穿刺抽吸活检以明确诊断。对于头颈部淋巴结穿刺阴性者,需反复穿刺或行淋巴结活检。对于躯干或肢体淋巴结穿刺阳性者,需行 CT、MRI 等影像学检查。皮肤肿瘤可能向深部浸润,如累及骨质等,术前应通过影像学检查明确软组织及骨质累及情况。

患者左小腿肿瘤位于小腿中上段胫骨前内侧,术前 MRI 检查提示肿瘤未侵及肌层。下肢血管 CTA 提示左小腿病变由左侧胫后动脉及腓动脉发出的细小分支参与供血。术中行肿瘤扩大切除,边缘及基底冰冻病理检查提示均未见肿瘤细胞,表明肿瘤已完全切除。综合考虑,胫后动静脉是受区吻合血管的最佳选择。胫后动脉从腘动脉分出,沿小腿后方深浅屈肌腱之间伴随胫神经下行,经内踝后方转入足底。在小腿上半部分,胫后动脉位置较深,位于比目鱼肌深面,其前方为胫骨后肌、趾长屈肌。

　　本病例采用背阔肌肌瓣游离移植具有以下特点。①背阔肌肌皮瓣穿支血管分布恒定，供吻接的胸背静脉外径在 1.5 mm 以上，易于吻接。背阔肌肌皮瓣血运丰富、抗感染能力强，不仅可用于新鲜创面，还可以修复感染创面。②背阔肌肌皮瓣切取方便，可通过小切口内镜下切取，对供区外形及功能影响较小。③在肌瓣上移植刃厚皮片或中厚皮片，均成活良好。④使用背阔肌肌皮瓣行软组织缺损修复时，移植后会发生不同程度的萎缩，术后半年萎缩程度可能达到移植肌纤维体积的 35%～50%，后期可能无须再次修整。⑤背阔肌肌皮瓣切取宽度小于 8 cm 时，供区可直接拉拢缝合。本病例行背阔肌肌皮瓣移植，带有部分皮瓣，肌瓣外植皮修复，肌皮瓣作为观察皮瓣血运的窗口，对供区影响较小。

　　本病例患者术前切除左侧腹股沟肿大的淋巴结，病理检查排除了淋巴转移，为后续手术方案的制订提供了有力依据。由于肿瘤侵犯层次较深，术中切除肿瘤时去除了基底部分骨膜，确保肿瘤彻底清除。因患者病灶部位反复溃烂、感染，术后存在局部感染及骨髓炎的风险。选择背阔肌肌皮瓣游离移植，为局部肿瘤切除后的创面基底提供了良好的血液循环，降低了局部感染及骨髓炎的风险。背阔肌肌皮瓣加自体皮移植既为观察皮瓣血运提供了窗口，又确保了供区皮肤可直接拉拢缝合，减少了供区瘢痕。为降低肿瘤复发风险，后续可进行局部放射治疗，而背阔肌肌皮瓣良好的血液循环降低了皮瓣因放疗发生坏死的风险。因此，本病例从诊断、检查、治疗方案及术后风险防范方面做到了精准、全面、合理，值得临床借鉴。

（李建武　慕生枝）

参 考 文 献

[1]　中华医学会皮肤性病学分会皮肤肿瘤研究中心，中国医师协会皮肤科医师分会皮肤肿瘤学组.皮肤鳞状细胞癌诊疗专家共识[J].中华皮肤科杂志，2021，53(8)：653-664.

[2]　韩愚弟，韩岩，郭伶俐，等.修薄背阔肌肌瓣游离移植联合植皮术与传统背部游离皮瓣修复足背的对比研究[J].中华整形外科杂志，2020，36(6)：638-644.

[3]　夏有辰，李比，陈小迅，等.背阔肌肌皮瓣的血管解剖及其临床应用[J].解剖学报，2020，51(1)：93-97.

[4]　XIE S，DENG X，CHEN Y，et al. Reconstruction of foot and ankle defects with a superthin innervated anterolateral thigh perforator flap[J]. J Plast Surg Hand Surg，2016，50(6)：367-374.

病例 36　乳房外佩吉特病的诊疗

【病历摘要】

患者,男,72岁,因"会阴等处反复皮肤溃疡3年"入院。

1. **现病史**　3年前,患者无明显诱因出现会阴处皮肤溃疡,伴皮肤瘙痒。最初起自右大腿根部内侧,后逐渐蔓延至下腹部、右侧阴囊,呈块状隆起,颜色淡红,有少量液体分泌。无尿频、尿急,无尿痛、血尿、乳糜尿,无乏力、盗汗,无腹胀、腹痛,无恶心、呕吐,无胸闷、气促等不适。患者未予以重视,亦未就诊治疗。随后,溃疡范围逐步扩大。1个多月前,患者就诊于外院,2024年1月19日皮肤病理检查提示乳房外佩吉特病。为求进一步诊治,就诊于本院,门诊拟"会阴佩吉特病"收治入院。发病以来,精神、食欲尚可,睡眠一般,大小便正常,体重未见明显变化。

2. **既往史**　右侧腹股沟斜疝10余年,未治疗。1个月前,因左膝关节退行性病变于外院行膝关节置换术,手术顺利。否认高血压、糖尿病、冠心病、肾病等慢性病史,否认乙肝、结核、伤寒等传染病史。否认重大外伤史,否认其他手术史及输血史,未发现药物及食物过敏史,预防接种史不详。

3. **入院查体**　外阴发育正常,会阴区可见范围约15 cm×10 cm的淡红色皮肤肿物,皮肤部分皲裂、破溃,有少量渗出。右侧腹股沟区可触及肿物,按压可回纳,无压痛,未触及肿大腹股沟淋巴结。

4. **辅助检查**　皮肤病理检查提示乳房外佩吉特病。

5. **诊断**　会阴部佩吉特病;右侧腹股沟斜疝;膝关节置换术后。

6. **治疗经过**　患者入院后完善相关术前检查,做好术前准备。2024年3月11日,在全身麻醉下行会阴部肿物扩大切除术＋阴囊皮瓣制备＋顺行右股前外侧带蒂皮瓣转移修复术＋左大腿取皮术＋供瓣区植皮负压引流术。术中沿肿物边缘向外扩大2～3 cm作为切除标记线,下腹部、会阴部及右大腿处切至深筋膜层,阴茎处切至肉膜筋膜,阴囊处沿睾丸鞘膜外完整切除病灶,并送术中冰冻检查。切除后创面大小约18 cm×15 cm。术中冰冻检查提示切缘及基底未见肿瘤细胞。术中见患者右侧腹股沟斜疝突入阴囊,并见右侧睾丸鞘膜积液,将疝回纳。普通外科及泌尿外科会诊后建议创面修复后再行治疗。将残余阴囊皮肤及部分阴茎皮肤游离后形成的阴囊皮瓣旋转覆盖阴茎、左侧睾丸及部分右侧睾丸,3-0丝线间断缝合固定。下腹部、右大腿及会阴部剩余创面大小约16 cm×11 cm,设计顺行右股前外侧带蒂皮瓣覆盖创面。根据术前右下肢CTA检查定位,于右大腿外侧设计一大小18 cm×13 cm皮瓣,逐层切开分离皮瓣,分离穿支及旋股外侧动脉降支至腹股沟下5 cm,切开行明道转移,旋转后覆盖于创面,3-0丝线间断缝合固定。皮瓣下放置负压引流球及引流片。供瓣区逐层缝合阔筋膜及部分皮下组织,左大腿取皮后回植于供瓣区。手术顺利,术后返回病房,观察皮瓣血运及引流情况,伤口定期换药,2 周后顺利愈合拆线。术后病理检查提示乳房外佩吉特病,小灶浸润上皮下间质,间质未见脉管内瘤栓及神经侵犯;切端未见明显肿瘤浸润。免疫组织化学检测提示肿瘤细胞 CK7、CEA 阳性,GCDFP15、S100、CK5/6、P63 阴性。见图 36-1。

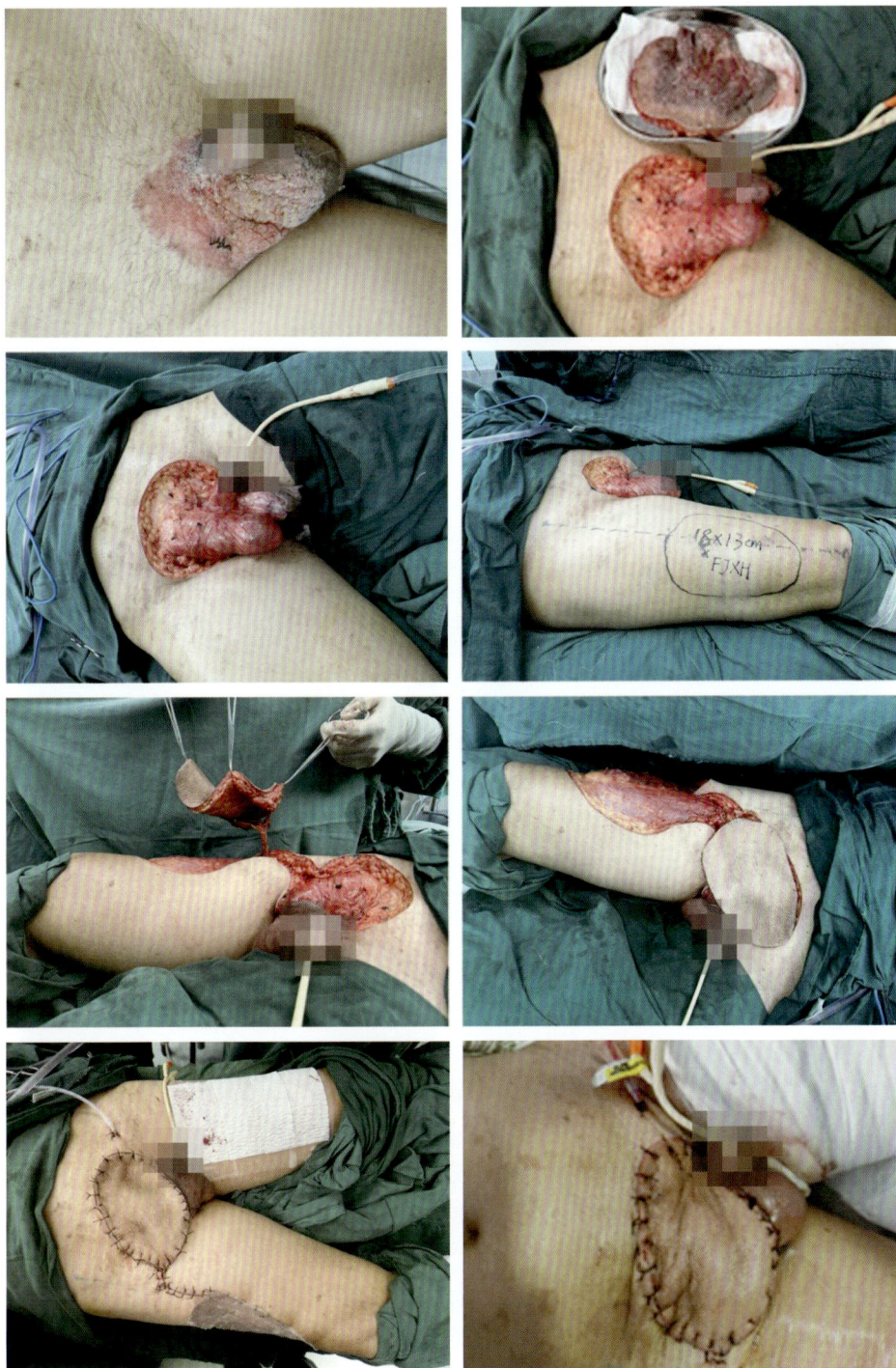

图 36-1　术前、术中及拆线后情况

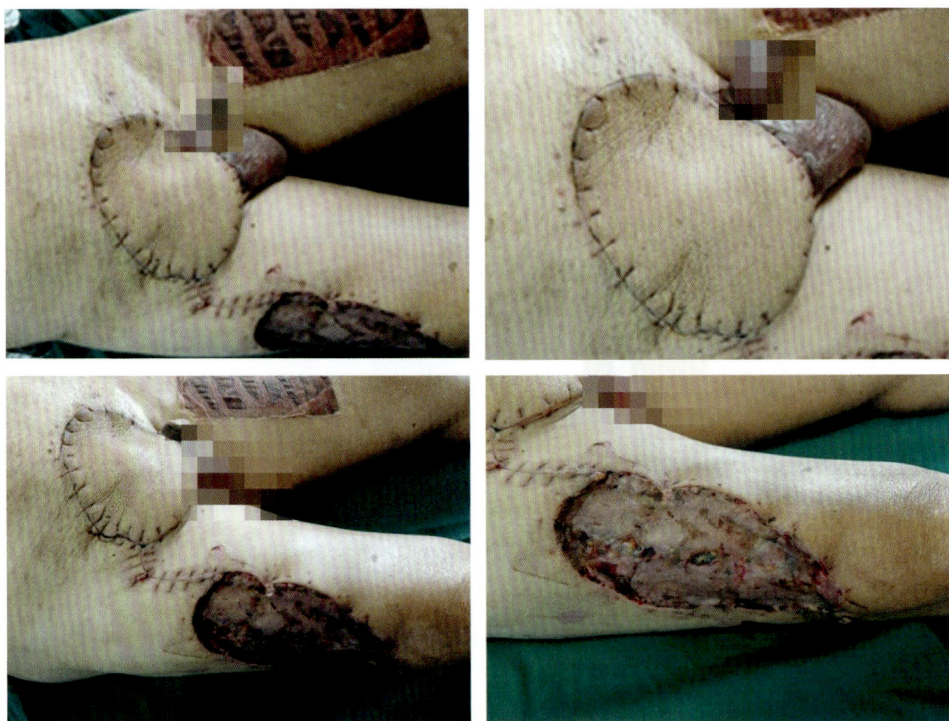

图 36-1 （续）

【病例讨论与分析】

刨根问底——临床思维演练

△ 什么是乳房外佩吉特病？
△ 乳房外佩吉特病的好发人群、部位及临床表现有哪些？
△ 乳房外佩吉特病的诊断及治疗方法有哪些？

医师 A:乳房外佩吉特病(extramammary paget disease,EMPD),也被称为乳房外湿疹样癌,是一种较少见的皮肤恶性肿瘤,来源于顶泌汗腺的上皮内腺癌。乳房外佩吉特病分为原发性和继发性两种类型,免疫组织化学染色可区分两种类型。原发性乳房外佩吉特病的起源仍有争论,免疫组织化学检测结果支持顶泌汗腺起源,推测它可能起源于顶泌汗腺导管开口部细胞,或是表皮内向顶泌汗腺分化的多潜能细胞。继发性乳房外佩吉特病多来源于消化道或泌尿生殖道肿瘤,表皮病变常由深部直肠、子宫颈或膀胱癌扩展而来。由于乳房外佩吉特病的临床表现与湿疹相似,因此常被误诊为湿疹或其他皮肤病,导致治疗延误。

医师 B:乳房外佩吉特病大多好发于男性,女性少见,常发生于 60～80 岁老年人,病程缓慢,病期半年至十几年。乳房外佩吉特病的损害部位好发于顶泌汗腺分布的部位,如阴囊、阴茎、大小阴唇和阴道，少数见于肛周、会阴或腋窝等处。乳房外佩吉特病可继发于腺癌的扩展，如从直肠到肛周区，从宫颈到外阴区，从膀胱到尿道、龟头或腹股沟区等。长期发生在生殖器部位的乳房外佩吉特病可侵犯宫颈或泌尿道。乳房外佩吉特病的临床表现具有多样性，典型症状包括瘙痒、红斑、糜烂、渗出和结痂等，这些症状与湿疹相似。大部分病灶呈界限清楚的红色斑片，大小不一，边缘狭窄，稍隆起，呈淡褐色，中央潮红、糜烂或渗出，上覆鳞屑或结痂，有时呈疣状、结节状或乳头瘤状，患者自觉有不同程度的瘙痒，少数有疼痛。

医师 C：皮肤组织病理活检是诊断乳房外佩吉特病的"金标准"。镜下主要表现为棘层内单个出现或呈巢状分布的淡染空泡状佩吉特细胞，佩吉特细胞大而圆，核大淡染，细胞间桥消失。表皮内有不等量的佩吉特细胞，有时可见核被挤压在细胞的一边，呈"印戒状"。在表皮附属器，特别是毛囊或外泌汗腺导管的上皮内也能见到佩吉特细胞，并能侵犯真皮。对于直径超过 10 cm 的病灶或侵袭性乳房外佩吉特病，手术切除仍然是主要的治疗措施。手术治疗方法包括广泛局部切除（wide local excision，WLE）和 Mohs 显微外科手术（Mohs micrographicsurgery，MMS）。MMS 被认为是首选的治疗方法，可以精确控制切缘并降低复发率。WLE 适用于较大皮损，直径大于 10 cm 的病灶，能充分治疗，促进严重创面的愈合，但可能造成较大范围的皮肤损伤，冰冻切片不能评估切除时的所有边缘。MMS 适用于病灶直径小于 10 cm 的病灶，可充分检查和治疗所有切除手术的边缘，尽量减少组织切除面积，可在门诊局部麻醉后操作。若无法手术切除，可采用非手术治疗，包括局部用 5-氟尿嘧啶和咪喹莫特、光动力疗法、激光汽化、化学治疗和放射治疗等。

【专家点评】

病例中关键点出现在哪里？

手术切除是治疗乳房外佩吉特病的主要措施，而 WLE 术后创面的修复是关键。手术后，创面往往可直接缝合或通过植皮修复。然而，若创面过大，很难直接缝合，且患者常伴有阴囊及阴茎皮肤的大片切除，植皮不易固定，成活欠佳，后期瘢痕增生明显，易形成条索状或片状瘢痕，质硬、无弹性，影响会阴部的活动，使下蹲、排便等受影响。因此，对于大面积病灶切除的患者，皮瓣修复创面是一种更为理想的治疗方式。股前外侧皮瓣是一个经典的万能皮瓣，其解剖结构清晰，血管恒定，不牺牲主干血管，且切取面积大，具有多种切取组合方式。其中，顺行股前外侧带蒂皮瓣是下腹部及会阴部的理想修复方式。同时，术中可充分利用残余的阴茎及阴囊皮肤，制备阴囊皮瓣，覆盖裸露阴茎及睾丸，使阴茎的外观及功能不受影响，避免影响患者的生殖功能。

（王韶华　许钊荣）

参 考 文 献

［1］　MORRIS CR，HURST EA. Extramammary Paget disease：a review of the literature-partI：history，epidemiology，pathogenesis，presentation，histopathology，and diagnostic work-up［J］. Dermatol Surg，2020，46

(2):151-158.

[2] RASTOGI S,THIEDE R,SADOWSKY LM,et al. Sex differences in initial treatment for genital extra-mammary Paget's disease in the United States: a systematic review[J]. J Am Acad Dermatol,2023,88(3):577-586.

[3] KIBBI N,OWEN JL. Evidence-Based Clinical Practice Guidelines for Extramammary Paget Disease[J]. JAMA Oncol,2022,8(4):618-628.

[4] TAKAHASHI N,OKUMURA Y,SAWARAGI E. A Case of Concurrent Extramammary Paget Disease and Basal Cell Carcinoma of the Perianal Region[J]. Plast Reconstr Surg Glob Open,2020,8(1):2602.

[5] ST CLAIRE K,HOOVER A,ASHACK K,et al. Extramammary Paget disease[J]. Dermatol Online J,2019,25(4):13030.

第五章

感染性创面

病例 37 坏疽性脓皮病合并克罗恩病的诊疗

【病历摘要】

患者,男,50岁,因"11年来多次皮肤溃疡史,再发全身多处皮肤破溃10天"入院。

1. **现病史** 入院前10天,患者不明原因出现左下腹部皮肤破溃,伴疼痛,自行创面换药,但创面未见好转,且皮肤破溃范围逐渐扩大。随后前躯干、左上肢等多处亦出现类似皮肤破溃,并有分泌物渗出,伴发热、疼痛,无畏冷、寒战,无咳嗽、咳痰,无恶心、呕吐等不适。为进一步治疗,患者就诊于本院,门诊拟"全身多处皮肤破溃"收住入院。

2. **既往史** 11年前,患者因头皮溃疡就诊于当地三甲医院整形科,行两次植皮术(未愈出院,后自行换药逐渐愈合)。1年前,因腹壁皮肤溃疡就诊于当地三甲医院皮肤科,诊断为坏疽性脓皮病、强直性脊柱炎,后转诊至本院行下腹壁创面清创植皮术,创面愈合后出院。否认肝炎、伤寒病史,否认心脏病、肾病病史,否认药物、食物过敏史,否认其他外伤史。

3. **入院查体** 生命体征平稳,神志清楚,营养中等,平车入院。专科情况:全身多处大小不等皮肤破溃,位于前胸壁、左上臂、左腹股沟区、左阴囊区及左足背。最大创面位于左腹股沟区,面积约38 cm×15 cm;最小创面位于左上臂,面积约6 cm×4 cm。创面未向周围潜行,基底见不健康脂肪组织、黄白色分泌物及水肿肉芽,创缘红肿(图37-1)。颈椎、腰椎屈伸和侧屈活动受限,上肢无法上抬,下肢屈曲无法伸直及外展。

4. **辅助检查**

2022年4月20日,白细胞 $21.62×10^9$/L,中性粒细胞 $19.71×10^9$/L,中性粒细胞百分比91.20%,血红蛋白 118.0 g/L,红细胞压积 33.9%,C反应蛋白 79.97 mg/L,血钾

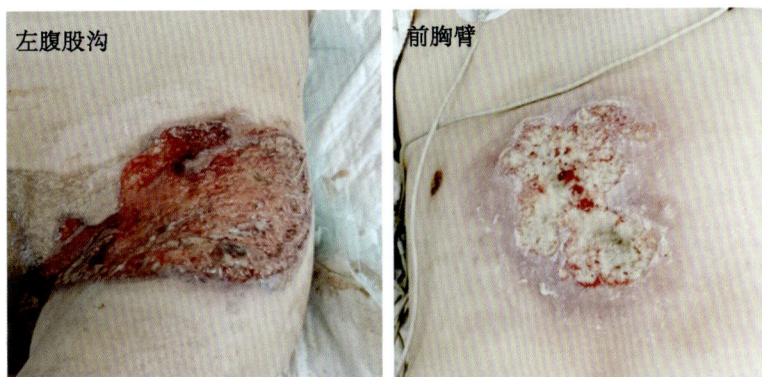

左腹股沟 前胸臂

图 37-1 专科查体的创面情况

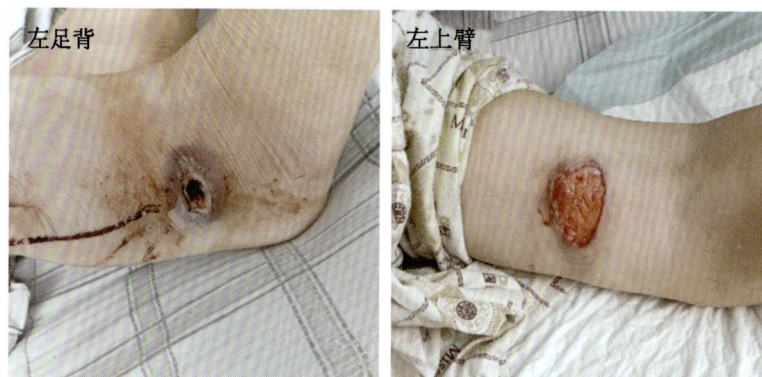

左足背 左上臂

图 37-1 （续）

3.83 mmol/L,血糖 9.13 mmol/L,总蛋白 56.9 g/L,白蛋白 29.6 g/L,肌酐 64 μmol/L,尿素 5.8 mmol/L,糖化白蛋白 16.44%,糖基血红蛋白 10.6%。

2022 年 4 月 22 日,创面活检提示鳞状上皮糜烂、坏死消失及炎性渗出,间质见大量中性粒细胞、淋巴细胞浸润,脓肿形成,请结合临床。(左腹股沟区)活检提示鳞状上皮呈慢性活动性黏膜炎,间质见大量中性粒细胞、淋巴细胞浸润,脓肿形成,请结合临床。见图 37-2。

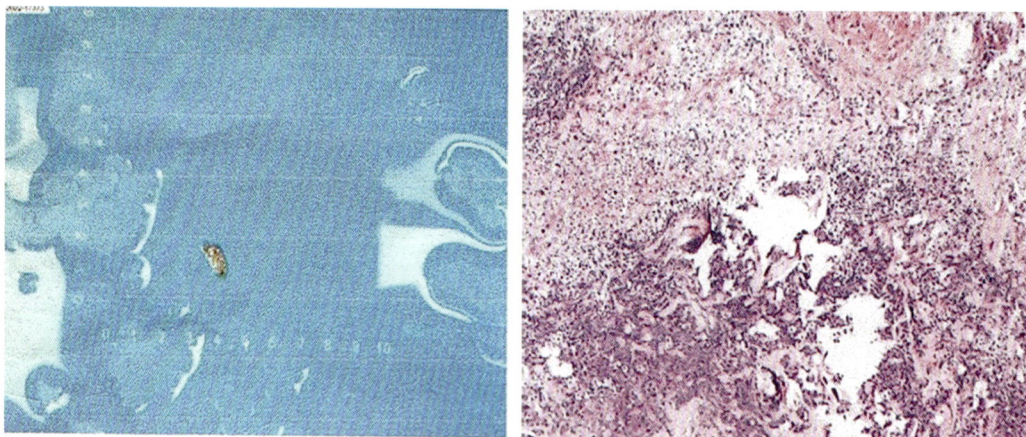

图 37-2 创面活检

2022 年 4 月 23 日,粪便隐血试验阳性(单克隆法)。

2022 年 4 月 24 日,骨髓常规＋铁染色,粒系增生明显。骨髓有核细胞增生明显活跃,粒系占 76.00%,红系占 8.00%,粒系:红系＝9.50:1。中性中幼、分叶核粒细胞比例增高。红系增生减低,以中晚幼红细胞为主,成熟红细胞同血片。淋巴细胞大致正常,单核细胞大致正常。

2022 年 4 月 25 日,肠镜检查提示所见直肠及乙状结肠黏膜光滑,血管网清晰,未见溃疡及新生物。升结肠、横结肠散在不规则溃疡,被覆白苔,呈节段性分布,以回盲部为主。降结肠散在形态不一的息肉样隆起。回盲部活检提示表浅黏膜,部分腺体不规则,可见隐窝脓肿形成,部分腺体间距增宽,可见纤维组织增生伴较多浆细胞、中性粒细胞及淋巴细胞浸润,局灶可见炎性肉芽组织形成,镜下形态可疑炎性肠病,请结合内镜所见综合分析。肝曲活检提示少量表浅黏膜,腺体分布不均匀,部分区域腺体间距增宽伴较多浆细胞及淋巴细胞浸润,另见炎性肉芽组织,请结合临床。见图 37-3。

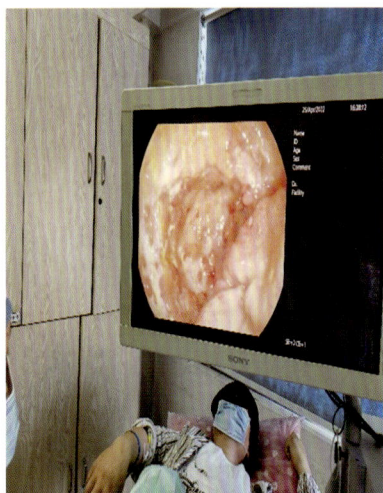

图 37-3　肠镜检查

2022 年 4 月 27 日,粪便钙卫蛋白阴性,红细胞沉降率 50 mm/h,结核菌素试验阴性。

2022 年 4 月 28 日,结核感染 T 细胞检测阴性。

2022 年 4 月 29 日,EB 病毒 DNA 测定＋巨细胞病毒 DNA 测定值均低于检测下限。创面分泌物细菌培养提示金黄色葡萄球菌阳性。

2022 年 5 月 11 日,肺部 CT 提示双肺少量炎症。

2022 年 5 月 12 日,小肠 B 超提示小肠壁未见增厚,肠腔无狭窄或扩张,结肠壁阶段性增厚伴狭窄(炎症性肠病)?

5. 诊断　坏疽性脓皮病;克罗恩病;强直性脊柱炎。

6. 治疗经过

(1)常规治疗。注射用甲泼尼龙琥珀酸 40 mg 静脉滴注 qd;奥美拉唑钠 40 mg 静脉滴注 qd;注射用头孢唑肟钠 200 mg 静脉滴注 q12h。

(2)创面常规处理。采用糠酸莫米松乳膏、磺胺嘧啶银乳膏及外用重组人表皮生长因子进行创面换药。

(3)手术治疗。在超声刀辅助下,行全身多处扩创植皮术＋左大腿取皮术,实现手术一期封闭全身创面。见图 37-4。

(4)生物治疗。2022 年 5 月 19 日,予以英夫利昔单抗(5 mg/kg)400 mg 静脉滴注,按第 1 周、第 2 周、第 6 周输注,之后每 6～8 周输注 1 次。目前,经 2 次生物治疗后,红细胞沉降率、粪便隐血试验指标,均较前明显改善。

左腹股沟	前胸壁	左足背	左上臂

入院

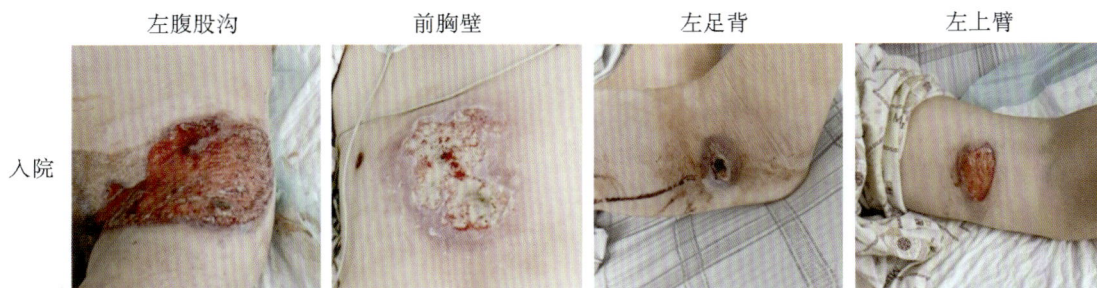

图 37-4　入院、术前、术后创面修复过程

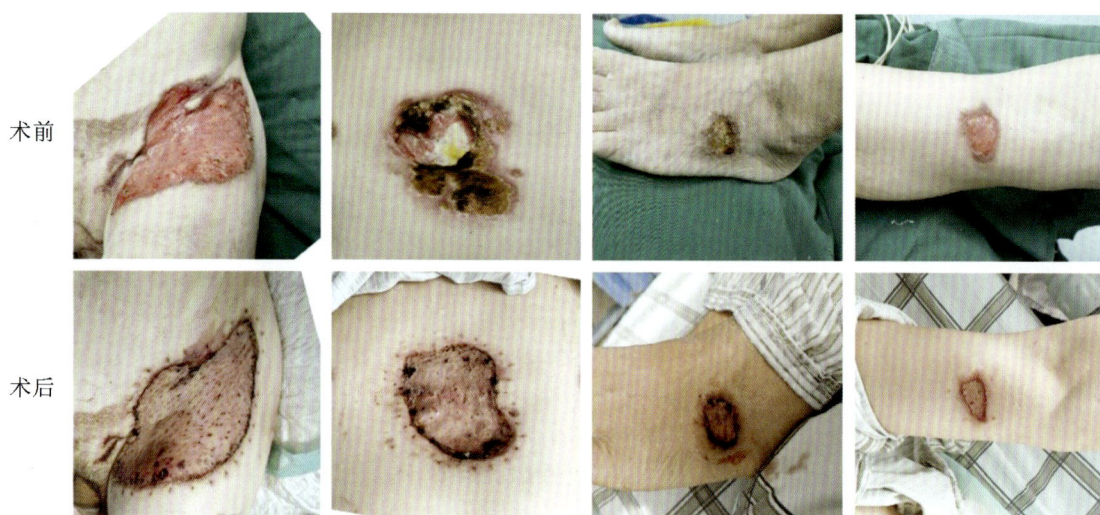

术前

术后

图 37-4　（续）

【病例讨论与分析】

刨根问底——临床思维演练

△ 坏疽性脓皮病的流行病学特征有哪些？

△ 坏疽性脓皮病有何特征性的临床表现？

△ 坏疽性脓皮病的诊断要点有哪些？

△ 是否有坏疽性脓皮病的诊疗指南？目前有何治疗进展？

△ 该如何选择坏疽性脓皮病的手术时机？

医师 A：坏疽性脓皮病（pyoderma gangrenosum，PG）是一种以炎性溃疡为主要表现的嗜中性皮病，较少见，发病率为每年每百万人 3～10 例，男女比例 1∶1.8。

医师 B：PG 最常见的临床分型为溃疡型 PG，表现为快速进展的、疼痛性、化脓性溃疡，溃疡边缘呈紫罗红色，且不断向外扩张。

医师 C：PG 的临床和组织学特征均不特异，属于排除性诊断。50％以上的 PG 并发系统性疾病，如炎症性肠病、血液系统疾病和关节炎。因此，被诊断为 PG 的患者，有必要进行血液系统恶性肿瘤、炎症性肠病和类风湿关节炎的筛查。该患者既往存在强直性脊柱炎的病史。根据多次粪便隐血试验阳性的提示，我们高度怀疑患者合并炎症性肠病，进一步的肠镜检查证实了克罗恩病的诊断。同时，骨髓穿刺结果显示粒系增生明显，粒∶红比例高达9.5∶1。综上所述，该患者存在自身免疫病，皮肤、肠道、关节 3 个常见的靶器官均有受累。

医师 D：有关 PG 干预措施的数据较少，且无相关指南。目前，主要依赖小型非对照研究及临床经验指导。一项随机试验表明英夫利昔单抗对 PG 有效，加之其对克罗恩病也有效，故支持同时有这两种疾病的患者使用该药。然而,不同报道中方案的起效时间差异较大。通常在第 1 周、第 2 周及第 6 周予以 5 mg/kg 英夫利昔单抗,随后每 6~8 周输注 1 次。因此,考虑到英夫利昔单抗对克罗恩病的疗效,它可能尤其适用于合并难治性克罗恩病的 PG 患者。

医师 E:该病例既往数次皮肤溃疡手术治疗后均复发,本次治疗仍有复发可能。因此,此类患者不急于手术,手术时机的选择至关重要。通常,联合局部治疗和(或)全身治疗抑制炎症,并给予恰当的创面处理以优化创面愈合环境。针对该患者,我们使用糠酸莫米松及磺胺嘧啶银来改善创面情况。由于有文献指出可能出现病态反应性(组织损伤部位 PG 加重),手术在 PG 患者创面处理中的作用存在争议。因此,前期我们主要对创面进行保守治疗,在疾病状况控制良好后再行创面清创植皮手术,同时继续给予全身性激素治疗,并酌情开始生物治疗。

【专家点评】

病例中关键点出现在哪里?

PG 是一种以炎性溃疡为主要表现的嗜中性皮病,较少见。PG 可发生于任何年龄,但其促成因素尚不明确。有假说认为,促发 PG 的因素包括中性粒细胞功能异常、遗传易感性和免疫系统失调。由于 PG 的临床表现和组织学特征均不特异,因此 PG 属于排除性诊断。

PG 的临床表现多样,最常见的临床分型为溃疡型(经典型)PG,表现为快速进展的、疼痛性、化脓性溃疡,溃疡边缘呈紫罗红色,且不断外扩(潜行性边界)。此外,PG 还有大疱型、脓疱型和增殖型。PG 也可能发生于造口周围、生殖器和皮肤外部位。该患者存在痛性溃疡,且溃疡多发并有扩大趋势,胸部处溃疡有脓性分泌物并且创面分泌物细菌培养提示金黄色葡萄球菌阳性,症状及体征符合 PG 的表现。创面活检提示大量中性粒细胞、淋巴细胞浸润并脓肿形成,也符合 PG 嗜中性皮病的病理表现。因此,该患者可以确诊为 PG。

50% 以上的 PG 患者并发系统性疾病,与 PG 最相关的疾病是炎症性肠病、血液系统疾病和关节炎。因此,对于诊断为 PG 的患者,有必要进行血液系统恶性肿瘤、炎症性肠病和类风湿关节炎的筛查。该病例皮肤、肠道、关节 3 个常见的靶器官均有受累。治疗方面不仅要聚焦在创面的处理与修复上,还要考虑全身性治疗以控制病情并避免疾病复发。

有关 PG 干预措施的数据较少,且缺乏患者治疗的明确指南。PG 的治疗方法主要依赖小型非对照研究及临床经验的指导。PG 常合并其他躯体疾病,最常见的是炎症性肠病、血液系统恶性肿瘤及关节炎。尽管共存疾病的病程并不总是与 PG 一致,但治疗相关疾病有时能改善 PG。通常联合局部治疗和(或)全身治疗来抑制炎症,并给予恰当的创面处理以优化创面愈合环境。尽管病情改善的初始征象在治疗开始后数日内即可出现,但溃疡完全愈合往往需要数周至数月。像该患者这样广泛且进展快的 PG 患者,通常有必要进行全身治疗。糖皮质激素是最常见的全身性药物,起效迅速,同时该药成本相对低廉且易于给药。静脉用免疫球蛋白通常只适用于严重的难治性病变的患者。

(龚　腾　陈昭宏)

参 考 文 献

［1］　ADIŞEN E,OZTAŞ M,GüRER MA. Treatment of idiopathic pyoderma gangrenosum with infliximab：induction dosing regimen or on-demand therapy［J］. Dermatology,2008,216(2)：163-165.

［2］　MARONESE CA,PIMENTEL MA,LI MM,et al. Pyoderma Gangrenosum：An Updated Literature Review on Established and Emerging Pharmacological Treatments［J］. Am J Clin Dermatol,2022,23(5)：615-634.

［3］　ALAM M,GROSSMAN ME,SCHNEIDERMAN PI,et al. Surgical management of pyoderma gangrenosum：case report and review［J］. Dermatol Surg,2000,26(11)：1063-1066.

［4］　BARAŃSKA-RYBAK W,KAKOL M,NAESSTROM M,et al. A retrospective study of 12 cases of pyoderma gangrenosum：why we should avoid surgical intervention and what therapy to apply［J］. Am Surg,2011,77(12)：1644-1649.

［5］　BENNETT ML,JACKSON JM,JORIZZO JL,et al. A comparison of typical and atypical forms with an emphasis on time to remission［J］. Medicine (Baltimore),2000,79(1)：37-46.

［6］　AHRONOWITZ I,HARP J,SHINKAI K. Etiology and management of pyoderma gangrenosum：a comprehensive review［J］. Am J Clin Dermatol,2012,13(3)：191-211.

病例 38　皮肌炎合并多发结核性坏死性筋膜炎的诊疗

【病历摘要】

患者,男,45 岁,因"反复四肢肌肉酸痛 13 年余,再发伴加重 7 天"入院。

1. **现病史**　患者 13 年前无明显诱因出现四肢肌肉酸痛,伴红肿、皮温升高,多次在外院就诊,诊断为皮肌炎,给予激素治疗(具体不详)后肌肉酸痛症状好转。其间根据病情调整激素用量,但病情易反复。2021 年 10 月 17 日,因双下肢红肿伴有局部硬结再次于外院住院治疗,查抗核抗体谱提示抗 Ro-52 抗体阳性、抗 Jo-1 抗体阳性、抗核抗体胞质型 1∶320 阳性。肌肉活检符合肌炎表现,诊断为皮肌炎。给予甲泼尼龙(80 mg,口服,1 次/天)、氨甲蝶呤(15 mg,口服,1 次/周)、双氯芬酸钠(75 mg,口服,1 次/天)等药物治疗。其间停用双氯芬酸钠,将甲泼尼龙减量至 40 mg 后,再次出现双下肢及双膝关节红肿,恢复甲泼尼龙剂量后症状缓解出院。出院后遵嘱继续使用双氯芬酸钠、甲泼尼龙、氨甲蝶呤药物治疗。1 周前,患者无明显诱因再发双下肢红肿,起初为巴掌大小,伴有疼痛,无皮损、硬结,症状逐渐加重,出现左侧腹部及大腿内侧、小腿上段皮肤红肿,伴有皮肤包块形成,部分皮肤破损、溃烂,见黄色液体流出,疼痛剧烈,难以忍受,伴有少许咳嗽、咳痰。为进一步治疗,患者就诊于本院。

2. **既往史**　5 年前,在外院诊断出激素性白内障,未规范治疗。3 个月前,于外院诊断出隐性梅毒,未给予特殊处理。1 个月前,在外院住院时诊断出双肺间质性肺炎、胆囊息肉、脂肪肝、肝内实性结节、亚临床甲状腺功能亢进症。否认高血压、糖尿病、冠心病等慢性病史,否认肝炎、结核等传染病史,否认食物、药物过敏史,否认外伤、手术及输血史。

3. **入院查体**　T 36.9 ℃,P 102 次/分,R 20 次/分,BP 100/61 mmHg。神志清楚,双肺未闻及明显干湿啰音,心律齐,未闻及病理性杂音。腹平软,无压痛、反跳痛,双下肢轻度水肿。专科情况:左侧腰腹部及左大腿内侧、小腿上段皮肤明显红肿,局部见多发皮下结节形成,部分皮肤破溃,有少许淡黄色渗液,触诊局部皮温明显升高,皮下波动感阴性。

4. **辅助检查**

2021 年 11 月 19 日,白细胞 7.15×10^9/L,中性粒细胞百分比 98.9 %,淋巴细胞 0.02×10^9/L,单核细胞 0.01×10^9/L,嗜酸性粒细胞 0.00×10^9/L,红细胞 3.71×10^{12}/L,血红蛋白 109 g/L,血小板 267×10^9/L,红细胞沉降率 84.0 mm/h。

2021 年 11 月 20 日,血钠 129.7 mmol/L,血氯 97.4 mmol/L,血钙 1.86 mmol/L,尿素 11.33 mmol/L,尿酸 358.0 μmol/L,肌酐 70.0 μmol/L,总蛋白 45.4 g/L,白蛋白 19.5 g/L,谷丙转氨酶 235.0 U/L,谷草转氨酶 59.8 U/L,乳酸脱氢酶 577.9 U/L,α 羟丁酸脱氢酶 403.3 U/L,磷酸肌酸激酶同工酶 39.2 U/L,碱性磷酸酶 252.2 U/L,谷氨酰转肽酶 277.4 U/L,抗链球菌

溶血素 O 26 IU/ml,C 反应蛋白 364.78 mg/L。

2021 年 11 月 21 日,降钙素原 7.9 ng/ml。

2021 年 11 月 23 日,下肢血管彩超提示右足背动脉斑块形成,双下肢深静脉血流通畅,未见异常声像。肺部 CT 提示双肺散在感染性病变,双肺散在结节,炎性增殖灶可能,主动脉及冠状动脉壁钙化,双侧胸膜稍增厚,双侧胸腔少量积液,心包少量积液,胸腹壁水肿、渗出。

2021 年 11 月 24 日,血培养提示白假丝酵母菌阳性。

2021 年 12 月 14 日,胸腹部 CT 提示左侧胸腹盆壁皮下多发渗出(图 38-1)。

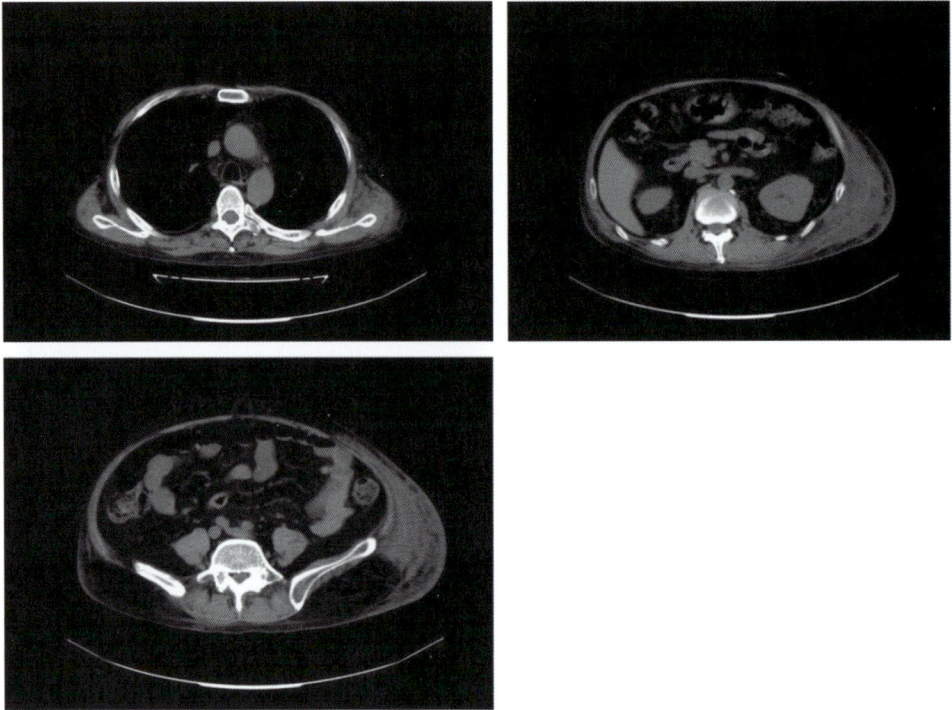

图 38-1　胸腹部 CT

2022 年 1 月 14 日,左腰腹部创面分泌物细菌培养提示铜绿假单胞菌阳性;左下肢创面分泌物细菌培养提示铜绿假单胞菌阳性。

5. 诊断　皮肌炎;皮肤软组织感染。

6. 治疗经过　入院后完善相关辅助检查,给予甲泼尼龙、莫西沙星抗感染治疗,辅助护肝、降酶、抑酸护胃等治疗,左腰腹部、左下肢创面给予换药处理。2021 年 11 月 24 日,血培养提示白假丝酵母菌感染,加用卡铂芬净抗感染治疗,患者症状无改善,感染控制欠佳。停用莫西沙星,调整抗感染方案为卡铂芬净＋利奈唑胺＋复方磺胺甲噁唑联合抗感染治疗,同时交替输注人血白蛋白及免疫球蛋白治疗,发热症状得到控制。2021 年 12 月 9 日,血常规提示血小板 $63×10^9$/L,停用利奈唑胺,更换为万古霉素治疗。2021 年 12 月 11 日再次出现发热,左腰腹部、左下肢创面破溃、流液症状加重(图 38-2)。

2021 年 12 月 16 日,为进一步治疗,转入本科,排除手术、麻醉禁忌证,术前序贯调整甲泼

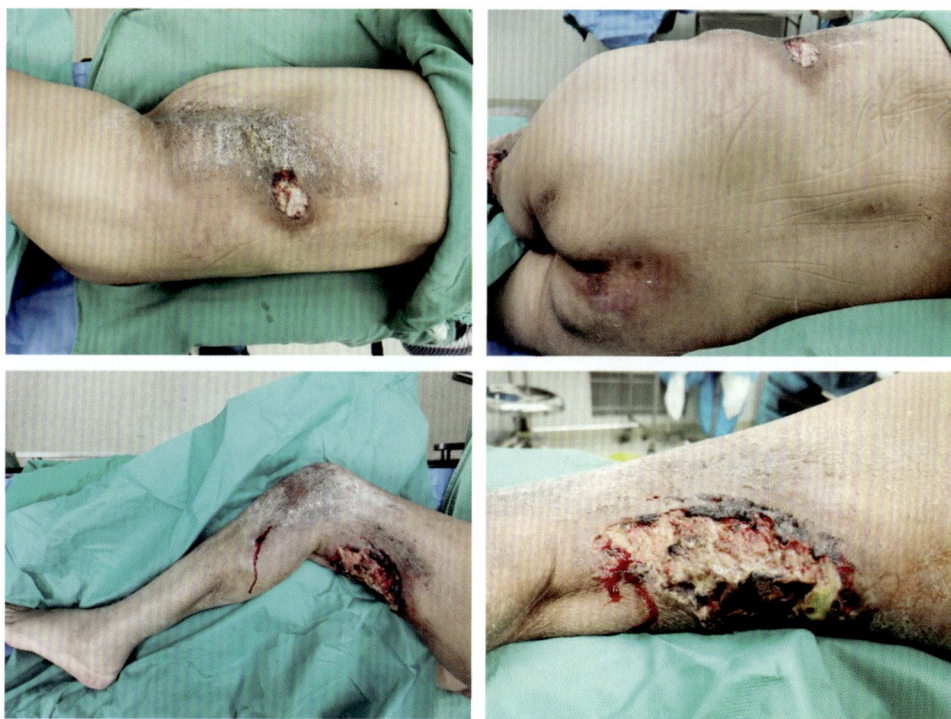

图 38-2　术前所见

尼龙,减量至 8 mg,1 次/d。2021 年 12 月 22 日,在全身麻醉下行左腰腹部、左大腿、左小腿感染组织清创术＋创面负压封闭引流术。术中见左侧腰腹部红肿,散在痂皮形成,中央处见大小约 6.0 cm×4.0 cm 不规则皮肤溃疡灶,基底部分灰白色坏死溶解筋膜外露。切开见左侧腰腹部大范围浅筋膜坏死溶解,向近端蔓延至胸部浅筋膜层,向前侧蔓延至左腹壁筋膜层,向远端蔓延至左髂前上棘浅筋膜,向背侧蔓延至背阔肌浅层筋膜。坏死筋膜呈灰白色脓性溶解表现,解剖结构丧失,深部腹外斜肌腱膜部分溶解,腹外斜肌肌肉颜色尚正常。左大腿中段背侧可见大小约 7.5 cm×6.0 cm 溃疡灶,局部皮肤缺损,基底部分筋膜呈灰白色坏死溶解状。切开见浅筋膜呈灰白色脓性溶解表现,部分白色脓液积聚,断面渗血明显,深部股二头肌肌肉颜色尚正常,电刺激反应可。清创后左大腿背侧创面缺损大小约 9.0 cm×7.0 cm。左膝部外侧至左小腿上段皮肤明显色素沉着,散在不规则窦道形成。切开见皮下大量灰白色坏死溶解筋膜形成,大量白色脓液积聚,深部外侧腓肠肌肌肉颜色尚正常,电刺激反应可。清创后左小腿上段创面缺损大小约 8.5 cm×7.0 cm。见图 38-3。

彻底清除创面感染坏死皮肤软组织,反复冲洗创面,彻底止血,安装负压装置。麻醉满意,手术顺利,术中输注红细胞 4 U 及血浆 400 ml。术后左腰腹部、左大腿、左小腿创面持续行负压封闭引流,手术切取左腰腹部、左下肢创面软组织送病理活检。2021 年 12 月 31 日,病理结果提示慢性化脓性肉芽肿性炎,特殊染色见抗酸杆菌。请传染科医师会诊后,给予利奈唑胺＋异烟肼＋利福平＋乙胺丁醇抗感染治疗,辅助给予营养支持、镇痛、消炎、护胃、抗凝、碱化尿液等治疗。

按计划分别于 2022 年 1 月 4 日、2022 年 1 月 11 日,安排手术清创＋更换负压装置,患者

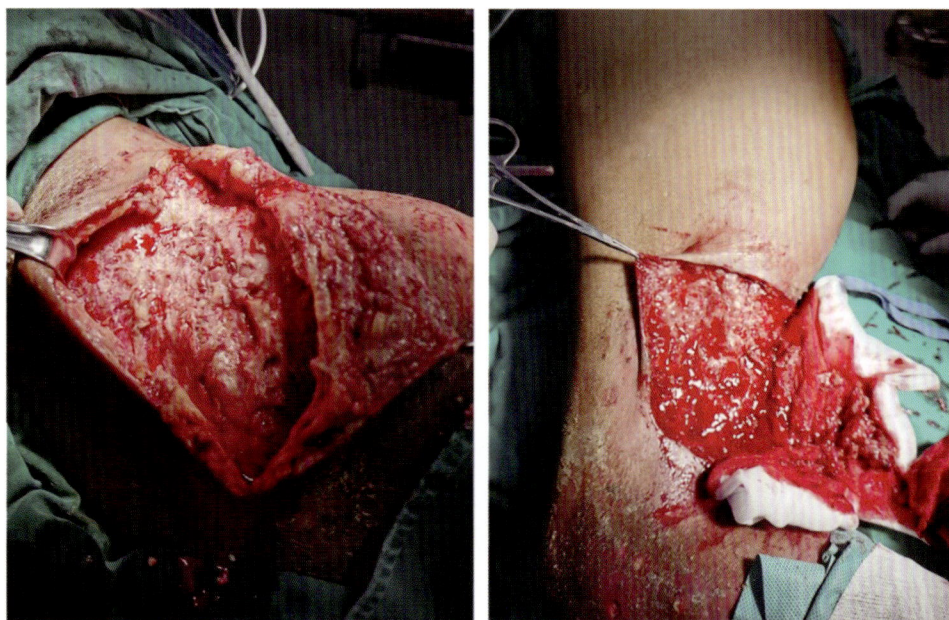

图 38-3　第 1 次术中所见

左腰腹部、左下肢创面得到改善。

　　2022 年 1 月 18 日，在全身麻醉下行头部取皮术＋网状皮片制备＋左腰腹部、左大腿、左小腿缺损清创术＋左腰腹部游离皮片移植术＋创面负压封闭引流术。手术切取头部刃厚皮片制成网状皮片，转移修复左腰腹部创面、左下肢创面，重新安装负压装置。术后换药可见左腰腹部创面植皮存活，创面愈合。见图 38-4。

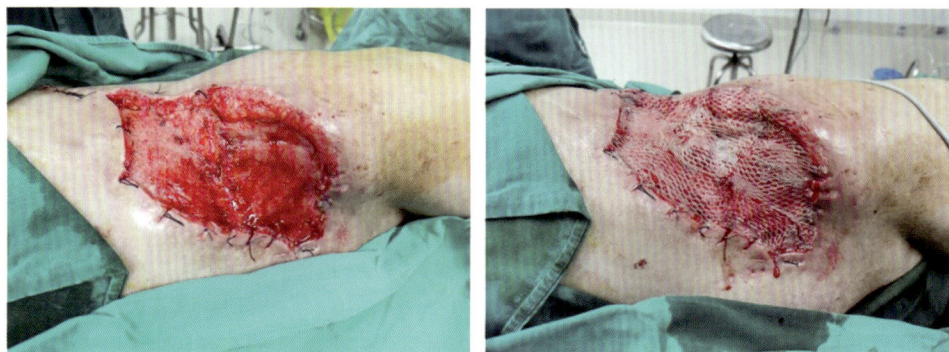

图 38-4　胸腹部创面网状皮移植

　　2022 年 1 月 28 日，在全身麻醉下行左下肢缺损清创术＋异体真皮移植术＋创面负压封闭引流术，手术清创后取脱细胞异体真皮移植覆盖左下肢创面，安装负压装置固定皮片。见图 38-5，38-6。

　　患者左下肢创面移植脱细胞异体真皮 10 天后，于 2022 年 2 月 8 日，在全身麻醉下行左下

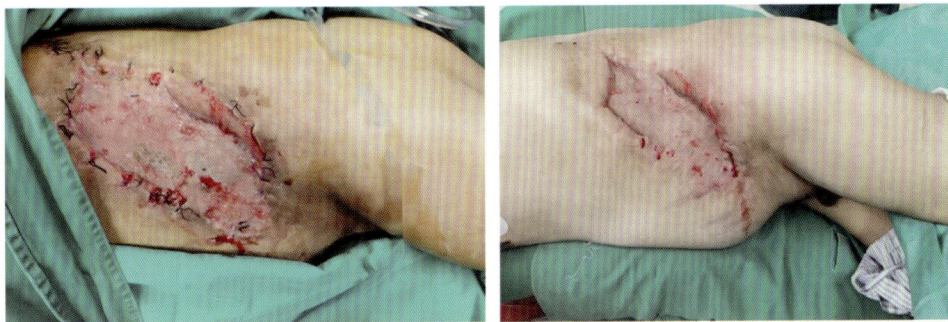

图 38-5　胸腹部创面植皮术后

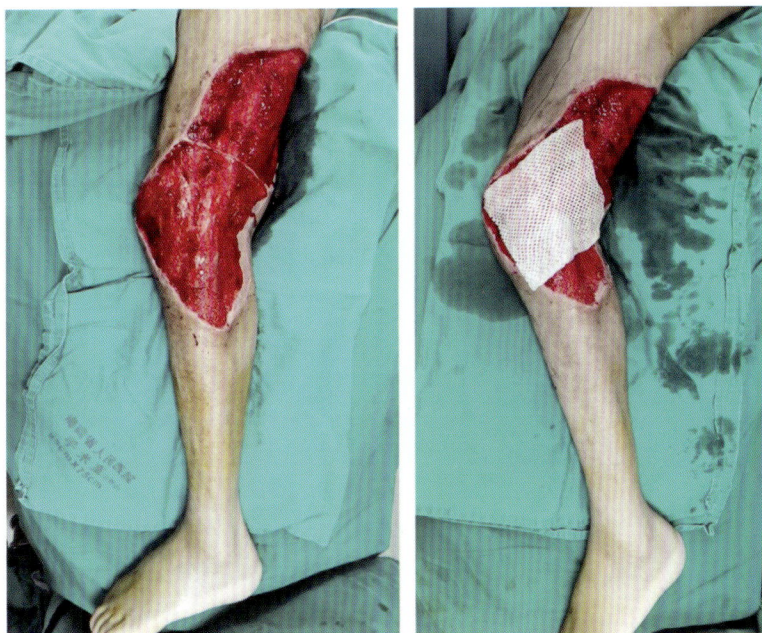

图 38-6　左下肢异体真皮植入

肢缺损清创术＋头部取皮术＋网状皮片制备＋左下肢游离皮片移植术＋创面负压封闭引流术。手术切取头部刃厚皮片制成网状皮片并移植于左下肢缺损创面,覆盖脱细胞异体真皮,安装负压装置固定皮片。拆除左下肢 VSD 装置,见植皮部分存活,残余创面形成,经换药处理后创面逐渐愈合。见图 38-7,38-8。

　　经积极治疗后,患者恢复情况良好,左腰腹部、左下肢植皮存活,创面基本愈合。2022 年3 月 31 日予以出院。

　　7. 治疗结果、随访及转归　　出院诊断为左腰腹部、左下肢坏死性筋膜炎,左腰腹部、左下肢皮肤结核,皮肌炎。出院半年后随访,患者站立行走功能恢复,关节弯曲活动受限不明显,治疗效果基本满意。见图 38-9。

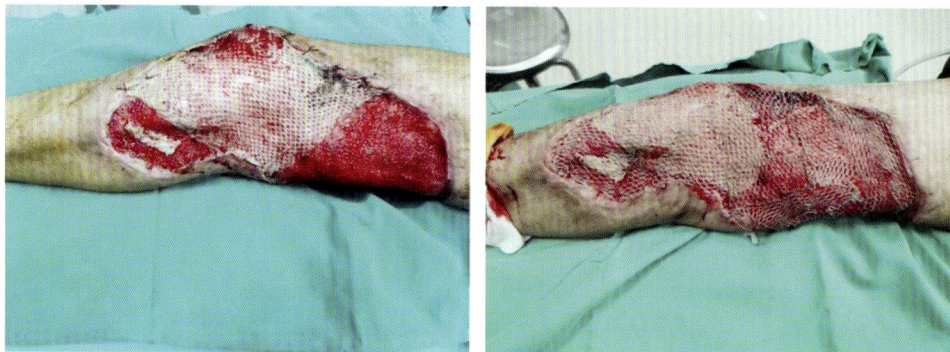

图 38-7 自体网状皮移植

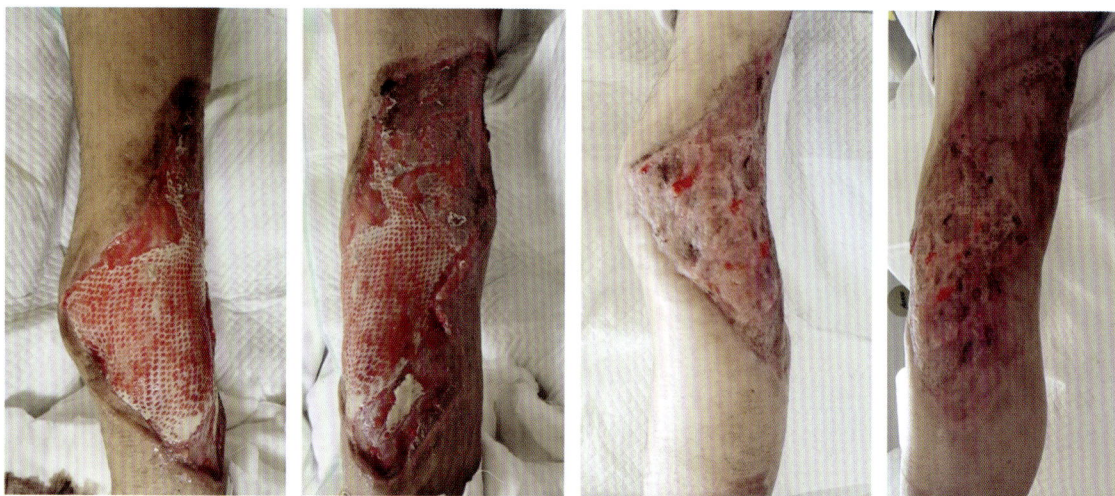

图 38-8 左小腿创面术后

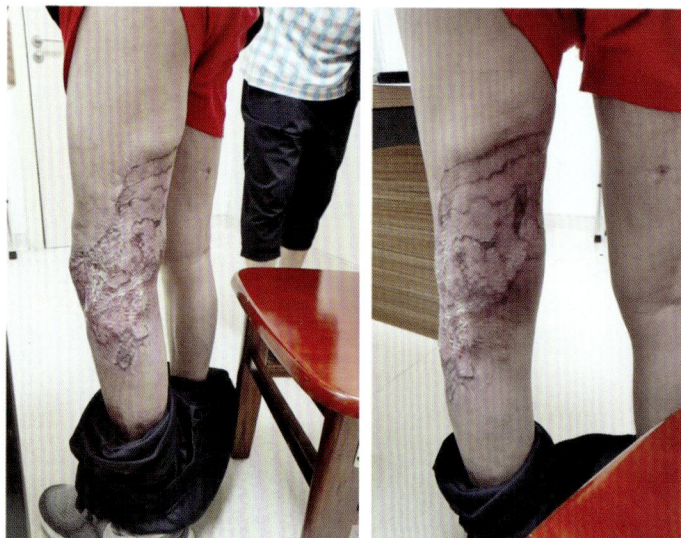

图 38-9 出院后半年随访

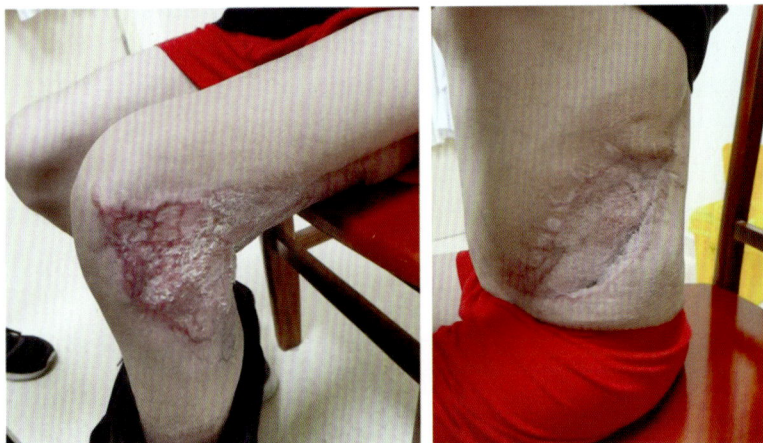

图 38-9　（续）

【病例讨论与分析】

刨根问底——临床思维演练

△ 皮肌炎、坏死性筋膜炎、皮肤结核的定义是什么？

△ 坏死性筋膜炎等严重皮肤软组织感染的治疗原则有哪些？

△ 脱细胞真皮基质的应用指征有哪些？

医师 A: 皮肌炎（dermatomyositis,DM）是一种有特征性皮肤改变的特发性炎性肌病，以各种各样的特异性皮疹、糜烂或溃疡为主要表现。目前,治疗上主要根据患者年龄、疾病分型、病情严重程度以及共病情况等制订个体化治疗方案,但仍以激素、抗疟药以及免疫抑制剂等药物治疗为主。坏死性筋膜炎（necrotizing fasciitis,NF）是一种罕见的,以广泛皮肤、皮下脂肪、筋膜、肌肉进行性破坏为主要表现的坏死性软组织感染。任何皮肤或黏膜外伤破损、各种外科手术、免疫抑制、恶性肿瘤、动静脉血管疾病、糖尿病、酒精中毒和肥胖等均可成为该病的诱因。早期准确诊断、尽快外科介入、使用适当的抗生素,同时给予患者强有力的支持治疗,是治疗 NF 的基本原则。皮肤结核（cutaneous tuberculosis）是结核分枝杆菌复合群引起的感染性皮肤病,临床表现多样,确诊缺乏统一标准,目前需要结合病史（尤其是结核病史或接触史）、皮损特征、组织病理检查、病原学检测结果等进行综合诊断。病原学检测是确诊皮肤结核的重要依据,但皮肤结核皮损中菌量通常较少,且细菌分布不均,增加了实验室病原学检查的难度。目前,聚合酶链反应（PCR）检测敏感度、准确度高,耗时短,可协助皮肤结核诊断。在治疗上,皮肤结核与其他结核病一样,主要以抗结核药物治疗为主。

医师 B: 本例患者已明确诊断为皮肌炎,长期口服大剂量激素治疗,合并医源性库欣综合征,主要具有以下特点。①免疫力低下,容易发生严重皮肤软组织感染。②长期使用激素导致皮肤菲薄、脆性增加,脂肪组织变性,组织再生能力弱,这些均为皮肤结核及坏死性筋膜炎的易感因素。该患者左腰腹部、左下肢均出现皮肤溃疡,影像学检查提示肋骨、下肢骨均无骨质破坏,排除骨结核,推测该患者为病原菌血行播散所致的可能性大。

医师C:对于局部感染严重且合并结核感染的患者,应在全身强化治疗的基础上,尽早给予手术清创治疗,这是一种及时、有效的治疗方式。同时,为了避免病情急剧加重,早期应使用广谱抗生素,并且积极寻找感染原以调整治疗方案。对于坏死性筋膜炎创面的清创,如术中发现筋膜完整性丧失、筋膜呈灰白色、洗碗水色脓液、恶臭分泌物、坏死、明显水肿等典型表现,需要彻底清除病灶,同时使用负压封闭引流,以控制感染及改善创面。

医师D:脱细胞真皮基质(acellular dermal matrix,ADM)在创面修复中的适应证有以下几点。①Ⅲ度烧伤切痂后创面。②外伤或体表肿瘤切除导致的大面积皮肤缺损。③肉芽组织创面。④瘢痕溃疡。⑤瘢痕切除或松解后的新鲜创面。⑥可能形成瘢痕的植皮手术供皮区。本病例患者全身皮肤基础条件欠佳,存在皮瓣手术禁忌证,下肢创面累及膝关节,单纯植皮治疗后期瘢痕增生挛缩可导致膝关节活动受限,脱细胞真皮基质移植适应证明确。

【专家点评】

病例中关键点出现在哪里?

皮肌炎特殊创面合并其他罕见、少见的皮肤软组织感染,在临床诊断和治疗上困难重重。

该患者合并3种特殊疾病,均为少见病或罕见病,但临床表现并不典型。3种疾病同时在一个患者身上发生,早期诊断困难。临床医师通过抓住症状、体征的蛛丝马迹,理清逻辑,并借助关键检查手段,最终明确诊断,使该病例得以成功治疗。

患者长期使用激素,免疫功能紊乱,同时皮肤溃疡创面形成,各种病原体易直接侵入创面或经血行致病。在抗生素的选择上,主要根据药物敏感试验结果,尽可能选择广谱、有效的抗生素。然而,该患者创面并非普通感染,结核分枝杆菌作为特殊感染细菌,相关检查常呈现阴性结果,且缺乏快速、准确的检验手段,往往需要反复提取标本进行检查。这也提示我们,对于常规抗菌效果不佳、病程长的创面,应考虑合并分枝杆菌感染的可能。

长期接受激素类药物治疗的皮肌炎患者合并严重的坏死性筋膜炎时,创面愈合能力如何?目前,尚缺少相关文献报告和临床经验。该病例术后抗结核治疗1年、康复治疗6个月、规范的免疫药物治疗6个月,随访未见复发性创面或感染。本病例为今后类似病例的治疗提供了一个参考。手术治疗是坏死性筋膜炎最为有效的治疗方式,同时也可作为确诊方法,术中可以更加清晰地看到筋膜完整性丧失、筋膜呈灰白色、洗碗水色脓液等坏死性筋膜炎典型表现。对于高龄、严重贫血等合并其他器质性疾病的患者,也应给予足够的重视,评估相关风险,尽早采取手术治疗,避免加重病情或导致新的并发症。

　　长期接受激素类药物治疗的皮肌炎患者,皮肤薄如蝉翼,临床医师采用头皮刃厚皮片联合异体脱细胞真皮移植术,具有一定的技术难度,虽取得满意结果,但仍需要进一步的病例积累及总结评价。

(陈贻郴　潘云川)

参 考 文 献

[1]　张雅静,岳伟.皮肌炎诊断与治疗进展[J].中国现代神经疾病杂志,2022,22(6):533-541.

[2]　HIROKAZU S,HITOSHI K. Current diagnosis and treatment of polymyositis and dermatomyositi[J]. Modern rheumatology,2018,28(6):1-9.

[3]　DEWANE ME,WALDMAN R,LU J. Dermatomyositis:Clinical features and pathogenesis[J]. J Am Acad Dermatol,2020,82(2):267-281.

[4]　CHEN LL,FASOLKA B,TREACY C. Necrotizing fasciitis:A comprehensive review[J]. Nursing,2020, 50(9):34-40.

[5]　任尊,程鹏飞,韩培.坏死性筋膜炎诊治的研究进展[J].国际骨科学杂志,2020,41(05):294-297.

[6]　陈燕清,王洪生.皮肤结核病研究进展[J].中华皮肤科杂志,2019(3):215-219.

[7]　WORLD HO. Global tuberculosis report 2023[M]. Geneva:World Health Organization,2023.

[8]　WORLD HO. WHO consolidated guidelines on tuberculosis:module 4 treatment tuberculosis care and support[M]. Geneva:World Health Organization,2022.

[9]　李顺堂,林源,欧斌贤,等.综合治疗医源性库欣综合征患者感染性创面的效果[J].中华烧伤与创面修复杂志,2022(06):512-519.

[10]　中国老年医学学会烧创伤分会.天然真皮基质应用于创面修复的全国专家共识(2020 版)[J].中华烧伤杂志,2020(10):895-900.

病例 39   坏疽性脓皮病的诊疗

【病历摘要】

患者,女,19岁,因"剖宫产后切口红肿渗液伴发热8天"入院。

1. 现病史   患者11天前在当地医院引产失败后行剖宫产术,产下一活婴,手术经过顺利。术后第3天,患者出现发热,腹部切口开裂,周围红肿,给予部分拆线引流,静脉应用左氧氟沙星+依替米星+氨苄西林抗感染治疗,创面分泌物细菌培养提示缓慢葡萄球菌阳性(利奈唑胺敏感)。术后第7天,停用原抗生素,调整为静脉应用万古霉素+利奈唑胺抗感染,但切口感染加重,坏死范围扩大,红肿区域呈暗紫色,刀口及周围创面疼痛剧烈,无法触碰。术后第9天,请本科会诊,切口感染范围继续扩大、加深,红肿区域呈暗紫色(图39-1),创面外用磺胺嘧啶锌软膏,抗生素调整为亚胺培南+利奈唑胺静脉滴注,但溃疡创面范围进一步扩大,症状未改善。术后第11天,转至本科住院治疗。

2. 既往史   否认高血压、冠心病、糖尿病等慢性病史,否认肝炎、结核、伤寒、疟疾等传染病史,否认输血史,否认药物及食物过敏史。

3. 入院查体   T 40.2 ℃,生命体征平稳,心肺听诊无异常。专科情况:腹部长约8 cm的纵向手术切口,切口周围创面呈心形,大小约24.0 cm×12.0 cm,且较2天前明显扩大。创面部分皮肤脱落,脂肪组织外露,色黄略干,残留皮肤及创面周围皮肤呈紫红色,可见点状黄色黏稠分泌物,无明显异味(图39-2)。

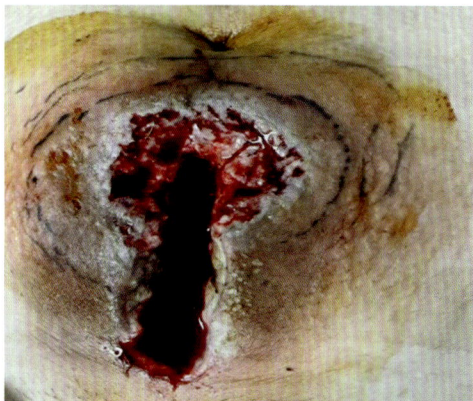

图 39-1   术后第9天,切口感染范围继续扩大、加深,红肿区域呈暗紫色

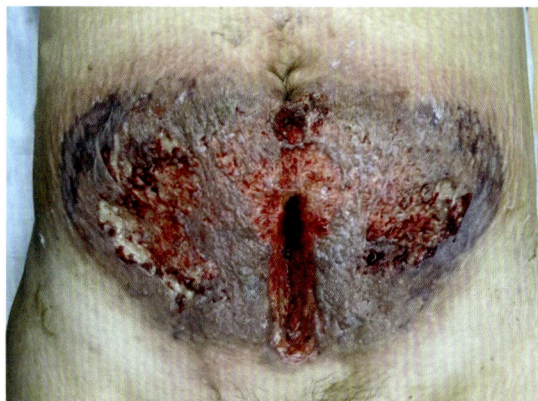

图 39-2   创面可见点状黄色黏稠分泌物

4. **辅助检查**　X 线检查提示双肺纹理增粗、增多。白细胞 36.5×10^9/L，中性粒细胞 0.905×10^9/L，淋巴细胞 0.021×10^9/L，血红蛋白 95 g/L，肝素结合蛋白＞300 ng/L，C 反应蛋白 252.78 mg/L，前白蛋白 0.04 g/L。

5. **诊断**　手术后切口感染（剖宫产术后）。

6. **治疗经过**　入院后立即给予 I 级护理、监测生命体征、高蛋白营养支持、哌拉西林 4.5 g q8h＋利奈唑胺 0.6 g q12h 静脉滴注抗感染等治疗。

入院后第 2 天，行清创引流术，术中见创面较前进展，创面边缘呈环形紫红色病变，宽度 1.0～2.0 cm，有虫蚀样改变，真皮组织与皮下脂肪黏附不紧密，脂肪组织色泽及质地基本正常（图 39-3）。与普通的伤口感染特征不相符，怀疑为坏疽性脓皮病（pyoderma gangrenous，PG）。

入院后第 3 天，胸部 CT 提示两肺炎症改变，VP-RADS 2 类，两侧胸腔少量积液伴两肺下叶局部膨胀性不全，继续给予鼻塞吸氧（3 L/min）。

当天启动多学科协作诊疗，经风湿免疫科、皮肤科、感染内科等多学科会诊，拟诊为 PG，给予注射用甲泼尼龙（80 mg，qd），同时合用丙种球蛋白，并继续行抗生素治疗。

入院后第 4 天，腹部创周仍可见部分水疱样坏死，但范围未见明显扩大（图 39-4）。

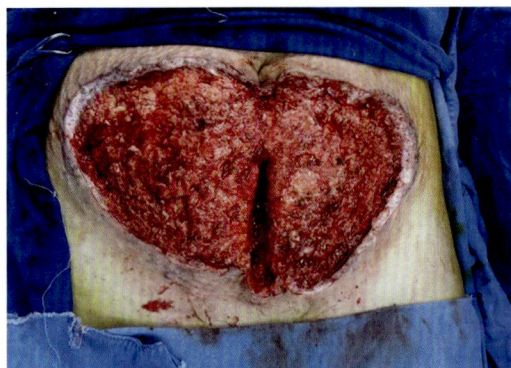

图 39-3　虫蚀样改变

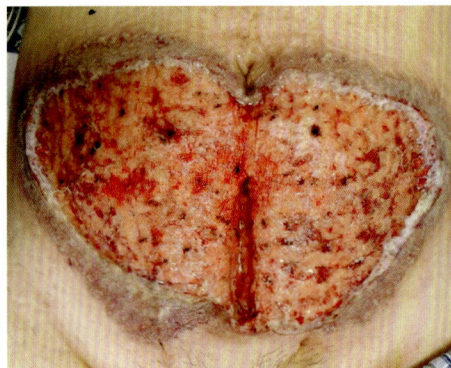

图 39-4　腹部创周仍可见部分水疱样坏死

入院后第 5 天，患者突发急性呼吸窘迫综合征，给予无创呼吸机辅助呼吸 2 天。

入院后第 6 天，经足量激素治疗 3 天后，创面趋于稳定，炎症指标下降，体温正常。取创面边缘组织送病理检查，结果显示表皮、真皮、皮下脂肪见大量中性粒细胞弥漫浸润伴脓肿（图 39-5），明确诊断为 PG。

入院后第 10 天，注射用甲泼尼龙（80 mg，qd）已维持治疗 1 周，调整为 60 mg 静脉滴注，1 次/天。

至此，创面坏死扩展的趋势已控制，创面情况稳定，但创面面积仍较大，约 12 cm×25 cm。故于入院后第 11 天和第 15 天分别行腹部扩创术＋创面负压封闭引流术。入院后第 15 天，术中发现剖宫产切口自动闭合，创面有大量的血浆样渗出（图 39-6）。

入院后第 17 天，注射用甲泼尼龙（60 mg，qd）已维持治疗 1 周，调整为 40 mg 静脉滴注，1 次/天，持续 5 天，后调整为泼尼松片 40 mg 口服，1 次/天，持续 2 天。

入院后第 18 天，行腹部创面自体刃厚邮票皮片移植术（图 39-7）。植皮成活，术后第 10 天创面痊愈（图 39-8），患者出院。

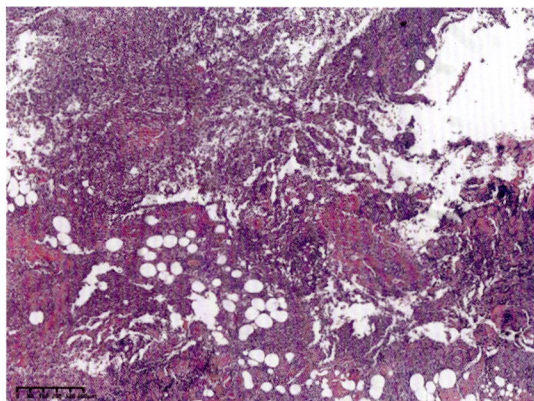

图 39-5　大量中性粒细胞弥漫浸润伴脓肿

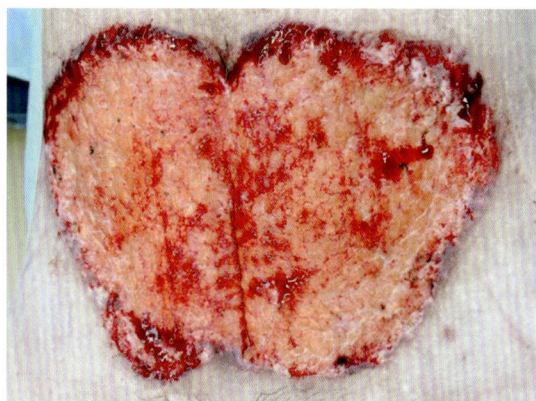

图 39-6　创面有大量的血浆样渗出

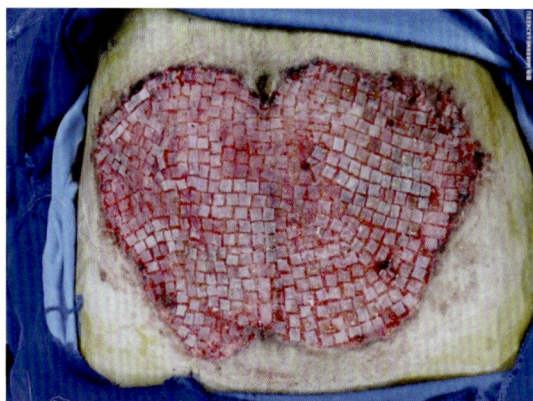

图 39-7　腹部创面自体刃厚邮票皮片移植术

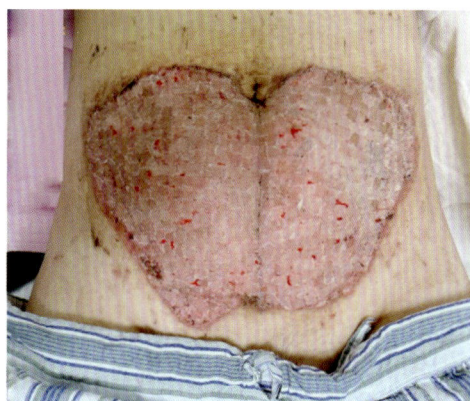

图 39-8　术后第 10 天,创面痊愈

　　出院后,患者在皮肤科门诊治疗,口服泼尼松片,逐渐减量,6 个月后停药。本科室随访 6 个月,病情无复发(图 39-9)。

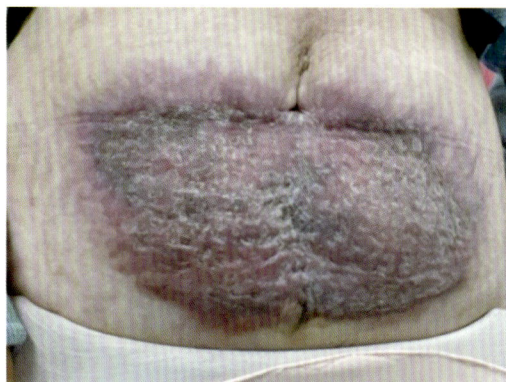

图 39-9　随访 6 个月,病情无复发

【病例讨论与分析】

刨根问底——临床思维演练

△ 手术切口感染要考虑哪些情况？

△ 如何诊断坏疽性脓皮病？

△ 坏疽性脓皮病的临床特点和治疗原则分别是什么？

医师 A: 本例患者为手术切口感染，入院后行血培养、创面分泌物细菌培养均提示无菌生长，考虑是否为分枝杆菌、病毒、支原体或其他微生物感染。经过严格清创、创面换药、广谱抗生素应用、创面外用磺胺嘧啶银药膏等治疗后，创面非但无生长倾向，反而坏死范围继续增大、加深。创面特征与普通的伤口感染特征不相符。

医师 B: 手术切口感染经严格外科换药治疗及抗感染治疗后，创面坏死范围反而继续增大、加深，且创面特征与普通伤口感染特征不相符，需要考虑是否与免疫因素有关。化验结果显示红细胞沉降率增高（88.0 mm/h），其余免疫指标未见明显异常。白细胞、C 反应蛋白等炎症指标逐渐增高，降钙素原未见增高。结合创面特点，创缘可见多个紫红色脓疱，创周无红热表现，肿痛非常明显，伴坏死性溃疡，创面逐渐增大，进展迅速，考虑为 PG。甲强龙 1.14 mg/(kg·d) 治疗 3 天后，创面情况稳定。白细胞计数、C 反应蛋白逐渐降低，是病情变化的"分水岭"。

医师 C: PG 是一种慢性炎症性非感染性皮肤病，临床上较少见，多发生在 20～50 岁人群中，女性患病率略高于男性。PG 患者的皮损可发生在全身各处，最好发于下肢（85.7%），表现为突然出现的疼痛性红斑、丘疹、结节或脓疱，并迅速进展为不断扩大的溃疡，伴有典型的紫红色边缘和坏死性基底，其溃疡创面愈合后常可形成筛网状萎缩性瘢痕。针对该疾病的治疗方法有局部应用糖皮质激素、全身应用糖皮质激素、创面湿度控制、抗生素治疗、高压氧治疗等。本例患者在全身应用糖皮质激素控制进行性皮肤软组织坏死后，创面仍较大，创面换药治疗难以愈合，故采用自体皮移植术，治疗效果良好，术后随访 6 个月，病情无反复。

【专家点评】

病例中关键点出现在哪里？

手术切口感染经治疗后坏死范围继续增大、加深，需要考虑患者的全身情况及手术切口局部情况。全身情况一般包括全身营养状况、代谢性疾病、糖皮质激素的应用、免疫系统疾病、特殊病原体感染、严重的精神心理问题、影响供血供氧的疾病（如休克、心力衰竭）等。切口局部的情况一般包括切口的具体位置、切口是否受压、切口部位的血运情况、切口的缝合方式、切口处理是否得当、局部药物过敏、包扎是否过紧等因素。有时,局部的血管炎或淋巴回流不畅等原因也会影响手术切口的愈合。正确的排查与判断依赖于患者的病史、体格检查及针对性的辅助检查。

PG 是一种原发性、免疫缺陷性、疼痛性、非感染性的皮肤病,可以合并细菌或其他微生物感染。PG 主要分为 5 个亚型,溃疡型(最常见)、大疱型、脓疱型、增殖型(浅表肉芽肿型)、造口周围型。疼痛是 PG 最常见的症状,其次是白细胞增多、发热和 C 反应蛋白升高。半数以上的伤口有红斑、紫色边缘受损、脓性分泌物。病情严重时可累及肺部,表现为浸润、炎症、胸腔积液等,常进展为急性呼吸窘迫综合征(ARDS)。虽然肺部是 PG 最常见的受累器官,但容易被临床医师忽视。

PG 的病理生理机制尚不明确,一般认为有以下 4 个方面。①中性粒细胞功能障碍。既往文献报道 PG 患者中半数以上伴有潜在的自身免疫病,如炎症性肠病、关节炎或血液病。②异常炎症。在妊娠出现 PG 的患者中,可能存在一种异常的促炎转变,表现为中性粒细胞增多及 GM-CSF、MMP、TNF-a、IL-8 等炎症介质上调,从而增加在局部创伤时产生中性粒细胞驱动 PG 的风险。③适应性免疫。适应性免疫在 PG 的发展过程中也起着重要作用。由于 PG 丘疹迅速演变为脓疱,然后形成溃疡,因此 PG 早期的丘疹很难被观察到。一些关于 PG 早期病变的活体组织检查显示,病变早期的丘疹中淋巴细胞比例升高,以克隆性扩增的 T 细胞为主,这类 T 细胞可诱导抗原驱动的现象。基因表达分析显示,在 PG 早期的丘疹中,T 细胞趋化因子［如趋化因子(C-X-C 基序)配体 9(CXCL9)、CXCL10、CXCL11 等］和部分其他细胞因子（如 IL-8、IL-17A、TNF、γ 干扰素、IL-36 等）的相关编码基因存在过度表达。④基因突变。全基因组研究表明,PG 与炎症性肠病、银屑病在多个遗传易感性位点重合,如 PSTPIP1、TRAF 等,参与疾病的炎症相关信号通路和(或)分子的调控。这 4 个因素之间相互作用,难以确定始发因素。

目前,PG 没有标准化的诊断标准。临床上常参考 Paracelsus 评分(2018),该诊断标准对以下指标进行评分,总分≥10 分时判定 PG 的可能性高。①主要指标。病程进展迅速,排除其他疾病,伤口边缘呈红色或蓝紫色(每条 3 分)。②次要指标。通过免疫抑制疗法可改善症状,特征性(不规则)溃疡,极度疼痛(VAS>4),病灶位于创伤部位(每条 2 分)。③附加指标。组织学检查表现为化脓性炎症,边缘潜行的溃疡,与系统性疾病相关(每条 1 分)。

PG 的治疗方式为局部或全身免疫抑制。对于全身治疗,大剂量皮质类固醇是目前 PG 的一线治疗方案。激素减药或停用过早,可导致 PG 复发。半数以上患者采用系统性糖皮质激素联合免疫调节剂,如环孢素、人免疫球蛋白和氨苯砜。大多数患者经保守治疗可痊愈,曾有肺部受累的 PG 患者死亡的病例报道。部分患者由于糖皮质激素干预滞后和侵入性手术不当,导致腹壁全层,甚至子宫受累,最终接受子宫切除手术。手术的作用是有争议的,因为在 PG 急性期,轻微的创伤可能加剧健康皮肤的进行性破坏。目前,已有少数报道显示,经过长时间的免疫抑制治疗后,采用如薄层植皮和皮瓣移植等手术修复 PG 创面是可行的。同样,将 NPWT 作为手术的辅助治疗,患者也得到了良好的结果。有研究表明,植皮联合 NPWT 可缩短整体治疗时间,尤其是 NPWT 似乎能显著减轻 PG 患者的疼痛。

　　综上所述,如果患者术后疑似伤口感染,经全身抗生素治疗和标准伤口护理不能改善,应考虑诊断为 PG。早期诊断和早期激素治疗是决定 PG 患者治疗效果和术后恢复情况的关键。对于大面积皮肤组织缺损者,可考虑在 PG 稳定期进行 NPWT 和自体皮肤移植修复创面。由于 PG 不是单纯的皮肤病变,可能是一种全身免疫介导的疾病,复发率高,因此对于有 PG 病史或不明原因溃疡史的患者,可考虑预防性的围手术期免疫抑制治疗。

(晋国营　崔胜勇)

参 考 文 献

[1]　MAVERAKIS E,MARZANO AV,LE ST,et al. Pyoderma gangrenosum[J]. Nat Rev Dis Primers,2020,6(1):81.

[2]　WANG EA,STEEL A,LUXARDI G,et al. Classic ulcerative pyoderma gangrenosum is a T cell-mediated disease targeting follicular adnexal structures:a hypothesis based on molecular and clinicopathologic studies[J]. Front Immunol,2018,8:1980.

[3]　杨岚,杨青文,付妍婕.坏疽性脓皮病发病机制与诊断的研究进展[J]. 中华烧伤与创面修复杂志,2022,38(6):569-573.

病例 40　藏毛窦合并感染的诊疗

【病历摘要】

患者,男,28 岁,因"骶尾部皮肤软组织破溃 1 年"入院。

1. 现病史　2023 年 2 月 15 日,患者不明原因出现骶尾部皮肤红肿伴发热,最高体温 38.5 ℃,就诊于当地门诊,门诊予以积极抗感染治疗(具体药物不详),但红肿未见明显好转。2023 年 3 月,患者于当地门诊行骶尾部皮肤切开引流术,术中可见大量灰绿色脓性分泌物排出,异味明显,后于该门诊常规换药,换药 1 个月后创面愈合。2023 年 8 月初,该部位再次出现红肿,未予以重视。2023 年 11 月中旬,该部位再次破溃,见较多血脓性分泌物排出。2023 年 12 月 4 日,患者就诊于本院门诊,门诊予以再次切开引流清创换药治疗,换药近 1 个月后创面仍无明显愈合趋势,遂就诊于本科门诊,门诊拟"藏毛窦合并感染"收住入院。

2. 既往史　既往体健,否认肝炎、结核、伤寒病史,否认高血压、糖尿病、心脏病、肾病病史,否认药物、食物过敏史,否认输血史,否认其他手术史,否认外伤史。

3. 入院查体　生命体征平稳,神志清楚,营养中等,步行入院。专科情况:可见患者骶尾部 2 处皮肤破溃,弯钳探查可见破溃处形成皮下窦道并相通,长约 5 cm,窦道内较多血脓性分泌物排出,未闻及明显异味,创面周围轻度红肿,可见部分皮肤色素沉着,轻度触痛。见图 40-1。

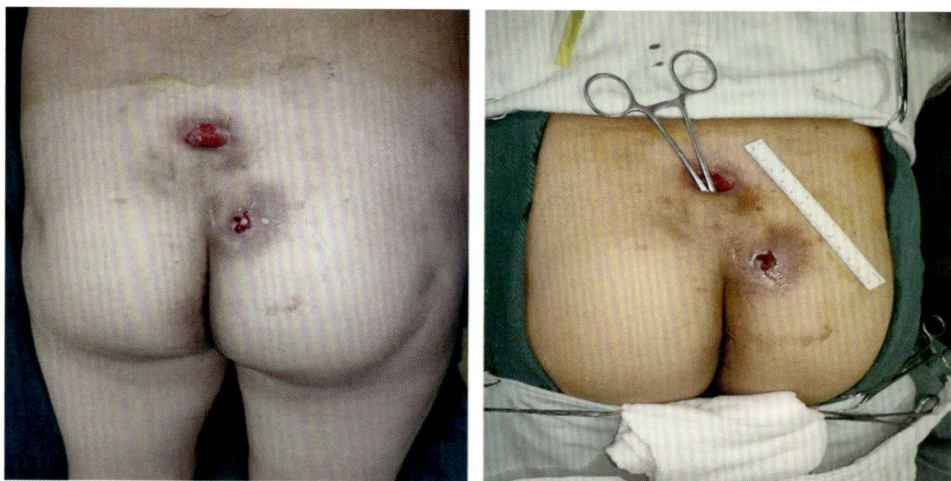

图 40-1　专科查体的创面情况

4. 辅助检查

2024 年 1 月 3 日,白细胞 7.77×10^9/L,中性粒细胞 3.97×10^9/L,中性粒细胞百分比 51.50%,血红蛋白 147.0 g/L,红细胞压积 43.9%,血磷 1.534 mmol/L,血钾 4.04 mmol/L,血糖 4.63 mmol/L,总蛋白 66.4 g/L,白蛋白 43.2 g/L,球蛋白 23.2 g/L,肌酐 89 μmol/L,尿酸 445 μmol/L,尿素 5.05 mmol/L,低密度脂蛋白 3.49 mmol/L。骶尾部 MRI 提示骶尾部软组织不规整,皮下脂肪层内可见不规则长 T1、稍长 T2 信号,抑脂像呈高及稍高信号。骶尾部软组织异常改变,符合藏毛窦伴感染改变。

2024 年 1 月 5 日,病理学检查提示(骶尾部)皮肤和皮下组织以及增生的纤维脂肪组织形成的窦道壁呈慢性炎症改变,局部异物巨细胞反应,符合临床藏毛窦改变。

5. 诊断　藏毛窦伴感染。

6. 治疗经过

(1)常规治疗。注射用头孢呋辛钠 1.5 g bid 静脉滴注。

(2)创面常规处理。术前:过氧化氢溶液+碘伏+生理盐水冲洗,窦道填塞换药。术后:持续负压封闭引流治疗。

(3)手术治疗。骶尾部清创探查术+局部皮瓣转移术+创面负压封闭引流。见图 40-2。

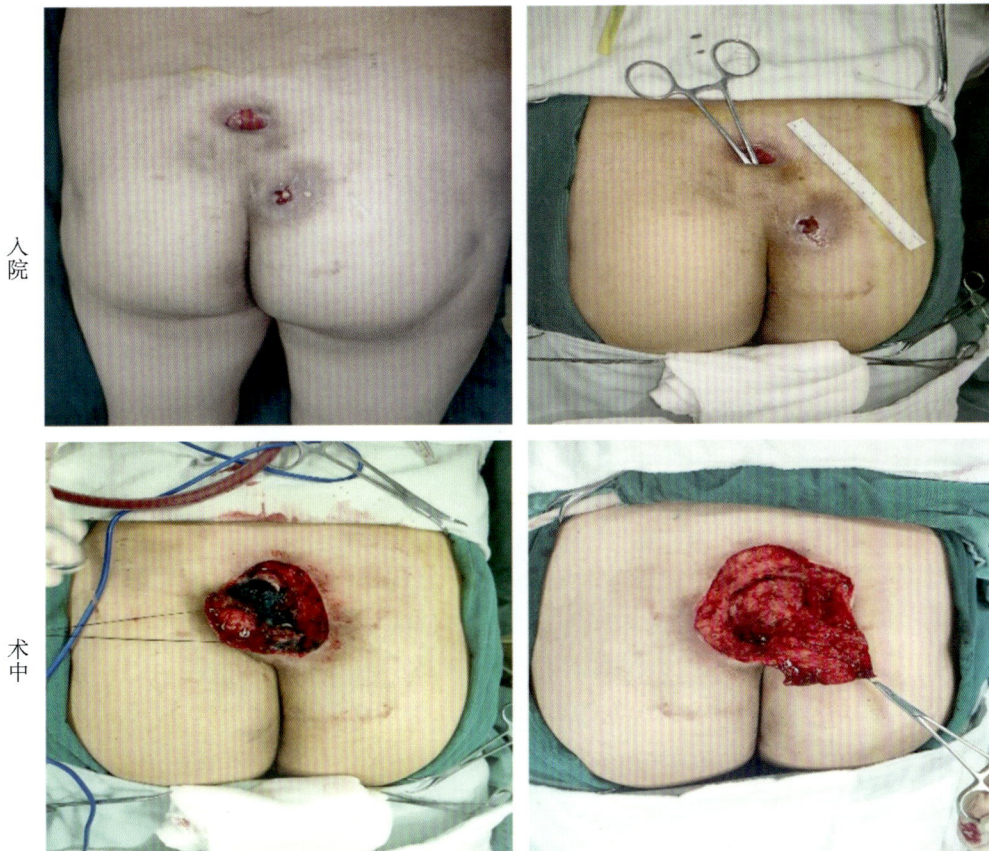

入院

术中

图 40-2　入院、术中、术后创面修复过程

术后

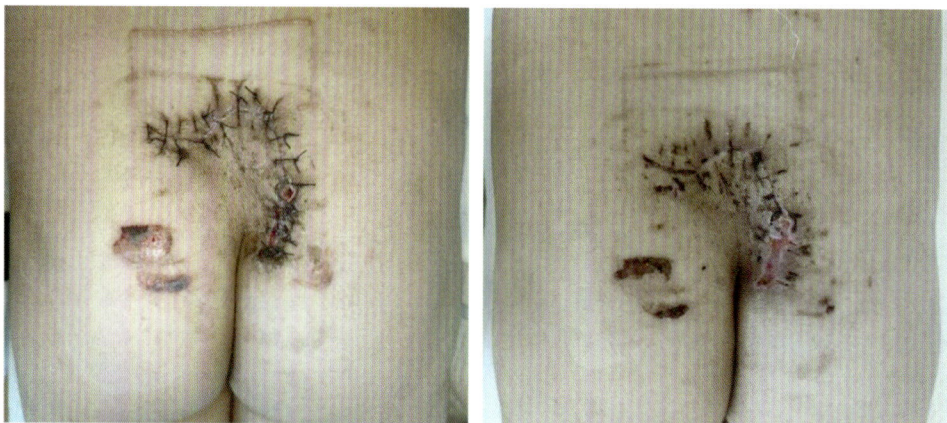

图 40-2 （续）

【病例讨论与分析】

> ### 刨根问底——临床思维演练
> △ 藏毛窦的定义及流行病学特征分别是什么？
> △ 藏毛窦有哪些危险因素及特征性临床表现？
> △ 藏毛窦如何进行诊断及鉴别诊断？
> △ 目前针对藏毛窦的治疗方法有哪些？
> △ 常用的外科手术方式有哪些？

医师 A： 藏毛窦（pilonidal sinus）是位于骶尾部臀间裂软组织内的一种慢性窦道或囊肿，内藏毛发是其特征。藏毛窦常见于 15～30 岁的年轻人，男女之比为 3:1，发生在青春期后。

医师 B： 藏毛窦最常见的临床表现是骶尾部区域的疼痛，切开引流后最常观察到复发性藏毛窦，其危险因素主要包括：肥胖、久坐、臀沟处受伤或反复刺激以及毛发旺盛。

医师 C： 根据患者的病史和臀沟处的阳性体征，尤其是慢性或复发性患者，通常能做出藏毛窦的临床诊断。藏毛窦最常见的体征是臀沟处典型的中线小凹，急性期常表现为蜂窝织炎或者疼痛，慢性期常表现为臀沟的慢性窦道溢液。结合该患者的性别、发病年龄、既往病史、症状、体征以及骶尾部 MRI 结果，可确诊该患者为藏毛窦伴感染。

医师 D： 目前，藏毛窦的治疗有非手术治疗和手术治疗两种方式。对于急性和慢性非脓肿性藏毛窦，通过剃毛或激光脱毛，将臀沟及周围皮肤的毛发去除，可作为主要或辅助的治疗措施。剃毛或激光脱毛可作为疾病活动期的单一辅助治疗，也可作为慢性藏毛窦的预防措施，以避免复发和脓肿形成。此外，对于囊肿和窦道形成的急慢性藏毛窦患者，在脱毛、搔刮囊肿后，在门诊局部麻醉下应用苯酚溶液治疗，也利于患者的创面愈合。此外，纤维蛋白胶也可用于填充术后死腔及窦道。抗生素治疗也是必要的。非手术治疗的首要目的仍是清除所有可能导致慢性炎症的毛发和碎片,保持窦道引流通畅。对藏毛窦脓肿而言,切开和搔刮术是首选措施。对于慢性藏毛窦患者,手术切除是标准治疗方法,可行藏毛窦一期闭合或二期闭合,主要以皮瓣转移手术封闭创面。

医师 E:皮瓣转移治疗的目的是切除病灶并提供健康组织,用于覆盖和修补由广泛病灶切除带来的组织缺损。对于慢性藏毛窦疾病,目前常用的皮瓣有菱形皮瓣(Limberg 皮瓣)、Karydakis 皮瓣、V-Y 皮瓣、Z 字皮瓣等。术前,可通过骶尾部 MRI 评估病变切除范围,从而选择合适的皮瓣进行修复。

【专家点评】

病例中关键点出现在哪里?

藏毛窦是一种位于骶尾部臀间裂软组织内的慢性窦道或囊肿,其典型特征是内藏毛发。藏毛窦常见于年轻人,且以男性居多。与藏毛窦相关的危险因素包括肥胖、久坐、臀沟皮肤的反复创伤和刺激、家族史和多毛体质。藏毛窦最常见的体征是臀沟处典型的中线小凹,通常可根据患者上述症状及体征明确诊断。

根据该患者的性别、年龄、骶尾部情况、既往病史、症状及体征,藏毛窦伴感染的诊断明确,临床上属于慢性藏毛窦阶段。

尽管该疾病的诊断并不复杂,但仍需与化脓性大汗腺炎、感染性皮肤疖肿、克罗恩病、肛瘘、结核、梅毒和放线菌病等疾病相鉴别。

藏毛窦根据临床过程的不同阶段可分为急性藏毛窦、慢性藏毛窦、复杂或复发性藏毛窦。分期的主要目的是选择合适的治疗方式。对于急性藏毛窦,应首选切开引流及搔刮治疗,臀沟中线外切口引流可促进创面愈合。苯酚溶液填充窦道可促进创面愈合。对于慢性藏毛窦、复杂或复发性藏毛窦,应以手术治疗为主,常采用局部皮瓣转移术封闭创面。术前骶尾部需行 MRI 评估病变范围,以选择合适的皮瓣手术封闭创面;可根据术中清创情况选择一期或二期皮瓣覆盖缺损部位。抗菌药物、纤维蛋白胶、负压封闭引流及 PRP 可作为外科的辅助手段。每 1～2 周进行 1 次剃毛或激光脱毛以避免复发是有必要的。在不久的将来,微创治疗如视频辅助藏毛窦消融术和内镜藏毛窦治疗有望作为传统手术的替代疗法,但其疗效还有待进一步观察。

(赵　帆)

参 考 文 献

[1] HARRIES RL,ALQALLAF A,TORKINGTON J,et al. Management of sacrococcygeal pilonidal sinus disease[J]. Int Wound J,2019,16(2):370-378.

[2] MAHMOOD F,HUSSAIN A,AKINGBOYE A. Pilonidal sinus disease:Review of current practice and prospects for endoscopic treatment[J]. Ann Med Surg (Lond),2020,57:212-217.

[3] KHAN QI,BAIG H,AL FAILAKAWI A,et al. The Effect of Platelet-Rich Plasma on Healing Time in

Patients Following Pilonidal Sinus Surgery：A Systematic Review[J]. Cureus，2022，14(8)：27777.

[4]　TAM A，STEEN CJ，CHUA J，et al. Pilonidal sinus：an overview of historical and current management modalities[J]. Updates Surg，2024，76(3)：803-810.

[5]　CERULO M，TURCO A，ESPOSITO C. Minimally invasive pilonidal sinus disease (PSD) treatment in pediatric patients：A narrative review[J]. Pediatr Med Chir，2022，44(1).

[6]　GIL LA，DEANS KJ，MINNECI PC. Management of Pilonidal Disease：A Review[J]. JAMA Surg，2023，158(8)：875-883.

第六章

毁损性创面

病例41 严重面部毁损伤的诊疗

【病历摘要】

患者,女,16岁,因"车祸导致面部毁损伤2天"入院。

1. **现病史** 患者于2022年1月22日因交通意外导致头面部着地,造成皮肤软组织严重毁损伤。当时患者神志不清,由急救车送至当地医院急诊外科进行简单急救处理,随后意识逐渐恢复。行CT检查排除颅脑外伤及腹部实质性脏器损伤后,经院前联动系统联系,于伤后第2天转至本院就诊。伤后患者精神差,饮食欠佳,尿量减少,大便无。

2. **既往史** 否认高血压、冠心病、糖尿病等慢性病史,否认肝炎、结核、伤寒、疟疾等传染病史,无手术史输血史及过敏史。初潮年龄12岁,月经周期30天,经期7~8天,末次月经为2022年1月10日。

3. **入院查体** T 36.3 ℃,P 90次/分,R 21次/分,BP 78/50 mmHg。患者意识清楚,精神萎靡,贫血貌,格拉斯哥昏迷评分(GCS)15分。创面主要位于头面部,左侧颅顶至颧骨贯通性软组织撕脱伤及挫裂伤,局部颧骨外露,肿胀严重,创缘碎裂,有大量泥沙及碎玻璃嵌插于创面中,污染较重。面部及左耳可见散在皮肤裂伤(图41-1)。

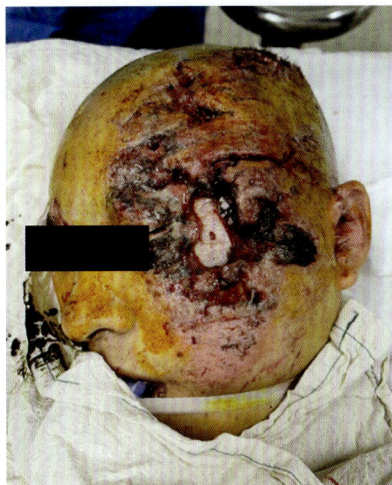

图 41-1 伤后创面情况

4. **辅助检查** 白细胞$13.18×10^9$/L,C反应蛋白21.50 mg/L。心肺功能、肝肾功能均正常。影像学检查提示颅骨无明显异常,左侧颌面、眶周及额颞顶部皮下软组织肿胀,伴散在积气及高密度影,多发皮肤软组织破损。

5．诊断 面部撕脱伤；面部挫裂伤；颧骨外露；创伤后伤口感染；面部异物。

6．治疗经过

（1）病情评估及初期急救。结合病史、体格检查、实验室检查及影像学检查，对患者伤情进行整体评估，并采取以下初期急救及稳定生命体征的措施。①呼吸道管理与维持：清理呼吸道分泌物（异物、血液及呕吐物等），保持气道通畅，吸氧纠正低氧血症，实时动态监测呼吸功能。②止血与抗休克治疗：创面采取压迫方式控制出血，迅速建立静脉通路，补液扩容，纠正休克状态，监测生命体征以评估抗休克治疗效果。③局部及全身抗感染治疗：创面局部加强换药，予以头孢呋辛预防感染，根据创面病原学情况及时调整抗生素。④营养支持：监测内环境及营养状况，补充电解质，抑酸护胃，早期启动肠内营养，促进创面愈合。

（2）创面评估。影响伤口愈合的主要因素包括以下几点。①感染：创面分泌物细菌培养提示耐药表皮葡萄球菌阳性，根据药敏试验结果更换为敏感的抗生素利奈唑胺。②异物：异物影响表皮迁移等创面愈合过程。③大量坏死组织：坏死组织是细菌繁殖的温床，将细菌包裹，不利于抗菌敷料发挥作用；坏死组织溶解脱落的过程可诱导局部炎症介质产生，影响愈合过程并加重瘢痕形成。④骨外露：缺乏有效覆盖，长时间缺血引起骨坏死。见图41-2。

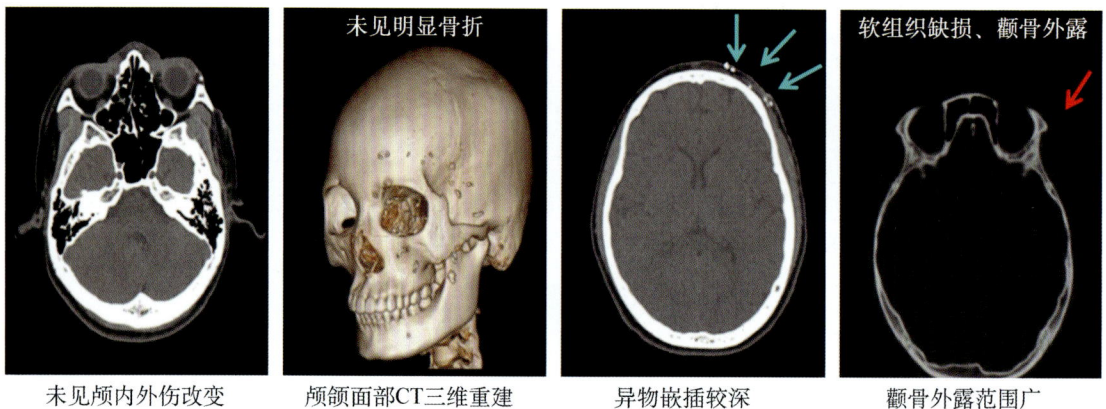

图 41-2 CT 引导下的创面深度评估

（3）创面修复。①清创及软组织归位：第1次手术尽可能保留有活性的软组织，去除异物及坏死组织，以美容缝合方式将软组织归位，并用真皮支架覆盖外露颧骨。术后加强换药，术后第6天可见创面愈合良好，创面基底肉芽新鲜。术后第12天可见创面坏死界限清楚，骨外露创面缩小，创面分泌物细菌培养提示无菌生长。②游离皮瓣覆盖创面：基于CT数据对面部软组织缺损进行三维重建，设计采用股前外侧游离皮瓣覆盖创面。术前超声检查受区颞浅动脉及伴行静脉，确保受区血管无变异，同时管径要与供瓣区血管相匹配，运用多普勒超声定位供区穿支血管。手术时，一组手术人员根据术前定位，自大腿内侧做切口，沿大腿内侧皮瓣切口切开深筋膜深面，确认穿支并于肌间隙内解剖血管蒂，切取皮瓣后关闭供区切口。另一组手术人员进行受区血管准备，术中见颞浅动脉搏动良好。探查结束后对创面进行清创，随后进行血管吻合并缝合皮瓣，关闭切口。术后运用热成像仪定量评估皮瓣的血供恢复情况，可见皮瓣温度逐渐恢复，接近周围正常组织，2周后拆线出院。见图41-3。

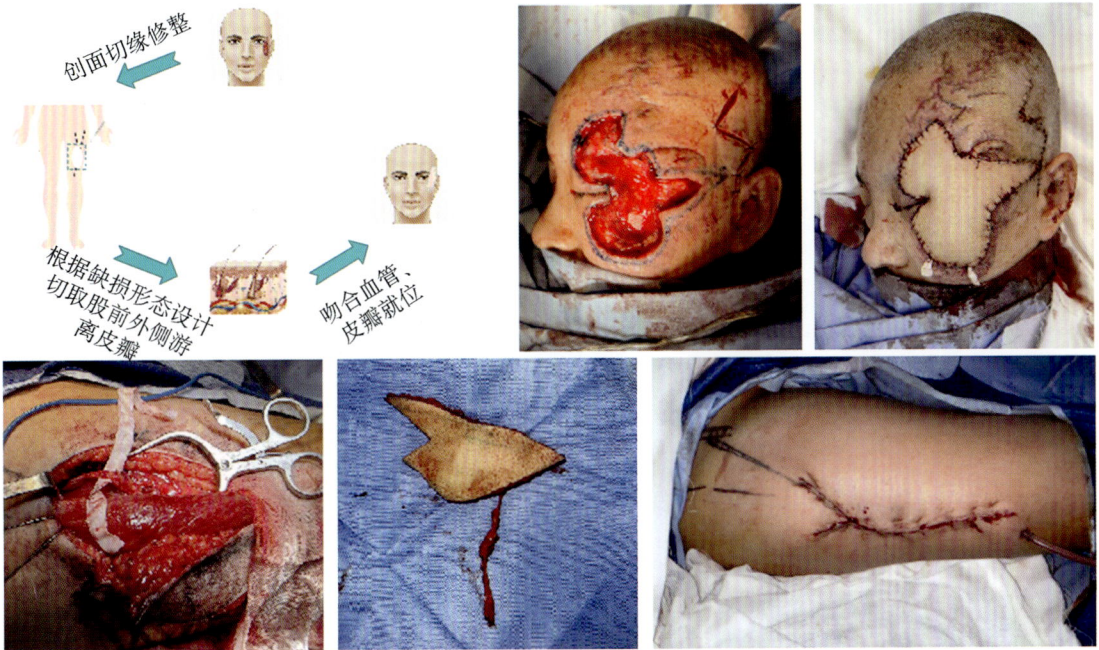

图 41-3　股前外侧皮瓣"换脸"手术示意图

（4）光电治疗。术后患者皮瓣周围挫伤组织色素沉着、凹凸不平严重，采用点阵激光治疗改善局部皮肤情况。拆线 1 周后开始进行强脉冲光（IPL）＋二氧化碳点阵激光治疗，每 1～1.5 个月进行 1 次。

（5）吸脂减容。术后 6 个月，患者皮瓣臃肿，外眼角下垂，借助外眦成形术的小切口进行皮瓣吸脂修薄术。

（6）扩张皮瓣替代游离皮瓣。术后 1 年，为改善患者面部瘢痕、皮瓣色差和色素沉着，植入扩张器扩张周围皮瓣，以替代瘢痕及游离皮瓣。注水扩张 4 个月后，进行皮瓣转移手术。术前热成像评估显示，额部扩张皮瓣内 2 条清晰的眶上动脉血运良好。术中取出扩张器后，切除瘢痕。手术切口设计遵循以下 3 个原则。①切口尽量处于同一皮肤美容单位内。②切口沿松弛状态皮肤张力线设计。③尽量使切口方向与深大皮肤沟纹一致。

（7）美学修复。术后 2 年，为使面部五官对称，进行外切眼角、小切口提眉手术，使患者面部患侧与健侧对称。见图 41-4

（8）心理重建。在此类病例的治疗过程中，应同时关注患者的心理健康，避免因心理创伤造成患者精神和情绪障碍等。主要应对策略包括：①协同临床心理科对患者进行心理量表评估，帮助患者识别和处理心理创伤。②与患者和家属充分沟通，增加对疾病的认知，制订切实可行的治疗方案，增强信任、消除顾虑。③社会支持起重要作用，加强患者与亲友、老师的沟通，减轻个体压力和焦虑，促进其回归社会。

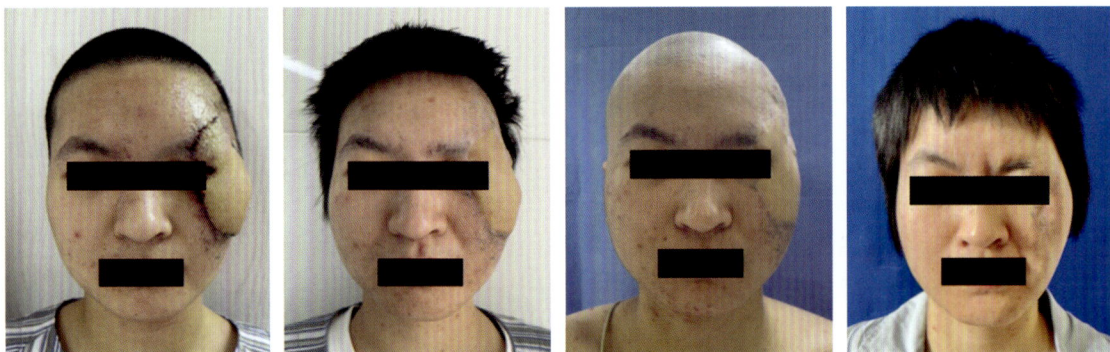

图 41-4 病例转归

【病例讨论与分析】

刨根问底——临床思维演练

△ 患者创面分泌物细菌培养提示耐药表皮葡萄球菌阳性,在更换抗生素时是否考虑过可能是定植菌而非感染菌?

△ 在创面修复阶段,是否应该选择植皮而非游离皮瓣覆盖创面,以减少手术创伤?

医师 A: 表皮葡萄球菌通常定植于皮肤和口腔,在抵抗力降低或严重创伤的情况下可能引发感染。由于表皮葡萄球菌对青霉素敏感,治疗时可选用第一代、第二代头孢菌素。如果是耐药表皮葡萄球菌,则需要选择敏感抗生素,比如万古霉素或者利奈唑胺。万古霉素分子量大,血浆蛋白结合率高,是血流感染的"金标准"药物。利奈唑胺分子量小,血浆蛋白结合率低,分布广泛,易渗透至皮肤软组织,甚至在汗液中也可检测到较高浓度,但有效血浓度低,不推荐用于血流感染。本病例患者创面污秽,并有异物嵌插于深部组织,很难实现彻底清创,感染风险较高。一旦发生感染,可进一步破坏残存的健康组织,加重组织毁损程度。因此,选择口服利奈唑胺用于围手术期感染预防,并根据患者创面情况及实验室检查结果,及时调整抗生素。

医师 B: 在创伤组织的修复重建领域,整形与重建外科经历了植皮和皮瓣两大标志性技术进步,治疗目的从简单的创面覆盖,逐步提升到对功能和美学外观的重塑。植皮术操作相对简单,曾普遍应用于面部修复。然而,皮片移植后可能出现挛缩、色素沉着、质地僵硬等问题,严重影响修复效果。此外,皮片质地单薄,难以重建面部的三维立体结构。20 世纪 60 年代后期,以显微外科技术为基础的游离皮瓣成为现代显微修复重建外科的标志性技术之一。该患者存在较大面积的皮肤软组织缺损且伴有骨骼外露,单纯的皮片移植或局部皮瓣转移难以达到创面修复要求。游离皮瓣不仅能较好地恢复头面部外形和功能,还可为后期美学重建创造有利条件。

【专家点评】

病例中关键点出现在哪里？

严重外伤导致的面部软组织毁损伤在临床中时有发生,常造成较大范围的组织缺损和畸形,处理难度较大,且难以达到理想的治疗效果。面部组织的损伤不仅影响患者的容貌,还可能对其生理、心理及其正常的生活和社交活动产生深远影响。因此,如何序贯化利用现有整形外科手术方法和技术手段,实现较好的修复效果,是治疗的关键。

本病例治疗成功的关键有以下几点。①运用先进设备和技术对伤情进行客观准确的检测,使伤情的评估和疗效更加精细、可视和准确。②创面彻底清创是减轻创伤后瘢痕的基础和前提。③整形外科技术的序贯化治疗,包括美容缝合、显微外科血管吻合技术、光电治疗技术、微创吸脂减容、扩张皮瓣技术等,最大限度地减少创伤对患者的影响。④医护团队协作使治疗事半功倍。⑤多学科协作(麻醉科、影像科、超声科、临床心理科)确保了治疗安全有序地顺利进行。

该病例在全面评估伤情的基础上,将整形理念和手段"前移",在创面处理早期保留活性组织,以美容减张缝合的方式实现解剖复位,减少瘢痕的形成。面部立体结构复杂,单纯皮瓣手术难以达到修复目标,在修复重建阶段,序贯化应用整形外科技术是该病例的治疗亮点。按照整形手术的原则与方法,设计分步手术方案,取得了较为满意的修复效果。在治疗过程中,综合运用了 CT 三维重建、B 超、多普勒超声及热成像等客观评估手段,为患者的伤情判断和皮瓣修复重建提供了可靠依据。在本病例中,基于患者强烈的求美需求,在初期游离皮瓣修复创面的基础上,再行扩张皮瓣以改善创面外观,这是本案例手术策略选择的最大争议。如何在术前更全面地了解患者的心理预期,优化手术策略,以最小化的患者损伤和代价,换取最大化的治疗效果,仍是需认真思考的问题。

该病例治疗时,将烧伤科与整形科技术较好地结合运用。在创伤发生后,应用重症烧伤技术迅速而准确地评估病情,全力挽救生命。烧伤科对多脏器创伤进行判断、预防和处理休克、保护呼吸道、控制感染等,为患者提供了及时、有效的急救措施,为后续治疗打下良好的基础。在急救的同时,整合颅面 CT 数据,建立面部形态学基线数据,根据患者面部的结构、功能和美观等多个因素,制订个性化的修复方案,最大限度地减少瘢痕增生和挛缩,从而恢复患者的生理功能和美观。

(殷宗琦　部　敏　窦　懿　张　勤　刘　琰)

病例 42 大面积颅骨外露创面的诊疗

【病历摘要】

患者,女,38 岁,因"机器绞伤致广泛头皮撕脱后出血疼痛 1 小时"于 2023 年 2 月 24 日急诊入院。

1. **现病史** 入院前 1 小时,患者的头发卷入机器中致广泛头皮撕脱、颅骨外露,急送本院,由神经外科接诊处置。入院时 P 126 次/分,BP 88/50 mmHg,血红蛋白 84 g/L。予以积极抗休克的同时行撕脱头皮清创原位回植术,未吻合血管。术后第 2 天,回植头皮发黑坏死,经会诊后转入本科治疗(图 42-1)。

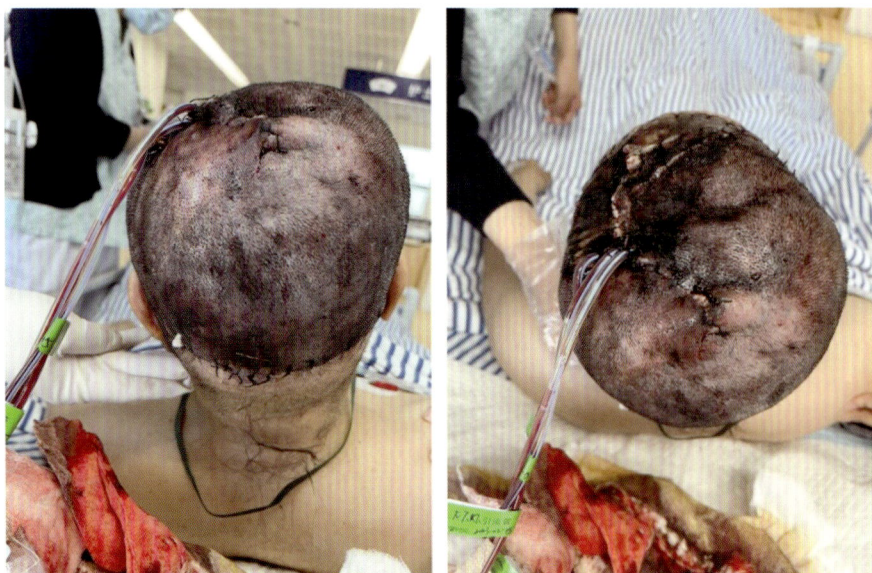

图 42-1 撕脱头皮原位回植术后第 2 天,头皮发黑坏死

2. **既往史** 否认高血压、冠心病、糖尿病等慢性病史,否认肝炎、结核、伤寒、疟疾等传染病史,否认药物过敏史,无骨折、手术、输血史。初潮 13 岁,月经周期 30 天,经期 5～6 天,末次月经 2023 年 2 月 10 日。已婚,丈夫健在,G_2P_2。

3. **入院查体** 自额部发际向后至枕部发际、两侧分别至颞部,回植头皮大部分缺血、坏死,小部分呈花斑样改变,创面渗液多并伴有恶臭味。

4. **辅助检查** 颅脑 CT 提示大脑镰挫伤、头皮多发撕裂伤,两侧额颞枕部软组织肿胀、颅内及椎管散在少许积气,颅骨隐匿性骨折可能。左小腿 CT 提示左胫腓骨中下段骨折。创面分泌物细菌培养提示无丙二酸柠檬酸杆菌、阴沟肠杆菌复合菌、产酸克雷伯菌、粪肠球菌阳性。

5. 诊断　广泛头皮撕脱伤伴颅骨外露；失血性休克；大脑镰挫伤；创伤性颅内积气；胫腓骨骨折(左侧)。

6. 治疗经过

(1)早期手术。2023 年 2 月 27 日,在全身麻醉下行头部坏死组织切除性清创术＋创面负压封闭引流。术中清除明确坏死的头皮及骨膜,保留间生态头皮组织以及有活力的残存组织。使用大量生理盐水和碘伏反复冲洗创面,修整对合部分伤口。头皮缺损、颅骨外露创面覆盖凡士林纱布,外敷黑色聚氨酯泡沫敷料后行负压封闭引流治疗,负压值设为 -100 mmHg。术后继续纠正贫血。2023 年 3 月 1 日,行左小腿骨折闭合复位髓内钉内固定术。2023 年 3 月 3 日,再次清创并更换负压敷料。见图 42-2。

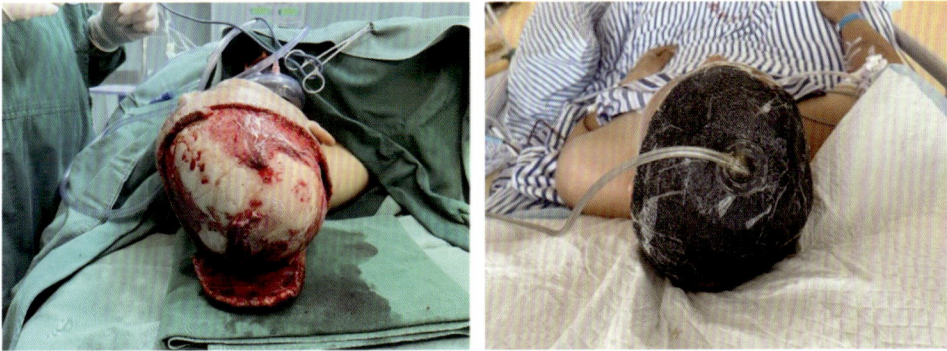

图 42-2　早期手术:清创术＋负压封闭引流术

(2)中期手术。经两次负压封闭引流治疗,残存帽状腱膜、骨膜部位的肉芽组织萌出,颅骨骨膜缺失区域仅骨缝处有极少量肉芽组织生长。2023 年 3 月 8 日(伤后第 12 天),行肉芽创面扩创自体皮片移植术＋颅骨外露创面磨骨术＋人工真皮移植术＋负压封闭引流术,术中见头皮缺损面积约 22 cm×20 cm,共计约 440 cm²,其中颅骨外露、骨膜缺失创面分布于额顶部、枕部等部位,共 4 处,面积分别约为 10 cm×6 cm、5 cm×5 cm、9 cm×10 cm、5 cm×4 cm,合计约 195 cm²。利用神经外科动力系统磨骨器械,以"井"字形磨除外露的颅骨外板,间距 1～1.5 cm,深达板障层,骨面有活跃渗血即可,不必完全磨除颅骨外板。使用大量生理盐水反复冲洗创面至新鲜清洁。肉芽创面移植右大腿薄中厚大张皮片,磨骨创面移植人工真皮。各创面以凡士林纱布覆盖,外敷黑色聚氨酯泡沫敷料后行负压封闭引流,负压值设为 -75 mmHg。术后根据药敏试验结果应用抗生素。术后第 6 天,更换负压敷料,见移植自体皮成活,人工真皮黏附良好。见图 42-3。

(3)后期手术。中期手术术后第 32 天,去除人工真皮外层硅胶膜,见胶原蛋白海绵血管化,类真皮组织生长良好,所有外露颅骨得以覆盖。术后第 35 天,行大张自体薄中厚皮片游离移植术＋负压封闭引流术。术后第 8 天,拆除负压敷料。见图 42-4。

7. 治疗结果、随访及转归　移植的自体皮片全部成活,头部创面完全愈合。随访 3 个月,人工真皮复合自体皮移植区的皮肤有一定厚度,耐压、耐磨,患者对治疗效果满意。见图 42-5。

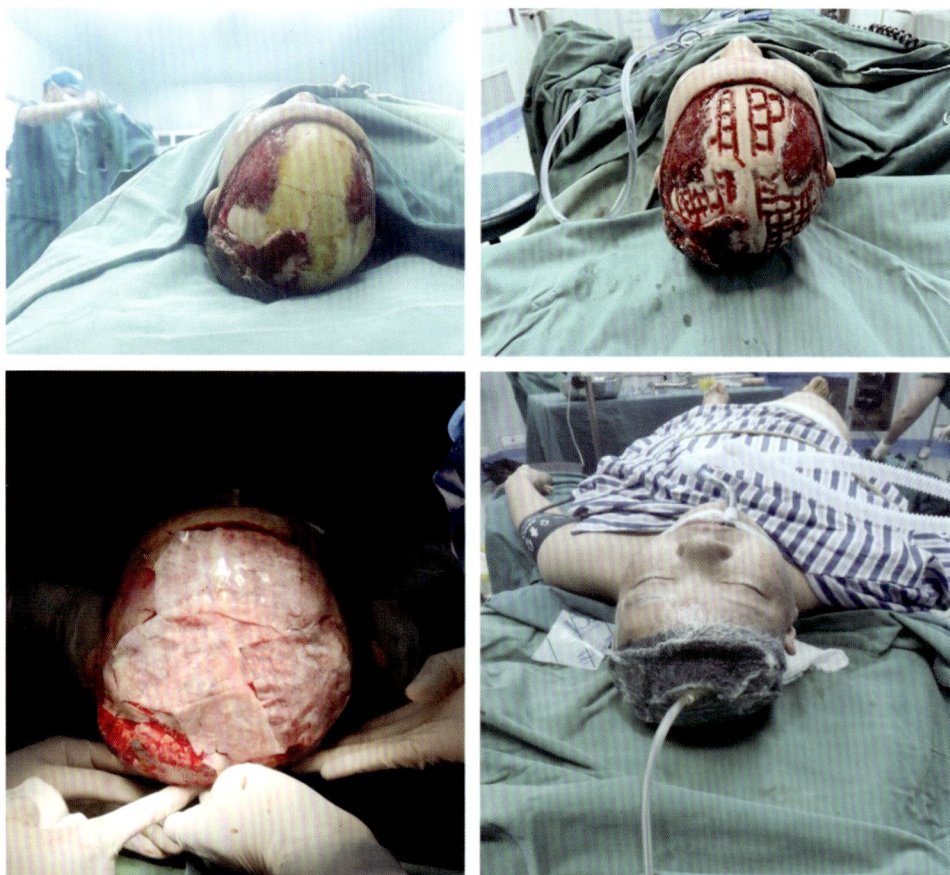

图 42-3 中期手术:颅骨磨骨术＋人工真皮移植术＋自体皮片移植术＋负压封闭引流术

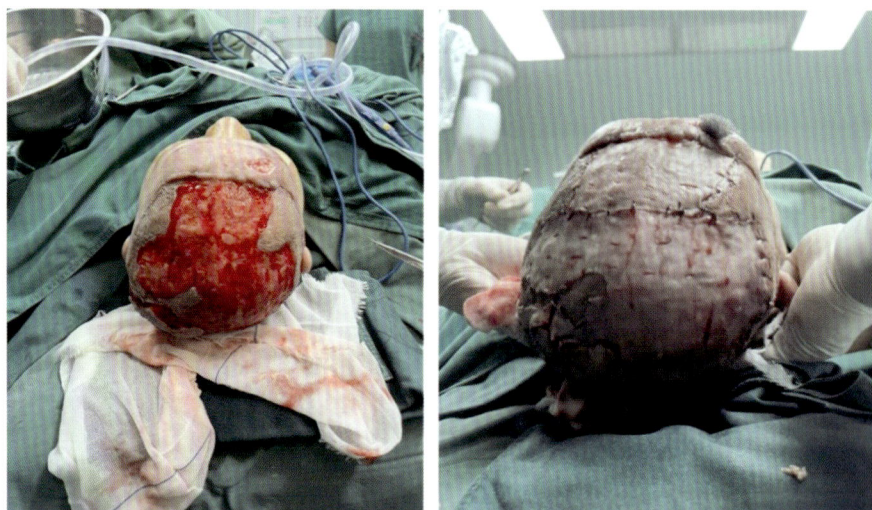

图 42-4 后期手术:人工真皮血管化后,表面移植自体皮片

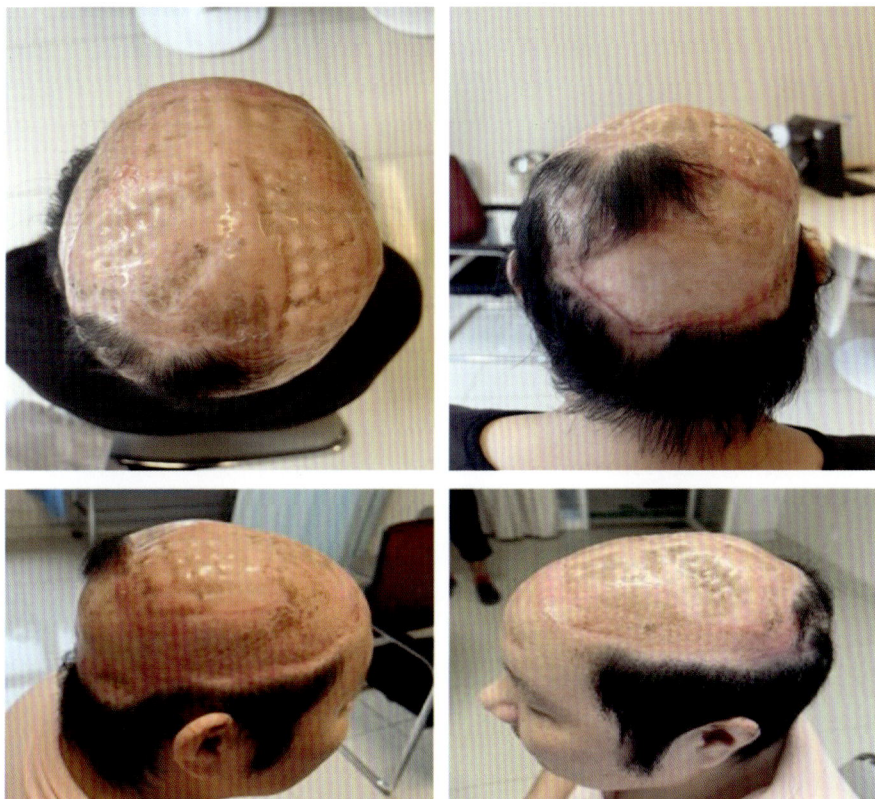

图 42-5　随访 3 个月，成活皮肤有一定厚度，耐压、耐磨，患者对治疗效果满意

【病例讨论与分析】

刨根问底——临床思维演练

△ 广泛头皮撕脱伤伴有大面积骨膜缺失、颅骨外露的处理方法有哪些？各有哪些优缺点？

△ 人工真皮有哪些性能？其用于修复骨外露创面的机制是什么？人工真皮血管化的影响因素有哪些？

△ 创面负压封闭引流的作用机制是什么？应用于本例大面积颅骨外露创面的修复，优点有哪些？

△ 颅骨磨骨术＋人工真皮复合自体皮片移植术＋负压封闭引流术，优点有哪些？

医师 A：广泛头皮撕脱伤属于较为严重的创伤，伤者常伴有颅内、脊柱及其他部位的合并损伤，损伤后果往往比较严重。临床上，严重头皮撕脱伤伴大面积骨膜缺失、颅骨外露的处理较为复杂，方法多种多样，主要有以下 3 种方法。①最理想的方法是吻合血管的头皮回植，其优点是并发症少，头皮成活后头发可以再生，但对撕脱头皮组织受损程度、撕脱范围、创面周围受区血管条件、手术时机以及医院显微外科技术等均有较高要求,而且手术容易失败。②带蒂皮瓣或游离皮瓣移植术、吻合血管的大网膜游离移植术＋大张自体皮片联合覆盖修复术等,都存在手术技术要求高、手术创伤大、手术风险大、供区损伤大等特点。一旦手术失败,患者难以接受。③单纯颅骨钻孔,待肉芽组织覆盖后再行自体皮片移植修复术。治疗周期长,创面愈合后缺少一定厚度的软组织缓冲,不耐磨,容易反复破溃、出血、感染、迁延不愈。

医师B:人工真皮为独特的三维立体支架结构,专注于真皮缺损部位的修复和重建,其可分为上、下两层。上层为硅胶膜,可防止水分过度蒸发和细菌入侵,保护创面;下层为胶原蛋白海绵,可作为缺损创面的真皮替代物,直接覆盖于创面,其多孔三维立体支架结构能诱导自体毛细血管和成纤维细胞等成分快速生长。人工真皮植入创面后2～3周(最长不超过36天),胶原海绵逐渐降解,形成血运良好的类真皮组织,其表面移植的自体皮片容易成活。类真皮组织有一定的厚度,创面愈合后可起到良好的缓冲作用,皮肤弹性好、耐摩擦。人工真皮的血管化过程与移植创面的宽窄及移植床周围组织的血运情况密切相关。外露的骨质、肌腱范围越窄,创周组织血运越丰富,人工真皮血管化过程越快。对外露颅骨行"井"字形磨骨,间距1～1.5 cm,磨骨深度均达板障层,直至骨面活跃渗血,为人工真皮移植提供有丰富血运的创面底层移植床。创面周围有1～2 cm血运丰富的头皮组织,可以为大面积人工真皮一次移植、完全成活提供可靠保证。

医师C:创面负压封闭引流技术具有可靠固定移植物、消除死腔、高效引流、减少移植物下方渗血、有效避免交叉感染、改善局部血运等优点,能够改善和加速人工真皮血管化进程,缩短肉芽创面培育时间,提高自体皮及人工真皮复合移植的效果,为本例人工真皮移植复合自体皮片移植后完全成活提供重要保障,且不需要牺牲过多的其他部位软组织。应用负压封闭引流技术时推荐的负压值:早期清创培育肉芽创面时,负压值为-125～-100 mmHg;植皮术后固定时以及人工真皮移植物覆盖创面时,负压值为-75～-50 mmHg。

医师D:颅骨磨骨术＋人工真皮复合自体皮片移植术＋负压封闭引流术修复大面积颅骨外露,能够使复杂创面的修复变得简单化。移植的复合皮片有一定厚度,弹性较好、耐摩擦,患者对手术效果满意。该方法简便易行,效果可靠,患者痛苦少,手术风险小,适合在基层医院推广应用。

【专家点评】

病例中关键点出现在哪里?

头部大面积深度烧伤、广泛头皮撕脱伤后头皮坏死、头部恶性肿瘤根治术后,均可出现大面积颅骨外露。无论是烧伤科还是创面修复科,该类创面的处理均较为棘手。因创面周围缺乏足够的健康头皮组织,无法行局部皮瓣或局部扩张皮瓣移植术,修复的主要方法为游离皮瓣移植术或大网膜游离移植联合自体皮片移植术。该类手术要求术者具备过硬的显微外科技术,因此不适合在基层医院开展。本病例通过颅骨磨骨术＋人工真皮复合自体皮片移植术＋负压封闭引流术等联合治疗,成功修复了大面积颅骨外露创面,为基层医院修复大面积颅骨外露、骨膜缺失创面提供了思路。

颅骨磨骨术为神经外科常规手术,人工真皮复合自体皮片移植术、创面负压封闭引流为烧伤科、创面修复科的成熟技术,基层医院掌握和开展的难度不大。"井"字形磨除外露的颅骨外板,间距1～1.5 cm,深达板障层,骨面出现活跃渗血,为人工真皮移植后成功建立血运提供了可靠保证。人工真皮移植成活后形成血运良好的类真皮组织,为自体皮片移植提供了良好的创面基础;创面负压封闭引流技术能够可靠固定人工真皮、自体皮片等移植物,有效封闭创面并高效引流创面渗液,显著改善了局部血运,为人工真皮、自体皮片等移植物的成活提供了重要保障。基于上述原因,大面积颅骨外露创面磨骨术后一次性移植人工真皮,人工真皮成活后一次性移植自体皮片,均能获得较高的移植成活率。移植的复合皮有一定厚度,弹性较好、耐摩擦,患者对手术效果满意。综上所述,颅骨磨骨术＋人工真皮复合自体皮片移植术＋负压封闭引流术修复大面积颅骨外露创面,方法简便易行,效果可靠,手术风险较小,在基层医院开展应该会有良好的可行性。

（徐指斌　王良喜　陶　勇　张　杰　戚　明　俞　夏）

参 考 文 献

[1] DENG K,XIAO H,WANG H,et al. Latissimus dorsi muscle flap for scalp reconstruction and postoperative ulceration management[J]. J Craniofac Surg,2022,33(3):233-236.

[2] 郭鹏飞,王旭,魏爱周,等.基于供区保护理念的游离股前外侧分叶穿支皮瓣在头部电烧伤创面修复中的临床应用效果[J].中华烧伤与创面修复杂志,2022,38(1):77-80.

[3] WU P,QING L,TANG J. One-stage reconstruction of huge scalp defect with a free vascularized greateromentum[J]. Ann Plast Surg,2019,82(1):128-129.

[4] 何林,王瑞,朱婵,等.保留钛网清创后移植皮瓣/肌皮瓣修复颅骨成形术后钛网外露创面的临床效果[J].中华烧伤与创面修复杂志,2024,40(3):273-280.

[5] 计鹏,胡大海,韩夫,等.扩张皮瓣修复钛网颅骨成形术后钛网外露创面的临床效果[J].中华烧伤杂志,2021,37(8):752-757.

[6] 《双层人工真皮临床应用专家共识(2019 版)》编写组.双层人工真皮临床应用专家共识(2019 版)[J].中华烧伤杂志,2019,35(10):705-711.

[7] 陈欣,王成,张琮,等.应用人工真皮修复骨外露创面的机制[J].中华医学杂志,2017,97(4):308-312.

[8] 中华医学会烧伤外科学分会,《中华烧伤杂志》编辑委员会.负压封闭引流技术在烧伤外科应用的全国专家共识(2017 版)[J].中华烧伤杂志,2017,33(3):129-135.

[9] MORIMOTO N,KURO A,YAMAUCHI T,et al. Combined use of fenestrated-type artificial dermis and topical negative pressure wound therapy for the venous leg ulcer of a rheumatoid arthritis patient[J]. Int Wound J,2016,13(1):137-140.

[10] 李小兵,蒋婷,杨泽龙,等.颅骨钻孔联合人工真皮及负压封闭引流修复头皮缺损伴颅骨外露的效果[J].中华医学美学美容杂志,2021,27(3):165-169.

第三部分
瘢痕修复

病例 43　烧伤后多部位骨外露合并贴骨瘢痕的皮瓣修复

【病历摘要】

患者,男,50 岁,因"烧伤后多部位骨外露合并贴骨瘢痕 2 个月"入院。

1. 现病史　2021 年 10 月 7 日,患者因躯干和四肢热挤压伤、大面积烧伤及骨盆骨折(图 43-1)于外院 ICU 住院治疗。因患者高热、心率快、食欲差,与本中心联系后,经急救车长途转运,约伤后 1 周转入本院住院治疗。入院诊断:成人特重度烧伤(躯干和四肢,烧伤面积约 35%,Ⅲ度);骨盆骨折;低蛋白血症;贫血。入院辅助检查:白细胞 20.17×10^9/L,红细胞 3.51×10^{12}/L,血红蛋白 102 g/L,红细胞压积 32.3%,血小板 556×10^9/L,总蛋白 58 g/L,白蛋白 31 g/L。入院后予以抗感染、营养、输血浆等治疗。2021 年 10 月 16 日,在全身麻醉下行左上肢切痂植皮术。2021 年 10 月 21 日,在全身麻醉下行左上肢扩创植皮术+左下肢切痂植皮术。2021 年 11 月 1 日,在全身麻醉下行左上下肢扩创植皮术+腹部、右下肢、腰部削痂植皮术。2021 年 11 月 19 日,在全麻下行左上下肢、腹部扩创植皮术。于本院行多次创面植皮治疗 2 个月后,创面大部分愈合。目前,左膝关节、左肘关节及左尺骨外露伴创周贴骨瘢痕需继续住院治疗。见图 43-1。

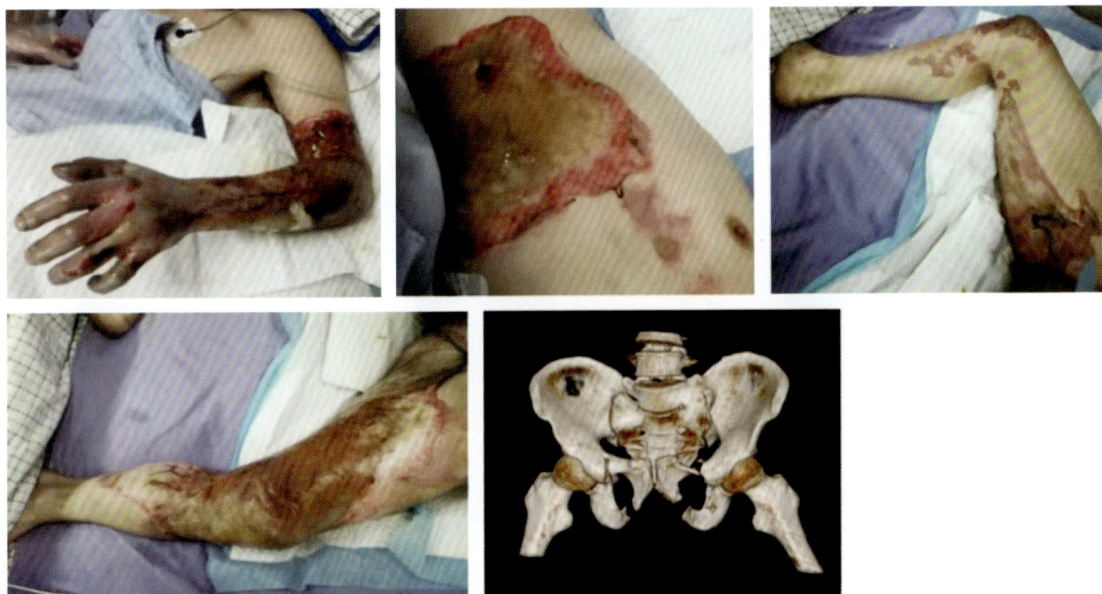

图 43-1　患者受伤时照片及外院骨盆 CT

2. 既往史　既往体健。吸烟 30 余年,每天 1 包;饮酒 30 余年,每周 5 次,每次 250 ml。

3. 入院查体　左膝关节、左尺骨及左肘关节骨外露,部分骨质坏死,创周可见贴骨瘢痕,左腿、左上肢不能抬离床面(图 43-2)。

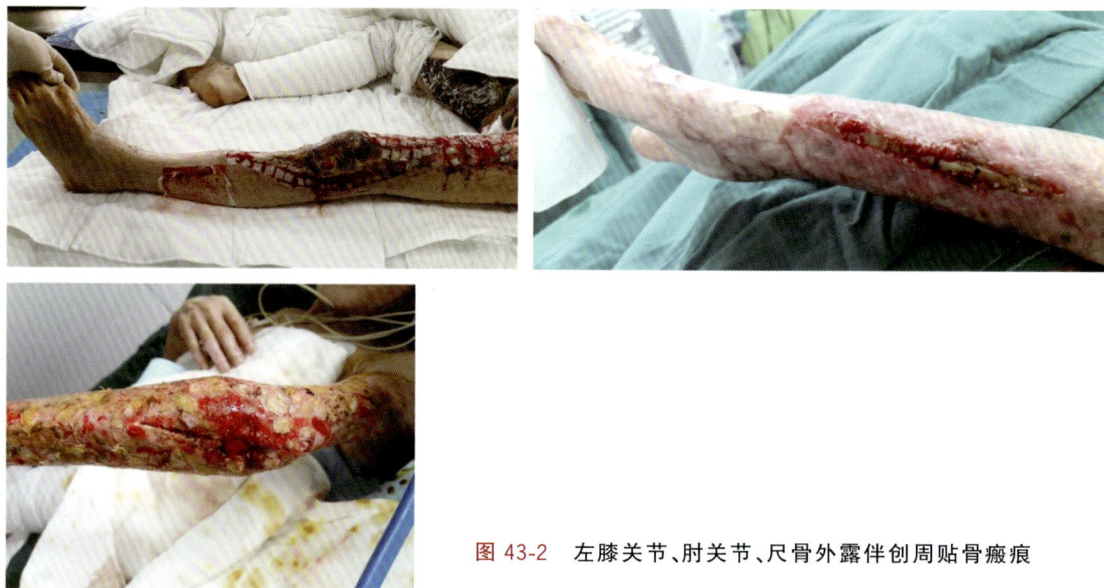

图 43-2　左膝关节、肘关节、尺骨外露伴创周贴骨瘢痕

4. 辅助检查　白细胞 9.19×10^9/L,红细胞 4.1×10^{12}/L,血红蛋白 111 g/L,红细胞压积 37.1%,血小板 416×10^9/L,总蛋白 75.9 g/L,白蛋白 36.5 g/L。双下肢 CTA 未见血栓,动脉显影好(图 43-3)。创面分泌物细菌培养提示无菌生长。

5. 诊断　骨外露(左膝关节、左肘关节、左尺骨);全身多处瘢痕;骨盆骨折。

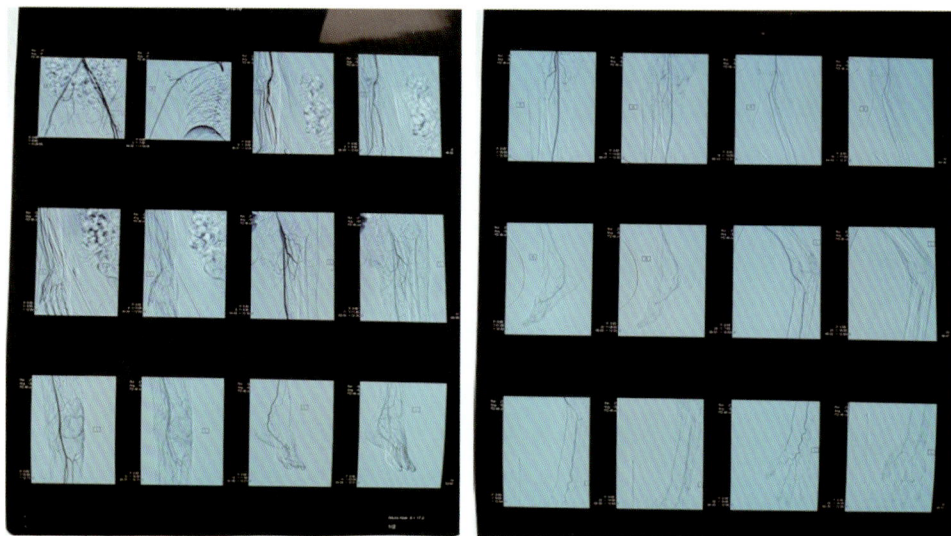

图 43-3　双下肢术前 CTA 检查

6. 治疗经过

(1)2022 年 1 月 10 日,在全身麻醉下行左肘关节坏死骨清创术＋上肢瘢痕松解术＋背阔肌肌皮瓣修复术。见图 43-4～43-7。

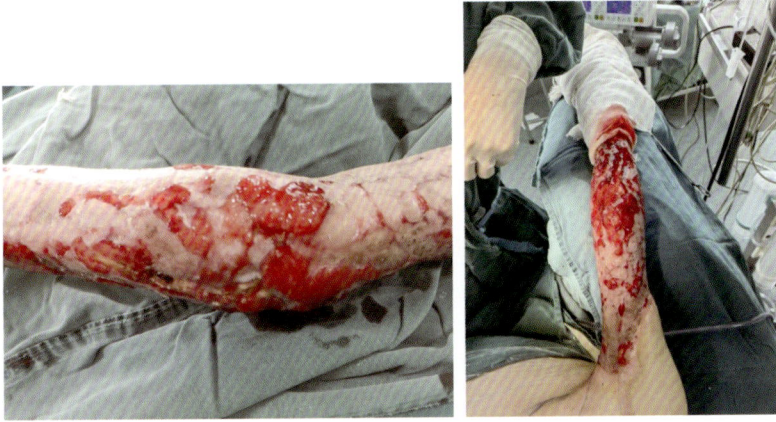

图 43-4　术中肘关节清创

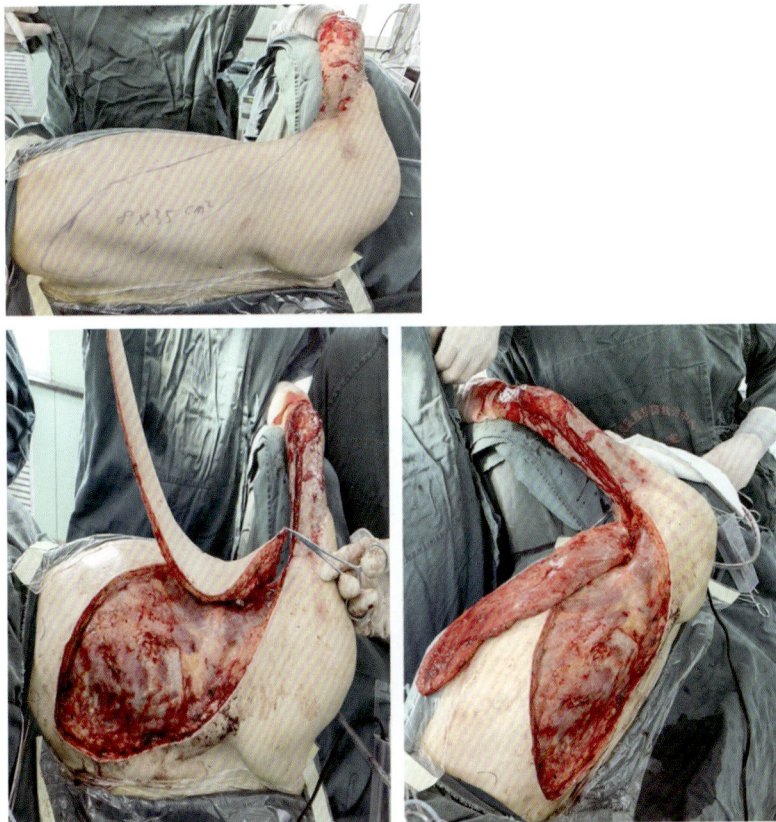

图 43-5　术中根据创面大小,设计大小约 35 cm×8 cm 背阔肌肌皮瓣,皮瓣切取后修复左肘关节,供区直接闭合

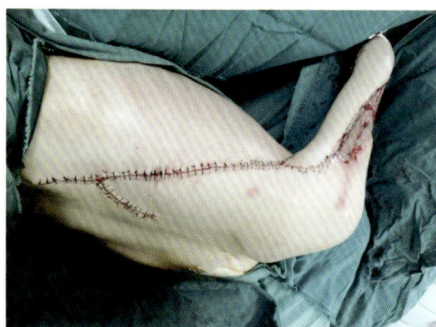

图 43-5 （续）

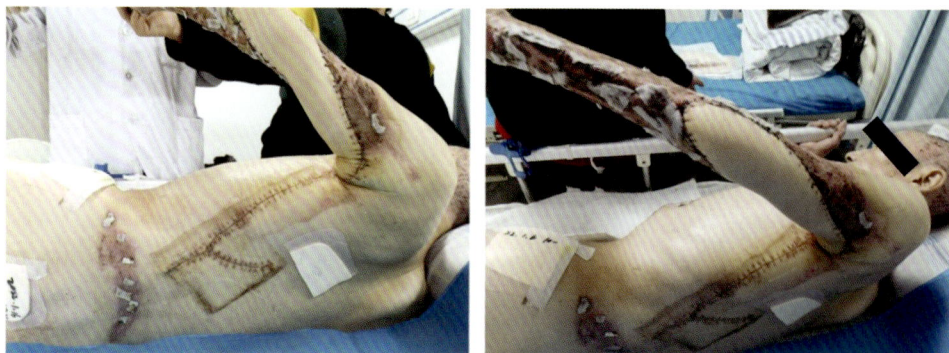

图 43-6 术后半个月拆线,皮瓣完全成活,供区愈合良好,可见切口瘢痕

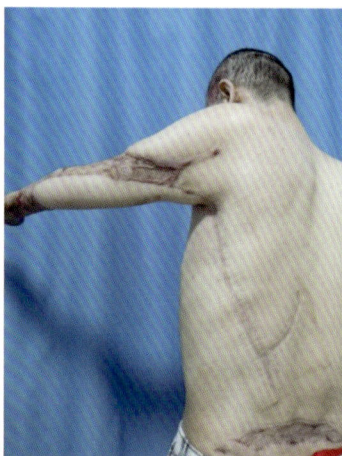

图 43-7 术后半年,左肘关节可抬起,
供区及受区经综合抗瘢痕治
疗,瘢痕明显改善

（2）2022 年 5 月 11 日，在全身麻醉下行左尺骨坏死骨清创术＋左腹股沟带蒂皮瓣修复术＋皮瓣供区腹壁浅动脉穿支接力皮瓣修复术。见图 43-8～43-11。

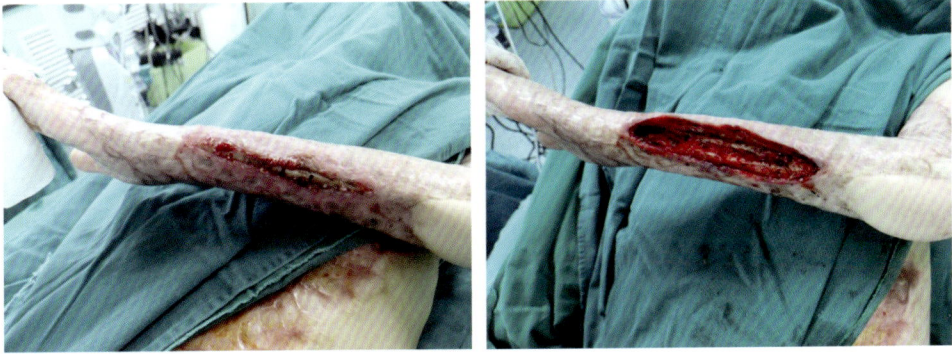

图 43-8　左尺骨坏死骨清创术

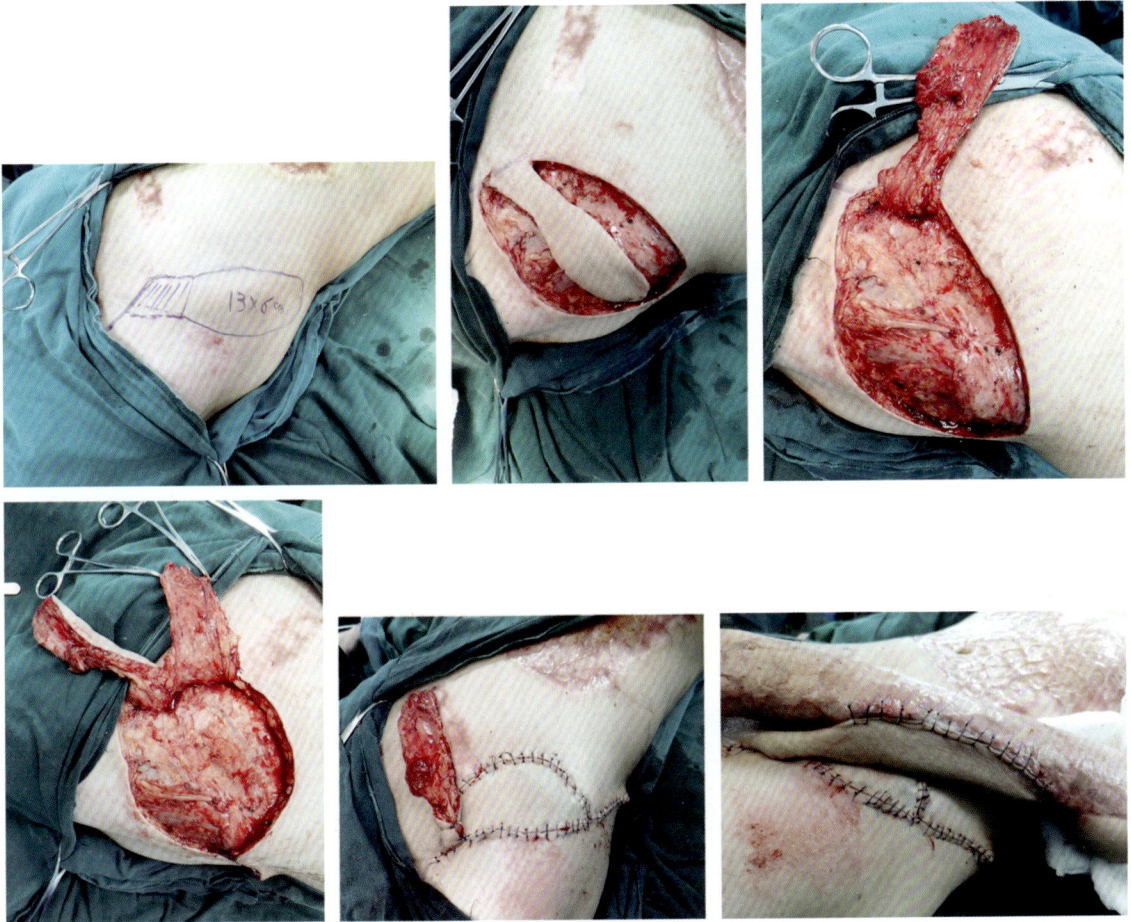

图 43-9　术中根据创面大小，设计大小约 13 cm×6 cm 腹股沟皮瓣；皮瓣切取后因供区闭合困难，设计腹壁浅动脉穿支接力皮瓣修复供区，并将腹股沟皮瓣移植于左前臂外露尺骨创面

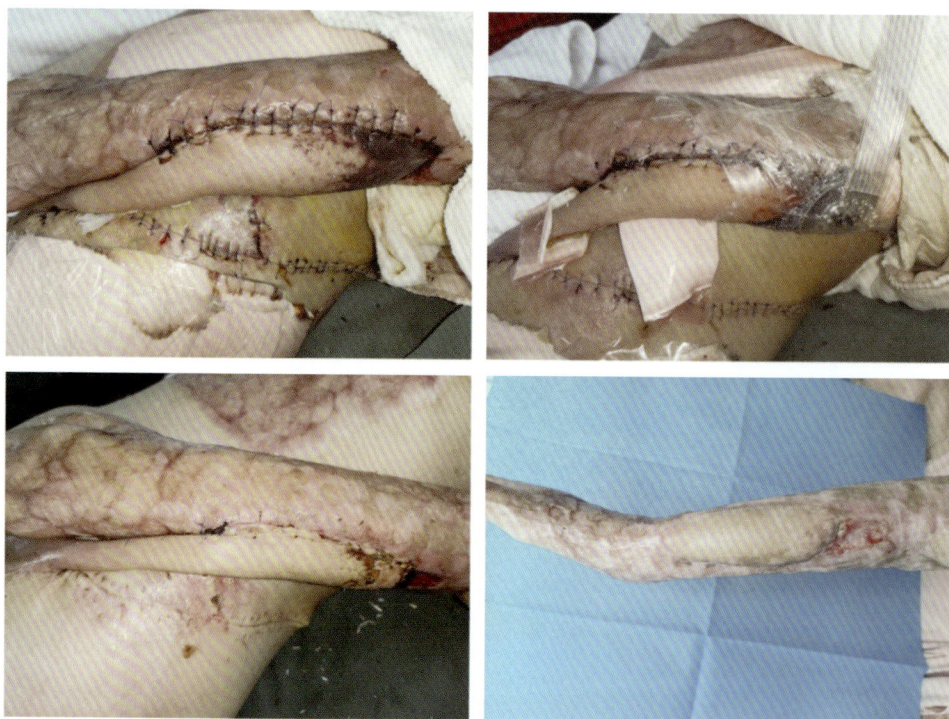

图 43-10　术后第 3 天,皮瓣远端淤血,考虑皮瓣动脉供血不足;拆除远端缝线,放置负压引流管,注意体位,避免牵拉蒂部,补液。经治疗后皮瓣远端仅尖端少部分坏死,断蒂后,将蒂部修薄移植于左前臂

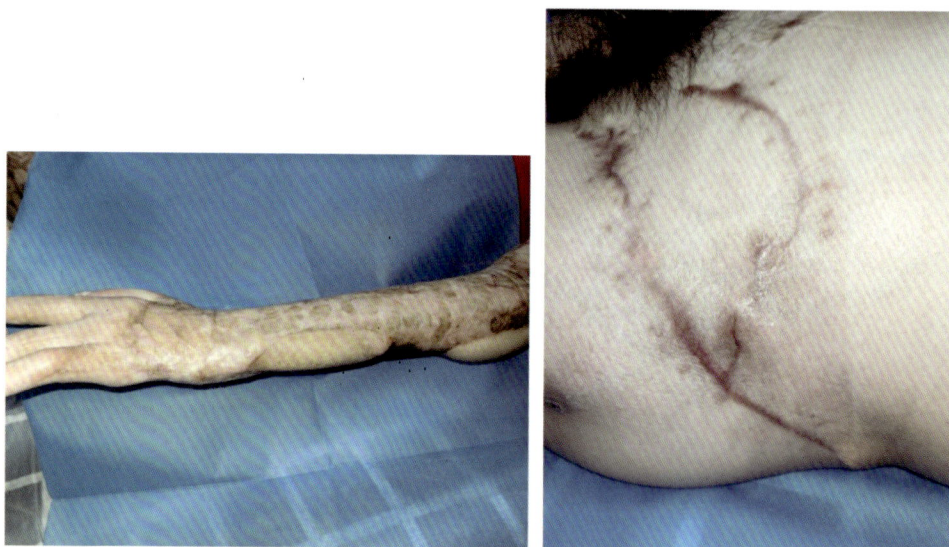

图 43-11　术后 10 个月,受区及供区外观满意,供区及受区仅可见线性瘢痕

（3）2022 年 12 月 4 日，在全身麻醉下行左膝关节坏死骨清创术＋右股前外侧穿支皮瓣游离移植术＋右大腿中厚皮移植术。见图 43-12～43-16。

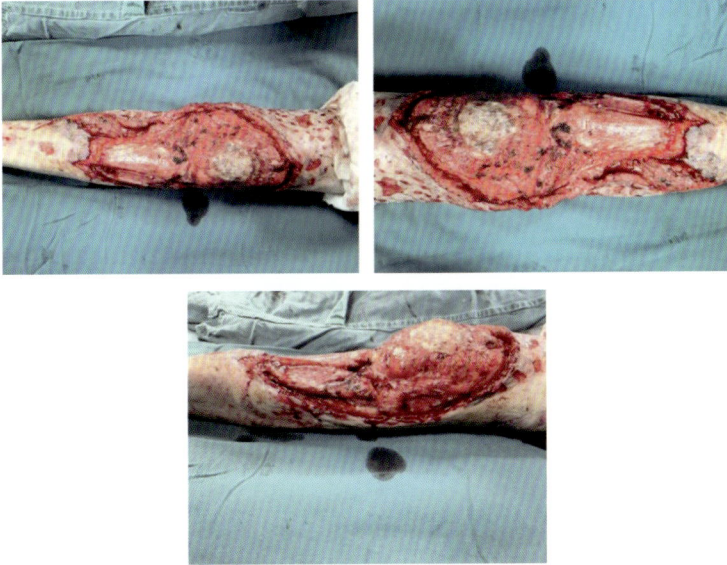

图 43-12　术中去除坏死骨质，可见髌骨外露、髌韧带损伤、胫骨平台及粗隆被破坏

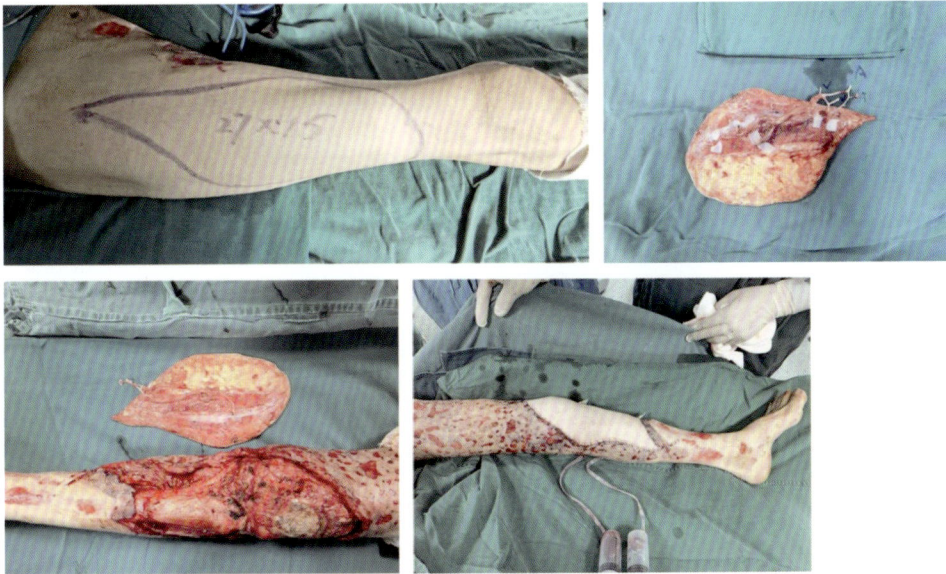

图 43-13　术中根据创面大小，设计大小约 27 cm×15 cm 股前外侧穿支皮瓣，切取皮瓣后在断蒂前见皮瓣内侧及远端皮瓣供血差，皮瓣切取后在显微镜下皮瓣内增压，将股前外侧动脉降支及伴行静脉与远端胫后动脉及伴行静脉吻合，逆行供血，皮瓣下放置引流管。术后给予抗感染、抗血管痉挛、抗血小板聚集及烤灯保温治疗

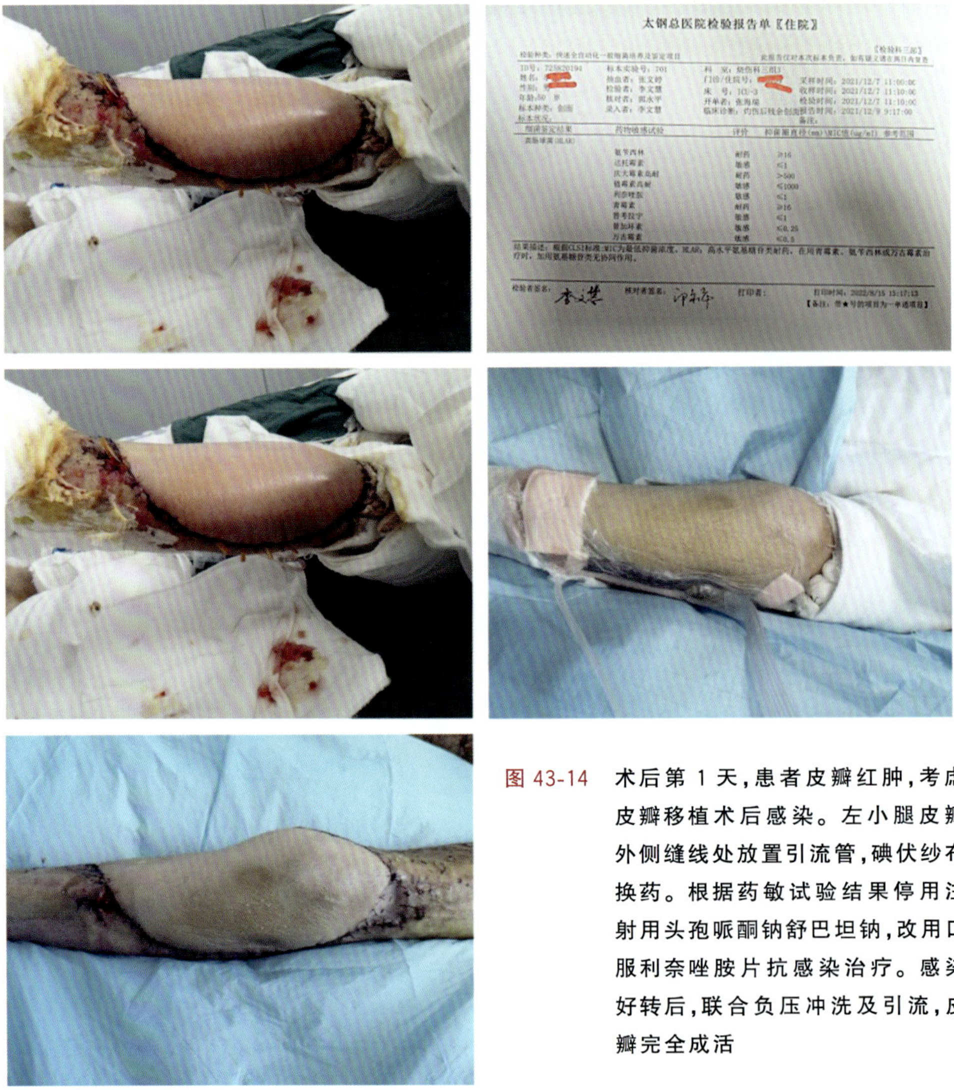

图 43-14　术后第 1 天,患者皮瓣红肿,考虑皮瓣移植术后感染。左小腿皮瓣外侧缝线处放置引流管,碘伏纱布换药。根据药敏试验结果停用注射用头孢哌酮钠舒巴坦钠,改用口服利奈唑胺片抗感染治疗。感染好转后,联合负压冲洗及引流,皮瓣完全成活

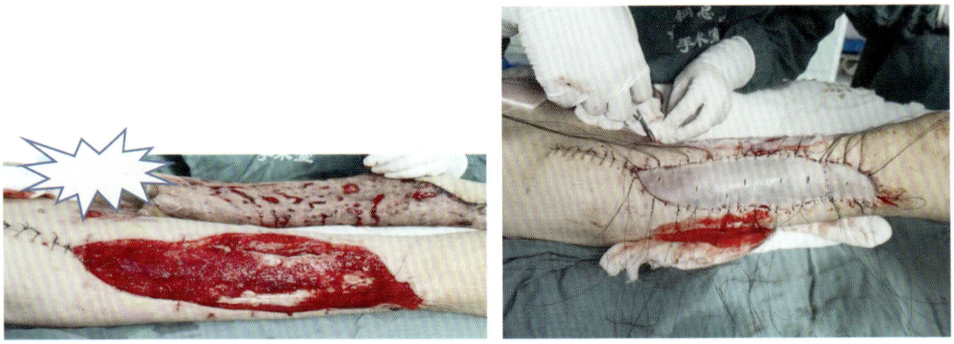

图 43-15　右大腿供区行中厚皮片移植,术后第 5 天见皮片散在淤血,经换药后血肿吸收皮片成活良好

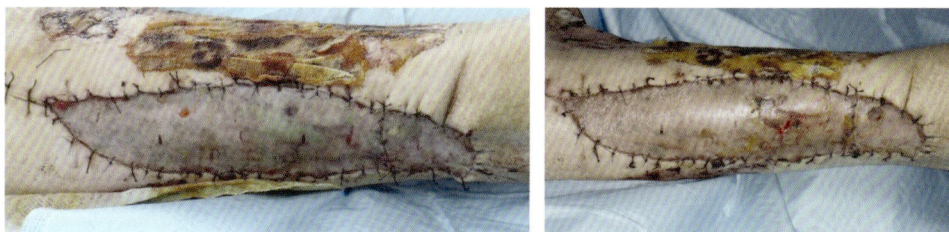

图 43-15 （续）

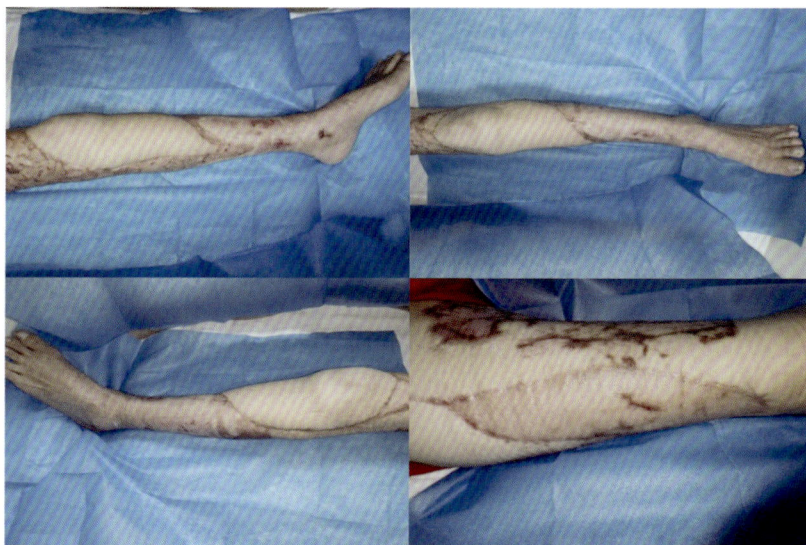

图 43-16 术后 5 个月，左膝关节皮瓣外形满意，无明显臃肿，右大腿供区无明显瘢痕

【病例讨论与分析】

刨根问底——临床思维演练

△ 该患者烧伤后的整体修复思路该如何设计？

△ 多处骨外露创面该如何修复？

△ 左膝关节创面修复时需考虑哪些因素？

△ 如何区分皮瓣移植术后动脉供血不足与静脉淤血？

医师 A：该患者烧伤创面位于四肢和躯干，烧伤面积约为 35%，为Ⅲ度烧伤。患者烧伤深度深，且存在感染，首要任务是抢救生命。通过对症治疗，病情稳定后，应分次手术植皮，消灭大部分创面，骨外露部分后期精细修复。基于患者左膝关节、左肘关节、左尺骨外露，早期创面取皮时应尽可能保留双侧股前外侧穿支皮瓣、左背阔肌肌皮瓣，制瓣皮肤完整。

医师 B：多处骨外露创面位于左膝关节、左肘关节、左尺骨。考虑患者长期卧床致下肢静脉血栓,应先行修复左膝关节骨外露创面,创面修复后,尽早下地锻炼。左肘关节骨外露,左上肢贴骨瘢痕,抬离床面受限,首选带蒂背阔肌游离皮瓣修复,但应注意皮瓣切取后,尽可能直接闭合,避免供区植皮,影响外观。左尺骨可行钻孔处理,培养肉芽组织,从而实现瘢痕愈合。若愈合困难,可行游离或带蒂皮瓣修复。

医师C:左膝关节创面修复时,患者已卧床2个月,除常规辅助检查外,应行双下肢血管彩超及下肢CTA检查,以排除血栓风险,并了解下肢血管情况。患者长期卧床,存在神经、肌肉萎缩等可能,查体时腓肠肌萎缩,且左大腿皮肤弹性差、骨盆骨折,故首选右侧股前外侧穿支皮瓣修复。患者受区缺损面积大,皮瓣切取断蒂前应观察皮瓣血运,必要时进行增压。左下肢近端存在皮肤挤压,近端静脉存在损伤可能,受区血管吻合时可考虑左下肢远端血管。

医师D:动脉供血不足表现为皮瓣近端毛细血管反应正常,远端皮肤呈青紫色或斑片状紫色,近端针刺后可见鲜红色血液流出,远端针刺后可见暗红色血液流出。静脉淤血表现为早期毛细血管反应快,后期毛细血管反应慢或消失,皮瓣肿胀明显,皮瓣大片呈紫色或青紫色,可出现张力性水疱,针刺皮瓣后可见暗红色血液流出。

【专家点评】

病例中关键点出现在哪里?

当肢体出现憋胀感时,应尽早切开减张,防止出现骨-筋膜室综合征。骨外露贴骨瘢痕的修复方法有以下几种:骨头克氏针钻孔,肉芽组织生长后再行植皮术;真皮生物材料诱导肉芽组织生长后再行植皮术;对于有后期功能重建需求的部位,首选皮瓣修复,为后期功能重建创造条件。

(张海瑞　孟艳斌)

病例 44 序贯模式治疗烧伤后广泛瘢痕

【病历摘要】

患者,男,50岁,因"全身多处火焰烧伤后瘢痕11个月"入院。

1. 现病史 2022年3月15日15点30分左右,患者在相对密闭环境中因粉尘爆燃导致全身火焰烧伤。患者当时身着衣物,部分衣物引燃,裤子未脱。伤后1小时,给予静脉补液抗休克治疗。为进一步治疗,送至本院就诊。住院后,予以积极补液抗休克、维持内环境稳定、预防并发症、抗感染等综合治疗。

2. 既往史 既往体健。否认高血压、冠心病、糖尿病等慢性病史,否认肝炎、结核、伤寒、疟疾等传染病史。无其他手术史、重大外伤及输血史,无药物及食物过敏史。

3. 入院查体 生命体征平稳,心肺听诊无异常。专科情况:双下肢、双臀部、躯干等处瘢痕增生明显,质硬,颜色接近正常皮肤;会阴、双膝瘢痕挛缩,双大腿外展、双膝伸直受限,局部皮肤无破溃。

4. 辅助检查 血常规、凝血四项、乙肝五项、丙肝抗体、抗HIV抗体均无异常,心电图正常。

5. 诊断 全身烧伤后大面积瘢痕。

6. 治疗经过 受伤当天急诊行气管切开术＋双下肢烧伤焦痂切开减张术,创面予以清创换药。伤后第3天,在全身麻醉下行55%烧伤创面削痂术＋50%异种皮移植术＋左手负压封闭引流术。之后每1～2周进行1次手术,面颈、左手、会阴、关节部位大张皮片移植,其余部位Meek微型皮片移植。伤后第47天,创面封闭。创面愈合后开始日常生活能力训练、合理体位摆放、运动训练、关节松动等康复治疗,四肢、躯干、双臀部等处创面愈合后立即予以弹力绷带加压包扎,半个月后加用硅酮类＋洋葱提取物联合弹力服加压防治瘢痕增生,头面部应用硅酮类凝胶＋洋葱提取物联合3D打印加压面罩联合治疗。伤后第2～4个月,右上睑、口周、右内眦序贯进行瘢痕畸形矫正术。伤后第2个月,腹部、会阴、双臀部等处开始行强脉冲光联合二氧化碳点阵激光治疗。伤后第4个月,会阴部开始行二氧化碳点阵激光治疗,间隔2～3个月进行1次,至伤后第11个月。在治疗期间,持续使用硅酮类凝胶＋洋葱提取物联合弹力材料加压治疗,效果较好,瘢痕逐渐软化。2023年2月16日,再次在表面麻醉下行双下肢、会阴、双臀部瘢痕二氧化碳点阵激光治疗术。术后予以生长因子外涂、医用凡士林油纱内衬包扎。术后第2天,去除敷料,保持干燥,实施保痂治疗,待痂皮自行脱落。痂皮脱落过程中瘙痒明显,严禁搔抓,痂皮脱落后继续进行硅酮联合弹力服加压抗瘢痕治疗。伤后第15个月,患者行走自如,双手灵活,下蹲基本不受限,阴茎功能恢复,回归社会。见图44-1～44-7。

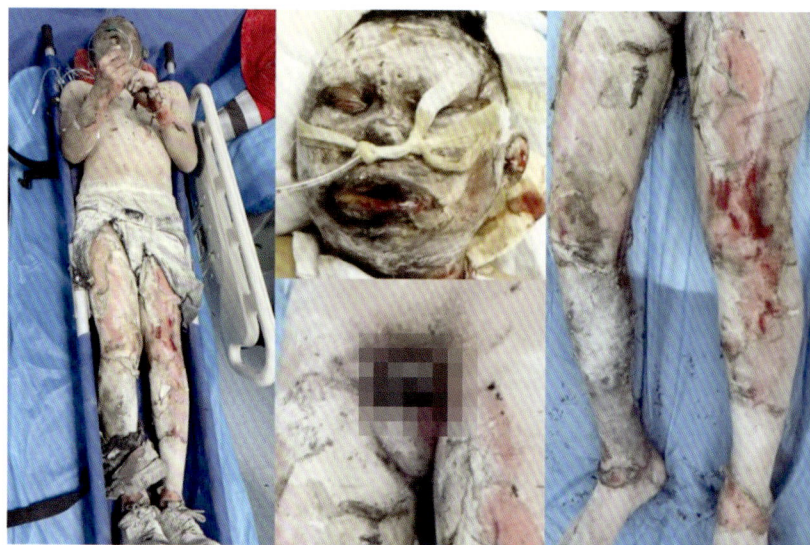

图 44-1　入院时专科查体情况

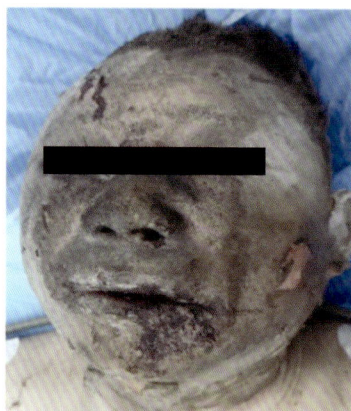

患者受伤时

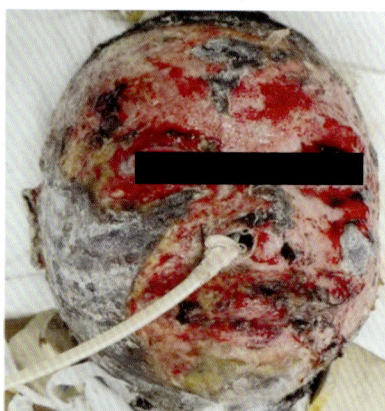

伤后第21天创面

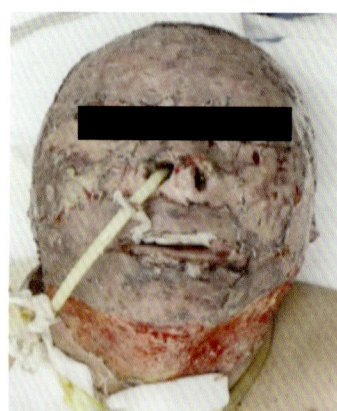

伤后第31天，面部创面基本封闭

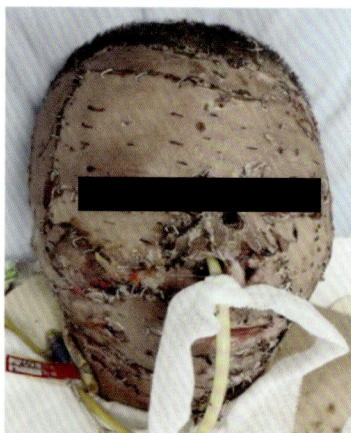

伤后第37天，颈部创面基本封闭

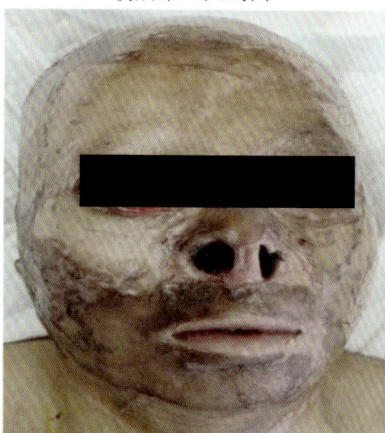

伤后2个月，面颈皮片颜色接近正常肤色，质地软

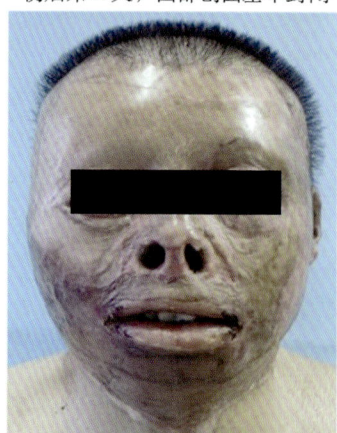

伤后2个半月，面颈皮片颜色接近正常肤色，质地软

图 44-2　患者面颈部治疗经过

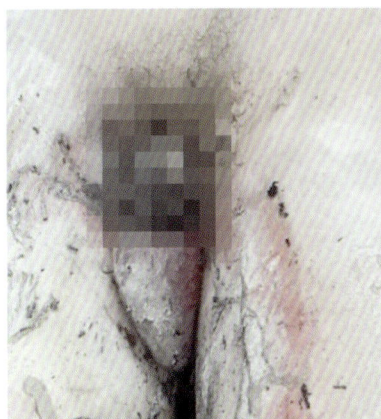

患者受伤时

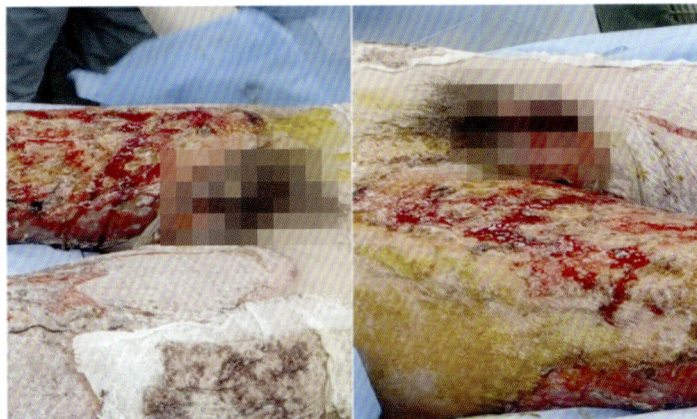

伤后1个月，肉芽组织增生

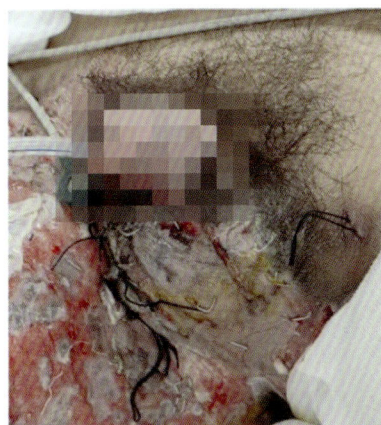

伤后第37天，会阴皮片成活良好

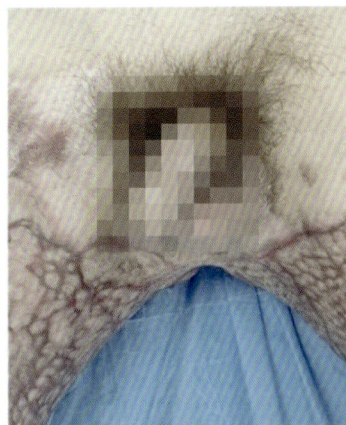

伤后2个月，瘢痕不明显

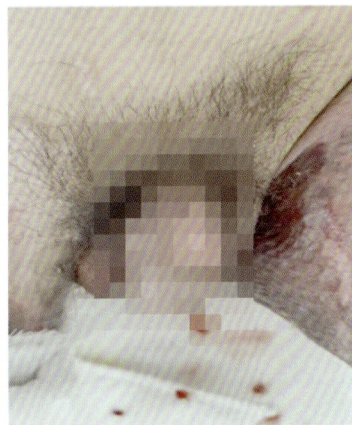

伤后5个月，勃起功能恢复良好

图 44-3　患者会阴治疗经过

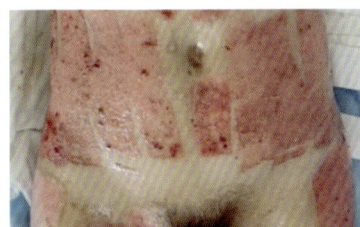

腹部供区愈合2周，颜色鲜红

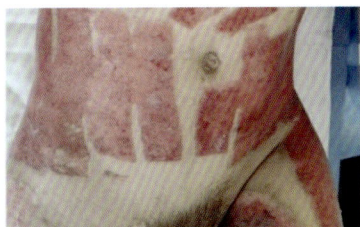

腹部供区愈合6周，颜色暗红

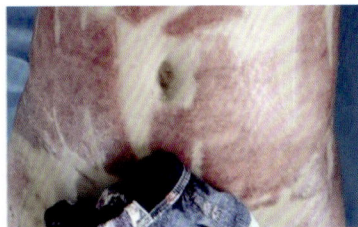

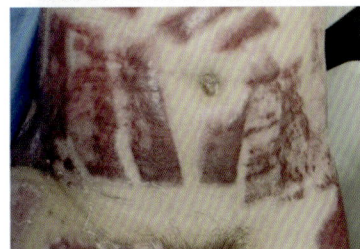

腹部供区愈合8周，颜面暗红

腹部供区愈合16周，部分开始消退　伤后第15个月瘢痕基本软化，颜色明显消退

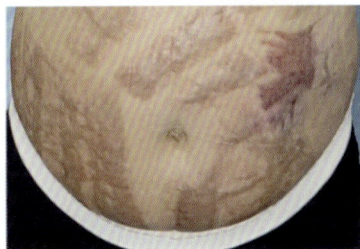

图 44-4　患者腹部治疗经过

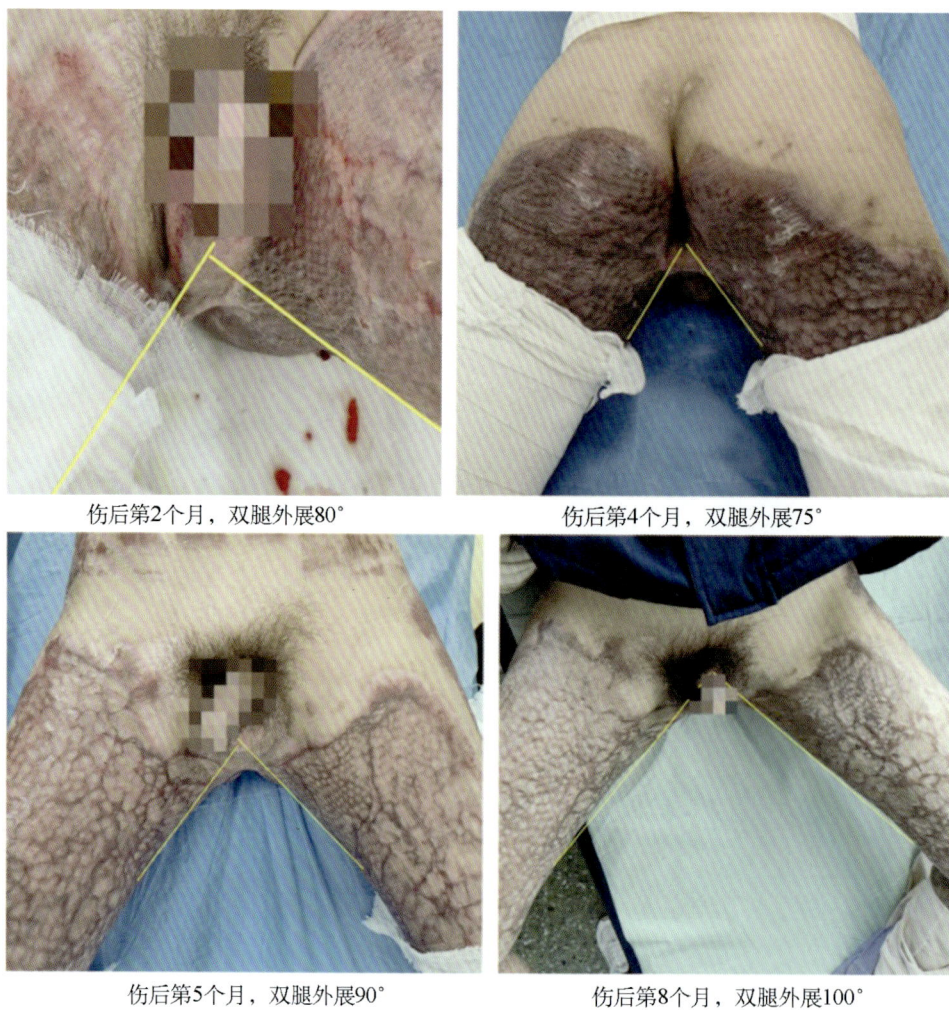

伤后第2个月，双腿外展80°

伤后第4个月，双腿外展75°

伤后第5个月，双腿外展90°

伤后第8个月，双腿外展100°

图 44-5 患者会阴部治疗经过

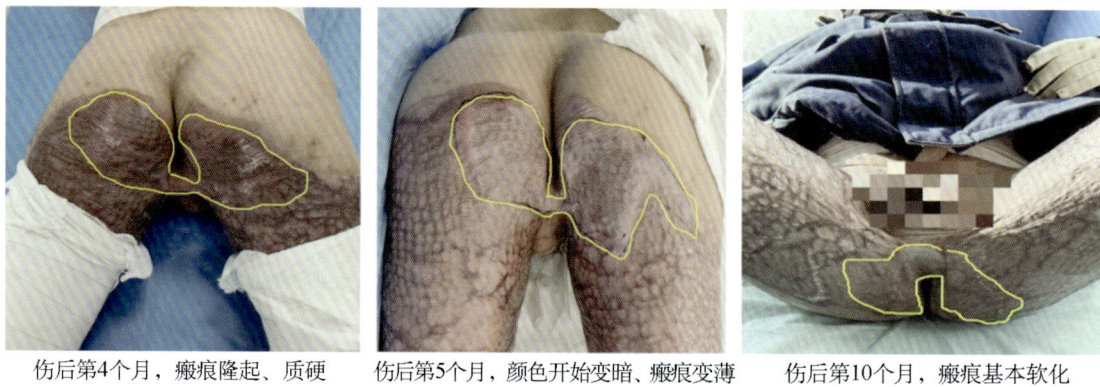

伤后第4个月，瘢痕隆起、质硬

伤后第5个月，颜色开始变暗、瘢痕变薄

伤后第10个月，瘢痕基本软化

图 44-6 患者臀部治疗经过

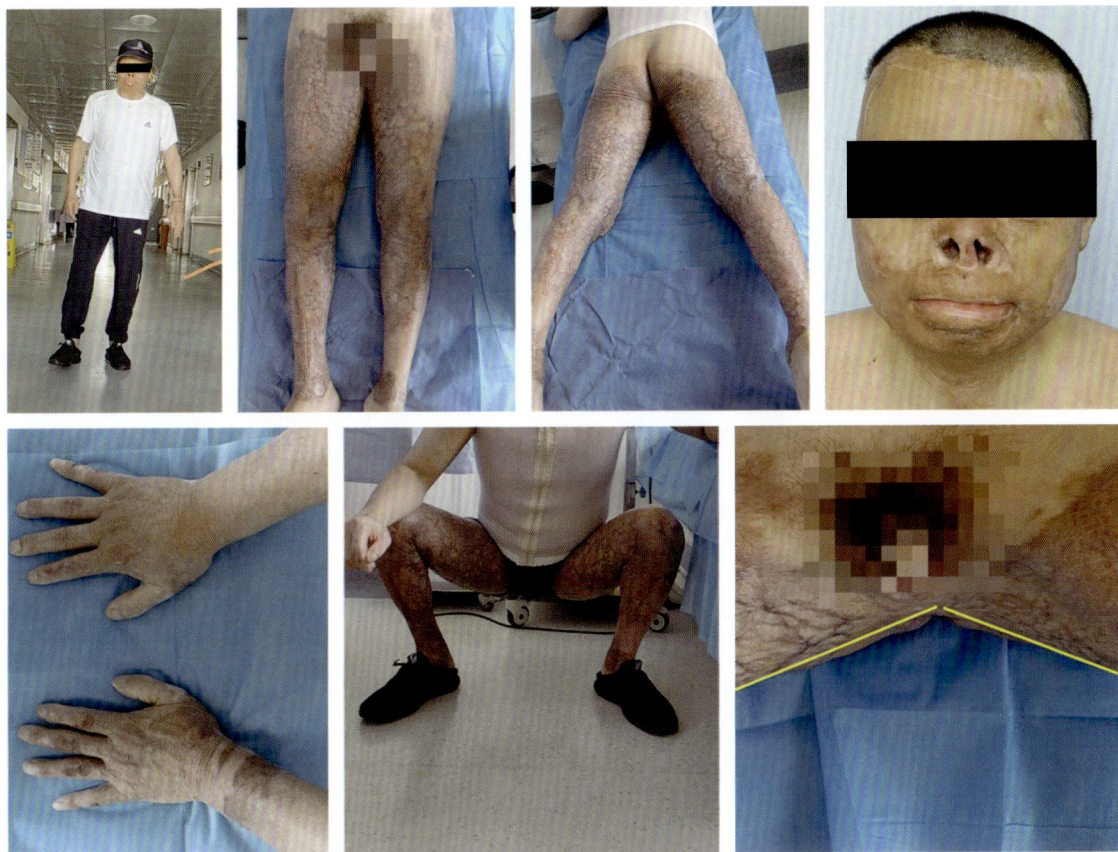

图 44-7　患者伤后第 15 个月,行走自如,双手灵活,下蹲基本不受限,阴茎功能恢复,回归社会

【病例讨论与分析】

刨根问底——临床思维演练

△ 瘢痕的定义是什么?

△ 烧伤后瘢痕的临床表现、临床分期有哪些?

△ 烧伤后瘢痕的评估方法有哪些?

△ 烧伤瘢痕的防治方法有哪些?

医师 A:瘢痕是各种皮肤损伤引起的正常皮肤组织外观形态和组织病理学改变的统称,是人体创伤修复过程中必然会出现的产物。

医师 B:深Ⅱ度或Ⅲ度烧伤创面愈合后 1～3 个月,瘢痕开始逐渐增厚,高出周围正常皮肤,质地变硬,充血逐渐加剧呈鲜红色,伴有瘙痒、疼痛、灼热和紧缩感。下肢瘢痕在站立时有针刺感、麻木感,关节部位因瘢痕挛缩出现畸形和功能障碍。以上症状一般持续 1～2 年,有的 3～4 年,个别病例可长达数 10 年。烧伤后瘢痕可分为增生性瘢痕和非增生性瘢痕,非增生性瘢痕仅占极少数。增生性瘢痕可分为增生期瘢痕、成熟期瘢痕。增生期指瘢痕形成的早期,创面愈合后 1～3 个月内,在深Ⅱ度、Ⅲ度烧伤自行愈合创面及植皮区边缘开始出现瘢痕增生,颜色由淡红色转为鲜红色,可见毛细血管扩张,表面充血明显、粗糙,继而出现硬结、瘙痒、刺痛等症状逐渐加重,一般在伤后 6 个月达到高峰。此时,瘢痕颜色由鲜红色转变为深红色或紫红色,表皮菲薄,角质层增厚,干燥易破裂,表面可见粗细不均匀的毛细血管,质地坚硬,无弹性,厚度可增至数毫米,高低不平,触痛加剧,伴有灼热、紧缩感,关节活动受限,部分患者发生瘢痕挛缩,致关节脱位和畸形。因此,可将这一时期的瘢痕特点概括为"3R"特征——红(red)、凸(raised)和硬(rigid)。增生期瘢痕剥离时易出血,故不宜手术,应以预防和非手术治疗为主。成熟期指瘢痕形成的晚期,通常需要 6～24 个月,少数病例可延长至 3～4 年或更长。增生性瘢痕增生达高峰后开始逐渐成熟、软化,但由瘢痕增生继发的关节脱位和畸形并不能复位或矫正。此期瘢痕的颜色由深红色或紫红色逐渐转变为紫色或褐色,最后与邻近周围皮肤颜色相似。瘢痕表面毛细血管消失,厚度变薄,完全成熟的瘢痕与周围皮肤在同一水平,但瘢痕表面角质层仍有增厚和干燥。质地逐渐变软,有一定弹性,但较周围正常皮肤为硬。在瘢痕成熟过程中,疼痛最先消失,紧缩、灼热感随着瘢痕的成熟可逐渐消失,瘙痒可持续至瘢痕完全成熟。成熟期瘢痕的特点可概括为"3P"特征——苍白(pale)、平坦(planar)和柔软(pliable)。此期为手术治疗的最佳时期。

医师 C:理想的评估应包括主观评估、客观评估以及对于瘢痕造成的功能限制和痒、痛等症状的评估。有效的瘢痕评估可指导临床治疗,减少临床工作中的盲目性,有目地观察瘢痕的发展趋势及最后结果。瘢痕评估的内容主要包括瘢痕的颜色、质地、形态、组织结构分析、组织张力分析、临床症状(痒、痛)及瘢痕对功能的影响。目前,瘢痕的常用评估工具有以下几种。①温哥华瘢痕量表(vancouver scar scale,VSS)。VSS 是目前国际上较为通用的瘢痕评定方法,该量表主要从色泽(pigmentation)、厚度(height)、血管分布(vascularity)和柔软度(pliability)4 个方面对瘢痕进行描述性评估,评分标准如下。色泽方面:0 分,瘢痕颜色与身体正常部位皮肤颜色近似;1 分,色泽较浅;2 分,混合色泽;3 分,色泽较深。厚度方面:0 分,正常;1 分,厚度<1 mm;2 分,厚度 1～2 mm;3 分,厚度 2～4 mm;4 分,厚度>4 mm。血管分布方面:0 分,瘢痕颜色与身体皮肤颜色近似;1 分,肤色偏粉红;2 分,肤色偏红;3 分,肤色呈紫色。柔软度方面:0 分,正常;1 分,柔软(在最少阻力下皮肤能变形);2 分,柔顺(在压力下能变形);3 分,硬(不能变形,移动成块状,对压力有阻力);4 分,弯曲(组织如绳状,瘢痕伸展时会退缩);5 分,挛缩(瘢痕永久性短缩导致功能障碍与畸形)。该量表总分 15 分,评分越高表示瘢痕越严重。②视觉模拟评分法(visual analogue scale,VAS)。VAS 是基于图像的评分体系,针对血液供应、色素沉着、患者可接受程度、观察者的舒适度、外形等分别进行评分,将各项评分相加得出总分。VAS 分数越高表示瘢痕越严重。该量表表现出对观察者的高度依赖性,具有中等可信度。③患者和观察者瘢痕评估量表(patient and observer scar assessment scale,POSAS)。该量表最早用于瘢痕评估是在 2004 年。POSAS 包括观察者量表和患者量表以及各自量表的瘢痕特征内容。患者观察量表的内容包括颜色、柔韧性、厚度、规则性、瘙痒和疼痛。观察者量表的内容包括血管分布、颜色、厚度、表面粗糙程度、柔韧度以及瘢痕位置。量表内容分数均为 1～10 分。1 分表示瘢痕特征接近正常皮肤,评分越高表示瘢痕越严重。与

VSS 相比，POSAS 显示出更好的一致性和可靠性。

　　医师 D：瘢痕的治疗方法虽多种多样，但尚无任何一种单独有效的治疗方法，必须根据患者情况合理利用现有方法，对不同时期、不同类型的瘢痕进行个体化治疗，以提高综合治疗疗效。目前，瘢痕主要的防治方法有压力治疗、硅酮类制品治疗、光电治疗、手术治疗及药物治疗等。压力治疗是瘢痕预防和治疗的重要方法之一，作用机制尚不明确，临床应用压力疗法发现其存在一些不足，主要包括不适感导致患者依从度降低、缺乏最佳治疗压力值的试验证据、在特殊部位如躯体凹处或关节活动部位可能无法有效施加压力以及对处于发育期的儿童可能导致骨骼畸形等。硅酮类制品治疗作为瘢痕预防和治疗的一线措施，临床应用证实可明显改善瘢痕的外观、质地及患者的痒痛感。目前，市场上有多种硅酮类瘢痕治疗材料，包括硅酮类凝胶、硅酮类气雾剂、硅酮类瘢痕贴及硅酮类胶膜等。近 10 年，光电治疗在人群中的应用也逐渐增多，国际专家共识已将光电治疗创伤性瘢痕由推荐治疗提升为一线治疗。光电治疗瘢痕目前临床上应用较多的有强脉冲光、脉冲染料激光、二氧化碳点阵激光等。皮质类固醇类药物是目前治疗瘢痕的二线措施之一，对增生性瘢痕和瘢痕疙瘩均有较好的疗效。近年来的研究表明，皮质类固醇类药物的作用机制可能与减轻瘢痕成纤维细胞增生、减少胶原合成以及抑制炎症介质等有关。临床上，常用的药物治疗方法是瘢痕局部注射曲安奈德，可与稀释的利多卡因同时注射以减轻疼痛。该方法主要的并发症包括局部皮肤色素沉着或减退、病灶周围毛细血管扩张，若注入正常组织可能引起瘢痕周围组织萎缩等。对合并畸形或挛缩的患者建议手术治疗，手术治疗的目的在于矫正畸形、挛缩。

【专家点评】

病例中关键点出现在哪里？

　　烧伤后广泛瘢痕涉及多个部位，对患者影响极大，治疗方式可根据患者的年龄以及瘢痕的症状、位置、大小和分期等个体化选择。治疗原则是早期干预、联合治疗、充分治疗。采用序贯模式，在创面修复期引入瘢痕防治理念，早期进行分区植皮，头面、双手、关节等特殊及功能部位行大张皮片移植术，保护肢体功能及外观，其余创面尽早封闭，减轻创面愈合后瘢痕。提倡尽早佩戴各种支具，防止手指、足趾、面颈、会阴以及关节部位的瘢痕发生粘连和挛缩畸形。自瘢痕形成早期，便可运用预防治疗策略：硅酮类制品治疗、压力疗法、光电疗法（强脉冲光、脉冲染料激光、二氧化碳点阵激光等）。通过不同的作用机制促进瘢痕成熟，治疗时间不少于 6 个月，至瘢痕完全成熟停止。在治疗过程中，应注意新手段的应用，对于较重的增生性瘢痕，尤其是在伴有功能障碍或形态改变时，手术治疗是首选方法。目前，常用的瘢痕手术治疗方法主要有瘢痕切除后皮瓣修复、自体断层或全层皮片移植术等。烧伤后大面积瘢痕的治疗流程如下页所示。

```
                         ┌─────────────┐
                         │ 烧伤后广泛瘢痕 │
                         └─────────────┘
              ┌──────────────┼──────────────┐
        ┌──────────┐                   ┌──────────┐
        │ 高增生风险 │                   │ 低增生风险 │
        └──────────┘                   └──────────┘
        ┌──────────┐                   ┌──────────────┐
        │ 压力治疗、药物 │               │ 药物治疗、光电治疗 │
        │ 治疗、光电治疗 │               └──────────────┘
        └──────────┘
              └──────────────┬──────────────┘
                      ┌──────────────┐        否
                      │ 瘢痕是否涉及关 ├────────────┐
                      │ 节部位       │            │
                      └──────────────┘            │
                          │ 是                    │
                      ┌──────────┐                │
                      │ 康复训练  │                │
                      └──────────┘                │
                      ┌──────────┐                │
                      │ 随访观察  │◄───────────────┘
                      └──────────┘
                      ┌──────────┐
                      │ 瘢痕是否充血 │
                      └──────────┘
 ┌──────────┐    否       │ 是      ┌──────────────┐
 │ 管理结束  │◄───────────────────── │ 同前继续管理  │
 └──────────┘            │         └──────────────┘
                      ┌──────────┐       否
                      │ 瘢痕是否增生 │◄────────┘
                      └──────────┘
                          │ 是
                      ┌──────────────┐
                      │ 同前继续管理+压 │
                      │ 力治疗(未实施) │
                      └──────────────┘
                      ┌──────────┐     ┌──────────────┐
                      │ 随访观察  │     │ 同前继续管理  │
                      └──────────┘     └──────────────┘
                      ┌──────────────┐    否
                      │ 继发挛缩或畸形 ├────────┘
                      └──────────────┘
                          │ 是
                      ┌──────────┐
                      │ 手术治疗  │
                      └──────────┘
```

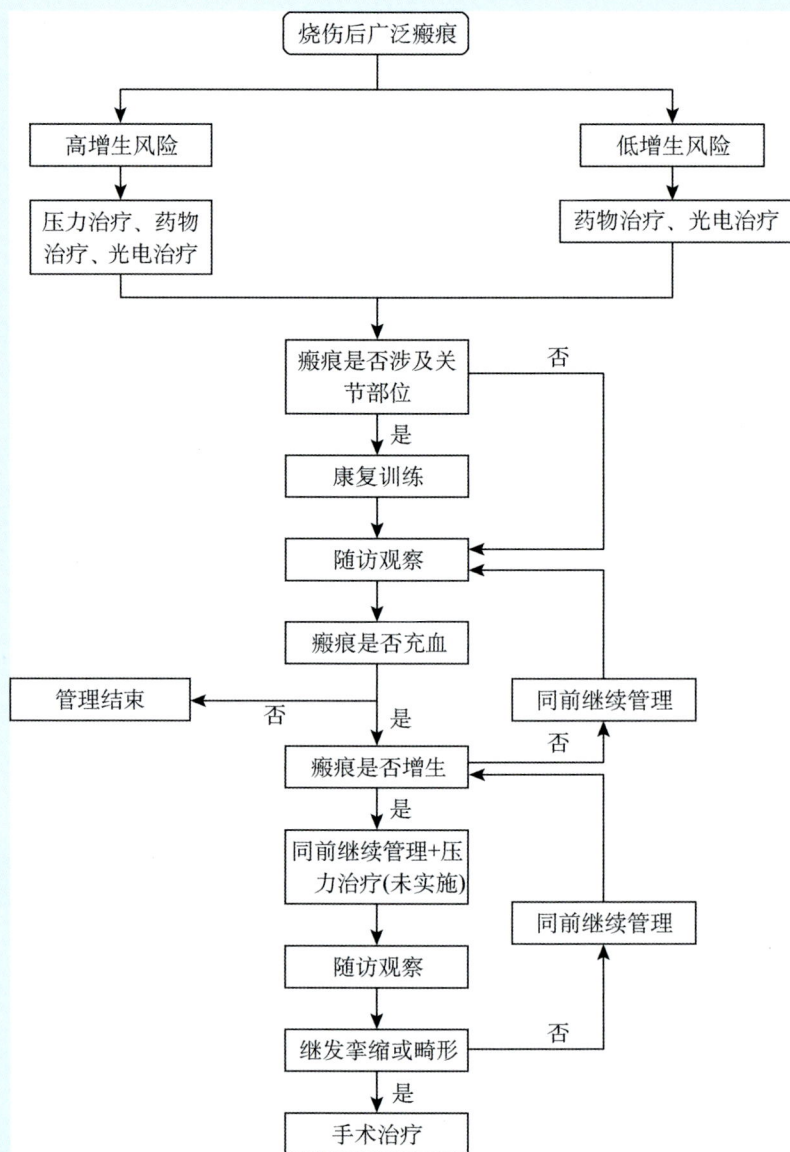

注:激素类药物不适用于儿童。

（李习荣　张志华）

参 考 文 献

［1］　黎鳌.烧伤学［M］.上海:上海科学技术出版社,2001:30.
［2］　谢卫国,茹天峰.烧伤后关节功能障碍的预防与康复治疗专家共识(2021 版)［J］.中华损伤与修复杂志

（电子版），2021，16（04）：277-282.

[3]　夏照帆，吕开阳.中国临床瘢痕防治专家共识[J].中华损伤与修复杂志（电子版），2017，12（06）：401-408.

[4]　VAN DER WAL MB，VERHAEGEN PD，MIDDELKOOP E，et al. A clinimetric overview of scar assessment scales[J]. J Burn Care Res，2012，33（2）：79-87.

[5]　马林枭，鲍济洪，陈斌.瘢痕：评估、防治、早期干预方法的研究与进展[J].中国组织工程研究，2015，19（20）：3253-3257.

[6]　袁好婷，魏在荣.瘢痕评估方法研究现状[J].中国实用医药，2019，14（02）：195-196.

[7]　R ROX，ANDERSON，MATTHIAS B，et al. Laser treatment of traumatic scars with an emphasis on ablative fractional laser resurfacing：consensus report[J]. JAMA dermatology，2014，150（2）：187-93.

[8]　AMANDA MIN HUI，CHOO，YEE SIANG，et al. Scar Assessment Tools：How Do They Compare?[J]. Frontiers in urgery，2021，8：643098.

[9]　郇京宁.再议烧伤瘢痕治疗[J].中华烧伤杂志，2018，34（10）：672-676.

[10]　董继英，吴珊，王棽，等.光电治疗对皮肤创伤性瘢痕的疗效研究[J].组织工程与重建外科杂志，2022，18（2）：133-137.

[11]　中国整形美容协会瘢痕医学分会.瘢痕早期治疗全国专家共识（2020 版）[J].中华烧伤杂志，2021，37（2）：113-125.

病例 45　深度烧伤后增生性瘢痕的修复

【病历摘要】

患者,男,30岁,因"全身多处火焰烧伤2个月余,面部瘢痕增生1个月"入院。

1. 现病史　2个月前,患者被火焰烧伤全身多处,于本院住院行多次手术治疗,目前创面已基本封闭。1个月前,患者面部创面愈合后开始出现瘢痕增生。为进一步治疗,于本院就诊。

2. 既往史　既往体健,否认高血压、冠心病、糖尿病等慢性病史,否认肝炎、结核等传染病史,无输血、献血史,无药物过敏史。

3. 入院查体　患者全身创面已基本封闭,局部散在肉芽创面,面部创面已全部愈合,瘢痕色红,充血明显,下颌部瘢痕高出皮表约1 mm。

4. 辅助检查　血常规、尿常规、心电图等均无明显异常。

5. 诊断　全身多处烧伤后瘢痕增生。

6. 治疗经过　根据患者自身情况及要求制订抗瘢痕综合治疗方案,包括防晒、忌辛辣等刺激性食物、口服积雪苷片、3D硅胶面罩压力治疗、硅凝胶外涂、强脉冲光及二氧化碳点阵激光序贯治疗、瘢痕内药物注射。

2021年7月17日,进行第1次强脉冲光治疗。使用辉煌360激光和脉冲工作站,手具540 nm(波长540～1 200 nm),脉宽12 ms,能量18～20 J/cm^2。

2021年8月17日,进行第2次强脉冲光治疗。因患者面部出现多处毛囊炎,给予消毒后行粉刺针清理,再使用540 nm手具治疗全面部,脉宽12 ms,能量18～20 J/cm^2;使用420 nm手具治疗毛囊炎,脉宽40 ms,能量9～11 J/cm^2。

2021年9月17日,进行第3次强脉冲光治疗。患者面部毛囊炎仍较明显,给予消毒后行粉刺针清理,再使用540 nm手具治疗全面部,脉宽12 ms,能量18～20 J/cm^2;使用420 nm手具治疗毛囊炎,脉宽40 ms,能量11 J/cm^2。

2021年10月15日,进行第4次强脉冲光治疗、第1次二氧化碳点阵激光治疗。强脉冲光使用540 nm手具,脉宽12 ms,能量18～20 J/cm^2。二氧化碳点阵激光使用超脉冲二氧化碳点阵激光治疗仪,Deep模式,能量17.5～50 J/cm^2,密度5%。瘢痕内药物注射,曲安奈德5 ml+利多卡因1 ml+氟尿嘧啶0.6 ml点状注射。

2021年11月16日,进行第5次强脉冲光治疗。使用540 nm手具,脉宽12 ms,能量20～22 J/cm^2。瘢痕内药物注射,曲安奈德5 ml+利多卡因1 ml+氟尿嘧啶0.6 ml点状注射。

2022年1月8日,进行第2次二氧化碳点阵激光治疗。使用Deep模式,能量25～30 J/cm^2,密度5%;使用Scaar模式,能量60～120 J/cm^2,密度3%。瘢痕内药物注射,曲安奈德5 ml+利多卡因1 ml+氟尿嘧啶0.6 ml点状注射。

2022年4月21日,进行第3次二氧化碳点阵激光治疗。使用Deep模式,能量

$25\sim50\ J/cm^2$,密度 5%。

2022 年 8 月 24 日,患者的面部外观恢复良好。

患者每次治疗前的照片以及末次治疗后 3 个月的随访照片,见图 45-1～45-3。

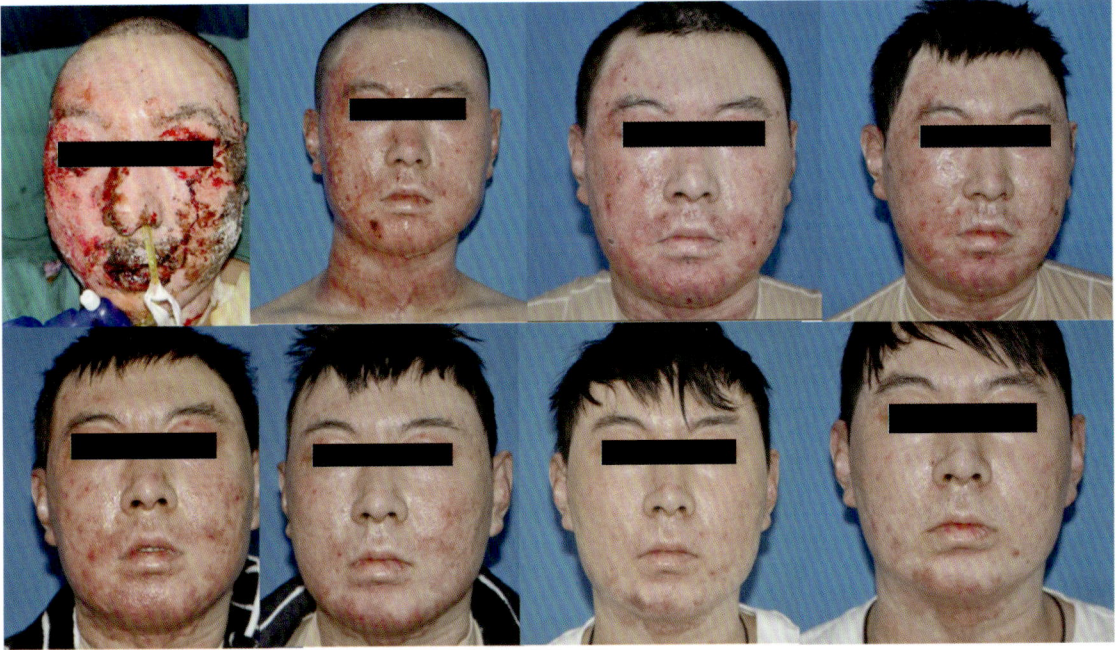

图 45-1   患者每次治疗前的照片以及末次治疗后 3 个月的随访照片,正面

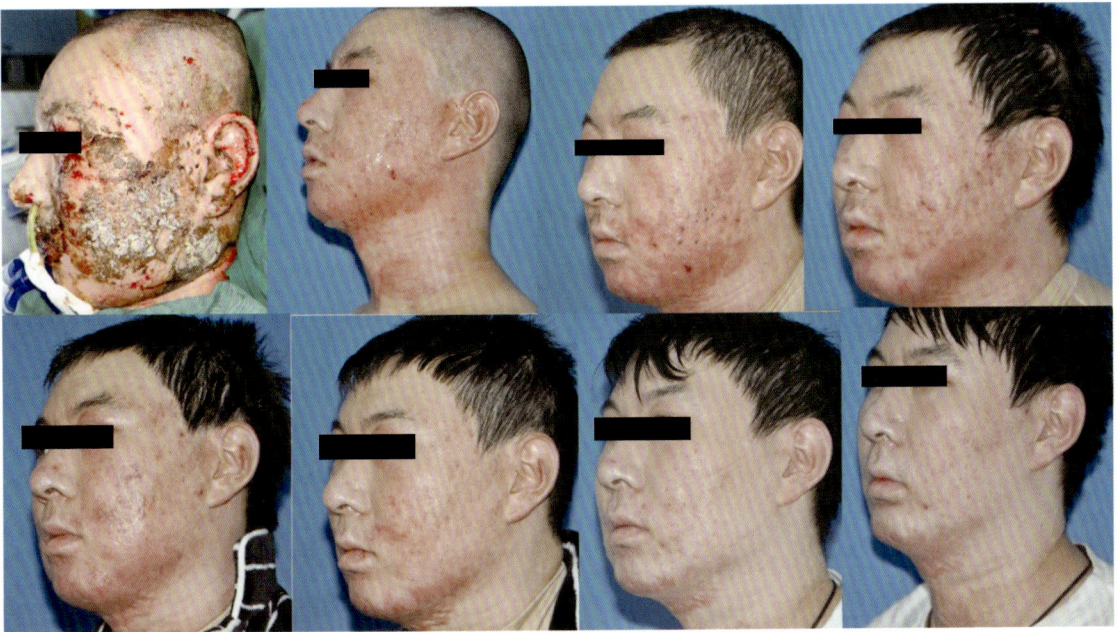

图 45-2   患者每次治疗前的照片以及末次治疗后 3 个月的随访照片,左侧面

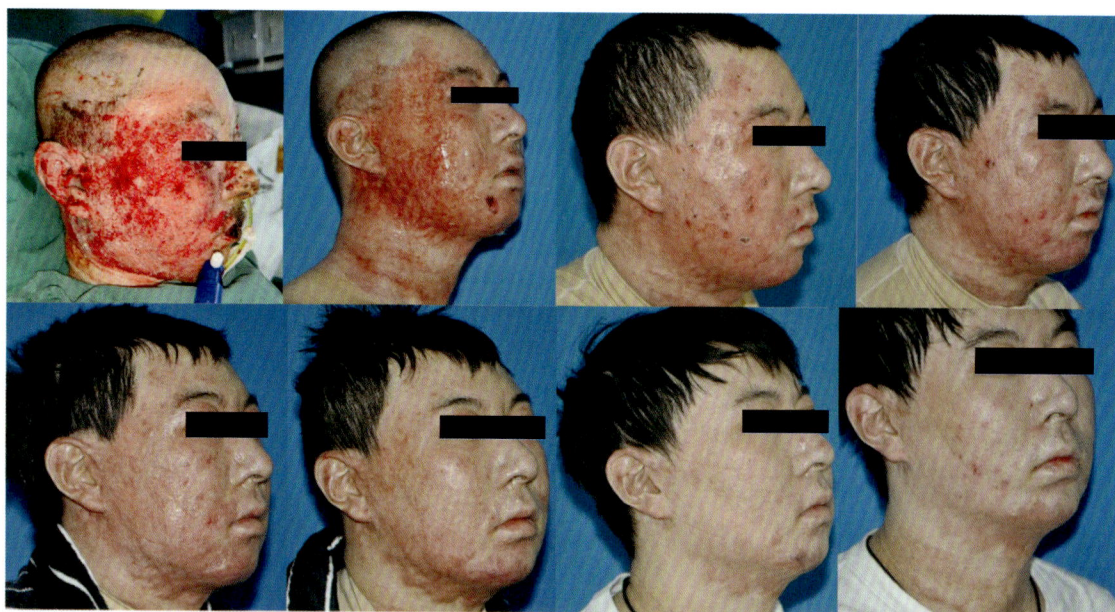

图 45-3　患者每次治疗前的照片以及末次治疗后 3 个月的随访照片，右侧面

【病例讨论与分析】

刨根问底——临床思维演练
△ 深度烧伤后瘢痕的演变过程是什么？
△ 增生性瘢痕的综合诊疗措施有哪些？
△ 增生性瘢痕早期光电治疗策略有哪些？

医师 A：深度烧伤时，损伤往往达真皮深层，部分患者经正规非手术治疗亦能痊愈，但愈合后往往形成增生性瘢痕。创面愈合后初期充血明显，伤后 1～3 个月进入增生早期，瘢痕开始形成，伤后 3～12 个月迅速增高，随后逐渐进入成熟期并趋于稳定。

医师 B：高增生风险的瘢痕往往需要多种手段联合治疗才能达到良好的效果，包括防晒、忌辛辣食物、外用或口服抗瘢痕药物、压力治疗、康复治疗、瘢痕内药物注射、放射治疗、肉毒毒素注射、光电治疗等。临床医师需要结合患者的具体情况制订合理的抗瘢痕综合策略。

医师 C：增生性瘢痕光电治疗一般遵循序贯激光治疗策略，即依据烧伤后瘢痕的演变特点，在瘢痕以充血为主时连续进行褪红治疗，在瘢痕以增生为主时进行点阵激光等消融治疗，再结合压力治疗、外用药物治疗、康复治疗等综合治疗措施，才能使瘢痕尽快稳定、改善预后。

【专家点评】

病例中关键点出现在哪里？

深度烧伤愈合时间超过 3 周，瘢痕的发生率高达 50%～83%，且多为增生性瘢痕。增生性瘢痕有其独特的演变过程，创面愈合后初期往往表现为充血明显；伤后 1～3 个月进入增生早期，瘢痕开始形成；伤后 3～12 个月迅速增高，之后逐渐进入成熟期并趋于稳定。

近年来，光电技术的飞速发展为瘢痕治疗提供了全新的手段，主要包括血管类光电设备、剥脱性及非剥脱性点阵激光和射频设备。血管类光电设备通过选择性地作用于血管中的血红蛋白、热损伤血管内皮细胞，致使血管闭塞，减少瘢痕的营养供给；同时，通过光热作用，导致胶原损伤，促进胶原重塑，进而使瘢痕组织褪红，抑制瘢痕的生长并促进其萎缩。二氧化碳点阵激光通过点阵光热作用原理促进沉积胶原的分解，刺激损伤区域通过再生而不是修复的方式完全愈合，从而改善瘢痕的质地及外观。

应针对瘢痕的不同时期及表现，选择适合的光电设备及治疗手段。在瘢痕以充血为主时，连续进行褪红治疗；在瘢痕以增生为主时，进行点阵激光、药物注射等消融治疗。多种手段持续联合应用，才能达到最佳的治疗效果。

（弓　辰　夏成德）

参 考 文 献

[1] ANDERSON RR,DONELAN MB,HIVNOR C,et al. Laser treatment of traumatic scars with an emphasis on ablative fractional laser resurfacing: consensus report [J]. JAMA Dermatol, 2014, 150 (2): 187-193.

[2] 中国临床瘢痕防治专家共识制定小组. 中国临床瘢痕防治专家共识[J]. 中华损伤与修复杂志(电子版), 2017,12(6)：401-406.

[3] 光电技术治疗皮肤创伤性瘢痕专家共识(2018 版)编写组. 光电技术治疗皮肤创伤性瘢痕专家共识(2018 版) [J]. 中华烧伤杂志,2018,34(9)：593-597.

[4] 中国整形美容协会瘢痕医学分会. 瘢痕早期治疗全国专家共识(2020 版)[J]. 中华烧伤杂志,2021,37(2)：113-125.

病例 46 烧伤难愈性残创合并大范围瘢痕的治疗

【病历摘要】

患者,女,26岁,因"四肢腹部火焰烧伤后40余天"入院。

1. **现病史** 2019年10月30日凌晨5点左右,患者在澳大利亚家中被火焰烧伤四肢、腹部、面部。受伤时患者昏迷,被消防人员救起后,由急救车送往当地医院,途中急救行气管插管呼吸机辅助通气。在当地医院住院治疗期间,给予4次削痂清创植皮手术,但植皮成活率较差,住院期间患医院获得性肺炎。当时住院诊断包括烧伤13%,Ⅱ～Ⅲ度,全身多处;重度吸入性损伤;气管插管后;医院获得性肺炎;自身免疫病待查。伤后1个月,残余创面难愈,患者出院后于家中自行换药治疗。2019年12月11日,患者回国并至本院烧伤整形科治疗。入院时,患者营养状况可,饮食、睡眠可,无发热,大小便正常。

2. **既往史** 否认高血压、冠心病、糖尿病等慢性病史,否认肝炎、结核、伤寒、疟疾等传染病史。除本次烧伤及输血外,无其他外伤及输血史,无不良输血反应,无药物及食物过敏史。

3. **入院查体** 生命体征平稳,心肺听诊无异常。体重50 kg,身高1.52 m,BMI 21.64。专科情况:患者面部、前躯干及四肢烧伤创面的面积约为13%,大部分已愈合,瘢痕形成,色深质韧,略突出于体表。未愈创面的面积约为4%,分布于四肢及腹部,创面坏死脂肪组织干枯凹陷,无渗血。右手背及右前臂见创面坏死痂皮覆盖,可见肌腱外露,右手关节僵硬,活动度差。背部及右大腿供皮区轻度瘢痕形成,伴色素沉着。见图46-1。

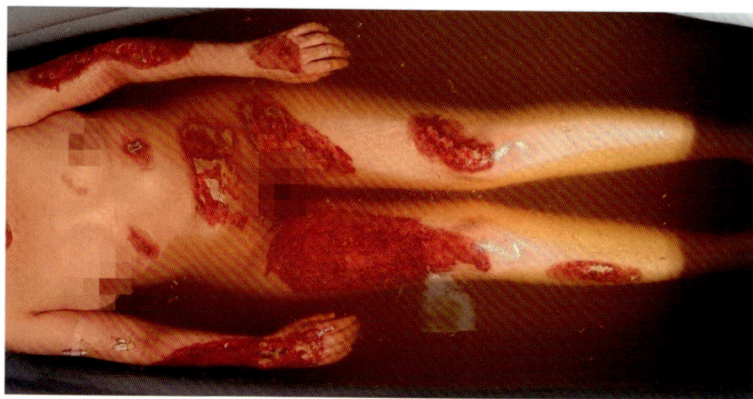

图 46-1 患者入院后四肢及躯干瘢痕情况,行浸浴治疗

4. 辅助检查　球蛋白 19.2 g/L,淋巴细胞百分比 13.6%,抗核抗体(1∶80),补体 C3 1.52 g/L,血清总补体 61.2 U/ml。抗中性粒细胞胞质抗体、抗双链 DNA 抗体、抗心磷脂抗体等风湿免疫学指标均正常。凝血功能及肝肾功能正常。胸部 CT、心电图正常。创面分泌物细菌培养提示鲍曼不动杆菌阳性。

5. 诊断　全身多处烧伤,残余创面的面积约为 4%;感染性创面;全身多处瘢痕增生;低球蛋白血症;贫血。

6. 治疗经过　入院后,患者接受创面清创换药治疗、浸浴治疗及半导体激光照射治疗,并静脉滴注人免疫球蛋白。排除自身免疫病后,积极安排手术封闭创面。2019 年 12 月 18 日,在全身麻醉下行左上肢、双下肢、腹部残余创面及瘢痕部分切除缝合术。2020 年 1 月 21 日,在全身麻醉下行面部、双侧肋下瘢痕部分切除缝合＋右上肢及腹部残余创面清创自体瘢痕皮片移植术。2020 年 2 月 20 日,在全身麻醉下行左上肢、双下肢、腹部瘢痕部分切除缝合术。术后术区行负压封闭引流治疗。术后第 14 天拆线,缝合口愈合良好。术中及术后抗感染治疗均采用莫西沙星静脉滴注(0.4 g,qd)。第 1 次术后加用哌拉西林钠他唑巴坦钠静脉滴注(4.5 g,q12h)。患者创面愈合后,行抑制瘢痕治疗及功能锻炼等康复治疗,于 2020 年 3 月 10 日康复出院。见图 46-2～46-5。

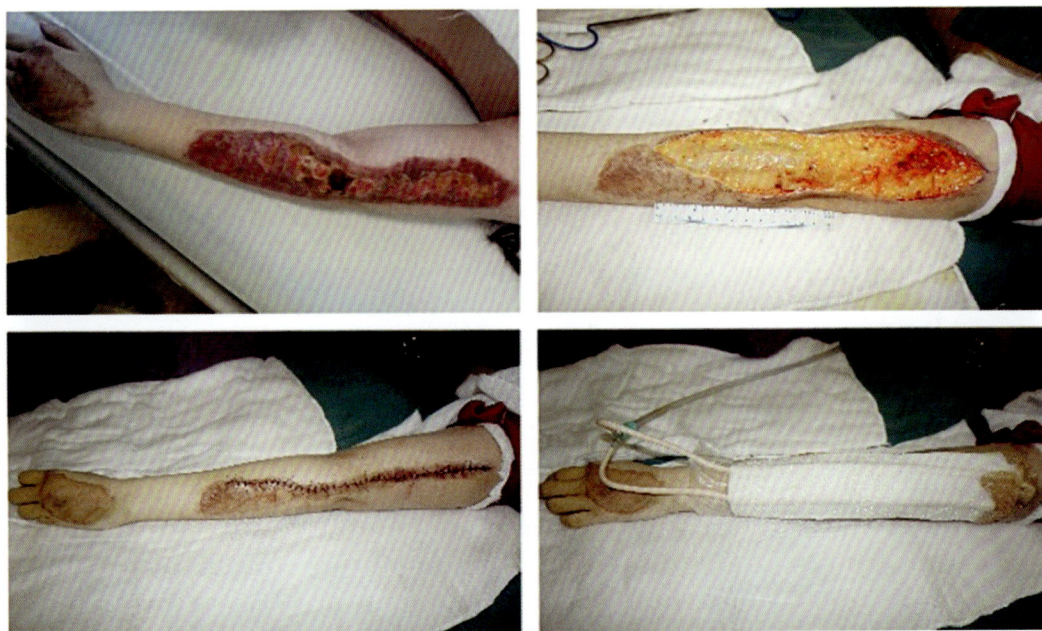

图 46-2　左上肢瘢痕及创面行第 1 次手术切除缝合、负压封闭引流治疗

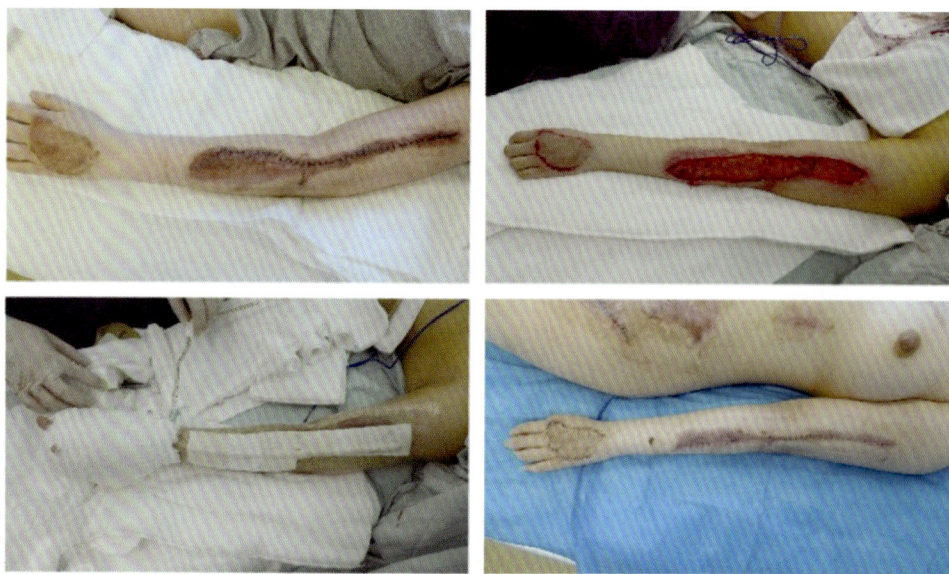

图 46-3 左上肢瘢痕及创面行第 2 次手术切除缝合、负压封闭引流治疗及术后情况

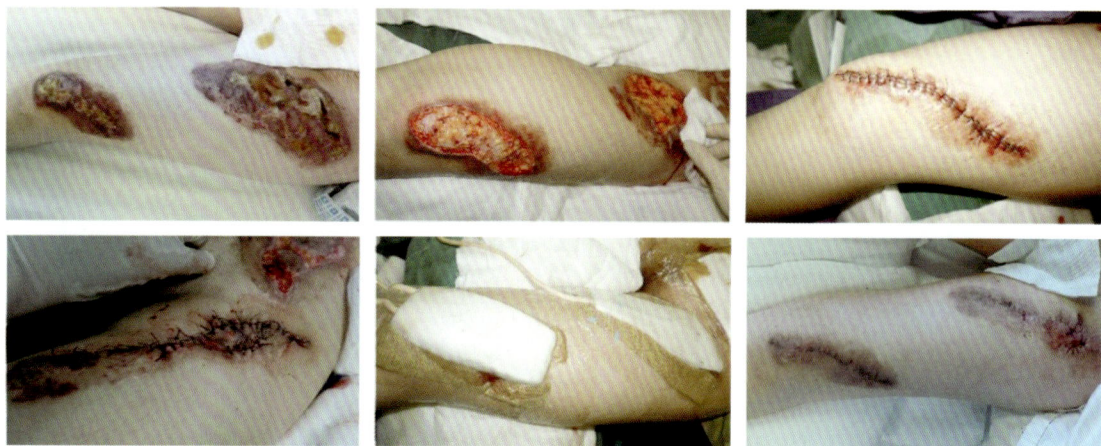

图 46-4 左下肢瘢痕及创面行第 1 次手术切除缝合、负压封闭引流治疗及术后情况

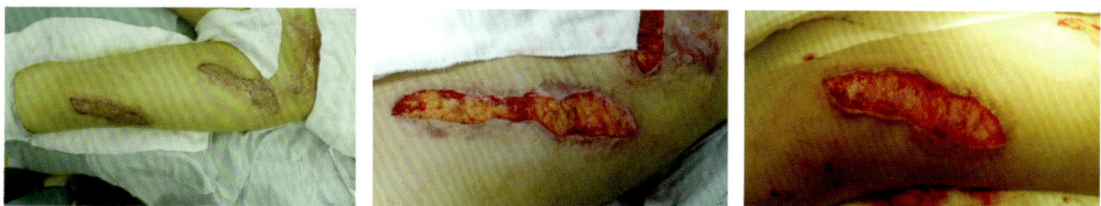

图 46-5 左下肢瘢痕及创面行第 2 次手术切除缝合、负压封闭引流治疗及术后情况

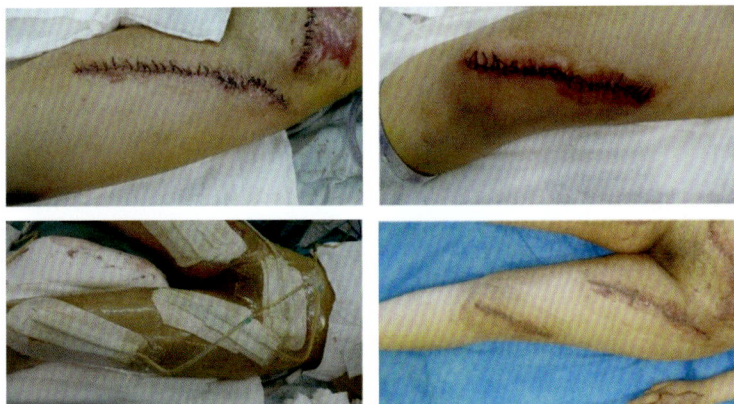

图 46-5　（续）

【病例讨论与分析】

刨根问底——临床思维演练

△ 烧伤残余创面的常规治疗方向有哪些？

△ 该患者创面难愈的原因有哪些？

△ 该患者接受分次切除缝合术的效果如何？

△ 该患者创面及瘢痕切除后行负压封闭引流治疗的优势有哪些？

医师 A：烧伤残余创面的治疗方法包括创面换药及浸浴治疗、创面切除缝合或皮瓣修复、手术植皮等。在治疗过程中，应配合营养支持，并依据创面分泌物细菌培养的结果，针对性使用抗生素治疗。

医师 B：烧伤治疗后期，创面难愈的原因包括营养状态不佳、创面感染、创面处理方法不当等。烧伤创面，尤其是Ⅱ度烧伤创面，常在伤后 3 周内经换药治疗愈合；而经手术植皮的深Ⅱ度或Ⅲ度烧伤创面，可能因植皮皮片未成活而出现残余创面。在残余创面的处理过程中，常会出现创面难愈的情况。该患者即存在此情况，当地医院难以继续推进治疗，故患者回国后前往本院就诊。

医师 C：患者住院后行分次手术治疗，治疗期间无发热，创面进一步缩小。瘢痕面积缩小百分比＝（原始瘢痕面积－残留瘢痕面积）÷原始瘢痕（含创面）面积×100％。第 1 次手术后，瘢痕及创面面积缩小至入院时的 70.5％，创面大部分封闭；第 2 次手术后，瘢痕及创面面积缩小至入院时的 67.8％，创面封闭；第 3 次手术后，瘢痕及创面面积缩小至入院时的 50.8％（图46-6）。患者及家属对治疗效果满意，出院时患者瘢痕无疼痛及瘙痒症状。

医师 D：对于本例患者，我们在术后应用负压材料引流创面及缝合口渗液，通过负压贴敷减轻切口局部张力，从而促进愈合。术后未发现切口不愈及切口裂开情况，负压封闭引流治疗显著减轻了患者的痛苦。

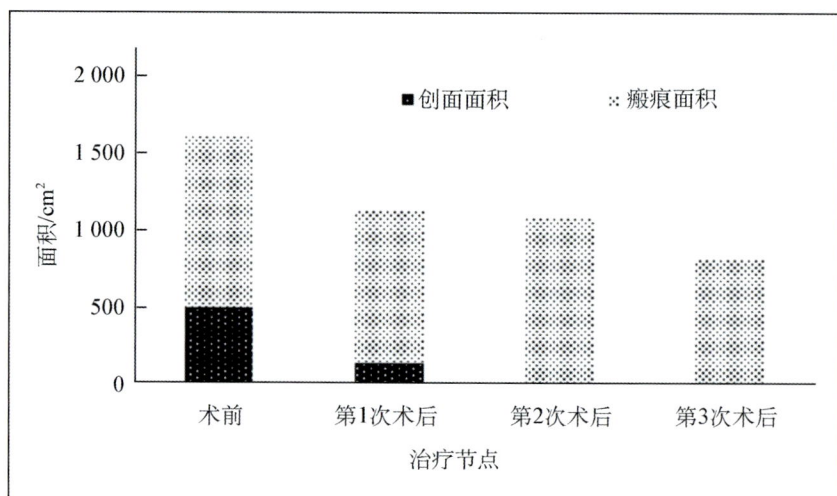

图 46-6　3 次手术前后患者瘢痕及残余创面面积变化

【专家点评】

病例中关键点出现在哪里？

　　患者在烧伤后虽经历多次手术,但仍有相当一部分创面愈合困难,创面生机差。这与营养状态差、创面感染及局部换药处理不当有关。长期创面未愈导致患者入院时情绪低落。入院后,经过辅助检查,明确为感染创面伴肌腱外露,营养状态低下,且排除了当地医院推测的自身免疫病。在此基础上,我们采用了针对性的创面浸浴治疗,并加强营养支持,以改善创面状态。在手术选择上,创新性地采用大范围创面复合瘢痕切除术的方式,分次进行,在封闭创面的同时,也显著减少了远期瘢痕形成的面积。缝合口处理上采用瘢痕内缝合,愈合后切口印记不明显,且不产生新的供皮区,避免了新生瘢痕的形成。该方法显著改善了外观,减少了瘢痕面积,提升了患者的生活质量。

　　术后负压封闭引流的应用是本治疗的另一个亮点,通过负压材料引流渗液及减轻局部张力,不仅减轻了患者的痛苦,还为患者创面的愈合奠定了良好的基础。

　　总之,本病例中残余创面面积大且伴瘢痕形成,通过应用大范围创面及瘢痕切除的分次治疗措施,并结合负压封闭引流治疗,为患者带来了显著的临床获益。这也为临床上一些难愈性创面的治疗提供了新的思路和方向。

（申传安　邓虎平　刘海亮）

参 考 文 献

［1］　申传安,郝岱锋,石富胜,等.烧创伤负压治疗[M].北京:人民卫生出版社,2016.

［2］　SHIMIZU R,KISHI K. Skin graft[J]. Plast Surg Int,2012:563493.

［3］　QIU X,LUO H,HUANG G. Roles of negative pressure wound therapy for scar revision[J]. Front Physi-
ol,2023,14:1194051.

第四部分

烧伤科名家谈临床思维

申传安谈临床思维

临床思维是指医师在临床工作中的思维模式,是发现和解决临床问题的方法,属于医学哲学概念。兵有兵法,商有商道,医者要想事半功倍、拥有高超的医术、成为医学大家,必须培养并建立良好的临床思维模式。

一、实现学生思维向临床医师思维的转变

每一位年轻医师都有着优秀的学生经历,他们能从高考中取得骄人成绩、脱颖而出,考取医学院校,并完成本科、硕士、博士阶段的学习,乃至博士后研究工作,这充分说明他们掌握了高效且优质的学习方法。中学时期养成的良好学习习惯,比如课前预习、课堂上认真听讲并做好笔记、课后复习巩固等,同样可以应用于临床工作,转变为手术前的预习、手术中的观摩和体验、手术后的复盘与思考。如此一来,年轻医师们便能举一反三,在临床工作中达到事半功倍的效果。

再比如,研究生期间的科研工作,需要阅读文献、提出问题、设计实验方案、撰写标书、开展实验研究、分析数据、撰写论文、进行学术交流等,这样的高级培训恰恰是临床科研创新的方法和工具。若能将同样的思维用于解决临床问题,便能推动临床创新发展。

二、协调临床工作与理论学习的关系

临床工作任务非常繁重,对年轻的一线医师而言,每天都要应对大量的工作:书写病历、调整医嘱、查房换药、执行手术操作、开展医患沟通……一天下来,早已疲惫不堪,甚至连吃饭的力气都没有,更谈不上抽出时间学习了。

那么,年轻医师应如何平衡"繁忙"与"学习"二者之间的关系呢?建议采用"点"与"面"相结合的临床学习方法。所谓"点"的学习,即就事论事:在临床工作中遇到问题时,通过查阅文献、参考书籍、请教上级医师等途径,快速找出解决方案。例如,遇到新药,可通过阅读说明书、查阅文献等方法,迅速掌握其适应证、用法用量、禁忌证及潜在副作用。"面"的学习,则是利用相对集中的时间,围绕临床中积累的问题展开系统学习。如此,既能充分利用碎片时间,又能结合整块时间深入学习,通过由点及面的方式,逐步积累临床经验,持续提升诊疗能力。

临床能力的培养绝非一日之功,而是需要从长远角度对学习进行规划。以阅读为例,一本几百页的专著,若短时间内看完,难免吃力;但每天坚持阅读十几页,一两个月即可完成。对于重要的专业书籍,反复研读,书会越读越"薄",因为不理解的内容逐渐减少;而且随着理解的深入,见解也日益丰富。

期刊阅读同样如此,养成定期阅读一本中文和一本英文专业期刊的习惯,数年即可系统掌握相关领域进展。通过阅读英文期刊,还能提升英语水平。无须贪多求快,即使无法精读每篇文章,仅浏览标题与摘要,亦能有所收获。明确学习方向后,自能树立长远目标。

好记性不如烂笔头。建议大家准备一个专用笔记本（若习惯使用电子设备，手机备忘录也是个不错的选择），随时记录以下内容：从书中汲取的新知识、学术会议中的重要内容、临床实践中遇到的疑难问题，以及脑海中突然闪现的灵感等。记录之后，应定期整理这些笔记，并经常复习、补充。某些问题经潜意识反复酝酿，再结合实际工作的验证，终有一日会豁然开朗，找到创新性的解决方案。事实上，许多临床领域的重大突破，正是通过这样的方式诞生的。

三、抓住主要矛盾，处理好临床工作中的矛盾转变

面对不同的患者，其病情不同、需求不同，所需解决的主要矛盾也各异。能否找准问题、抓住主要矛盾，是临床诊疗成败的关键。对于小面积浅度创面，主要矛盾集中于感染防控、促进组织生长及皮肤色素沉着的防治等；对于深度创面，诊疗工作则需要围绕手术方案这一核心展开，主要涵盖创面准备、供皮区选择、皮片厚度与植皮方式的确定，以及供皮区修复等关键环节；对于大面积危重烧伤，虽较小创面复杂得多，但其救治不同阶段仍存在明确的主要矛盾。若能紧扣主要矛盾，以"追问、解答"的思维模式分析问题，许多临床难题可迎刃而解。事实上，不少临床问题并非无法解决，而是源于思维的盲区——未曾深入思考，甚至从未意识到。

光阴荏苒，我从事临床工作已近三十载。从实习医师到主任医师，从学生到博士生导师，从普通医师到科主任，从学会会员到主任委员、会长，这一路让我深切体会到：培养良好的临床思维，实为医者立身之本。

在此，郑重建议年轻医师积极研习哲学。此前，我曾为中国人民解放军总医院研究生院的新生们讲授危重烧伤救治新技术体系的哲学观。掌握哲学思维是构建临床思维的基石。可以说，缺乏哲学素养的医师，难以成为真正优秀的临床专家。

吕国忠谈临床思维

一、烧伤的学科特点

烧伤是医学领域中专门研究由热力、电能、化学物质、辐射、摩擦、寒冷等因素引起的组织损伤及其并发症的学科。烧伤的学科特殊性主要体现在以下几方面。

1. 病情的复杂性和多样性　烧伤患者的伤情往往复杂多变，不仅涉及皮肤组织的损伤，严重者还可伤及皮下组织、肌肉、骨骼、关节、神经、血管，甚至内脏。烧伤也可发生在被覆黏膜的部位，如眼部、口腔、消化道、呼吸道等，并可引发感染、休克等严重并发症。此外，烧伤因其多样化的致伤原因，在病理变化、全身情况、病程、转归、预后等方面均存在特殊性。烧伤的面积、深度以及患者的年龄、基础疾病等因素都会影响病情的发展和治疗效果。

2. 治疗的紧迫性和综合性　烧伤患者的治疗通常需要争分夺秒，特别是在休克期内，由于体液大量渗出，会导致患者的循环血量明显下降，出现低血容量性休克。此时，需尽快补液纠正，及时有效的救治措施对患者的生存和康复至关重要。烧伤的治疗涉及多个器官系统，尤其是危重烧伤，可以视为一种由创面引起的涉及全身多系统、多脏器的严重综合征，需要多学科协作综合治疗。

3. 康复的长期性和系统性　烧伤患者的康复过程往往漫长且艰难，除了身体上的创伤需要恢复外，心理上的创伤也不容忽视。随着烧伤治疗水平的不断进步，对绝大部分烧伤患者而言，"救命"已不再是最关键的问题，而烧伤后导致的肢体功能障碍、外貌变化和心理创伤等相关问题日益显著。

基于以上特殊性，烧伤治疗对医师的理论知识、临床经验和多学科知识的综合运用能力均提出了较高的要求。培养烧伤诊治的临床思维有助于烧伤科医师构建一条完整的诊疗逻辑链，实现烧伤的全面综合救治。

二、烧伤科临床思维

1. 动态评估病情是有效治疗的前提　根据烧伤的病理生理学特点，一般可将烧伤病程分为 4 期，各期之间没有绝对的分界线，常存在互相重叠。

(1)烧伤休克期。烧伤休克期又称体液渗出期，指烧伤区域及其周围的毛细血管受损扩张，血管通透性升高，液体（主要包括水分、电解质和蛋白质）从血管渗出，经创面丧失或渗入组织间隙形成水肿的阶段。血管通透性的升高在伤后即刻开始，2～3 小时显著，6～8 小时达到高峰，可持续 36～48 小时；此后渗出减缓，血管通透性逐渐恢复。在严重烧伤患者中，该过程可持续 72 小时以上。除烧伤本身引起的毛细血管受损外，各类炎性细胞、血管活性物质的参与会导致血管通透性升高，并造成组织缺血缺氧、细胞膜功能改变及细胞代谢障碍，甚至造成血管内凝血、微循环障碍，形成恶性循环。此外，皮肤遭到破坏，失去了控制水分蒸发的屏障，这也是造成体液丧失不可忽视的因素。

对较小面积的浅度烧伤,体液渗出主要表现为局部组织水肿,以身体低垂部位为主;而头颈部因血液循环丰富及组织疏松的特点,也易发生较严重的水肿。对大面积烧伤患者而言,大量体液渗出会导致循环血量显著减少,引起低血容量性休克,主要表现为血浆容量减少、血液浓缩、低蛋白血症、低钠血症、代谢性酸中毒等。

(2)烧伤感染期。休克期过后,血管通透性恢复,烧伤渗出液开始逐渐回吸收,此时即进入感染期。感染期可持续至创面大部分愈合,伤后 3~5 天(渗出液回吸收初期)和伤后 2~3 周(脱痂期)为发生感染的高峰期。一方面,烧伤患者的皮肤及黏膜屏障功能受损,而创面遗留的坏死组织、富含蛋白质的渗出液及局部缺血缺氧的环境为细菌繁殖提供了条件,使残存于创面的细菌快速增加,造成感染。另一方面,烧伤后的炎症反应可导致机体免疫球蛋白、补体和营养物质丢失,造成机体免疫功能和修复功能下降,细菌经创面侵入周围健康组织造成侵袭性感染,也可经淋巴系统进入血液循环造成全身性感染。此外,定植于消化道、呼吸道内的细菌也可造成内源性感染,各类侵入性操作、有创操作等导致的医源性感染也不容忽视。

细菌在创面的繁殖相当迅速,最早在伤后 6~8 小时即可开始,并向四周和深部组织蔓延。感染最初可表现为急性蜂窝织炎或淋巴管炎等局部感染,经适当治疗后可被控制,一般 3~5 天可自行消退。如未经控制,感染可继续发展,引起菌血症、败血症,或向深部组织侵袭形成"烧伤创面脓毒症"。

(3)创面修复期。烧伤创面的修复在损伤发生以后即已开始,直至创面愈合。创面修复所需时间与烧伤深度、机体内环境等多种因素有关。一般认为,Ⅰ度烧伤创面可在 3~5 天内自愈;无严重感染的浅Ⅱ度烧伤创面和部分深Ⅱ度烧伤创面可在 2~4 周内自愈;发生严重感染的深Ⅱ度创面和Ⅲ度创面则难以自愈。坏死组织经过 2~3 周的溶解、脱痂期后液化,肉芽组织形成,仅能靠创缘上皮逐渐扩展覆盖创面,有时可形成顽固性慢性溃疡,常需通过植皮促进愈合。

(4)烧伤康复期。烧伤康复过程从烧伤即刻就已开始,康复期病程因烧伤的严重程度及患者个体情况而异,主要包括深度烧伤创面愈合后的瘢痕增生、功能锻炼、物理治疗、手术整形的过程。深度创面愈合后,常伴有瘙痒、疼痛,反复出现水疱、破溃,甚至感染,被称为"残余创面",需较长时间才能康复。烧伤后瘢痕常见的有瘢痕增生、挛缩畸形、痛性瘢痕等,均需进行功能锻炼和整形矫正。严重深度烧伤患者还可伴随内脏器官功能障碍,以及植皮后因丧失汗腺而导致的机体体温调节功能紊乱,一般需 2~3 年的适应过程。此外,烧伤患者因严重烧伤打击、毁容、肢体损害等造成的心理创伤和精神问题,也需要进行系统的心理康复和社会功能重建。

在不同的病理生理阶段,烧伤诊治的侧重点有所区别,这就要求临床医师必须全面把握患者的病情,并进行细致的综合分析。

烧伤休克期,应以稳定患者的生命体征为主要目标。需判断患者烧伤的严重程度,并结合烧伤的深度、面积、致伤原因、作用方式、持续时间长短、皮肤厚度和患者年龄等因素,进行综合评价,从而制订恰当的补液方案,帮助患者平稳度过休克期(风险最高的阶段)。

烧伤感染期和创面修复期往往会互相重叠,应充分掌握患者目前残余创面的部位、面积、愈合程度,选择合适的创面覆盖物和手术时机。同时,应根据创面的表现和患者情况的变化评估感染情况,明确感染类型,选择合适的抗感染治疗方案。

烧伤康复期,应及时检查和评估患者的肢体功能,尤其是手部、头面部等涉及精细动作和表情的重要部位;随时检查瘢痕增生的程度,并进行恰当的干预。同时,还应关注患者的心理状态,为患者提供心理支持和社会心理康复服务。

2. 扎实的理论知识和临床技术   烧伤是一种由创面引起的涉及全身多系统、多脏器的综合征,诊疗方案涉及抗休克、抗感染、创面修复、脏器功能保护、营养支持、康复锻炼等多个方面。烧伤科医师不仅需要同时具备外科学、内科学、皮肤病学、感染病学、营养学、康复医学等多学科知识,还要掌握重症医学相关知识和技术,这对烧伤科医师的综合能力提出了较高的要求。

下面将以烧伤脓毒症的处理和重症患者的脏器功能保护为例,展示烧伤科医师需要具备的专业知识和相应的救治技术,以进一步说明烧伤科医师临床能力的重要性。

脓毒症是指机体对感染失控的全身炎症反应综合征,可导致危及生命的器官功能障碍。烧伤脓毒症则特指烧伤患者因感染控制不力,导致全身菌血症、败血症,或向深部组织侵袭,引起的一系列症状和体征。目前,脓毒症治疗遵循"一小时集束化治疗"的原则,以血乳酸水平为判断标准。该原则要求积极完善血培养、尽早应用广谱抗生素、给予充分液体复苏,并合理使用血管活性药物,以维持患者的血压并改善心功能。烧伤科医师应尽早识别脓毒症相关症状,及时实施集束化治疗方案:合理安排液体复苏的速度、晶体液和胶体液的比例,对可能的感染源进行全面排查(创面、血液、呼吸道、消化道、泌尿道、各类导管等),并选择合适的抗菌药物和血管活性药物进行治疗。这就要求烧伤科医师具有扎实的临床知识储备,不仅要熟悉脓毒症的临床表现、能够快速做出判断,了解各类液体复苏方案的效果和优缺点,同时还要掌握各类抗菌药物和血管活性药物的临床使用规范、用法及用量。

危重烧伤患者往往会发生各类内脏相关并发症(如肾功能损伤、应激性溃疡、急性呼吸窘迫综合征等)、代谢紊乱和免疫功能失衡,需要临床医师给予全面、系统的器官功能支持。因此,烧伤科医师应根据以往的临床经验,预见烧伤患者各器官系统可能发生的问题,评估患者发生相关并发症的风险。同时,应以重症医学相关知识为基础,及时地采取预防和治疗措施。在呼吸支持方面,烧伤科医师应熟悉各类人工气道建立的技术,了解各类无创、有创呼吸支持的方法和相应仪器参数的调节。在循环支持方面,烧伤科医师应熟悉 ECMO 等高级循环支持技术,并掌握超声、PiCCO 血流动力学监测等方法,通过监测结果动态调整相应治疗方案。在消化系统方面,烧伤科医师应掌握烧伤相关肠内、肠外营养支持方案,避免消化系统相关并发症的发生;当出现肝功能损伤、应激性溃疡等并发症时,也应当了解相应的处理措施。血液滤过治疗不仅可以应对烧伤后急性肾功能损伤,在炎性介质的清除方面也具有一定的效果,因此烧伤科医师对血液滤过的治疗时机、治疗方案、治疗处方的开具也应当有所了解。以上仅仅是危重烧伤治疗过程中的一部分,随着重症医学的不断发展,危重烧伤救治的理念和技术也在不断进步。除了知识储备外,临床医师更要有主动学习、不断更新知识和技能的意识。

在治疗过程中,烧伤救治要求临床医师及时发现并抓住患者当前病情的关键点,做到精准治疗。根据既往经验和理论知识,选择针对性最强、效果最好、最为精准的治疗方案,并对治疗效果进行持续评估,精简治疗措施,有的放矢,从而减少治疗方案对患者全身情况的影响。烧伤科临床思维模式的建立,离不开烧伤科医师的知识和技能。只有知道"治什么",并明白"怎么治",才能真正实现烧伤的综合救治。

3. 创面处理   创面是烧伤的"万恶之源"。烧伤科属于外科范畴,其关键任务仍在于创面处理。烧伤创面修复不仅耗时费力,而且是决定患者救治成败的核心,直接影响创面愈合质量及后续并发症的情况。因此,创面问题仍然是烧伤科医师应当关注的重点,也是临床思维建立的基础和关键。

在患者生命体征平稳的前提下,创面处理应尽早进行,包括清创、创基培养、修复 3 个步骤。在处理创面时,应尽可能彻底去除坏死、污染、活力欠佳的组织,以改善创基情况。对有条件者,行一期修复;不具备条件者,予以临时覆盖,行二期修复。肢体功能的保护和重建应贯穿于创面处理的整个过程。

烧伤的病因复杂多样,但多涉及致伤物与皮肤组织的接触,非常容易造成创面污染。因此,在清创时应遵循以下原则:清洁祛腐、宁切不削、宁深不浅、宁去不保、深部探查、引流彻底。在清创过程中,应彻底去除污染物、残留异物以及无法修复的腐皮和坏死组织,可通过反复清洗的方式来改善创面的清洁程度。在手术过程中,对深度烧伤的焦痂组织,应优先选择切痂而非削痂。切痂不仅能减少出血、缩短手术时间,还能减少并发症的发生,但要注意切痂的深度和手法,保护坏死组织和正常基底间可能存活的间生态组织。对扩创程度的选择,应以不留坏死组织为首要目标,减少坏死组织对后续治疗的影响。对深部组织如筋膜、肌肉,也应进行彻底的探查。可以封闭的腔隙进行彻底封闭;无法封闭的腔隙则进行充分引流,避免血肿、脓肿的形成影响创面表面的愈合。

无论是浅度创面还是深度创面,合适的创面覆盖物都能够有效地改善创基。对浅度创面,可营造湿性愈合的环境、加速创面愈合;对深度创面,则起到促进创面愈合、创面保护的效果,为后续植皮创造了良好的条件。目前,常用的创面覆盖物包括异种皮敷料、异体皮敷料、内脏膜(护创膜)、脱细胞真皮基质(ADM)、真皮支架、胶原蛋白敷料等生物敷料,以及银离子敷料、碳纤维敷料等新型合成敷料。针对存在感染、基底不良或经过清创后血管化仍不佳的创面,可采取持续负压封闭引流的方式促进创面血管化,加速肉芽组织的形成,从而改善创面微环境。针对部分深部组织外露的创面,可采取生物支架或结合干细胞的生物材料,先对软组织进行修复和重建,再对皮肤进行处理。

植皮手术是创面修复最有效、最重要的技术。对烧伤患者而言,自体皮肤是植皮材料最合适的来源,但对大面积烧伤、皮肤供区不足的患者,应当选择合理的手术方式,充分利用每一寸皮肤资源,尽可能地覆盖更大范围的创面。根据烧伤面积和深度,植皮手术的选择如下。烧伤面积>80%,采用自体异体混合移植或自体微粒植皮的术式;烧伤面积 50%~80%,采用混合移植、自体微粒植皮、嵌合植皮、1:9 Meek 植皮等术式;烧伤面积 30%~50%,采用 Meek 植皮或混合移植术式;烧伤面积 10%~30%,采用异种皮覆盖自体小皮片或 Meek 植皮术式;烧伤面积 5%~10%,采用自体拉网皮或大张皮移植术式;烧伤面积<5%,采用自体大张皮移植术式。同时,应注意对皮肤供区加以保护,基于湿性愈合的理念,缩短供区愈合时间,避免创面长时间、大范围裸露,降低创面感染的风险。

4. 早期、全面的康复治疗　对烧伤患者而言,康复治疗是烧伤综合治疗中不可忽视的部分。烧伤治疗应当在保全患者生命、促进创面愈合的同时,降低残疾率、提高患者生存质量,实现生理—心理—社会模式下真正意义上的全面康复,这也是目前烧伤救治工作需要着力解决的重要问题。

康复治疗包括功能康复、外貌康复、心理康复、体能康复、职业技能康复、社会康复等多个组成部分。目前,临床医师工作的重点主要在于功能康复、外貌康复、心理康复和体能康复方面。其中,功能康复和体能康复可以有机结合,外貌康复主要通过整形外科相关技术来实现,而心理康复则是提高患者依从性、促进其他康复措施顺利实施的重要基础。

功能康复和体能康复的首要原则是以预防为主、防治结合,这也是贯穿整个烧伤治疗过程的重要理念。在烧伤早期进行创面修复时,应根据烧伤的部位和深度预见可能产生的畸形和功能障碍。在植皮手术过程中,适当保留皮下组织,正确选择关节、面颈部和手部植皮厚度,快速、恰当、高质量地封闭创面,能够缩短创面愈合的时间,将后期畸形、损毁的风险降到最低限度,并为整形手术创造良好的条件。在手术间隙、患者卧床期间,应当注意体位摆放,将各关节保持在功能位。在包扎时,也应注意对抗挛缩,并在创面条件允许的情况下,及时进行被动训练,鼓励患者早期主动锻炼、加强肌肉力量。针对已经愈合、进入瘢痕增生期的创面,则需及时进行压力治疗、关节松动、应用抗瘢痕药物、光电治疗等,尽可能减少瘢痕挛缩,避免对患者的功能锻炼造成影响。

烧伤患者不仅有肉体上的损伤,还有精神心理的创伤,特别是大面积烧伤患者。在漫长的创面修复过程中,伤口的疼痛、对手术换药的恐惧、对未来生活的担忧等多种情绪交织,常造成患者的心理障碍,可表现为焦虑、抑郁、愤怒等,甚至会造成创伤后应激反应,影响治疗。因此,临床医师需要特别加以关注。

临床医师应避免陷入"眼中只有创面"的误区,应充分认识到烧伤患者心理障碍的存在,通过了解患者、耐心解释和恰当沟通,帮助患者建立与医护人员的信任关系,提高患者对康复的信心。2016年,欧洲危重症医学会前主席 Jean-Louis Vincent 提出"eCASH"理念,即"以患者为中心"的舒适化治疗新理念,以最大化人文关怀作为核心环节,通过鼓励患者早期活动、改善患者睡眠质量、调整治疗环境以适应患者需求、鼓励患者家属参与治疗过程等方法,调整患者的心理状态。

三、烧伤科临床思维的未来展望

烧伤患者的病情复杂多变,治疗过程中容易出现各种并发症和意外情况,需要临床医师建立以创面为核心,以各类诊断、治疗手段为基础,以整形、康复等理念为辅助的临床思维模式,从而具备全面、完整分析问题以及高效、有效解决问题的能力。

随着医学科技的不断发展,新的治疗手段和技术不断涌现,临床治疗手段和技术也在不断更新和完善。例如,生物材料在烧伤科的应用前景广阔,可以为患者提供更好的创面修复效果;组织工程和再生医学的发展也为烧伤患者的康复提供了新的希望。这就要求临床医师应不断更新自己的知识和技能,以适应临床工作的需要。

未来,烧伤科临床思维将更注重个体化治疗和精准治疗的应用。人工智能和大数据技术的发展可以让临床医师对患者的整体情况有更全面、更充分的了解,从而帮助医师为患者制订更加个性化的治疗方案,以提高治疗效果,改善患者的预后。然而,一切诊疗方案的前提仍然是临床医师缜密、严谨的逻辑思维,以及对经验和知识的恰当运用。因此,临床思维的培养和实践仍然是医疗工作中不可或缺的一环。

陈俊杰谈临床思维

医学临床思维是医师在临床诊疗过程中运用的一种思维方式,指医护人员在临床实践中对疾病的诊断、治疗、预后等进行的思维过程。在诊断中,临床思维表现为对患者的病史、症状、体征以及实验室检查等进行综合分析,帮助医师整合各类信息,准确判断疾病并避免漏诊、误诊;在治疗中,临床思维体现为根据诊断结果、患者的身体状况、经济因素等,选择最合适的治疗方案,依据患者个体差异,制订个性化方案并提升治疗效果;在预后评估中,临床思维需要考虑疾病本身的特点、治疗效果、患者的依从性等因素,预测患者可能的康复情况以及复发风险等。从医学发展角度来看,临床思维有利于临床经验在医师群体间传承,并为医学研究提供方向,促进对疾病发病机制、诊断及治疗手段的探索,从而推动整个医学领域不断进步。医学临床思维主要表现在以下几个方面。

一、通过基础知识的学习与经验教训的积累得出判断

1. 扎实的医学基础知识　医学基础知识包括解剖学、生理学、病理学、药理学等知识。例如,根据解剖学知识,确定病变可能影响的器官和组织;通过病理学知识,理解疾病状态下机体功能的改变。在诊断阑尾炎时,凭借解剖学知识可判断阑尾的位置,结合病理学知识可判断炎症的发展阶段。

2. 经验教训的积累　在长期临床实践中积累的经验,有助于快速识别疾病的特征。例如,有经验的医师看到患者典型的"三多一少"症状(多饮、多食、多尿、体重减轻),结合之前治疗糖尿病的经验,能迅速判断患者可能患有糖尿病,并进一步进行检查确诊。

3. 基础知识与经验教训的整合与运用　将医学理论知识、实践经验以及患者个体情况相结合,从基础的生理学、病理学知识到临床诊断、治疗手段等知识都要融会贯通。

二、通过已掌握的证据,进行有效的逻辑推理

1. 诊断推理　根据患者的症状、体征和辅助检查结果,进行归纳和演绎推理。例如,若患者出现咳嗽、咳痰、发热等症状,应考虑呼吸道感染的可能(归纳推理);然后根据患者是否有接触史、咳痰的性状等进一步判断是细菌性感染还是病毒性感染(演绎推理)。

2. 治疗决策推理　在确定诊断后,根据疾病的类型、严重程度、患者的个体差异等因素,推理出合适的治疗方案。例如,对于轻度高血压患者,考虑患者年龄、是否有并发症等情况,可能优先选择生活方式干预(如饮食控制、运动),如果血压控制不佳,再考虑药物治疗。

三、整体与动态的考量

1. 整体观念　将患者看作一个整体,而不仅仅是疾病的载体。除了身体疾病以外,还要考虑患者的心理、社会等因素。例如,在治疗癌症患者时,除了进行肿瘤的治疗,还要关注患者

的心理状态,提供心理支持,因为患者的心理状态会影响治疗效果。

2. 动态思维 患者的病情是动态变化的,临床思维也要随之调整。在治疗过程中,医师要根据患者病情的好转或恶化,及时调整诊断和治疗方案。例如,在治疗重症肺炎患者时,如果患者对初始抗生素治疗无反应,医师要重新评估病情,考虑是否存在耐药菌感染,进而调整抗生素治疗方案。

四、在实际临床工作中的临床思维能力

1. 自我反思与总结 在每一次诊疗活动后进行反思,分析自己的诊断思路是否正确、治疗方案是否合理有效等。通过总结经验教训,不断优化自己的思维方式。同时,积极参加病例讨论,从他人的诊疗经验中学习不同的思维角度和方法。

2. 观察力与敏锐度 培养敏锐的观察力,注意患者细微的症状和体征变化。患者表情的细微变化、说话语气的不同等,都可能提示病情变化或心理状态改变,这些观察有助于准确把握病情并调整临床思维。

五、烧伤科医师的临床思维能力

1. 扎实的烧伤专业知识和丰富的临床经验

(1)烧伤专业知识。掌握解剖学知识,如皮肤各层结构以及皮下组织、肌肉、血管、神经等的分布,有助于准确判断烧伤深度和范围。掌握病理学知识,如人体的体液酸碱平衡、电解质紊乱、免疫系统变化、神经内分泌调节、炎症反应过程等机制,有助于为应对烧伤引发的各种病理变化提供理论依据。严重烧伤会影响人体的内环境稳态,通过有效治疗能够恢复各方面的平衡状态。掌握药理学知识,可指导合理用药,不同的抗生素对预防和治疗烧伤感染的作用机制和适用范围不同,必要的药物应用可支持全身的免疫系统并减轻级联放大的炎症因子损害。

(2)临床经验。大量接触不同类型的烧伤病例,包括不同烧伤原因如火焰烧伤、化学烧伤、电击伤等。各种烧伤原因导致的损伤特点均有差异,如电击伤常合并严重内部脏器损伤、特殊化学物质烧伤常伴有全身性中毒反应。在治疗过程中,应总结经验,观察不同深度烧伤在不同治疗阶段的恢复情况,了解哪种治疗方法对特定类型和程度的烧伤效果最佳。同时,应定期回顾过往病例,反思治疗过程中的不足与成功之处,从中提取可优化临床思维的要点。例如,对比不同治疗手段对同种类型烧伤在不同阶段的效果差异,以便后续遇到类似情况做出更优选择。

2. 主动锻炼和培养烧伤专业思维能力

(1)逻辑思维能力。在接诊患者时,要有清晰的逻辑顺序,从询问病史(包括受伤时间、地点、环境、经过等)、进行体格检查(判断烧伤面积、深度、有无合并伤等)到制订初步治疗方案,每一步都紧密相连。根据烧伤面积和深度计算补液量,应依据公式准确计算并根据患者实际情况进行调整。

(2)批判性思维能力。不能盲目遵循经验和常规治疗方法,对新的治疗理念和技术要保持开放态度并进行批判性分析。例如,一些新型敷料的应用,要思考新型敷料是否真的比传统敷料更有优势,优势体现在哪些方面,有没有潜在风险等。

(3)烧伤专业的思维训练与拓展。作为烧伤专业的医务人员,要注重创新思维能力的培

养,关注烧伤领域前沿研究成果,如新型生物材料用于创面修复、基因治疗促进组织再生等,应积极思考如何将这些新技术融入临床实践,突破传统治疗思维的局限。同时,还要培养系统思维,将患者视为一个整体,综合考虑烧伤局部与全身状况。例如,在处理大面积烧伤时,不仅要关注创面修复,还要考虑因烧伤引发的全身感染、多器官功能障碍等问题,制订全面系统的治疗策略。

3. 增强交流协作与沟通思维能力

(1)同行交流借鉴。积极参加国内外烧伤学术会议,与同行专家交流经验心得,了解不同地区、不同医疗环境下的治疗理念和方法。在交流中拓宽视野,学习他人先进的临床思维模式,如某些地区在烧伤康复治疗方面有独特的理念和方法,可借鉴用于完善自身的临床思维体系。通过跨学科协作丰富临床思维的维度,比如与整形科专家合作进行烧伤后期的整形修复,与营养科专家共同制订烧伤患者的营养支持方案等。

(2)团队内部协作。与护士密切配合,护士在伤口护理、患者日常护理方面有丰富经验,医师需听取护士反馈并共同制订护理计划。与麻醉师合作,保障手术安全,麻醉师对患者的身体功能和麻醉耐受情况的了解深入,医师要与麻醉师沟通确定合适的麻醉方案。

(3)医患沟通。耐心向患者及其家属解释病情、治疗方案、预后等。对患者的疑问和担忧给予清晰解答,增强患者的治疗依从性,良好的沟通也有助于医师获取更准确的病史信息。

综上所述,医学临床思维能力的提高是一个循序渐进、多方面协同发展的过程。从理论知识学习起步,将理论与实践相结合,在实践中不断积累经验,锻炼临床思维,学会从复杂症状体征中准确诊断和治疗疾病。正如本书所分享的诸多疑难病例,应对这些珍贵病例资料进行针对性学习,深入剖析案例中的病史、诊断思路与治疗方案;研究患者过往经历等对疾病的影响、医师诊断推理过程及治疗措施选择依据;对比相似案例差异总结经验教训,明确不同情况下的应对方式,避免重蹈覆辙。同时,模拟病例场景进行角色扮演,锻炼相关能力,并将所学应用到实际临床工作中,不断验证完善,逐步提升临床思维能力。通过不断总结成功与失败案例的经验教训,持续学习前沿医学知识并更新诊疗理念,从而逐步提升自己的临床思维能力,成为一名能够独立、准确、高效处理烧伤专业疾病的优秀医师。

陈昭宏谈临床思维

在临床实践中,临床思维是一个颇为抽象的概念。为了更形象地理解它,我们可以将临床思维比作下围棋:一方面,围棋易学难精;另一方面,它初看似乎单调乏味。然而,提升烧伤科医师的思维能力,核心在于诊断和治疗,这恰好与围棋中的黑白棋子相呼应——它们既独立存在,又相互联系;既相互缠绕,又互为支撑。

在初入烧伤科的大门时,一切对我来说都是新奇而陌生的。我能否成为一名优秀的烧伤科医师呢? 这不仅是我当时内心的疑问,或许也是你曾经有过的感受。

幸运的是,我得到了福建烧伤医学创始人廖雪瑛教授的悉心指导。那时,她仍在一线工作,从开具医嘱的每一个细节开始,就对我严格要求。她亲自示范,坐在严重烧伤休克期患者的床旁观察尿量,甚至对我们的工作着装也有严格的要求……

时光荏苒,几十年过去了。尽管监护设备已经非常先进,救治技术也今非昔比,但伟大的"中国烧伤精神"永存。对于如何培养烧伤科医师的临床思维,我认为以下几点至关重要。

1. 榜样的力量　在医学前辈中,有许多德才兼备的临床医师。作为初入临床的新人,我们要找到这样的老师,并向他们学习。如果这位老师恰好是自己的导师,那就更加完美了。

2. 烧伤救治流程　在刚开始工作时,我们可能会觉得手忙脚乱,但最重要的是尽快适应新环境,掌握新单位的信息系统,并融入新的团队。通过迅速了解科室主要收治的病种,可以总结出相应的接诊救治流程,从而迅速地成长为一名成熟的医师,做到"少年老成"。

3. 完整、准确地评估患者　烧伤医学属于灾难医学的范畴,与突发应急事故和战争密切相关。大面积烧伤患者的成功救治几乎涉及了医学的所有专科及技术。因此,我们需要建立一套个性化的接诊救治流程,并全面评估患者的整体状况。这包括评估患者的病情危重程度、烧伤面积和深度、年龄以及营养状态等多个方面。做到这几点,"新手"医师也能准确地判断患者的整体状况,制订有针对性的治疗方案。

4. 基于循证医学的决策和系统思维　目前,中国烧伤医学领域已经制定了众多专家共识,部分共识还得到了国际同行的认可。这为我们提供了有力的临床指导。同时,越来越多的临床医师开始参考文献进行经验性治疗,这对复杂病例的救治尤为重要。

5. 围手术期患者的管理　2023 年,中华人民共和国国家卫生健康委员会发布的《全面提升医疗质量行动计划(2023—2025 年)》中的专项行动之一是"手术质量安全提升行动",由此可见围手术期患者管理的重要性! 部分医师发现术后患者的肺炎发生率上升,这与术前口腔卫生及术中保温措施相关。对全身麻醉插管患者应采取以下措施:术前 3 天,每天刷牙 3 次;提高手术室温度并做好术中保温措施。举一反三,一定能让患者获益! 青年医师一定要认真书写术前小结,在上级医师的指导下思考最佳的手术方案。手术方案往往都是"一题多解"的,通过认真复习手术方案并熟悉手术部位的解剖,养成这种良好的习惯,3～5 年的时间就能与其他医师拉开距离。

6. 反思与总结　我们应该像牛一样懂得"反刍"。每台手术结束后都会有遗憾，而懂得正视这些遗憾，就会去认真总结和提高。通过精益求精地治疗每一个病例并做好总结，我们就能掌握一类疾病的规律。只有这样，我们才能不断提高自己的专业素养。

7. 随访与科普工作　随访与科普工作不仅能让患者感受到人文关怀，了解治疗效果，还能吸引更多的患者前来就诊。许多烧伤整形专家之所以能成为"名医"，正是因为他们在这些方面做得非常出色。

总之，在烧伤科的临床实践中，良好的临床思维能力是提高治疗效果和患者满意度的关键。我们应该树立良好的学习榜样、规范救治流程、养成完整准确评估患者的习惯、基于循证医学进行决策和系统思考、不断反思和总结。只有这样，我们才能持续提升专业素养，为更多的患者带来福音，在职业生涯中走得更远。

段鹏谈临床思维

临床思维是指临床医师在临床实践中,通过病史采集、体格检查、辅助检查等手段,获取与患者疾病相关的信息,运用医学知识和经验进行综合分析、判断,并做出医疗决策的过程。临床思维能力是在长期的临床实践活动中逐步培养并不断完善的,经历了"理论—实践—理论"多次循环的过程。临床思维能力的培养离不开临床实践,书本的理论知识只有与临床实践相结合,在实践中不断积累经验,通过科学的归纳总结去伪存真,才能逐步形成独特的临床思维能力。

临床思维能力的培养意义重大。临床医师面对患者时,需要处理大量与疾病有关的信息,包括疾病的病因、临床表现、辅助检查结果、并发症情况,以及患者的性别、年龄、基础疾病等。在有限的时间内,临床医师需要对这些信息进行综合分析判断,做出疾病的诊断并制订治疗方案。如果缺乏缜密的临床思维能力,很难做出正确的医疗决策,因此临床思维能力的培养意义重大。

烧伤,尤其是大面积烧伤,是一种以体表组织损害为主的全身性疾病,常伴随多系统、多器官的病理生理改变。因此,烧伤治疗是以创面修复为主的全身性综合治疗,且在疾病不同时期的治疗重点各有不同。下面将针对烧伤疾病不同时期的临床特点,探讨烧伤科医师临床思维能力的培养。

1. 全面了解院前相关情况　烧伤学是唯一以致伤因素命名的临床学科。烧伤的致伤因素有多种,常见的有热液、火焰、高温气体、炽热金属、放射、电、化学等。不同致伤因素导致烧伤的临床表现不尽相同,相应的治疗方案也有较大差异。在评估烧伤患者时,需要详细了解以下情况:致伤环境、致伤时的空间位置、与致伤因素接触时间、脱离致伤源的方式、受伤现场患者情况、采取的急救措施等。通过这些信息,我们可以通过受伤现场情况初步判断伤情轻重;通过致伤环境是否密闭,评估吸入性损伤的可能性;通过致伤时空间位置及患者昏迷情况,判断是否存在高空坠落和骨折可能;通过急送途中补液情况,评估院前医疗干预措施的有效性。总之,全面了解院前相关情况,有助于整体把握患者病情,为后续制订治疗方案提供了重要依据。

2. 休克期应重点关注血流动力学变化及重要脏器功能维护　烧伤休克期由于烧伤导致毛细血管的通透性增强,大量血浆样液体外渗使有效循环血量减少,有发生休克的潜在风险。休克期治疗的重点是通过快速补液维持有效循环血量,以有效预防休克的发生。因烧伤常伴有多系统、多器官的病理生理改变,血液系统、免疫系统等均受到不同程度的损害,所以治疗上要维护重要脏器的功能。休克期需要快速补液,由于"休克心"的存在,给心脏带来了巨大的负担,因此心脏功能的维护尤为重要。

3. 感染期的重点在于脓毒症的防治　大面积烧伤由于大量坏死组织的存在,潜在感染的风险巨大,同时大量成分复杂的炎性介质与烧伤毒素释放,极易发生脓毒症。如何有效防治脓毒症成为感染期治疗的重点。感染期应采取以下治疗措施:去除坏死组织并给予抗炎抗感染治疗;增强机体抵抗力;通过床旁血液滤过联合血液灌流有效滤过大量的炎性介质与烧伤毒素。

4. 创面治疗　创面治疗是大面积烧伤治疗的基础,只要有创面存在,患者就有风险,如何尽早封闭创面是烧伤治疗的重中之重。对于全身大面积的坏死组织,应有计划的分批次、分期切(削)痂植皮,将手术给患者带来的二次打击控制在最小范围。在创面治疗中,一定要考虑手术本身对患者全身情况的影响,辩证的把握全身与局部的关系。

5. 创面修复晚期应重点关注重要脏器功能维护　大面积烧伤创面封闭需要 1～2 个月的时间,长期的超高代谢、手术打击、感染等因素对患者多系统、多器官造成的损害巨大。因此,在创面修复晚期更要注重多系统、多器官的功能维护。

6. 恢复期的康复治疗　大面积烧伤应在创面封闭的基础上,最大限度地恢复各部位的外形和功能。在封闭创面的同时,要考虑功能部位的高质量修复,根据患者的具体情况最大限度地恢复功能部位的外形与功能。烧伤康复治疗的开始不是在全身创面完全封闭以后,而是贯穿于烧伤治疗全程,比如烧伤早期的体位摆放、手部的功能位包扎、心肺康复、大小关节部位的功能康复训练等,应与创面修复同步进行。烧伤康复治疗要尽早、综合、持续。

总之,临床思维能力的培养不是一蹴而就的,而是通过长期临床实践经验积累起来的。"宝剑锋从磨砺出,梅花香自苦寒来",希望烧伤科医师经过临床的不断锤炼,尽早成长为临床思维能力成熟的"名医"。